GENERAL PRACTITIONER

総合診療専門研修の手引き〈4〉

何をどう教え学ぶか
工夫と実例

編集主幹
草場鉄周

中山書店

「総合診療専門医」シリーズ

編集主幹	草場　鉄周	北海道家庭医療学センター
編集委員 (五十音順)	一瀬　直日	赤穂市民病院 内科・在宅医療部
	金井　伸行	金井病院／関西家庭医療学センター
	川越　正平	あおぞら診療所
	川島　篤志	市立福知山市民病院 総合内科
	西村　真紀	あさお診療所／高知大学医学部家庭医療学講座
	松村　真司	松村医院
	横林　賢一	広島大学病院／ハーバード公衆衛生大学院

序

　2017年4月，いよいよ総合診療専門研修プログラムがスタートする．日本において「総合診療」を一つの専門領域として位置づける大変画期的かつ重要なタイミングと言って良い．2015年の8月に研修プログラム整備基準が公表されて以来，全国の多くの方がプログラム構築に汗をかいている．ただ，外科や小児科のように専門領域としての長年にわたる厚い実績があるとは言えない総合診療においては，「家族志向型ケア」「地域志向アプローチ」「ビデオレビュー」「プリセプティング」のような独特の概念や用語を聞いても，すっと頭に入る方は少ないであろう．

　日本プライマリ・ケア連合学会は，20年前からゆっくりだが着実にプライマリ・ケア及び家庭医療の専門医養成に取り組んできた．そこで蓄積してきた総合診療の概念に対する知見や研修プログラム構築のノウハウをまとめ，今まさに日本全国で研修プログラムに関わる方たちに提供することが本書の狙いである．執筆には，専門研修に長年携わり，総合診療の概念にも造詣の深い総合診療のオールスターが結集したと自負している．

　以下に，本書を活用する読者のイメージを列挙し，次に本書の構成と使い方を説明する．
- 家庭医療専門医や総合診療専門医を目指して研修中の専攻医
- そうした専攻医を総合診療のフィールドで指導している指導医
- 家庭医療や総合診療の研修プログラムを構築しようとするプログラム統括責任者
- 総合診療専門研修プログラムでどのような研修が行われるかを詳しく知りたい医学生や研修医
- 総合診療専門医がどのようにして養成されるかに関心を持つ方々

　第1章では，総合診療専門研修がめざすものを，わかりやすく丁寧に説明した．特に，抽象的でわかりづらいコアコンピテンシーについては，第一線の専門家からの豊富な説明を提供している．
　第2章では，そうした目標を達成するために構築された専門研修の3年間をいかにして学ぶかという視点で，3年間を通じた学び方について教育方略から評価法に至る総合診療領域ならではの工夫やコツ，そして総合診療，内科，小児科などの各研修ローテーションにおける学び方のコツを説明した．
　第3章では，ここまでの総論を踏まえつつ，日本全国で比較的成功し定評のある家庭医療専門研修プログラムの概要と特徴・工夫などを具体的に紹介して頂いた．すぐにこうしたプログラムを構築することは厳しいが，高みを目指すことによって多くの専攻医に支持される可能性は高まる．

　本書を通じて，一人でも多くの専攻医，指導医が質の高い総合診療専門研修を展開することができ，ひいては日本全国の多くのプログラムで研鑽を積んだたくさんの総合診療専門医が，地域社会の中で真に国民に求められる医療を提供する時代が，そう遠くない将来にやってくることを心より期待したい．

2016年6月

北海道家庭医療学センター 理事長
草場鉄周

目次

◆総合診療専門医をめざす君たちに……………………………………丸山　泉　2

1 総合診療専門研修がめざすもの

◆専門医制度改革と総合診療専門医制度……………………………有賀　徹　10
◆総合診療専門医の果たすべき役割…………………………………草場鉄周　20
◆総合診療専門医のコアコンピテンシー
　■人間中心の医療・ケア……………………………………………葛西龍樹　30
　■包括的統合アプローチ……………………………………………藤沼康樹　42
　■連携重視のマネジメント…………………………………………岡田唯男　53
　■地域志向アプローチ………………………………………………小谷和彦　63
　■公益に資する職業規範………………………………尾藤誠司・向原　圭　68
　■診療の場の多様性…………………………………………………前野哲博　77
◆総合診療専門医の経験目標
　■身体診察および検査・治療手技…………………………………徳田安春　84
　■一般的な症候への適切な対応と問題解決……………大平善之・生坂政臣　91
　■一般的な疾患・病態に対する適切なマネジメント……………雨森正記　98
　■医療・介護の連携活動……………………………………………中村伸一　105
　■保健事業・予防医療………………………………………………羽鳥　裕　113
◆3年間のローテーションの構築……………………………………松下　明　124

2 研修をどのように学んでゆくか

◆3年間を通じた学び方
　■研修目標と研修の場の適切な組み合わせ………………………竹村洋典　132
　■ポートフォリオを活かした学び…………………………………大西弘高　137
　■定期的な省察による生涯学習……………………………………春田淳志　145
　■ロールモデルとメンターとしての指導医の役割………………吉村　学　152

- ■さまざまな教育法の活用
    - プリセプティング……………………………………………関　正康・大滝純司　160
    - 症例カンファレンス…………………………………………………山田康介　165
    - ビデオレビュー………………………………………………………菅家智史　171
    - SEA……………………………………………………………………宮田靖志　178
    - 技能教育………………………………………………………………遠井敬大　186
    - シャドウイング………………………………………………………飛松正樹　194
    - 360°評価………………………………………………………………大橋博樹　199
    - mini-CEX………………………………………………………………臺野　巧　205

◆多様な研修の場に応じた学びの工夫
- ■総合診療専門研修
    - 診療所における学び…………………………………………………西村真紀　212
    - 中小病院における学び………………………………………………濱口杉大　221
    - 大病院や大学病院における学び……………………………………田妻　進　228
- ■必須領域別研修
    - 内科研修………………………………………………………………石丸裕康　236
    - 小児科研修……………………………………………………………横田俊一郎　243
    - 救急科研修……………………………………………………………垂水庸子　252
- ■他の領域別研修
    - ブロック研修を行う際の工夫………………………………………大島民旗　260
    - パートタイム研修を行う際の工夫…………………………………木村琢磨　267

3　さまざまなプログラムでの学び方の実例

- ■多様な現場でタテ・ヨコ・ナナメのメンバーと学ぶ──北海道家庭医療学センター
………………………………………………………………………安藤高志　274
- ■圧倒的臨床力と診療領域の広さ，そして仲間の存在
　　──亀田家庭医・総合診療専門医プログラム
………………………………………………………………………菅長麗依　282
- ■都市型診療所を基盤とした家庭医を育てる──CFMD家庭医療学レジデンシー・東京
………………………………………………………………………喜瀬守人　292
- ■地域の最適な研修の場に大学の教育機能を展開
　　──筑波大学プログラム（つくば家庭医・病院総合医プログラム）………横谷省治　299
- ■「地域医療のススメ」──地域医療振興協会家庭医療専門研修……………井上陽介　310

- ■「子宮の中から天国まで」地域を診る視点を学ぶ——静岡家庭医養成プログラム
  ……………………………………………………………………………井上真智子・鳴本敬一郎　319
- ■アカデミック・キャリアを含む多様なセッティングで学ぶ
  ——三重大学総合診療科における総合診療（家庭医療）プログラム…………………北村　大　330
- ■多様な研修の場を行き来しながら学ぶ——岡山家庭医療センター……………………佐古篤謙　338
- ■地方都市の小病院で学ぶ——飯塚・頴田家庭医療プログラム……………………………吉田　伸　348
- ■歴史を背景に急性期基幹病院から離島診療所までの特性を生かして学ぶ
  ——沖縄県立中部病院での研修 …………………………………………………………本村和久　354
- ■地方都市の単一医療機関でどこででも活躍できるように学ぶ——赤穂市民病院
  …………………………………………………………………………………………………一瀬直日　363

付録

- ■総合診療専門医　専門研修カリキュラム……………………………………………………………　376
  - 到達目標：総合診療専門医の6つのコアコンピテンシー……………………………………　377
  - 経験目標……………………………………………………………………………………………　384
- ■総合診療専門研修プログラム　研修目標及び研修の場………………………………………………　390

Column

- ●「家庭医療学」を学ぶために行ってきたこと …………………………………菅家智史　28
- ●研修中に「総合診療医」としてのアイデンティティを維持し続けるために……竹村洋典　83
- ●研修中の，組織を越えた仲間づくり……………………………………………遠井敬大　123
- ●研修中にも研究を………………………………………………………………前野哲博　159
- ●専門医試験対策として行っていること……………………………………………遠井敬大　235
- ●産婦人科研修の実際……………………………………………………………吉澤瑛子　272
- ●新しいプログラムのつくりかた…………………………………………………雨森正記　291
- ●研修期間中の出産・育児体験談…………………………………………………森屋淳子　308
- ●指導医の集めかた，リクルートのしかた………………………………………北村　大　347
- ●他施設での研修を依頼するには…………………………………………………喜瀬守人　372

索引 …………………………………………………………………………………………………399

執筆者一覧 (執筆順)

丸山　　泉	日本プライマリ・ケア連合学会 理事長	
有賀　　徹	独立行政法人 労働者健康安全機構 理事長	
草場　鉄周	北海道家庭医療学センター 理事長	
菅家　智史	福島県立医科大学医学部 地域・家庭医療学講座	
葛西　龍樹	福島県立医科大学医学部 地域・家庭医療学講座 主任教授	
藤沼　康樹	医療福祉生協連 家庭医療学開発センター（CFMD） 千葉大学看護学研究科附属専門職連携教育研究センター	
岡田　唯男	医療法人鉄蕉会 亀田ファミリークリニック館山 院長	
小谷　和彦	自治医科大学 地域医療学センター 地域医療学部門 教授	
尾藤　誠司	国立病院機構 東京医療センター 総合内科	
向原　　圭	久留米大学医療センター 総合診療科	
前野　哲博	筑波大学附属病院 総合診療科 教授	
竹村　洋典	三重大学大学院医学系研究科 臨床医学系講座家庭医療学分野 教授	
徳田　安春	株式会社 総合診療医学教育研究所 代表取締役	
大平　善之	千葉大学医学部附属病院 総合診療科 講師	
生坂　政臣	千葉大学医学部附属病院 総合診療科 教授	
雨森　正記	医療法人社団弓削メディカルクリニック 滋賀家庭医療学センター	
中村　伸一	おおい町国民健康保険 名田庄診療所 所長	
羽鳥　　裕	日本医師会 常任理事 はとりクリニック 院長	
遠井　敬大	埼玉医科大学総合医療センター 救急科 （執筆時　川崎セツルメント診療所）	
松下　　明	社会医療法人清風会 岡山家庭医療センター 奈義ファミリークリニック 所長	
大西　弘高	東京大学大学院医学系研究科 医学教育国際研究センター	
春田　淳志	筑波大学附属病院 総合診療グループ 病院講師	
吉村　　学	宮崎大学医学部 地域医療・総合診療医学講座 教授	
関　　正康	東京慈恵会医科大学 総合診療内科	
大滝　純司	北海道大学大学院医学研究科 医学教育推進センター 東京医科大学 総合診療科	
山田　康介	北海道家庭医療学センター 更別村国保診療所	

宮田　靖志	愛知医科大学 医学教育センター 教授 / プライマリケアセンター
飛松　正樹	医療法人文誠会 百瀬病院
大橋　博樹	医療法人社団家族の森 多摩ファミリークリニック 院長
臺野　　巧	勤医協中央病院 総合診療センター センター長
西村　真紀	高知大学医学部 家庭医療学講座 （執筆時　あさお診療所）
濱口　杉大	江別市立病院 総合内科
田妻　　進	広島大学病院 総合内科・総合診療科長
石丸　裕康	天理よろづ相談所病院 総合診療教育部 副部長
横田俊一郎	横田小児科医院 院長
垂水　庸子	昭和大学病院 総合診療センター
大島　民旗	西淀病院 院長
木村　琢磨	北里大学医学部 総合診療医学・地域総合医療学
吉澤　瑛子	医療法人鉄蕉会 亀田ファミリークリニック館山 医長
安藤　高志	国民健康保険 上川医療センター
菅長　麗依	医療法人鉄蕉会 亀田ファミリークリニック館山 医長
喜瀬　守人	医療福祉生協連 家庭医療学開発センター（CFMD） 川崎医療生活協同組合 久地診療所 所長
横谷　省治	筑波大学医学医療系 北茨城地域医療教育ステーション
森屋　淳子	医療福祉生協連 家庭医療学開発センター（CFMD） 川崎医療生活協同組合 久地診療所
井上　陽介	公益社団法人地域医療振興協会 湯沢町保健医療センター
井上真智子	浜松医科大学 地域家庭医療学講座 ハーバード大学医学部 Beth Israel Deaconess Medical Center
鳴本敬一郎	浜松医科大学 産婦人科家庭医療学講座
北村　　大	三重大学医学部附属病院 総合診療科
佐古　篤謙	岡山家庭医療センター 湯郷ファミリークリニック
吉田　　伸	頴田病院 臨床教育部長
本村　和久	沖縄県立中部病院 総合診療科
一瀬　直日	赤穂市民病院 内科・在宅医療部

はじめに

はじめに

総合診療専門医をめざす君たちに

丸山　泉（日本プライマリ・ケア連合学会）

「連合」に込められた強い意志

　日本プライマリ・ケア連合学会は，以下の三学会が合併して2010年に設立された．1978年に設立された日本プライマリ・ケア学会は，「従来の医学が大学中心の医学であって必ずしも第一線の医療に役立っていないこと，社会に役立つ有用性のある学問が必要なこと，そして，第一線の医療に携わっている医師たちが自分たちのデータを持ち寄って発表し合う学会が必要であること」をかかげて設立された．なかでも，「医療のための学会」「病人と人間の安全のための学会」が強調された．NPO法人日本家庭医療学会は，1986年に家庭医療学研究会として発足した．「病んだ一人の人間を，その人の家庭を，そしてその背後にある地域を一個のまとまりあるものとして取り扱う，つまり，人間と家庭と地域を統一体としてとらえる家庭医療を求めて，家庭医を養成し，より活発な研究組織を作ることをめざす」とした．臓器別専門医を縦型専門医とすると，家庭医は水平型専門医をあらわしている．特に，後進家庭医の育成に力を注いだ．日本総合診療医学会は，1993年に研究会として設立され，大学病院や臨床研修指定病院の総合診療部に属する医師が参加した．設立目的は，「全国の総合診療部（科）を組織化して，総合診療とその研究分野および研究の方法論を確立させること」にあった．

　きわめて困難だと考えられた三つの学会の合併がなぜ可能となったのか．それは，三学会の会員が共有するものが「プライマリ・ケアの強化」にあったからである．経験的，学問的帰結として，プライマリ・ケアをもっぱら担う医師の専門性を日本の医療の新しい領域として確立することをめざし，その方法論として，総合診療をもっぱら行う医師の育成を必要と考えた．加えて，日本の医療の抱える諸問題が国民共有の喫緊の課題として顕在化してきたことが大きい．

　「連合」には強い意志が込められているのだ．

家庭医療専門医と総合診療専門医

　日本プライマリ・ケア学会では，認定医制度を1997年の理事会で決議し，2001年に第1期生を誕生させた．認定医は医師としての活動歴6年以上で学会会員歴3年以上を条件とし，専門医は研修期間5年間で，そのうちの2年間に病院スーパーローテート研修，1年間に保健・医療・福祉群での研修を受けることを要件とした．

　三学会で，日本プライマリ・ケア学会の専門医制度と日本家庭医療学会の専門医制度とを比較検討した．プログラムのなかに家庭医を特徴づける能力を明確にし，プログラム認定，指導医の認定の要求水準が高いことと，国際的な評価に耐えられることを考慮し，次世代型のプライマリ・ケア実践医の育成には

家庭医療専門医のほうがまさるという評価を得た．また，専門医試験は日本家庭医療学会が研修記録およびポートフォリオに関する書類審査のみとしていたが，日本プライマリ・ケア学会では，事例報告のほかに，Modified Essay Question（MEQ）により医学知識の試験，および臨床能力評価試験（Clinical Skill Assessment：CSA）を行っていたことを踏まえ，2009年からの家庭医療専門医もMEQとCSAを取り入れた．

一方，日本医師会が中心となり，2007年より関連三学会（当時の日本プライマリ・ケア学会，NPO法人日本家庭医療学会，日本総合診療医学会）が協力して，「認定総合医」研修プログラムを協議してきた．その成果は，日本医師会会員の現在の生涯教育プログラムに反映されている．

結果として，日本プライマリ・ケア学会と日本家庭医療学会の両方の長所を取り入れた制度になった．名称は「日本プライマリ・ケア連合学会家庭医療専門医」とした．合併後，より専門性を高めるために家庭医療専門後期研修プログラムVer.1.0からVer.2.0へと更新を行い，現在の家庭医療専門医制度となっている．更新の要点は，従来6か月であった家庭医療ローテーションを18か月と大幅に強化し，診療所・小病院に加えて病院の総合診療部門での研修を必修としたこと，そして，必修診療科に救急科を加えたこと，さらには研修手帳を通じた症候や疾患の経験と身体診察や手技の経験の把握を必須としたことである．

総合診療専門医は，日本専門医機構のなかの「総合診療専門医に関する委員会」によって，家庭医療専門医のVer.3.0という位置づけで協議が行われている．

日本のプライマリ・ケアの現状

プライマリ・ケアを語るとき，現状を歴史的合理性として肯定することが大切である．なぜならば，プライマリ・ケアは，その国の文化，歴史，風土，死生観，経済力，保健制度，政治体制などの多因子を背景とした人々の生活のあり方，もっといえば人々がどのような日常性を守ろうと考えているのかによって規定されるからである．

日本のプライマリ・ケアは，現在，誰が担っているのであろうか．そこになんらかの問題が存在しているとしても，現実社会の多因子の集合体として，きわどい調和のうえに成り立っている．「きわどい」と表現したのは，地域の医療は寡黙で誠実な医師，医療職の方々の献身によって支えられており，地域の疲弊とともに彼らも疲弊しつつあるという事実認識と，この国に住む，医療の対象となる人々そのものの環境の急激な変化が背景にあるからだ．

日本の国民皆保険制度も，かろうじて維持されているといっていいだろう．保険証1枚で，全国の医療機関へのフリーアクセスを可能にしており，世界最大規模のGDPにもかかわらず，これをなしえたことへの海外からの評価はきわめて高い．過度な重装備であるかもしれないが，診療所においても病院においても，備える医療機器の質と量は，人的資源の質とあいまって，これも海外からの評価はきわめて高く，間違いなく国民からは至便で良質な体制となっているのである．もちろん，医療過疎地はいまだ大きな問題として存在するが，ほとんどの国民は現在の日本の医療体制には肯定的であろう．しかしながら，保険料未払い者の問題，自己負担額の設定の妥当性，保険者側の原資の問題などが，今後の持続可能性の阻害因子として存在し，問題は拡大しつつある．

それでも，国民は，日本の医療問題の深層を追及するよりも現在の至便さを求めており，そのために医療側から変革しようという先行すべき動きが出てこなかったともいえる．また，海外のプライマリ・ケアの先進事例が市民からの声に動かされ発展したものが多いにもかかわらず，日本では医療に関わる国民側

と医療側の情報の非対称性があり，それによるものも大きい．しかも，日本の医療の問題は，現状の問題もそうであるが，将来が深刻である．残念ながら，持続可能な医療体制を議論しようとするとき，日本のプライマリ・ケアの現状と将来像を語ろうとするとき，国民側，医療側双方が議論するための事実を十分に共有していないという不幸な前提は，喫緊の問題の存在にもかかわらず解決を困難にしている．

日本プライマリ・ケア連合学会は，前身の学会の時代から，このことについて数十年間にわたり問題提起をしてきたが，国民的議論とならなかったことは，私たちの力不足であった．

総合診療専門医育成の社会的背景

人口構造の変化

プライマリ・ケアの重要性が，学会内にとどまらず広く議論されるようになった大きな理由は，日本の人口構造の急激な変化である．高齢化，少子化は周知の事実であるが，問題はむしろ人口の減少，偏在と，その速度にある．それによって地域での医療的課題が多種多様になっている．

臓器別・疾患別の専門医療であれば，対応は北海道であろうと東京であろうと沖縄であろうと，同じ臓器で同じ疾病であれば方法論は同じである．しかし，医療は人の抱える健康の問題であり，人は家庭を含めてなんらかのコミュニティに属して生きている．人の医療問題は，家庭やコミュニティの視点で考えると，それぞれの「病い」にはそれぞれの「背景」があり，臓器・疾病単位の単純な構図では解決できないことが多い．これこそ，私たちが「プライマリ・ケアにおける医療で大事なものはコンテクスト（文脈性）」と考えるゆえんである．コンテクストとは，「患者の疾患，病気の経験，健康感を理解するうえでのさまざまな要因のことで，その人の生い立ち，家族，社会との関わり，住んでいる地域・国の環境，文化，言語，さらには地球的規模の条件，たとえば感染症の流行や大災害までも含む」（葛西龍樹による）．このコンテクストこそが，家庭医療専門医，総合診療専門医にとって，あり方のコアとなるべきものである．

急速に発展した医学・医療は，高度に専門分化した．プライマリ・ケアへの回帰は，失われた人間性へのアンチテーゼでもある．それが国際的なプライマリ・ケア重視の方向性の本質ともいえよう．たとえば，医療へのアクセスを考えてみよう．地域により大きな違いがあり，その差は拡大しつつある．加えて，医療リソースは施設リソースと人的リソースともに揃わなくては成立せず，人口の偏在に伴って，地域による濃淡は顕在化するばかりである．こうして，人口の偏在が，基本的な国民の医療を受ける権利としての許容範囲を脅かしている．しかし，このような人口構造の変化は，医療政策の決定に関わる者であれば，第一次ベビーブームに続く少子化を示す数値から容易に推測できたはずである．なぜここに至るまで根本的な対策がとられなかったのだろうか．このことは将来の医療政策の決定システムを論じるための前提として，十分な反省と私たちの世代での解決が必要である．

少子化，人口の偏在および減少は，結果として核家族化を招いた．仕事のないところでは生活できない．地方の老々世帯，独居老人世帯は増加の一途で，すでに多くの地方でスタッフ不足が医療施設・介護施設の運営を妨げている．今後も医療・介護のマンパワーの絶対的不足は続くのであり，この問題を海外からの労働者の受け入れのみで対応することはきわめて難しいのではないかと考えられている．

これらの諸問題がドラスティックなプライマリ・ケア・システムの見直しを要請している．

疾病構造の変化

高齢社会では，当然のこととして，多疾病罹患と認知症，慢性疾患主体の医療へと変化する．高齢化とともに虚弱（フレイル）者の数の増加は，あらゆることに影響を及ぼす．これまでのように一人一臓器疾病を前提とした対応では困難となる．

多疾病罹患の患者が大病院を受診すると，複数の科を訪れなくてはならない．このことは，患者側にも不利益であると同時に，医療側の配置においても合理性を欠く．ましてや，患者はどの科に受診すべきかを悩むことになる．診療所においても，特に都市部の診療所は臓器別や疾患別の専門性を掲げているので，どこを受診するかは患者が決めなくてはならない．一方で，健康リテラシーの構築は商業性に左右される傾向がある．

患者中心の医療とは正反対の状況なのである．

認知症については，欧米で提唱されているいくつかのメソドロジーを系統的に学ぶ必要があるにもかかわらず，医療側の対応は遅れている．慢性疾患を有する高齢者は，加齢とともに虚弱な状況に陥る．

アクセスという意味でも，虚弱な患者に医療側が親身の対応をしているとは思えない．ある地域の患者を集団として診る場合，高齢化ではなく少子化の影響も大きい．小児科や産科を考えるとわかりやすい．広い面積に少数の小児や妊婦が散在しているとしよう．どちらも継続的な医療を必要とする．妊婦は介護の必要な高齢者を抱えているかもしれない．遠距離を受診する困難さを，病児や妊婦に強いるのであろうか．

このように，疾病構造の変化に日本の医療制度は追いついていない．患者中心の医療とは正反対の状況なのである．だからこそ，総合診療専門医の必要性は決して高齢者だけのものではなく，むしろ，これからの日本の国土の発展的継続の必須条件と考えている．

格差社会

OECDによるレポートにもあるが，日本では貧富の格差が進行している．影響をまともに受ける子どもが教育を受ける機会の均等性において不利益をもたらしている．臨床の現場では，多くの医師が貧富の格差による受診抑制を実感しているに違いない．地域間格差は，人口の偏在とともに地域間の経済力の差を拡大し，限界集落，限界自治体といわれるほどの負の相互作用をもたらしている．世代間格差も忘れてはならない．これまでの政府財政の負の部分を次世代に負わせるのであれば，彼らが耐えられる限界を超えている．また，男女格差も一向に改善しない．障害をもつ者の不利においても同様である．家族の主な働き手が重度疾病を患うと，新たな経済的問題が家庭を疲弊させる．このような格差のなかに，医療の現場はある．

私たちは，私たちを選んだ患者を対象として日々の診療活動を行っている．通院，入院，在宅にかかわらずそうである．それが，患者から選ばれた「かかりつけ医」である．では，私たちの視野に入っていない医療的課題を抱える人はいないのであろうか．私たちが気づいていない隠れた医療的課題が地域にないのであろうか．それは医師の仕事ではないのであろうか．行政に任せるべき仕事なのであろうか．患者が選ぶ「かかりつけ医」で，どうしても対応できない人々の存在は，格差社会でこれからもっと大きな問題となるだろう．それだけに，医療側がその地域をくまなく診る責任性のある仕組みづくりが必要なのではないのだろうか．

社会保障財源

社会保障財源，特に医療費については，高齢化による自然増よりも医療技術革新によるものが大きいと

はじめに

考えられているが，これからも間違いなく医療技術の革新は進んでいくし，進んでいかなくてはならない．視点を変えれば，産業としての医療は国際競争に耐えるものへの成長を常に必要としている．医療の周辺には裾野の広い産業が存在している．では，増え続ける財源に対して小手先の調整のみですむのであろうか．

プライマリ・ケアの現場には，医療のリソースを財源も含めて大切に守ろうとする医師を配置する必要がある．それは，厳密なゲートキーパーの配置ではなく，日本の医療の歴史と現状を直視したうえでの，医療界総力での新たな知恵の創発にかかっている．そのために最も大切なことは，そのことをしっかりと教育されたコアとなる人材の育成と現場への配置であり，それによって生まれる，医療についての国民との新しい合意である．

世界的潮流

国の医療を考えるとき，世界的潮流を理解しておくことが大事である．現在でも世界人口約70億超のうち約2億人が，自分が生まれた国と違う国に住んでいる．経済的にも成熟した高齢国家と，開発途上の潤沢な労働力をもつ国とのあいだで，労働力の流動化はさらに活発化するだろう．日本の医療も，これまで対象としてきた国民という枠組みから拡大したものへ変化するだろう．また，ITの発展によって，容易に世界の医療情報を得ることができる社会となっていくにしたがい，ユニバーサル・ヘルス・カバレッジの対象とするものが拡大するだろう．臓器別，疾患別専門医と同様に，プライマリ・ケアに携わる医師のあり方は，このようなことからも国際的に標準化される方向にある．そのなかで，プライマリ・ケアを専門とする領域の確立と体系的な教育が日本にないことは特異なことといわざるを得ない．海外からも望まれる人材の育成が求められている．

総合診療専門医はなぜ専門医であるべきなのか

日本のプライマリ・ケアの現状については前述したが，ここで「総合医」と「総合診療専門医」の違いについて述べる．日本内科学会は新・内科専門医を構築しようとしているが，緒に就いたばかりである．それが形となることを前提としてではあるが，総合診療専門医と新・内科専門医が共存するのではないだろうか．総合的に診療する医師という大きな枠組みで，もっぱら内科に限定した新・内科専門医と，それと明確に差別化された総合診療専門医の両者が，現場のニーズに応じて育成されるであろう．この二つと，経験的に総合的診療を行い自己研鑽を続けてきた「かかりつけ医」の一部とが，当分のあいだ，おそらく2025年度以降も，日本の総合的診療を担う医師として，それぞれが地域の実情に応じて役割を果たすのではないだろうか．日本内科学会の動向について意見を述べるつもりはないが，内科は医療の基本であることは間違いなく，構想どおりに新・内科専門医が育成されることを強く望んでいる．

総合診療専門医の確立は，後世の人たちから日本の医療の歴史において重要な転換点であったといわれるに違いない．内科，外科，小児科といったこれまでの専門医とは全く違う概念と新しい教育法で育成され，新専門医領域として確立されることにより，日本の医学教育が大きく変革すると考えている．いまだ不十分な制度としての専門医であるとしても，育成の経過でよりしっかりしたものに完成させていかなくてはならない．そのことによって，日本の医療においてプライマリ・ケアの重要性が認識されていくだろう．

本領域の確立によって，医学教育の方向性，かかりつけ医の向かうべき方向性が定まり，国民側，医療側双方に医療リソースが大切なものであるという認識が高まることを期待している．

かかりつけ医との協働

　かかりつけ医は，日本医師会が名づけた名称である．私は素晴らしい名称だと思っている．専門医はすべてが医師側から定めた名称にすぎない．しかしながら，かかりつけ医は患者が選ぶことを前提とした選択の保障を意味する．選ばれたことの素晴らしさと責任性，それが継続性につながったときは，一定以上の評価を得た証左といっていい．プライマリ・ケア医は，患者によって選ばれてこそ鍛えられる．真の「かかりつけ医」の育成は，医療側の変革と国民の思いが一致して，はじめて完成される．総合診療専門医の評価も同様に国民に委ねられている．地域の「真のかかりつけ医」との協働のなかで，彼らに学ぶ姿勢を失ってはならない．

　称号は称号に過ぎない．

指導医，専攻医

　日本プライマリ・ケア連合学会の家庭医療専門医は，家庭医療そして総合診療に興味をもつ医師たちの，既存の専門医制度に対するアンチテーゼとして始まった．日本の医療の将来を案ずる彼らの志によるものが大きい．そして，家庭医療専門研修プログラム Ver.2.0 による家庭医療専門医，それを発展させた総合診療専門研修プログラム Ver.3.0 による総合診療専門医という位置づけによって，日本の医療制度に，万人が認めるものとして育成されようとしている．このことは，いうまでもなく日本プライマリ・ケア連合学会の悲願であったのであるが，これからのプロセスで，失うものもあるのではないかと危惧している．急速に数多くの総合診療専門医を育成することは方法論的に不可能に近い．理由は，指導医たる指導医の不足である．過渡期であることをお許し願えたとしても，日本専門医機構において議論されている指導医は決して満足すべきものにはなっていない．日本の医療の基本領域に新領域をつくるのであるから仕方のないことでもあるが，プログラムに関わる指導医は常に自身を磨いていただきたい．ルール化された指導医要件はミニマム・リクワイアメントに過ぎない．特にプログラム責任者となる指導医は，3年間にわたり専攻医に関わり続けるのであるから，自己研鑽と自己評価を怠ってはならない．日本プライマリ・ケア連合学会では，このことを大きな課題と考えており，今後も指導医に対する継続的で質の高い研鑽の場を提供する．

　専攻医においては，既存の専門医とかなり異なる手法での学びであることを心しなくてはならない．限られた3年間で総合診療を学ぶということは，自発的に継続的に学ぶ力をいかに習得するかにかかっている．専門医資格の更新は相対的に厳しいものになるだろう．臨床の場で得られる日々の疑問を先送りすることなく解決する手法を学ばなくてはならない．そのためには，日本プライマリ・ケア連合学会が有する「専門医部会」をはじめとして，他科を含めた専門医同士の横の連携での情報交換や，医師同士でセカンドオピニオンを得られる人間関係の形成が大切だと考えてほしい．

　総合診療専門医は簡単に数が増えていくとは考えていない．家庭医療専門医育成の経験から，この領域の医師の育成はよりていねいさと緻密さを必要とするからである．ということは，たとえ国民的な評価を得て総合診療専門医が順調に増えたとしても，津々浦々で活躍する時代までには相当な年月を要するだろう．それまでのあいだは，間違いなく，かかりつけ医がプライマリ・ケアの主たる担い手である．同時に既存の専門医領域を専攻した医師たちのキャリア形成のあり方も変わるだろう．たとえば，外科専門医で，ある年齢まで手術をこなした医師が，その後のキャリアとして，かかりつけ医あるいは総合診療専門

医を選択する場合についての議論はまだなされていない．おそらく，新専門医制度がスタートしてから数年後にこの議論が始まるだろう．どちらにせよ，目的はプライマリ・ケアの強化であるのだから，総合診療専門医を新領域として明確に確立し評価を得なくてはならない．プライマリ・ケアを強化する観点から，国民の立場で専門医制度を考えるならば，それは机上のものであってはならない．なぜならば，問題を含みながらもプライマリ・ケア医療は今このときにも継続されており，休止や中断は許されないからだ．

総合診療専門医のこれから

これまで論じてきたことと重複するが，総合診療専門医の新設にあたって案じていることがある．この専門医は，日本プライマリ・ケア連合学会が進めてきた「家庭医療専門医」を基本形としたものであるが，これからの発展に伴う過程で失うものがあるのではないかという不安である．純化したものから一般化するということは，結果として数と量の拡大を伴う．マイノリティがマイノリティであり続ければ守りきれたものが，これからも守れるのであろうか．

専門医の19番目の新領域として認められたが，専攻医においては，これまでとは違った学びの積み上げが求められ，指導医においてはこれまでとは違った忍耐強い方法論が求められる．加えて，私たちが確立しようとしている領域の指導者は，質の観点からは決して満足すべき数には至っていない．地域のニーズを重視するあまりに拙速な育成を行うことは，標準的な質の低下を意味し，避けるべきである．

30年来の私たちの願いが実現しようとしているとき，世に送り出す総合診療専門医の質こそが，結果として国民との合意を形成することになり，プライマリ・ケア強化への近道だと考えている．総合診療専門医は新しい領域の確立である．新しいがゆえに，いかにニーズがあろうと，拙速な育成はこの領域の確立を根底から妨げることになるだろう．一度失敗すると，元に戻すことはきわめて困難である．

まとめ

本書は，このようなことを案じる有志たちによって編まれた．彼らは，自分の挑戦的なキャリア形成において，強い志と確固たる理念を，悩みながら鍛えてきた．であるからこそ，この領域を言語化する意味の重要性とともに，言語化することの限界も熟知している．本書の各章の行間にこそ，この領域の本質が隠れており，そのことは，患者や家族との継続的な対話と，医師としての職業的矜持による自問によってしか得られないのであろう．

新たに指導医として育成に携わる医師，専攻医として歩みを始めようとする医師を対象として編纂されてはいるが，医療活動の現場で体感としてこの領域に日本の未来を信じる総合診療に共感する多くの医師に，本書を手元に置いていただきたい．

繰り返そう．総合診療専門医の最終的な評価は国民に委ねられており，国民的な信頼が発展につながること，そして，先達が挑戦してきた長い道のりを忘れないでほしい．その思いを胸にプライマリ・ケアの強化のために新たな挑戦をはじめてほしい．

すべては君たちに委ねられている．

1 総合診療専門研修が めざすもの

1 総合診療専門研修がめざすもの

専門医制度改革と
総合診療専門医制度

有賀　徹（独立行政法人 労働者健康安全機構）

　東京消防庁における年間の救急車搬送件数は，この数年来常に前年を1万件上回る増加のペースにあり，2015年の1年間で67万件余となった．そして，その増加のほとんどが75歳以上の高齢者が占めている（**1**）．搬送患者の半数は65歳以上で，3分の1が75歳以上であり，この状況は全国的にはより顕著である．すなわち，2013年中の全搬送534万件に占める65歳以上の高齢者搬送は290万4千件（54％）であった[1]．そして，当然のことながら，救急車が現場へ到着するまでの時間，医療機関に収容するまでの時間も延伸している．東京消防庁では，救急車の逼迫を支援すべくポンプ車も重篤な119番通報と同時に出動していて，これが日に350件を優に超えている．これらは高齢の傷病者について，地域包括ケアシステムのなかでどのように受け止めていくべきかなど，救急行政ない

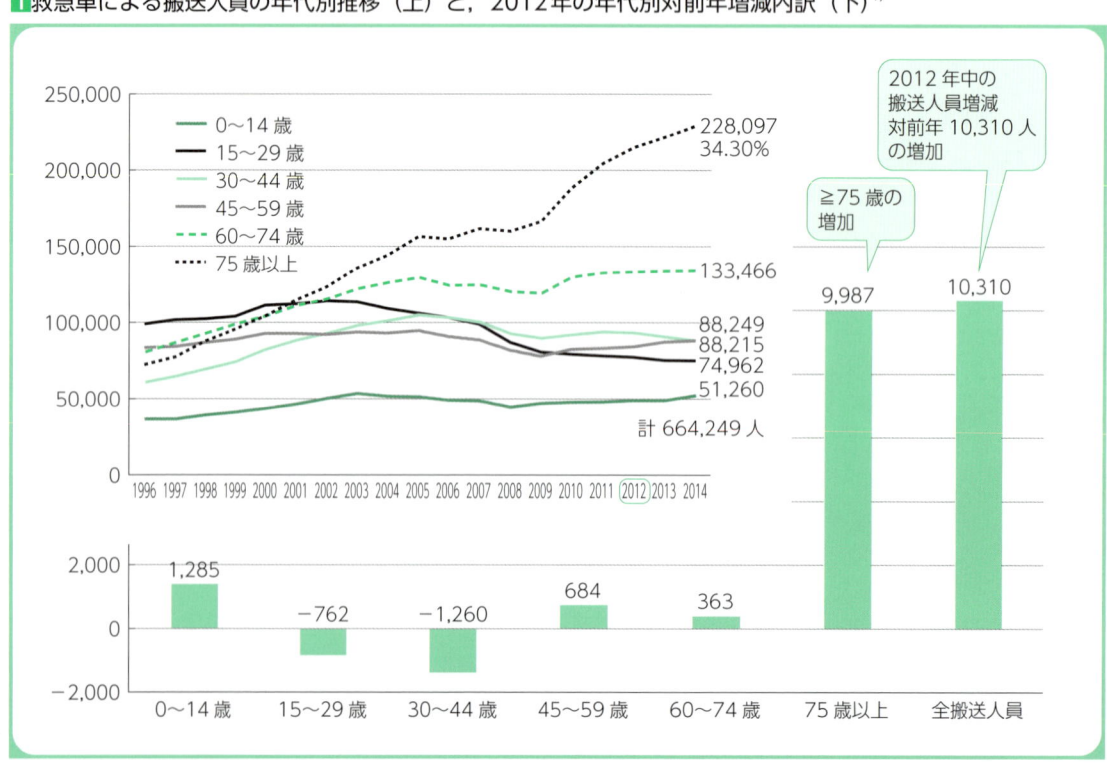

1 救急車による搬送人員の年代別推移（上）と，2012年の年代別対前年増減内訳（下）[1]

2 人口と高齢化の動向

資料：2010年までは総務省「国勢調査」．2015年以降は国立社会保障・人口問題研究所「日本の将来推計人口（平成24年1月推計）」の出生中位・死亡中位仮定による推計結果．1950～2010年の総数は年齢不詳を含む．

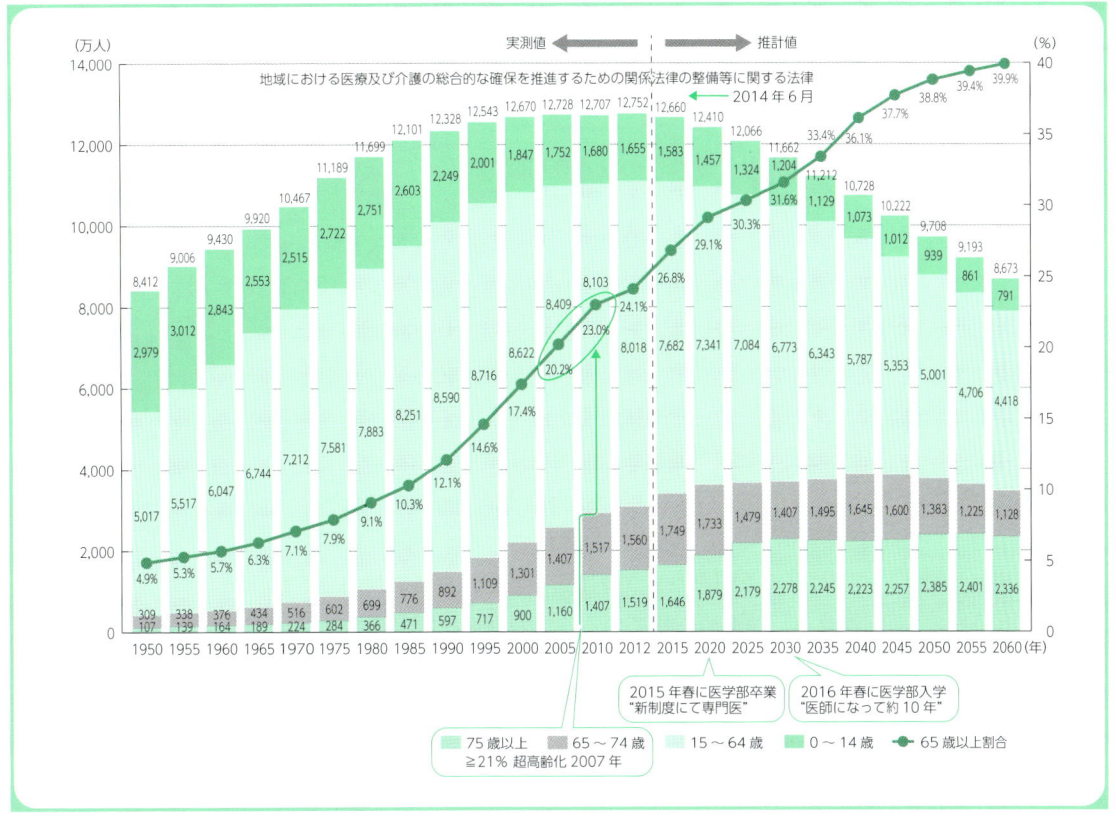

し救急医療における課題が喫緊であることを示している．

　かつて旧厚生省において検討された「家庭医に関する懇談会」による報告書が1987年に出版されている[2]．当時"家庭医"と称された社会的な役割について，恐らくは大規模病院へのゲートキーパーを担わせようとする議論が付随していたからであろうか，家庭医という社会の仕組みは立ち消えになったが，人口構成の大きな変化に伴って（**2**），それから概ね30年を経て"総合診療専門医"として議論されることとなった．このあたりの次第については，別途詳述されていると思われるので，ここでは筆者が長年携わってきた救急医療分野での課題や，総合診療専門医に関する委員会（日本専門医機構）における議論などから標記のテーマを論じたい．

専門医制度の標準化と総合診療専門医制度

　上述のように超高齢社会の進展著しい現状において，医学的な，また社会的な課題を少なからず抱えて来院する高齢患者には，多診療科，多職種がいわゆるチ

ーム医療という方法で対応する必要がある．そして，患者を元の生活に戻そうとするなら，福祉に詳しい医療ソーシャルワーカー（MSW）や，場合によっては地域のケアマネジャーも参加するカンファレンスを行う必要がある．そこで，院内外において総合診療機能を発揮できる専門医の養成などを行う「総合診療専門医制度」を社会の仕組みとして創設すべきであるという認識に至ったと理解することができる．

この状況を円滑に進めるにあたり，かつての日本専門医制評価・認定機構において基本領域学会であった18学会専門医[*1]をそのまま基本骨格として温存し，19番目の領域として総合診療専門医を付加したとみることが自然であろう．筆者はこのあたりについての経緯を詳細に知る立場にないが，日本救急医学会が基本領域の一つに認められた当時の記憶に鑑みれば，臨床医学の分野構成などについて精緻な議論が必ずしもなされていたとは思えない．現時点において，たとえば基礎医学や社会医学の位置づけについての議論もあってしかるべきという意見もないわけではないが，そのような根本的な部分が俎上に載っていないことからも，いわばときの趨勢によって19番目への参入があったとみるべきであろう．

いずれにせよ，18専門領域の専門医の水準を標準化すべく，専門医育成のプロセス管理の一環としてプログラム制を布き，専門医の認定，更新の基準をそれに準じて行うなど，"制度改革"が進められている．その進捗状況にあわせて，総合診療専門医を育成する仕組みも制度として構築されつつある．総合診療領域に関する専門医制度の理念については，以下があげられている．

1）総合診療専門医の質の向上を図り，以て国民の健康・福祉に貢献することを第一の目的とする．
2）地域で活躍する総合診療専門医が，誇りをもって診療等に従事できる専門医資格とすべく，総合診療専門医資格の取得をめざす若手医師にとって，夢と希望を与える制度となることをめざす．
3）我が国の今後の医療提供体制の構築に資する制度とする．

このような考え方で養成される総合診療専門医の使命は，日常遭遇する疾病と傷害等に対して適切な初期対応と必要に応じた継続医療を全人的に提供するとともに，地域のニーズを踏まえた疾病の予防，介護，看取りなど，医療・保健・福祉・介護に関する活動に取り組み，絶えざる自己研鑽を重ねながら，人々の生命と健康に関わる幅広い問題について適切に対応することである．そこで，上記の理念を元にして，総合診療を専門分野とする医師像をより具体的に描く作業が進められた．

総合診療専門医の医師像

総合診療専門研修プログラム整備基準を補完するかたちで，専門研修カリキュラムが総合診療専門医の医師像を包括的に説明することとなった．ここでは，その医師像というべき6つのコアコンピテンシー[*2]について簡潔に触れる．総合

[*1] 内科，小児科，皮膚科，精神科，外科，整形外科，産婦人科，眼科，耳鼻咽喉科，泌尿器科，脳神経外科，放射線科，麻酔科，病理，臨床検査，救急科，形成外科，リハビリテーション科の各専門医

[*2] ▶付録 総合診療専門医 専門研修カリキュラム 到達目標：総合診療専門医の6つのコアコンピテンシー（p.376）

診療専門医制度の意義について，歴史的な観点などから理解するにあたり，これらはきわめて重要である．

1. 人間中心の医療・ケア[*3]

患者を中心にして，患者の家族や，住んでいる地域社会，その文化的な背景といったダイナミズムを理解し，そのなかで患者への医療・ケアの実践が求められる．したがって，家族そのものをケアする，または看護学にいう家族看護の視点にも似たアプローチが必要な場合もある．いずれにせよ，患者の人としての尊厳を軸にして診療を展開することとなる．

[*3] ▶人間中心の医療・ケア（p.30）

2. 包括的統合アプローチ[*4]

本項目はプライマリ・ケアそのものである．すなわち，受診の契機たる病状は，まだ病態の極初期であり得て，そのなかで臨床推論を進める．多くの場合，診断に供する医療資源が乏しく，また自らの経験が不十分であったとしても，まずは患者の相談に応じる．ときには，医療の不確実性について患者とともに理解したうえで，医療・ケアを継続する．そのようななかで，疾病の予防や健康の増進を実践することについても包括的に進めていく．

[*4] ▶包括的統合アプローチ（p.42）

3. 連携重視のマネジメント[*5]

自らの医療施設と地域における諸施設との連携については，結局のところさまざまな医療・保健・福祉・介護に関係する職種とのそれである．円滑な連携を構築するには，その患者の医療・ケアに与るすべてのスタッフが，患者の尊厳に重きをおくように，スタッフ間でも互いに尊重し合うことが肝要である．そしてさらに重要なことは，総合診療専門医がリーダーシップを発揮することである．医療資源の限られる状況がますます逼迫していく将来において，患者や家族，地域社会が納得できる資源配分が叶うには，強いリーダーシップと公正な配分とが求められる．後者は，生命倫理にいう公正・正義の原則でもある．総合診療専門医は，このような責務も負っていると理解するべきである．

[*5] ▶連携重視のマネジメント（p.53）

4. 地域志向アプローチ[*6]

患者のみならず地域のすべての住民に対する，医療・保健・福祉・介護に関係する事業に積極的に参画する．このなかで，地域において不足している状況について，つまり地域のニーズを察知できて，これを補うための努力についても，総合診療専門医に課せられる．後者についてはたとえば，産科医療が不足している地域で総合診療を展開するなら，遠方の地域中核病院の産科医と協力して，妊婦の診療を担うことも求められよう[3]．地域ニーズに応じてそのような診療ができるように，専門医取得後も学習・研修を行う．このように地域ニーズに応じた総合診療の展開こそ，総合診療専門医の眼目の一つである．

[*6] ▶地域志向アプローチ（p.63）

5. 公益に資する職業規範[*7]

医師としての倫理観を常に磨く．つまり，患者・家族や他の医療者・スタッフとの共感について，また前項で言及した資源の配分についてなど，総合診療専門医としての矜持を発揮する必要がある．ワークライフバランスについても妥当な水準を実践し，総合診療領域における医学・医療の発展のために研究面でも研鑽を積む．

いかなる医学分野もいずれ公益に資することになるであろうが，総合診療専門医については，我が国の人口構成，疾病構造の変化に伴う現実の課題に強く結びついているので，総合診療専門医のキャリアパスそのものが公益に直結しているといっても過言ではない．

> [*7] ▶公益に資する職業規範（p.68）

6. 診療の場の多様性[*8]

我が国におけるプライマリ・ケアの現場が多様であることを踏まえて，総合診療専門医をめざす専攻医は，病院での外来，病棟，救急部門において，また在宅診療などを通じて，多様な能力を培うことが求められる．また，専門医となれば，このような多様な診療の場面で総合診療に関する能力を遺憾なく発揮する．

> [*8] ▶診療の場の多様性（p.77）

以上により，6つのコアコンピテンシーは，有機的，体系的かつ密な相互関係にあることが理解できる．

総合診療専門医制度の意義

冒頭において，人口に占める高齢者割合がきわめて増加したことに触れた．我が国では2007年に65歳以上が21％を超え，世界保健機構の定義による"超高齢社会"となり，現在もその進展の一途にある（**2**）[*9]．そのようななかで，地域包括ケアシステムを展開する状況において，高齢者などの日常的な生活をみる連携は「水平連携」といい，病院医療の必要が生ずれば，これとの連携については「垂直連携」と称する（**3**)[4]．しかし，後者について119番通報によって救急車が呼ばれれば，基本的には急性期病院に搬送され，少なからず入院医療へと繋がる．加えて，都市部においては搬送先として直近の急性期病院がすぐに決まることは難しく，勢い患者の住まいから遠い病院に搬送され得る．**4**[5]は自宅からではなく，高齢者施設から救急搬送された場合であるが，その折にいったん二次医療圏から出てしまうと，4割以上が元の医療圏に戻ることができない実態が理解できる．都市部においては，"急病を機にさまよえる高齢者となる"[6]ことが現実に起こっている．それは，後述する"看取り"においても大きな問題を提起する．

そこで，東京都においては **5** に示すシステムが3つの医師会地域[*10]で試みられている[7]．かかりつけ医や介護に当たるスタッフらが119番通報ではなく，地域医師会のルールに従って救急車を呼ぶと，地域に所在する病院の救急車が患者

> [*9] 総人口における65歳以上の人口の割合を高齢化率といい，世界保健機構（WHO）や国連の定義によると，高齢化率が7〜14％で高齢化社会，14〜21％で高齢社会，21％以上で超高齢社会という．

> [*10] 八王子市，葛飾区，町田市

3 これからの循環型地域連携システム[4)]（筆者加筆）

日常的な生活をみる連携を「水平連携」，病院医療との連携を「垂直連携」という．これからの循環型地域連携システムにおいては，提供する医療のなかに「生活を支える視点」を取り入れ，介護／生活支援に「医療マインド」を入れていくことが欠かせない．また，急性期医療機関がハブ機能を果たし，慢性期および一部回復期・急性期の医療を担う地域密着型病院と「水平連携に準じた垂直連携」を展開していく必要がある．この循環型地域連携システムにおいては，信頼できるかかりつけ医，ケアマネジャー，地域包括支援センターが"三種の神器"となる．

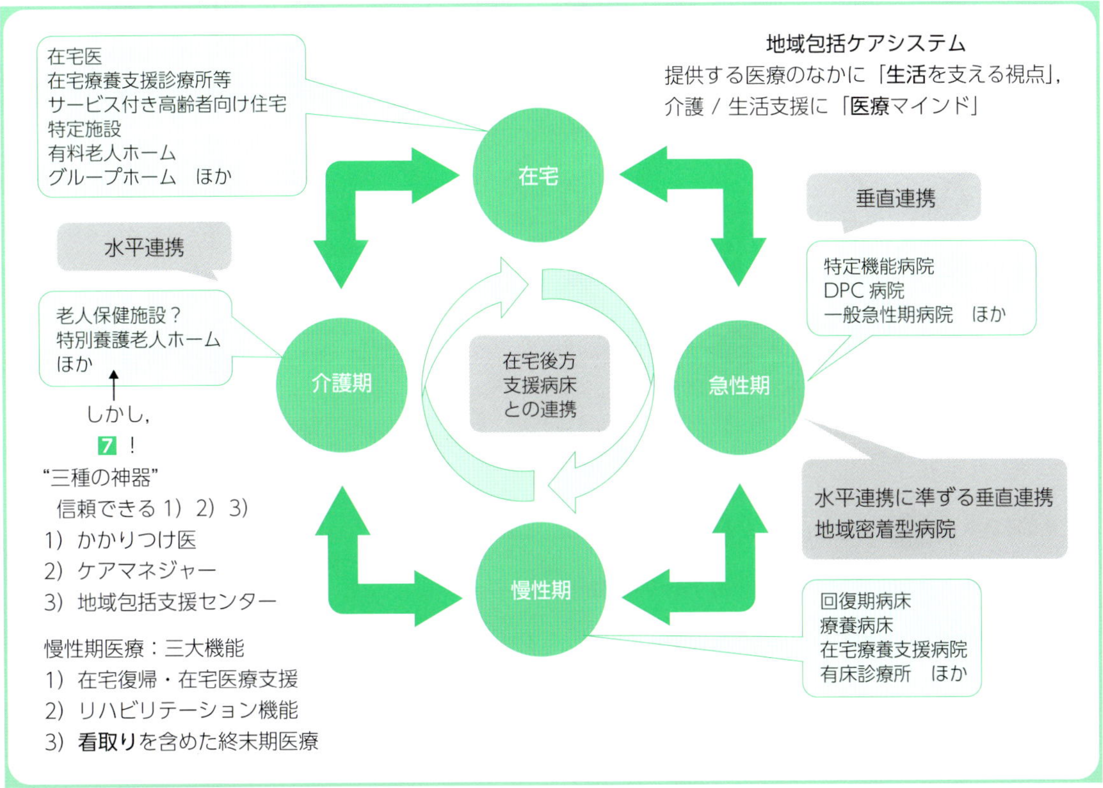

4 急変時の救急搬送先および治療後の退院先について[5)]（筆者加筆）

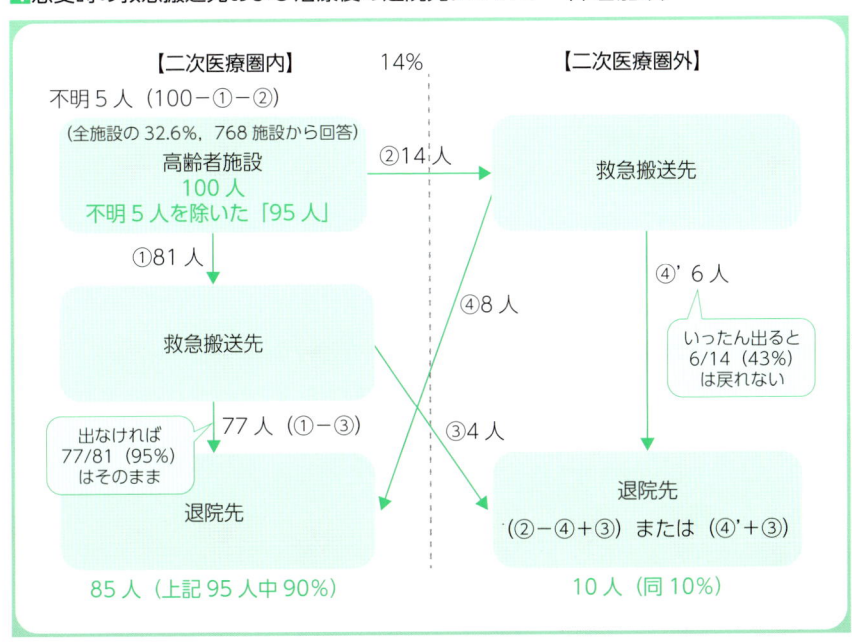

5 病院救急車を使った地域高齢者搬送システム[7]（筆者加筆）

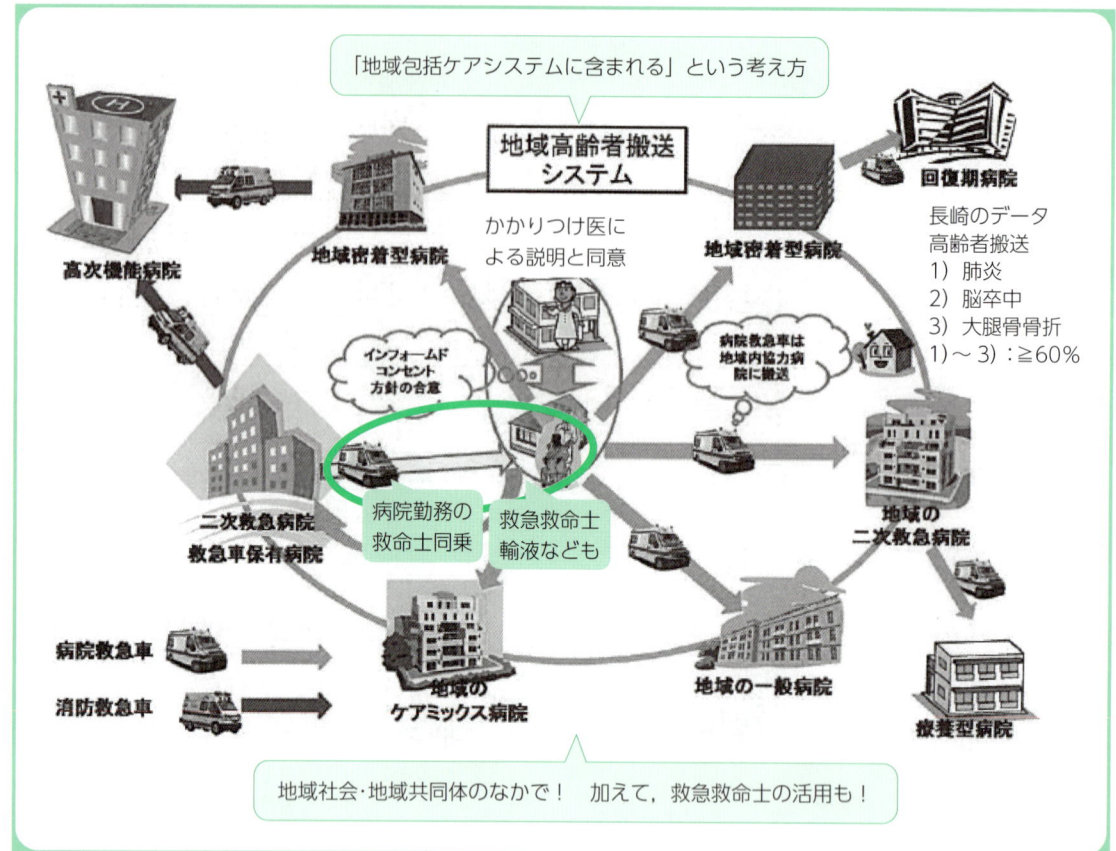

宅に赴く．現場ではその病院に勤務している救急救命士が必要に応じて点滴治療を開始することもある．これは水平連携の一翼を担う垂直連携であると表現することができる（3）．

3 はこれからの循環型システムと称する地域連携を示している[4]が，総合診療専門医の活躍する場面を多岐にわたって想定することができる．そこでは，医療に生活の視点を，また，介護には医療の視点を，相互に入れる必要性が説かれている．ここに，先に述べた6つのコアコンピテンシーが活かされることがよく理解できる．しかも，そこに慢性期医療の3つ目の大きな役割として"看取り"がある．6[8]からは，いずれ訪れるいわゆる多死社会の全体像が理解できるが，医療機関，介護施設，自宅のいずれでもない，「その他」においてどのような看取りとなるのであろうか．東京都では，2030年に「その他」での看取りが3万7,000人と試算されている．加えて，現時点においても，東京都の特別養護老人ホームにおける"看取り"は，主治医の到着を待ってようやく死亡確認に至る，悲惨な状況が指摘されている（7）[9]．

一般的に，かかりつけ医は地域において大きな役割を担っている．それは 8[10] で明らかであるが，今のままでは24時間の対応に大きな負担があることは

6 今後の看取りの場

2005年までの実績は厚生労働省「人口動態統計」，2006年以降の推計は国立社会保障・人口問題研究所「人口統計資料集（2006年度版）」から推定．"吹き出し"は東京における2030年の状況[8]．2030年の東京での死亡は年間13万人，医療機関での看取りは今より7万人強減り，自宅での看取りは2万人弱にとどまる見込みである．その他の場所での看取りが3万7,000人にものぼるものの，サービス付き高齢者向け住宅での看取りは8,000人に過ぎない．

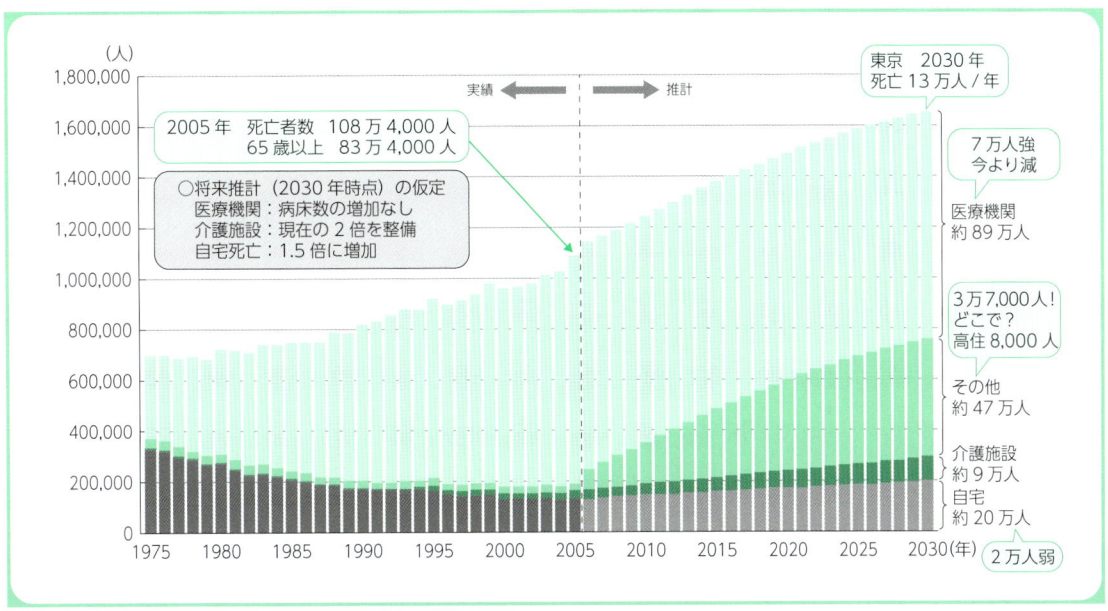

7 特別養護老人ホーム職員意見（東京消防庁職員による聴取）[9]

看護師や救急救命士には死亡診断ができないため，誰が看取るのか．実際には，119番通報を受けて救急隊がCPRを行い，それを主治医が到着するまで続けることになる．この職員の聞き取りからも，特別養護老人ホームでの看取りの現場が困惑している様子がよくわかる．

1) 高齢化社会になった現在，制度や法律の内容を検討してほしい．必死に命を救う場所がある．反対に静かに命の消えるのを見守る場所があってもよいと思う．
2) 緊急時に慌てないため，事前にマニュアル（情報）があると安心できる．
3) 入所時に家族等関係者に対して積極的救命治療の希望の有無を聞いていないので，対応に困ることがある．
4) 「延命を望まない」という家族は多いが，いざとなると「救命してください」と言われることがあるので，書面には書かず，その場で（救急車が到着するまでの間）電話して意向を確認している．入所時に意向を聞くことに関しては疑問を抱いている．
5) 提携医療機関との連携が悪い．緊急時に受入体制が整っていない．
6) そもそも家族が「高齢者」というものを理解していない．急変時に「お任せします」とか「最善をつくしてください」とか言う．自分の親のことをどう考えているのか，理解に苦しむことがある．
7) 施設の中で，夜間に職員が1時間ごとに巡回中，CPAを発見，そのときに蘇生行為をするかどうか迷った．「安らかな死」として受け止めたいという思いもある．

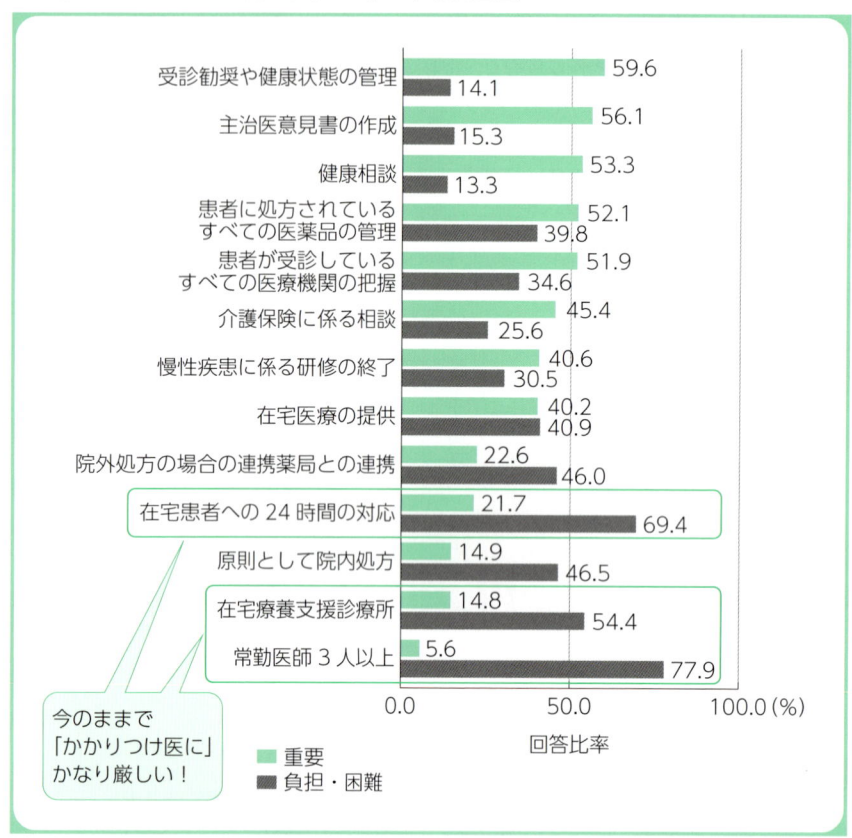

8 かかりつけ医にとって重要な項目および負担・困難な項目[10]（筆者加筆）
「重要」と回答した比率の高い順 ($n = 1,519$，複数回答)

否めない．高齢者の救急医療について「時間外診療」とみなせば，この部分が24時間対応や看取りに相当するであろう．つまるところ，総合診療の機能を地域で発揮する余地は十分に残っていることが理解できる．このことはまた，いわゆる地域密着型の中小病院の役割やグループ診療という方法論の重要性とも符合する．

　以上をまとめると，都市部においては，地域コミュニティの再構築が特に求められる．これまでの論考に鑑みれば，総合診療機能を発揮する医師，ないしその集合体（地域医師会など）によるイニシアティブが，この面で大きな役割を果たすことになると考える．そして，この役割には，地域の限りある医療資源を効果的に配分できることも含まれよう．すなわち，資源の"公正"な分配を実際に行う"正義"を具現できる[11] ことが総合診療の重要な機能として求められる．これは，生命倫理にいう，自律，善行，無危害に続く4番目の"公正・正義"の原則でもある．現在は"自律"に生命倫理の首座があるとされるが，将来は"公正・正義"の原則が枢要な位置を占めるに違いない．本件も含めて，我が国における医療の歴史と将来を俯瞰すれば，総合診療専門医制度を今ここに創設せねばならない必然性について十分に理解することができる．

文献

1) 消防庁. 平成26年版救急・救助の現況. 総務省消防庁；2014. pp.29-33.
2) 厚生省健康政策局総務課. 家庭医に関する懇談会報告書. 東京：第一法規出版；1987.
3) 鳴本敬一郎. 産婦人科医と総合診療専門医の協働による周産期医療人的資源の改善に関する研究. 海野信也（研究代表者）. 持続可能な周産期医療体制の構築のための研究（平成26年度厚生労働科学研究費補助金（厚生労働科学特別研究事業））. 2015. pp.73-85.
4) 池端幸彦. 急性期病院が機能アップを図るための戦略とは. 日本慢性期医療協会誌 2015；102：8-13.
5) 東京都医師会救急委員会. 1. 災害時の医療に関する研修会の開催について 2. 休日・全夜間診療事業見直しに係る懸賞について 3. 高齢者救急の医療体制について（答申）. 2015. pp.35-9.
6) 西本真弓. さまよえる高齢者の現実—療養病床を持つ病院の個人データからみえてくるもの. 清水哲郎（編）. 高齢社会を生きる—老いる人／看取るシステム. 東京：東信堂；2007. pp.141-64.
7) 猪口正孝. 病院救急車を利用した地域高齢者搬送支援システムの検討. http://www.fukushihoken.metro.tokyo.jp/iryo/kyuukyuu/kyukyunohi/25kyunohi.files/shiryo_3.pdf［2016年5月最終アクセス］
8) 桑名 斉. 長期療養高齢者の看取りの実態に関するアンケート調査の経過報告. 東京都病院協会会報 2014；205：3-4.
9) 東京消防庁. 東京都メディカルコントロール協議会 第18回事後検証委員会. 2015年9月25日.
10) かかりつけ医機能と在宅医療を中心とした診療所調査結果を公表 日医定例記者会見. 日医ニュース 2015；1280.
11) 秋葉悦子. 人工延命処置の差控え・中止（尊厳死）論議の意義と限界. 甲斐克則（編）. 終末期医療と医事法. 東京；信山社；2013. pp.105-23.

総合診療専門医の果たすべき役割

草場鉄周（北海道家庭医療学センター）

　本稿では，「総合診療専門医をめざす君たちに」と「専門医制度改革と総合診療専門医制度」で述べられた日本の医療の課題と総合診療専門医を必要とするに至った経緯を踏まえながら，ややミクロな視点で総合診療専門医がさまざまな場で果たすべき役割を考える．第一に日本の医療システム（診療所，病院）のなかで総合診療専門医が果たす役割，第二に日本の医療や介護の制度改革のなかで総合診療専門医が果たす役割，最後に臨床研究や教育など学術的な側面で総合診療専門医が果たす役割を論じていく．

日本の医療システムのなかで総合診療専門医が果たす役割

　総合診療専門医は本書で詳述される6つのコアコンピテンシー[*1]を，外来診療，在宅診療，病棟診療，救急診療と多様な診療の場で展開することが求められる．そこで，主として診療環境として総合病院，中小病院，診療所に分けて総合診療専門医の役割を考えていきたい．また，診療所については都市部と郡部・へき地を分けて論じる．というのも，「地域を診る視点」，そして地域のニーズや医療資源に応じて柔軟にその役割を変化させること自体が，総合診療専門医の重要な専門性といえるからである．今後の医師のキャリアパスは❶に示すように，専門医制度の成熟に従って，専門医資格と勤務地が連動するようになるだろう．そうした未来の姿を先取りして考えていく．

[*1] ▶付録　総合診療専門医　到達目標：総合診療専門医の6つのコアコンピテンシー（p.376）

❶これからの医師のキャリアパス

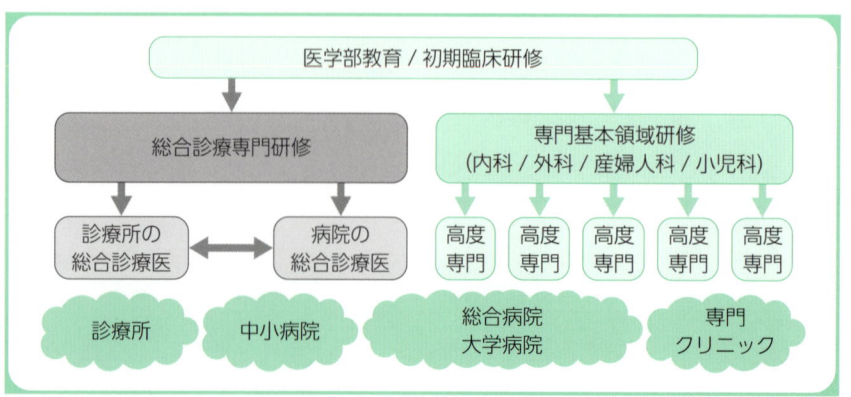

2 病棟における総合診療専門医の役割

1. 当該地域医療機関において入院頻度の高い疾患あるいは健康問題の診断と治療ができる.
2. 外来・在宅など他のセッティングとの切れ目のない連携の下で，リハビリテーション，長期入院患者診療，術前術後の病棟患者管理を含む必要な入院ケアが提供できる.
3. 併存疾患の多い患者の主治医機能を果たすことができる.
4. 心理社会的複雑事例への対応とマネジメントができる.
5. 地域連携を活かして退院支援ができる.
6. 終末期患者への病棟医療を適切に提供できる.

（日本専門医機構　総合診療専門研修カリキュラムより）

総合病院

　日本の病院はその質的・量的な多様性が著しいが，ここでは臓器別の診療科が比較的多く病床数も200床以上あるような高度急性期医療に取り組む総合病院を想定して考えていく．そうした場では，総合診療専門医が果たす役割は病院における診療科の構成に大きな影響を受ける．外来診療においては，内科，外科，整形外科，小児科など主要な診療科がほとんどそろっていれば，診療科を同定しづらい訴え（例：遷延する発熱）の患者，高齢で複数の疾患をもつ患者などに限定される可能性が高い．その一方で，内科でも消化器内科だけしか設置されておらず，整形外科もない場合などは，循環器系，呼吸器系や整形外科領域の疾患をもつ患者が幅広く受診することもあり得るだろう．

　また，入院についても，外来と同様である．ただし，入院の場合は，2 に示すような6つの役割を期待されることが特に多い．高齢化とともに，複数疾患をもつ高齢患者の入院ケアや終末期へのニーズは高まる一方，短い入院日数に対応した病診連携による退院支援の必要性も高くなる．救急診療も，救急科の医師同様に多様な疾患への対応のトレーニングを受けた総合診療専門医の腕の見せ所である．いわゆる初期救急を中心に活躍する場も小さくない．

　今後，病院の役割が診療所と分離する流れが強まれば，大病院の外来診療は紹介を原則とする専門外来に徐々に移行するゆえに，病院における総合診療専門医の役割は病棟医療や救急医療を中心に変遷する可能性も高い．その一方で，診断困難症例へのコンサルテーションなど，総合病院の外来においても独自の機能を発揮することもあるだろう．

　また，大学病院も診療機能だけみるとこのカテゴリーに位置づけられるが，教育機関としての役割もあるため別項[*2]でもふれたい．

[*2] ▶本稿「臨床研究と総合診療専門医」(p.26)

中小病院

　日本の医療は，民間の中小病院が多様かつ豊富なことが特徴といえよう．ある

診療科に特化した専門病院も多く，総合病院と切磋琢磨している．そんななか，総合診療専門医が活躍しうるのは，①地域に根づいて発展してきた病院，②療養型病床などを中心とする慢性期・リハビリ対応の病院，③郡部やへき地で救急・急性期・慢性期に幅広く対応する病院，の3つのパターンであろう．

地域に根づいて発展してきた病院

地域に根づいた病院の多くは，有床診療所から規模を拡大して，地域ニーズに応えるべく専門診療などを充実させてきた経緯をもつところが多い．それゆえ，診療の基本はプライマリ・ケアであり，総合診療との親和性は強い．既存の診療科との棲み分けもあるが，外来・入院の多くを総合診療専門医が担当し，一部の専門診療科が病院の特徴を示すべく活発に機能するという構図は自然であろう．

慢性期・リハビリ対応の病院

療養型病床などを中心とする慢性期・リハビリ対応の病院は，昨今の医療制度改革のなかでまさにその機能が大きく変化しつつある．回復期リハビリについては，リハビリテーション科専門医の活躍が期待されるが，その数が多いとはいえない現状では，リハビリに特に関心をもって研修を積んだ総合診療専門医が活躍する余地は大きいだろう．また，2014年に創設された地域包括ケア病棟は 3 にあるように在宅医療や急性期・高度急性期病院の中間に位置しており，患者の生活背景を踏まえた入院診療が不可欠になることも含めて，その機能は病院における総合診療の役割と非常に近い．

3 地域包括ケア病棟の役割

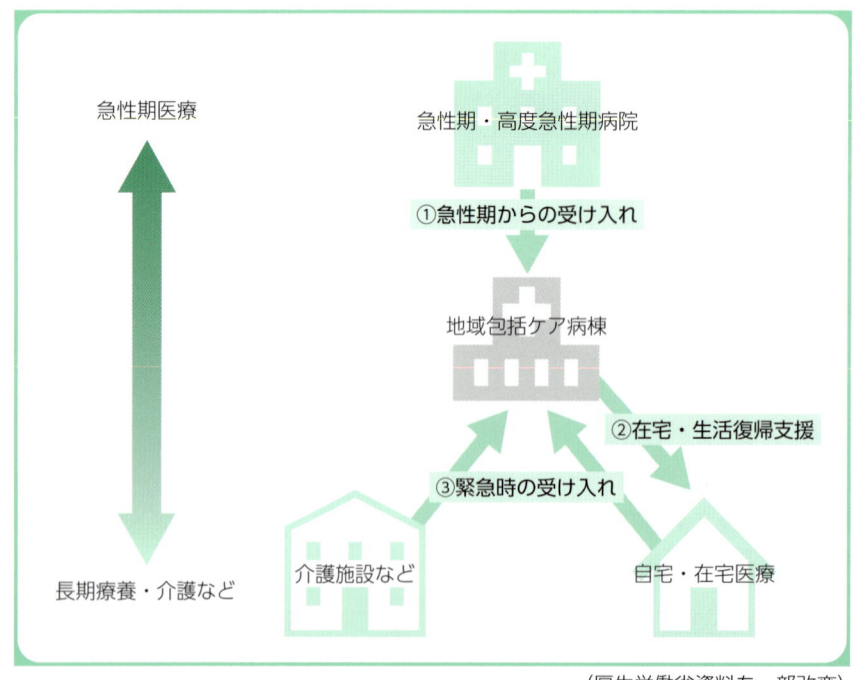

（厚生労働省資料を一部改変）

郡部やへき地で幅広く対応する病院

　最後に，郡部やへき地における病院だが，すでに述べた2つの類型の病院の機能をいずれも兼ね備えており，救急から急性期医療，そして退院支援まで幅広くサポートすると同時に，診療所に求められる予防医療の提供や健康増進活動，在宅医療などもしばしば提供する．いわば，総合診療領域のオールラウンダーともいうべき活動といってよい．診療のほとんどを総合診療専門医が担うことが可能であり，幅広い年代の患者が訴える多様な健康問題に救急診療などで対応できることは，住民にとって大変歓迎されるだろう．

都市部の診療所

　ある程度の規模の総合病院があり，ほかにも診療所があるような都市部においては，総合診療専門医の外来診療の内容はそうした周辺医療機関や地域住民の医療ニーズに応じて変化する．たとえば，近隣に小児科診療所があれば相対的に小児患者は減り，整形外科診療所があれば整形疾患を主訴に受診する患者が減る．また，その逆に，産婦人科医が不足すれば女性器のがん検診や出産前の妊婦健診を担当するようなケースもある．その一方で，感冒，頭痛，生活習慣病などのコモンディジーズへの診療，複数疾患を合併したり認知症をもつ高齢者への診療は普遍的に提供される．

　また，在宅医療については中核的な役割を担うことも少なくない．特に複数の医師によるグループ診療を提供できる場合，24時間の対応が可能となり，在宅療養支援診療所として地域の在宅医療の拠点となり得る．たとえば，ソロプラクティスの診療所では敬遠されやすい在宅酸素や人工呼吸器なども使用する重症患者，さらには，末期がん患者については大きな力を発揮するといえよう．そのうえ，地域の診療所とのあいだで在宅医療における時間外や休日の対応の連携を密にし，面として地域の在宅医療を広める役割を担う形へと発展することもできる．

　外来・在宅に共通して重要なのは，多くの医療機関や介護保険施設・事業所があるなかで，総合診療専門医は医療・介護連携の要となって，患者ケアの円滑な提供を推進する点である．多くの施設が乱立する都市部では特にこの役割が大きい．これについては，別項[*3]で詳しく述べる．

[*3] ▶本稿「地域包括ケアシステムと総合診療専門医」(p.25)

郡部・へき地の診療所

　郡部・へき地においては，比較的小規模の病院や有床診療所が地域の医療を一手に担っていることが多い．ゆえに中小病院の項で示した救急医療，入院医療，在宅医療などの幅広い診療スタイルが有床診療所にもほぼあてはまる．ただ，人員配置や医療機器の問題もあって，急性期入院治療の幅は病院より狭くなる傾向があるといえよう．

　その半面，公立診療所の場合は，市町村と連携しながら，住民の予防医療や健康増進に関わる医療施策に全面的に関与することが多い．たとえば，救急医療体制の整備，予防接種の公費助成の対象者や負担額に関する判断，住民向けの講話

など多岐にわたる．都市部の診療所では，単一の診療所が医療政策に直接影響を与えることはほとんどなく，多くは郡市区の医師会活動を通じた関わりになる．それゆえ，郡部・へき地の診療所では総合診療専門医が住民の健康維持に与える影響は大きい．

日本の医療や介護の制度改革のなかで総合診療専門医が果たす役割

　政府は2012年に社会保障・税一体改革を打ち出し，それに従い2013年には「持続可能な社会保障制度の確立を図るための改革の推進に関する法律」が成立した．ここでは，医療・介護の方向性として以下の4点が示されている．

①「病院完結型」から，地域全体で治し，支える「地域完結型」へ
②受け皿となる地域の病床や在宅医療・介護の充実．川上から川下までのネットワーク化
③地域ごとに，医療，介護，予防に加え，本人の意向と生活実態に合わせて切れ目なく，継続的に生活支援サービスや住まいも提供されるネットワーク（地域包括ケアシステム）の構築
④国民の健康増進，疾病の予防，および早期発見等の積極的な促進

　また，2014年に成立した「医療介護総合確保推進法」に基づき，都道府県が「地域医療構想」を策定することが義務化された．これは，団塊の世代が後期高齢者に入り始める2025年を目途に，病床の機能分化と連携を進めるものである．
　この2つの政策は，21世紀前半の日本の医療のあり方に少しずつだが確実に大きな変化をもたらすと思われ，総合診療専門医もそうした現実の医療政策の変化のなかで果たすべき役割がある．

地域医療構想と総合診療専門医

　地域医療構想は，2025年に想定される医療需要と病床の必要量を，高度急性期・急性期・回復期・慢性期の4区分に従って，人口動態などに基づいて二次医療圏ごとに推定し，めざすべき医療提供体制を実現するための施設整備や人材確保を，国費を活用しながら展開するものである．国際比較で人口あたりの病床数が多い日本において，単純に病床を減らすのではなく，地域に必要な病床へと誘導しながら，限られた社会保障財源を有効に活用することがねらいといえる．
　病院で勤務する総合診療専門医はあらゆるタイプの病院で活躍することが可能ではあるが，すでに示したように高度急性期よりは急性期，さらには回復期や慢性期の病床が主要な活躍の場になっていくであろう．そして，多疾患を合併し，臓器別に明瞭に区分けされにくい健康問題をもつ高齢者の入院医療を担っていく主力になる．また，診療所で勤務する総合診療専門医は病院の機能が整理されていくなかで，より多くの高齢患者が自宅や高齢者住宅，あるいは介護系の施設で療養することになり，高齢者に対する包括的な外来診療や，比較的重度な疾

4 総合診療のネットワーク

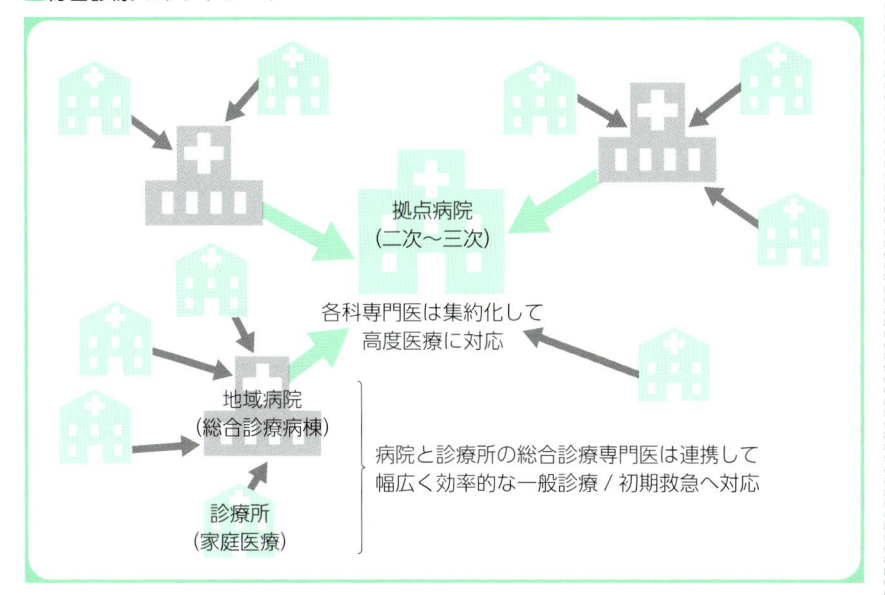

```
拠点病院
（二次〜三次）

各科専門医は集約化して
高度医療に対応

地域病院
（総合診療病棟）

診療所
（家庭医療）

病院と診療所の総合診療専門医は連携して
幅広く効率的な一般診療／初期救急へ対応
```

患を抱える方への訪問診療などを，積極的に提供する役割が求められることになる．

その結果，4のように，診療所医療と地域に密着した病院での急性期・慢性期医療を総合診療専門医が担うことで，診療所と病院の連携には一貫性が生まれ，住民にとっても安心した医療体制が構築されていく．ただ，総合診療専門医の養成には相当な時間を必要とするため，当面はモデル的な地域が全国に散発的に構築されるにとどまるであろう．しかし，こうしたモデルを意識しながら，数十年をかけて日本の医療は変わっていくことになるだろう．

地域包括ケアシステムと総合診療専門医

地域包括ケアシステムは5に集約されるように，住み慣れた地域で高齢者が安定した住まいを確保し，元気なときは生活支援や介護予防のサポートを受けつつ，病気になれば医療機関を活用し，介護が必要になれば介護サービスを十分に受けられる体制を構築することをめざしている．地域医療構想と異なり，その役割を担うのは医療機関のみならず，介護事業者，住民組織，地方自治体と非常に幅が広く，その複雑なネットワークをいかに構築するかがポイントとなる．

そのなかで，身近な健康問題に対応する外来診療と在宅診療を担うかかりつけ医の役割は重視されている．総合診療専門医のもつコアコンピテンシーとして，「連携重視のマネジメント」[*4]は多職種協働のチーム医療，医療機関連携および医療・介護連携を含んだものであり，地域包括ケアシステムにおけるかかりつけ医の機能にまさに適合しているといえよう．また，在宅医療に関するトレーニングを系統的に受けた専門医として，通院が困難になった高齢者が住み慣れた

[*4] ▶連携重視のマネジメント（p.53）

5 地域包括ケアシステム

地域包括ケアシステムは，おおむね30分以内に必要なサービスが提供される日常生活圏域（具体的には中学校区）を単位として想定．

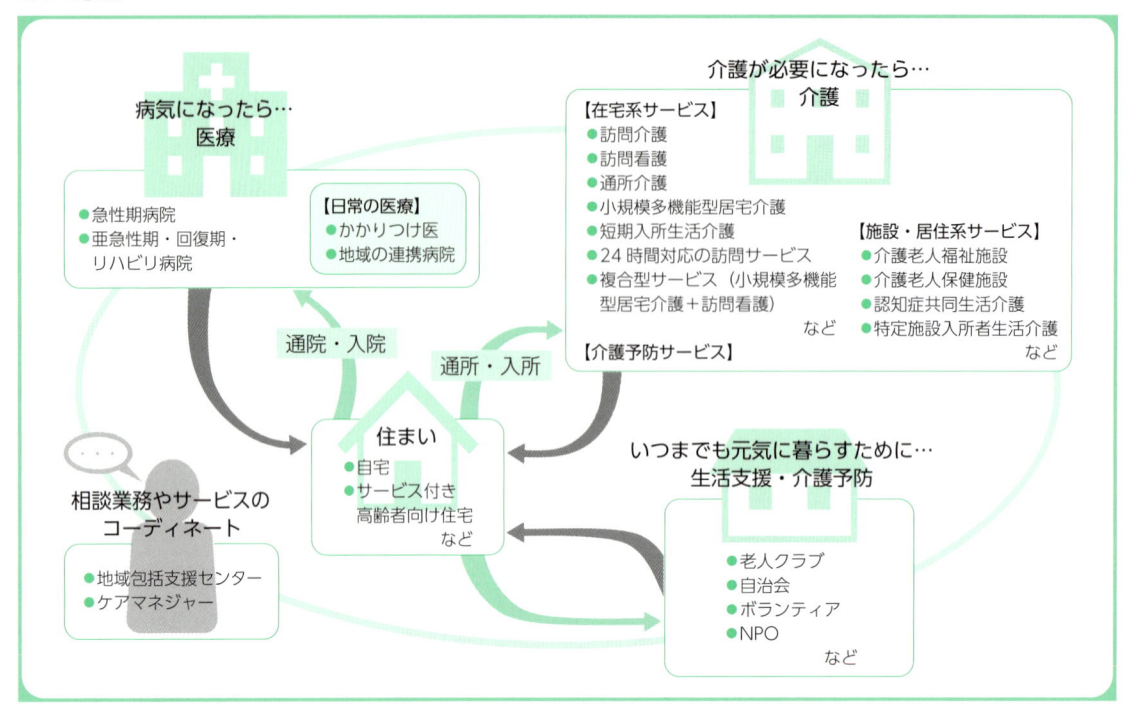

地域で在宅療養するサポートも十分に提供できる．

臨床研究や教育など学術的な側面で総合診療専門医が果たす役割

　総合診療専門医のコアコンピテンシーとして「公益に資する職業規範」[*5]が位置づけられ，そのなかに「研究と教育」が掲げられている．現時点で日本の地域医療の多くを担っている医師のなかには，総合診療専門医と変わらぬ診療を提供している方も少なくないが，この研究や教育の能力こそは専門医を特徴づけるものといえるであろう．

[*5] ▶公益に資する職業規範（p.68）

臨床研究と総合診療専門医

　臨床研究については，総合診療が十分に日本の医療のなかに浸透していない今だからこそ，積極的に推進していくことが強く期待される．総合診療が臨床研究で果たす役割をMcWhinneyは 6 のようにまとめている．他の基本領域と異なる知の発展にどのように貢献するかが，臨床研究を展開する総合診療専門医の役割となるであろう．
　多くの場合，大学の総合診療部門に所属しながら臨床研究を学び実践すること

6 総合診療における臨床研究

1. 総合診療の知識や技術
   医療疫学を活用しながら，診断や治療技能，予防などの実践を記述し，発展させ，評価する
2. 総合診療の概念
   総合診療に固有の「ケアの継続」「ケア対象としての家族」などの概念自体を確立する
3. 健康と病気の自然歴
   基本的な症候の自然経過，人生の全ステージでの行動規範，家族に対する記述や分類を実施

が多いと思われるが，特に総合診療においては現場から生まれる臨床上の疑問は研究のテーマ設定に欠かせない．それゆえ，大学などの研究組織で研究を計画し運営する総合診療専門医と，現場で診療しながらデータを収集する総合診療専門医が，連携しながら臨床研究を推進する枠組みが今後は強く期待される．

医学教育と総合診療専門医

　医学教育についても総合診療専門医に期待されるものは大きい．自らの後進を育てていくことにつながる専門医教育については，当然総合診療専門医が中核的な役割を担う．知識・技能だけでなく，総合診療のなかで重視されるさまざまな価値観や診療姿勢など，師から弟子へと伝えられるものは少なくない．

　ただ，それだけでなく，あらゆる道に進む医師にとって，総合診療を理解することは重要である．先に述べたように，日本の医療制度そのものが「地域完結型」へと変化するなかで，内科，外科，小児科など総合診療以外の領域に進む医師にとっても，総合診療が重視する連携重視のマネジメントや地域を診る視点を理解することは必要である．自らがその担い手にならない場合でも，地域の総合診療専門医と適切な連携体制を構築し，それぞれの専門医療を十二分に発揮することが地域の医療に資するであろう．

　そのため，総合診療専門医は医学部における総合診療や地域医療の教育，初期臨床研修における地域医療研修において積極的に教育の担い手となることが期待される．大学に在籍しながら，そうした教育をコーディネートする役割もあれば，地域の現場で医学生や研修医を受け入れて総合診療の知識・技能を伝えていく役割もあるだろう．

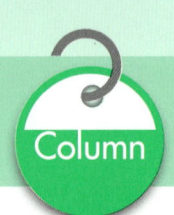

Column ❓ 「家庭医療学」を学ぶために行ってきたこと

　2003年春，「新臨床研修制度」の初年度に卒業することになった私は，臨床研修病院マッチングにむけて何件かの病院見学を計画しました．ある病院に見学に行ったとき，妙に人懐っこい医学生と一緒に実習することになりました．彼は私の知らない情報源や人脈をたくさんもっていて，福島で必死にボートを漕いでいた私には，彼がとても眩しくみえました．ある日の夕食後，ホテルの部屋でビールを飲みながら，彼は"家庭医"という医師の存在を教えてくれました．

　家庭医療についてもっと知りたいと思った私は，医学部6年生の夏，意を決して「医学生・研修医のための家庭医療学夏期セミナー」に参加しました．大学の外で行われるような勉強会に参加したことなどなく，小心者で人見知りの私にとっては大冒険だったのです．セミナーでは，大学で見たことも聴いたこともない内容のワークショップ，全国からたくさんの家庭医が集まっての懇親会に圧倒され，将来はこの道に進んでみようかなとまで思うようになりました．

　夏期セミナーも終わると，いよいよマッチングの希望を決めなければなりません．家庭医を進路の一つとして考えた私が病院選びで重視したポイントは，

> ①家庭医をめざす仲間がいること
> ②自分の志を応援してくれる指導医がいること

の2点でした．私の心はそんなに強くないので，初期臨床研修の2年間を，周囲が「家庭医？　なにそれ？」という雰囲気で過ごしたならば心折れてしまうかもしれず，家庭医をめざしやすい環境を選択したいと考えたのです．私に家庭医の存在を教えてくれた彼が同じ病院を第一希望にしているとの話を聞き，また「家庭医になりたい」という私の気持ちを応援してくれる指導医に出会うことができたのが，初期臨床研修病院選択の決め手になりました．

　私が初期臨床研修をしていた頃，家庭医療についての教科書はまだ数えるほどしかなく，私の研修病院にも家庭医としての研修を受けた指導医はいませんでした．そこで私は，「家庭医療学夏期セミナー」に毎年参加して，家庭医療学の本質的部分を他施設の家庭医から学ぶことにしました．ちょっと背伸びして，本来はもっと上の世代が参加対象だった「若手医師のための家庭医療学冬期セミナー」にも参加し，全国各地の家庭医療先駆者から家庭医療に特徴的な考え方を学びました．この時期に，1人の師匠・1つの考え方でなく，多様な考え方・多様な解釈に接したことは，今でも生きています．

　初期臨床研修が終わる頃，いざ家庭医をめざそう，家庭医療学を学ぼうと考えたとき，大事件が起きました．なんと，出身大学に家庭医を育成する部門が開設されたのです．家庭医療を学び，指導してきた指導者のもとで，それも地元で学ぶことができるなんて．一定の期間は師匠と呼べる人のもとで学んでみたいと考えていた私にとって，幸運としかいいようがありませんでした．

　そこには，志のある多くの仲間が集まってきました．カンファレンスでは，それぞれが事例を提示して仲間たちと悩み，現場での診療に還元する日々が続きます．部門開設当時は，現在のように充実した教育体制は整っていませんでしたが，仲間との議論，そして師匠の家庭医療学の視点からのコメントが積み重なり，家庭医としての私を構築してくれました．

―Column

> ①他施設の家庭医から学ぶ
> ②家庭医療をめざす仲間と一緒に学ぶ
> ③家庭医療を学んだ師匠から学ぶ

　この3つが，私が家庭医療学を学ぶために行ってきたこと，そして現在も続けていることです．まだまだ家庭医が少ない現状では，師匠につくにはなかなか困難な状況もあるでしょう．それでも，他施設見学や仲間づくりなどは可能かもしれません．多くの研修プログラムでは，部外者にも勉強会を公開していたり，見学を受け入れていたりします．今よりも一歩，踏み出してみてはいかがでしょうか．私が夏期セミナーに初めて参加したときのように．

菅家智史（福島県立医科大学医学部 地域・家庭医療学講座）

1 総合診療専門研修がめざすもの

総合診療専門医のコアコンピテンシー
人間中心の医療・ケア

葛西龍樹（福島県立医科大学医学部 地域・家庭医療学講座）

日本専門医機構が『総合診療専門医 専門研修プログラム整備基準』[1]と『総合診療専門医 専門研修カリキュラム』で到達目標として発表している総合診療専門医の6つのコアコンピテンシー[*1]の最初の項目は，「人間中心の医療・ケア」である．まずそれがどのような内容であるかを，pp.376-389に示したカリキュラム本文から確認してほしい．

「人間中心の医療・ケア」には3つの一般目標が設定されている．
1）患者中心の医療の方法を修得する
2）家族志向型の医療・ケアを提供するための体系化された方法を修得する
3）患者との円滑な対話と医師・患者の信頼関係の構築を土台として，患者中心の医療面接を行い，複雑な家族や環境の問題に対応するためのコミュニケーション技法とその応用方法を修得する

このうち3）は，1）と2）を実践するという内容なので，実際には「患者中心の医療の方法」と「家族志向型の医療・ケア」の両方を理解して実践できることが総合診療専門医に求められているといえる．

このうち「患者中心の医療の方法」は，本稿で述べるようにカナダのウェスタン・オンタリオ大学（現在はウェスタン大学に名称変更）のIan R. McWhinney名誉教授らのチームが開発してきた「患者中心の医療の方法（Patient-Centered Clinical Method：PCCM）」のことを指しており，いわば固有名詞である．「家族志向型の医療・ケア」については1つの方法を特定はしていないが，専門性の高いレベルで学ぶことをカリキュラムとして標準化するために「家族志向型の医療・ケアを提供するための体系化された方法」と表現されている．「体系化された方法」であることが重要である．後述するように，PCCMの構成要素として家族も含むコンテクストの理解と患者・家族・プライマリ・ケアチームのコミュニケーションも含まれており，それらは最新の臨床研究によって新しい知見が加わっていくので，プライマリ・ケアの専門医である総合診療専門医としては，PCCMというより大きな全体像を理解し実践できるようにトレーニングすることがよいだろう．

[*1] ▶付録 総合診療専門医 専門研修カリキュラム 到達目標：総合診療専門医の6つのコアコンピテンシー（p.376）

患者中心の医療の方法（PCCM）

「患者中心の医療の方法」については，筆者による教科書[2]および総説[3]も参考になるが，この方法は社会の変化とプライマリ・ケア研究の発展に伴って進化してきており，最新の到達点を理解するためにはMcWhinneyらのチームによる2014年の単行本（第3版）[4]を薦めたい．この本は，日本プライマリ・ケア連合学会の若手グループが月例の勉強会をしながら翻訳を進めており，筆者もアドバイザーをしている．やがて日本語版も入手できるだろう．家庭医療学の体系を踏まえた上でPCCMを理解することも重要で，そのためにはMcWhinneyの教科書を薦めたい[5-8]．

今日「患者中心」ということがさまざまなところで使われるようになっている．社会で医師中心から患者中心へのパラダイムシフトが進行していると考えて歓迎したいが，日本ではジェネラリストを標榜していてもPCCMが何であるかを適切に理解している人はまだ少数である．総合診療専門医は，単なるスローガンやお題目としての「患者中心」ではなくて，確立した臨床医学の方法としてPCCMを身につける（＝理解し実践できる）必要がある．

PCCMは4つの構成要素からなる（❶）．実際には，❶から❹まで順番に行わなければならないのではなくて，必要なときに行きつ戻りつしながら，それぞれの構成要素が深まるように進めていく．

❶ 健康，疾患，病気の経験を探る

ここではさらに，健康（health），疾患（disease），病気の経験（the illness experience）の3つについて，実際の診療のなかでやはり必要なときに行きつ

❶ 患者中心の医療の方法

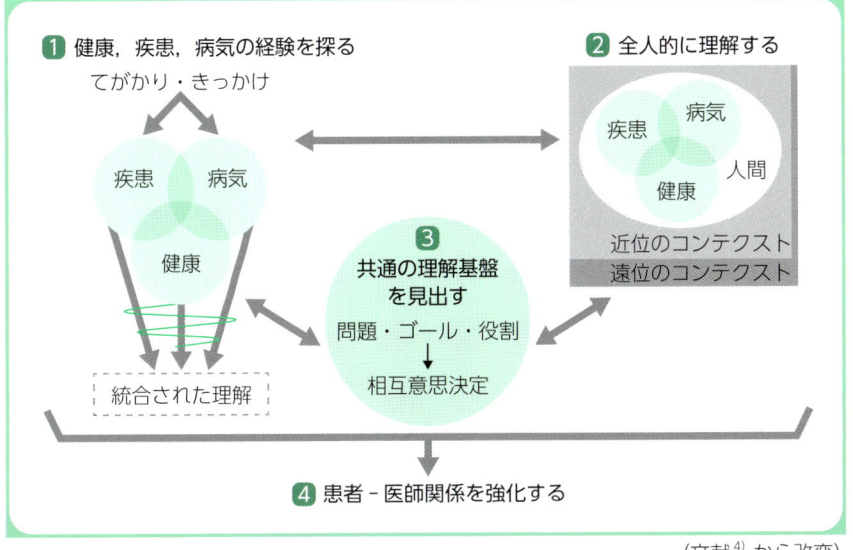

❶ 健康，疾患，病気の経験を探る
てがかり・きっかけ
疾患／病気／健康 → 統合された理解

❷ 全人的に理解する
病気／疾患／健康／人間
近位のコンテクスト
遠位のコンテクスト

❸ 共通の理解基盤を見出す
問題・ゴール・役割
↓
相互意思決定

❹ 患者−医師関係を強化する

（文献[4]から改変）

戻りつしながら探っていく．健康は，一般的な意味での健康ではなく，患者にとっての健康の意味である．

疾患と病気の経験

　心身に起こる病理学的変化につけられたラベルを「疾患（disease）」，それによって苦しんでいる状態を「病気（illness）」と呼ぶ．たとえ同じ変化（疾患）があっても，それによる苦しみ（病気の経験）はそれぞれの人によって異なる．疾患があっても症状もなくなんの心配もしていない状況（病気なき疾患）もあるし，疾患がないのに体調が悪く気に病んでいる状況（疾患なき病気）もある．なお，illnessの日本語として「病（やまい）」を使う人もいるが，日本語に「気に病む」「病は気から」という表現があるように，illnessには「気」が重要な役割を果たす「病気」という日本語のほうがより適切だと筆者は考えている．

　疾患を診断するためには，最新の臨床研究のエビデンスや診療ガイドラインを「良心的，明示的，かつ思慮深く」[9] 参考にした，根拠に基づく医療（evidence-based medicine：EBM）を実践したい．診療ガイドラインは，日本のものを集めて公開している医療情報サービス（Minds）[10] の活用を薦めたい．根拠となる臨床研究や診療ガイドラインが対象にしている集団や介入方法が自分の行うプライマリ・ケアの現場とどう関連するのかの吟味[11] と，診断がつかない症状（medically unexplained symptom）[12] があることの自覚とそれについての配慮も必須である．日本の診療ガイドラインはまだ各専門領域での使用を想定したものが多いので，プライマリ・ケアでの適用を考慮している英国National Institute for Health and Care Excellence（NICE）のガイダンス[13] やオランダ家庭医学会 the Dutch College of General Practitioners（NHG）のガイドライン（一部英語版が入手可能）[14] などの資源も参考にするとよい．

　病気の経験を探るには患者の「解釈・期待・感情・影響」の4領域について尋ねるとよい（**2**）．原書[4] では英語の頭文字を並べてFIFE（横笛を吹く）と呼ばれるが，筆者は日本人に覚えやすい日本語の頭文字を並べた「か・き・か・え」を提唱している．つらい状況について多くの人がすぐに語れるとはかぎ

---

2 病気の経験を探る

- 解釈（**か**いしゃく）：ideas
  心身に起こった変化についての患者の解釈
  患者にとっての「病気の意味」
- 期待（**き**たい）：expectations
  患者がその解釈したものについて何を期待しているのか
  ケアの具体的な要求，病気の経過への期待や不安
- 感情（**か**んじょう）：feelings
  どんな気持ちでいるのか
  何をどんなふうに恐れているのか
- 影響（**え**いきょう）：function
  日常生活，家族，仕事，人生の質や機能へ与える影響

らないことを理解し，慎重に言葉を選びながら探索するトレーニングが総合診療専門医に必要である．「病気の経験とは患者を主人公として患者本人によって語られる物語である」と考え，患者が話す「言葉」「語り」そして患者と医師のあいだにある「対話」に注目するアプローチ（narrative-based medicine：NBM）も用いられる．

健康を含めて統合された理解へ

健康については，有名なWHOの健康の定義「健康とは，病気でないとか，弱っていないということではなく，肉体的にも，精神的にも，そして社会的にも，すべてが満たされた状態にあることをいいます」（日本WHO協会訳）[15]があり，どこか遠くにある到達目標のように従来はとらえられてきたが，近年では毎日の生活の資源だと考えられており，個人とその個人を取り巻く社会的物理的環境とのあいだの相互作用という生態学的理解へとシフトしてきている．それぞれの人によって健康が意味するものは異なり，それに関して何を望むかも異なる．当然，健康維持／増進・疾病予防についてもユニークな理解をしている．

総合診療専門医は，これら「健康」「疾患」「病気の経験」をバランスよく探りながら，患者に起こっていることの統合された理解へと進むことが期待される．さらに，より優れたプライマリ・ケアの実現のためには，個人と集団それぞれの健康維持／増進・疾病予防にバランスよく取り組む必要があり，そこでもそれぞれの健康観を含む価値観を理解する必要がある．

② 全人的に理解する

コンテクストを考慮する

人の健康，疾患，病気の経験は，その人を取り巻くさまざまな要素によって影響を受ける．そのような要素をコンテクスト（context）と呼ぶ．PCCMの第2の構成要素では，患者がもつ健康，疾患，病気の経験の概念に患者が今いるライフサイクルの位置とそのコンテクストを考慮した全人的理解を統合する．

コンテクストは，比較的その人の身近にあって影響するものから，その人を取り巻く大きな背景となっているものまであり，便宜的に前者を「近位のコンテクスト」，後者を「遠位のコンテクスト」と呼ぶことがあるが，その境界は絶対的なものではない．今まで研究によって人の健康，疾患，病気の経験への影響が指摘されている近位のコンテクストには，家族，家計，教育，職業，余暇，社会支援などがあり，遠位のコンテクストには，地域社会，文化，経済，保健医療制度，社会的歴史的要素，地理，メディア，生態系・環境などがある．筆者たち東北地方，福島県に住む者にとっては，2011年に経験した東日本大震災とそれに続く原子力発電所事故は無視できないコンテクストである．

診療でコンテクストを考慮することはPCCMを実践する総合診療専門医の特徴である．患者の特別な世界のコンテクストに置かれて初めて，臨床の情報は役に立つ知識となる．コンテクストを無視すると，所見の解釈とマネジメントの推奨両方で誤りをおかす危険がある．

個人の発達を考える

健康問題を孤立したものととらえるより，患者の人生で起こってきたイベントと関連させて理解する．多因子が患者の問題に関与することに気づく感度を高め，より広い視点で患者の人生への影響を考える必要がある．今までの人生の発達過程でよくある問題にどのように対処してきたのか．家族や社会との関わりがどうだったか．今までに喪失や危機を経験しているか．患者の性格構造，特に防衛機転は何か．こうした問いかけは，患者が病気や疾患にさまざまな反応を示すことの理解を深めてくれる．

全人的な理解は，患者−医師間の相互作用を促進する．特に，愁訴や所見が明らかな疾患カテゴリーを示していないときや病気への患者の反応が大げさであったりその人らしくなかったりするときには，助けになるだろう．さらに，こうしたアプローチは，総合診療専門医の役割が，診断や治癒（curing）だけでなく，ケアすること（caring）にもあることへの医師としての満足度を上げることにもつながる．

家族ライフサイクルを考える

総合診療専門医が専門とするプライマリ・ケアでは，家族とは何かについて，血縁や婚姻による伝統的家族からさらに拡大して考えたほうが実際的である．筆者は次のように定義している．

> 家族とは，共通の歴史と未来を共有する人々の集まりである．それぞれのメンバーの機能と献身とがその歴史を作り未来を決定する潜在力を持っている[16]．

家族のなかのある個人の病気は家族システム全体へ影響を及ぼし，家族はその個人のもつ病気の経験がどのようなものになるかに大きく影響する．そのため，家族ライフサイクル（ 3 ）を利用しながら，次のような質問によって理解を深めていくことがよい．

- 家族はライフサイクルのどの段階にいるか
- それぞれの個人はライフサイクルのどの段階にいるか
- そのライフサイクルの段階での発展課題は何か（家族全体，それぞれの個人）
- その病気がそれらの発展課題達成にどのように影響しているか
- 家族はどのよう病気を経験してきたか
- それに対処するためにどのような支援ネットワークを動員させてきたか
- 現在確立した支援ネットワークがあるか
- 過去に家族はどのように病気を扱ってきたか
- 家族機能が増したり，または低下するような行動はなかったか
- 病気の人を拒否したり，自己を犠牲にして過度に防衛的になったことはなかったか

なお，こうした情報は1回の診療内の家族歴聴取で集められるものではなく，月単位，年単位にわたる複数の受診を経て蓄積されるものである．人生の経

3 家族ライフサイクル各段階の発展課題

家を出て自立する	●自己と家族と分離して考える ●親しい仲間との人間関係を築く ●社会人として自立する
カップル（夫婦）になる	●互いに献身的な人間関係を築く ●配偶者の家族を含めた拡大した人間関係の再調整
妊娠と出産	●家族内に物理的にも心理的にも家族の居場所をつくる ●夫婦という関係を保ちながら親という役割をもつ
幼い子どものいる家族	●夫婦が子どもの両親として協働する ●配偶者の家族と協力して父母，祖父母の役割を話し合う
思春期の子どものいる家族	●親子の関係が変化して，思春期の子どもが家というシステムに出入りすることを容認する
成人となった子どものいる中年期の親	●結婚と仕事の問題に再度焦点を当てる ●自分たちの両親の機能低下や死と向き合う ●自分自身の老いや死と向き合う
老年期	●生理的な老いと向き合いながら機能を維持する努力をする
死と悲嘆	●配偶者，兄弟，友人の死と向き合う ●自分自身の死への準備

験を共有するにつれて，その理解は豊かにそして詳細になる．

❸ 共通の理解基盤を見出す

　共通の理解基盤を見出すことは，PCCMの最後の段階で行われるものと誤解されるが，最初から行うことが推奨されている．健康と健康問題を探り治療について決定するパートナーとして患者を扱う患者−医師関係が基盤となっている．

　この構成要素は，①問題を定義する，②治療のゴールと優先順位を決定する，③患者と医師両方の役割を同定する，という3つの主要な領域で，患者と医師が相互に理解・同意する過程である．

　問題を定義するところでは，医学的知識について医師が多くを知り，患者のコンテクストについては患者が多くを知る，というリテラシーのギャップがあるため，何が問題であるかについて患者と医師双方が自分の考えを相手と共有する必要がある．特に医師は，患者の理解を助けるためにわかりやすい言葉を使って説明する必要がある．

　一度問題の性質について合意が形成されると，患者と医師は治療のゴールと優先順位を決めなければならない．次のようなことを考慮する．

- ●治療計画への患者の関与はどうか
- ●患者の健康，疾患，病気の経験から考えて計画はどの程度現実的か
- ●患者にとって意味のあるゴールとそこへ向かうことを阻む障害は何か
- ●患者の希望と対処能力はどうか
- ●患者と医師が相互にどのような役割を同定するか

　最後の患者と医師それぞれの役割を同定するところでは，これから述べる方略やアプローチを使って進めていく．ただ，患者は比較的消極的なことが多く，自

分の役割や能力について控えめであったりする．また，ケアは医師がするもので患者である自分がケアに参加することに違和感を感ずる場合もある．こうした場合も，患者−医師関係を基盤としてよい PCCM が実践できると，この場面で患者の潜在的な力を引き出す（empower）ことができる．患者の家族やプライマリ・ケアチームもケアに関わる場合には，その人たちの役割についても共通の理解基盤に立って同定していく．

共通の理解基盤を見出す方略[17]

◆**動機づけ面接（motivational interviewing）**

患者が自分自身の価値観と関心に基づいて自分から変わっていくために，ケアをする側が会話をアレンジすることといわれる．かつては嗜癖での行動変容で用いられていたが，最近ではもっと広い範囲の多くのタイプの行動に適用される．成功の鍵は，（ケアをする側からではなく）患者から考えが出されることである．ここで役に立つアプローチとして，**重要度−自信度モデル（conviction-confidence model）**がある．「ある変化やケアのオプションがどれくらい自分を幸せにすると思うか」（重要度），「ある変化やケアのオプションを自分がどれくらいやっていけると思うか」（自信度）を尋ね，それに応じた対応をしていく．

◆**共同意思決定（shared decision-making）**

概念的にとらえると，意思決定過程を患者と医師が対等に情報を共有して行うことを意味するが，医師は最新最良のエビデンスと臨床的知恵を提供する．患者がどのような情報を求めているか，何をどこまで知りたいのか，何にどこまで関わりたいのか，ということについての繊細な考慮も必要である．

対話を重視する PCCM

これらの方略やアプローチもすべて PCCM のコンテクストのなかで適用しなければならない．共通の理解基盤を見出すことは，取り引きしたり交渉したりする過程ではない．両者の気持ちが通じ合うところへ進み，共有できる足場を見出す協働作業である．ときにはお互いが異なることを認識し合うことでもある．いつも相手に対して敬意を払うことを意味する．患者の目的を遂行することができるように，患者の機能を改善することが大事である．

"Choosing Wisely"[18] がちょっとしたブームのようにいわれているが，その使い方について「誰のための賢い選択なのか」を問い直す必要がある．過剰な医療（Too much medicine[19]）や医療化（medicalization）への警笛としての意味はあるが，"Choosing Wisely" に書いてあることを鵜呑みすることは，かつて（あるいは今でも）エビデンス通りに診療することを EBM と勘違いしていたことと同種の間違いである．古代ギリシアの哲学者ヘラクレイトスが「万物は流転する（Panta rhei）」[20] といったように，エビデンスもコンテクストも新しい臨床研究や状況により絶えず変化する．総合診療専門医には，最新最良のエビデンスを見出す努力と，それらを目の前の患者・家族のケアにどう使うのか（あるいはどう使わないのか）について，彼らのコンテクストを理解しつつ，彼らとの対話を重視して共通の理解基盤を見出す PCCM の実践が求められる．

4 患者-医師関係を強化する

今までも，日本の医学教育の分野などでは患者-医師関係について語られることはあったが，総合診療専門医が「コミュニケーションを重視した診療・ケアを提供する」ために「コミュニケーション技法とその応用方法を修得する」ことを専門研修カリキュラムの到達目標として明記していることは，特筆に値する．

他の臨床専門分野とプライマリ・ケアでは，患者-医師関係に求められるものが異なる．従来の医学医療の患者-医師関係では（上下関係ではないといわれてきているものの），医師は患者から距離を置く観察者である．できるだけ客観的であろうとする態度は，患者のつらさやコンテクストにまつわるさまざまなことに煩わされないよう感情を抑えなければならず，医師を殻に閉じ込める．プライマリ・ケアにおいては，この閉鎖性が患者・家族そしてケアチームの同僚との人間関係を難しくする危険がある．一方で，度を越した感情移入は同情疲労（compassion fatigue）や転移（transference）・逆転移（countertranference）へ至る危険がある．

総合診療専門医は，振り返りと同僚とのブリーフィングを繰り返しながら，患者との持続するパートナーシップを形成するトレーニングが必要である．安定した継続性，共感，信頼，ケアすること，癒すこと，そして希望についての洞察を深めたい．

学習者中心の教育

PCCM の実践をマスターするためには，高いレベルの専門教育が必要である．基本的な枠組みとしては，ちょうど PCCM のアナログとして考えられる「学習者中心の教育（learner-centered teaching）」[21] を利用する（**4**）．そのうえで，実際の診療場面を使ったビデオレビュー，患者中心の症例発表（Patient-

4 学習者中心の教育

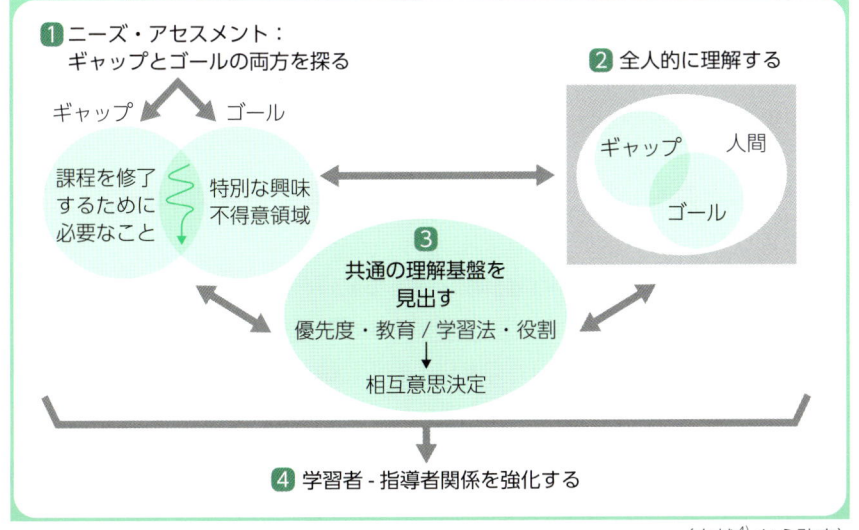

1 ニーズ・アセスメント：ギャップとゴールの両方を探る
 - ギャップ：課程を修了するために必要なこと
 - ゴール：特別な興味／不得意領域

2 全人的に理解する
 - ギャップ
 - ゴール
 - 人間

3 共通の理解基盤を見出す
 - 優先度・教育/学習法・役割
 - → 相互意思決定

4 学習者-指導者関係を強化する

（文献[4] から改変）

Centered Case Presentation：PCCP）[22]），ポートフォリオの形成的評価などを進めていく．医学の主観的側面の重視（感情への配慮や人間関係についての洞察）やNBMでのボキャブラリーの強化には，映画を用いた教育「シネメデュケーション」[23,24]）が役に立つだろう．

家族志向型ケア・医療の実際

すでに述べてきたように，患者の重要なコンテクストとして家族について配慮するアプローチは，PCCMの重要な構成要素である．ここでは，家族志向型ケア・医療（以下，家族志向ケアと表記する）の実際とそのアプローチを進めるために役立つ道具をいくつか紹介したい．

なお，家族志向ケアについてのプライマリ・ケアの現場での実際について定評のあるテキスト[25,26]）はあるが，残念ながら2005年以降原書の改訂版が出版されていない．臨床心理士などが専門に行う家族療法に関する書籍には新しいものがあるが，世界の標準では通常プライマリ・ケアの専門医である家庭医が家族療法を自分で行うことはなく家族療法専門家へ紹介しているので，直接参考にする書籍ではない．現時点では，PCCMという全体像のなかでの実践を考えることがよく，家族志向ケアについて最新の文献も引用している前掲書[4]）を参考にするとよいだろう．

家族志向ケアの実際は **5** のような進行を基本にするとよいだろう．それぞれの段階で使用する際に使われる道具について，以下に解説していく．

DR FAMILYのアプローチ

PCCMでは，患者が抱えるすべての問題で家族のことを考慮に入れることが理想であるが，時間とのプレッシャーもある実際の現場では，より時間をかけて慎重に対応すべきケースを選別することが重要である．どのような状況の患者で家族志向ケアを重視するかを選択する際に役立つ方法として考案されたのがDR FAMILYのアプローチである[16]）．すべての診療場面で，患者が **6** に該当するような問題を抱えていないかを確認することを心がけたい．

家族図

家族の人間関係や問題点を視覚的にわかりやすく図にしたものが家族図（family genogram）である．前掲書[25,26]）などではかなり詳細・複雑な記号を用いた家族図が紹介されているが，プライマリ・ケアで使用する場合には **7**，**8** に示した程度の基本的な記号から始めるのがよいだろう．これ以上のことは，特記事項として文字で記載することで対応できる．電子カルテが普及するにつれて，標準的な家族図作成のソフトウェアの開発も期待される．現時点では，それぞれの電子カルテの機能に応じてそれぞれに工夫してほしい．

「家族図は家族を写すレントゲン写真」といわれる．総合診療専門医は，まず

5 家族志向ケアの実際

- [ ] DR FAMILY のアプローチで優先度を評価する
- [ ] 優先するケースでは，まず家族図の骨格を描く
- [ ] 患者から見た家族の人間関係，家族がどのような解釈・期待・感情・影響をもっているかに傾聴し，ファミリー・ライフサイクルの発展課題を確認して，家族図に反映させる
- [ ] 家族図を見ながら問題リスト（仮説）を作成する
- [ ] 問題リストの仮説を検証しながら患者中心の医療の方法を進める
- [ ] 問題解決が困難である場合は，家族のキーパーソンとコンタクトをとる
- [ ] キーパーソンから見た家族の人間関係，家族がどのような解釈・期待・感情・影響をもっているかに傾聴し，ファミリー・ライフサイクルの発展課題を確認して，家族図の改訂版を作成する
- [ ] 家族図を見ながら問題リスト（仮説）を改訂する
- [ ] 問題リストの仮説を検証しながら患者中心の医療の方法を進める
- [ ] 問題解決がさらに困難である場合は，プライマリ・ケアチームで家族カンファレンスの準備をする
- [ ] 家族カンファレンスを実施し，終了後，同僚らとカンファレンスの経過を振り返る
- [ ] 家族カンファレンスの記録を残し，それを反映させた家族図の改訂版を作成する
- [ ] 家族図を見ながら問題リスト（仮説）を作成する
- [ ] 問題リストの仮説を検証しながら患者中心の医療の方法を進める
- [ ] 必要に応じてフォローアップの家族カンファレンスを計画する

（問題解決がさらに困難である場合には，家族療法専門家への紹介を考慮する）

6 DR FAMILY のアプローチ

カテゴリー		問題
Death and dying	死	死に至る病 / ターミナル・ケア / 悲嘆ケア / 悪性疾患の検査
Recurrent problem	繰り返す問題	頻繁な受診 / 過大なケアの要求 / 治療効果の大差 / 慢性の病気
Frail elderly	高齢者	高齢者医療 / 在宅ケア
Acute problem	急性問題	重篤な急性疾患 / 入院
Mental illness	こころのケア	精神疾患 / 心理・社会的問題
"**I** have a family, too."	「私にも家族がいる」	職業と個人の生活のアンバランス（医療者自身の問題）
Life style problem	生活習慣病	アルコール症 / 喫煙 / 高血圧症 / 脂質異常症 / 肥満 / 糖尿病など
Young family	若い家族	妊娠 / 避妊 / 不妊症 / 育児 / 小児の問題行動 / 予防接種 / 遺伝相談など

7 家族図（家族構造）

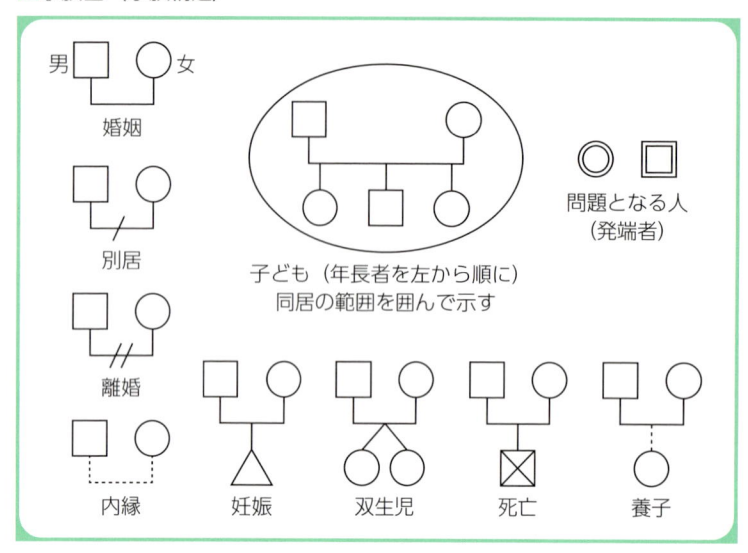

男□—○女
婚姻

別居

離婚

内縁

子ども（年長者を左から順に）
同居の範囲を囲んで示す

問題となる人
（発端者）

妊娠　双生児　死亡　養子

8 家族図（人間関係）

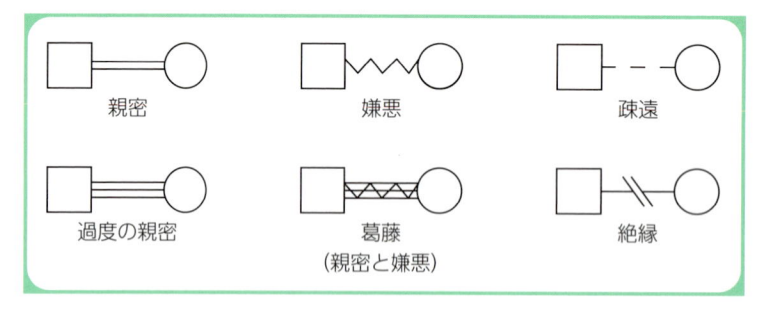

親密　　嫌悪　　疎遠

過度の親密　　葛藤（親密と嫌悪）　　絶縁

適切な情報を盛り込んだ家族図を描く能力が必要であり，そのうえでその家族図から問題リスト（仮説）を引き出せる能力を開発しなければならない．レントゲン写真でたとえれば，前者は適切な撮影条件でレントゲン写真を撮る技術であり，後者はそのレントゲン写真で診断を進める読影能力である．

家族カンファレンス

　家族志向ケアの実際（5）からも理解できるように，家族カンファレンスでは，かなり解決困難な問題を扱う．総合診療専門医を外科医になぞらえるなら，家族カンファレンスは大手術である．周到な準備をしてケアチームで取り組む必要がある．スペースの関係もあり詳細な方法は前掲書[25, 26]に譲るが，経験ある家庭医・総合診療専門医の指導のもとに慎重に進めてほしい．家族のさまざまな利害関係が錯綜することも少なくないが，「家族もケアの対象である」という視点も重要である[16]．

文献

1）日本専門医機構．総合診療専門医 専門研修プログラム整備基準．http://www.japan-senmon-i.jp/comprehensive/doc/comprehensive.pdf［2016年5月最終アクセス］
2）葛西龍樹．患者中心の医療．葛西龍樹（編）．スタンダード家庭医療マニュアル．大阪：永井書店；2005．pp.17-33．
3）葛西龍樹．地域包括ケアシステムにおけるプライマリ・ケアの役割と課題．医療経済研究 2014；26：3-26．http://www.ihep.jp/publications/study/search.php?y=2014［2016年5月最終アクセス］
4）Stewart M, et al. Patient-Centered Medicine：Transforming the Clinical Method, 3rd ed. London：Radcliffe Publishing Ltd（現在は Boca Raton：CRC Press）；2014.
5）McWhinney IR, Freeman T. Textbook of Family Medicine, 3rd ed. Oxford：Oxford University Press；2009.
6）葛西龍樹，草場鉄周（訳）．マクウィニー家庭医療学 上巻．東京：ぱーそん書房；2013.
7）葛西龍樹，草場鉄周（訳）．マクウィニー家庭医療学 下巻．東京：ぱーそん書房；2015.
8）Freeman TR. McWhinney's Textbook of Family Medicine, 4th ed. Oxford：Oxford University Press；2016.
9）Sackett DL, et al. Evidence based medicine：what it is and what it isn't. *BMJ* 1996；312：71-2.
10）日本医療機能評価機構．医療情報サービス（Minds）．http://minds.jcqhc.or.jp/n/top.php［2016年5月最終アクセス］
11）菅家智史（編）．診療ガイドラインが教えてくれないこともある．東京：南山堂；2016.
12）Olde Hartman TC, et al. NHG Guideline on Medically Unexplained Symptoms (MUS). *Huisarts Wet* 2013；56：222-30.
13）National Institute for Health and Care Excellence（NICE）．NICE Guidance. 2016. http://www.nice.org.uk/guidance［2016年5月最終アクセス］
14）The Dutch College of General Practitioners（NHG）．Translated NHG Guidelines. 2016. https://guidelines.nhg.org［2016年5月最終アクセス］
15）日本WHO協会．健康の定義について．http://www.japan-who.or.jp/commodity/kenko.html［2016年5月最終アクセス］
16）Kassai R. Family-oriented care. 日本プライマリ・ケア学会誌 1998；21：157-63.
17）前掲書4）pp.136-8.
18）Choosing Wisely. http://www.choosingwisely.org［2016年5月最終アクセス］
19）The BMJ. Too much medicine. http://www.bmj.com/too-much-medicine［2016年5月最終アクセス］
20）Van der Wel MC. Hypertension management in primary care：could less mean more? PhD thesis. Radboud Unviersity Nijmegen Medical Centre, Nijmegen, the Netherlands, 2012. http://markvanderwel.nl/onewebmedia/Proefschrift%20MC%20van%20der%20Wel%20incl%20Voorkant%20300dpi%20rev8.pdf［2016年5月最終アクセス］
21）前掲書4）pp.191-219.
22）前掲書4）pp.292-311.
23）Alexander M, et al（eds）．Cinemeducation：Using Films and Other Visual Media in Graduate and Medical Education（Volume 2）．London：Radcliffe Publishing；2012.
24）Kassai R. Cinemeducation in GP training. *Education for Primary Care*, DOI：10.1080/14739879.2016.1163515（Published online：23 Mar 2016).
25）McDaniel SH, et al. Family-Oriented Primary Care：A Manual for Medical Providers, 2nd ed. New York：Springer；2005.
26）松下 明（監訳）．家族志向のプライマリ・ケア．東京：丸善出版；2012.

総合診療専門医のコアコンピテンシー
包括的統合アプローチ

藤沼康樹（家庭医療学開発センター（CFMD）/ 千葉大学 専門職連携教育研究センター）

総合診療専門医のコアコンピテンシーとしての包括的統合アプローチに関する説明[*1]は，

> プライマリ・ケアの現場では，疾患のごく初期の未分化で多様な訴えに対する適切な臨床推論に基づく診断・治療から，複数の慢性疾患の管理や複雑な健康問題に対する対処，更には健康増進や予防医療まで，多様な健康問題に対する包括的なアプローチが求められる．そうした包括的なアプローチは断片的に提供されるのではなく，地域に対する医療機関としての継続性，更には診療の継続性に基づく医師・患者の信頼関係を通じて，一貫性をもった統合的な形で提供される．

とある．

この項では，総合診療専門研修カリキュラムに提示されている一般目標および個別目標のうち，主要な構成要素を網羅した一般目標1およびそれに属する5つの個別目標を中心に，その内容を解説する．

[*1] ▶付録　総合診療専門医 専門研修カリキュラム　到達目標：総合診療専門医の6つのコアコンピテンシー（p.376）

未分化で多様かつ複雑な健康問題への対応

一般目標：1）疾患のごく初期の診断を確定するのが困難である未分化で多様な訴えの初期診療に対応し，また複数の問題を抱える患者に対しても，安全で費用対効果に優れ，不確実性や自己の限界を踏まえた医療・ケアを提供する能力を身につける．

ここに記述されたコンピテンシーは，主としてプライマリ・ケア外来診療における臨床能力を想定したものである．通常初期診療では，症状/主訴から病歴聴取，身体診察，各種検査を経て医学的診断に至り治療が可能になると考えられているが，それだけで実際の初期診療が成立しているわけではない．

Fukui ら[1]の日本人の受療行動の研究によると，一般の日本人1,000人のうち1か月間になんらかの不調を自覚するのが862人，そのうち医師に受診するのが307人（診療所に232人，病院外来に88人）とされた．つまり，地域で不調を自覚する人たちのうち約65％が医師を「受診しない」．受診しない場合は，セルフケアやOTCの利用などが考えられるが，医師を受診する場合は，なんらかの動機あるいはドライブがあって医師を訪れるといえる．たとえば，頭痛が主症状で

来院した患者が，頭痛をなんとかしてほしいということではなく，この頭痛がくも膜下出血と関係があるのではないかという不安で来院するようなことは，プライマリ・ケアでよくある．つまり，「頭痛」が主訴であり「くも膜下出血が心配」は受診理由である．この主訴と受診理由がキメラ状になっている患者への対応が初期診療の最大の特徴であり，主訴に対する診断と，受診理由の「診断」が必要である．

この受診理由の診断は，患者にとっての病いの意味（meaning of illness）を明らかにするプロセスといえるが，そのための必要なスキルは本書別項[*2]で解説される．

[*2] ▶人間中心の医療・ケア（p.30）

個別目標(1)

患者の年齢，性別にかかわらず，早期で未分化な問題を含む大部分の健康問題の相談にのることができる．

非選択的な健康問題の相談にのれることが求められているが，大部分の健康問題の「診断・治療ができる」とは記述していないことに注意したい．

そのためには，年齢，性別，臓器にかかわらず主要症状に対するアプローチ法を熟知することが必要で，経験に頼るだけでなく，症状へのアプローチに関する系統的で整理された知識ベースの構築が求められる．たとえば「プライマリ・ケアにおける頭痛へのアプローチについて20分で初期臨床研修医にレクチャーできる」といった具体的課題をカリキュラム上に設定するのも有用だろう．経験目標2[*3]にあげられている症候（**1**）については，外来や救急の現場での経験だけですべてに習熟するのは困難であるが，知識を常にブラッシュアップしておきたい．

[*3] ▶付録 総合診療専門医 専門研修カリキュラム 経験目標（p.384）

早期で未分化の問題を含む臨床推論の過程

プライマリ・ケアにおける臨床推論の過程で重要なことは，事前確率[*4]が，地域あるいは施設のコンテクストによって異なることを前提に診療ができることである．そして場所によって臨床推論のプロセスを切り替えることができること

[*4] **事前確率** 検査前にその診断となる確率．

---

1 経験目標2にあげられている症候

ショック，急性中毒，意識障害，疲労・全身倦怠感，心肺停止，呼吸困難，身体機能の低下，不眠，食欲不振，体重減少・るいそう，体重増加・肥満，浮腫，リンパ節腫脹，発疹，黄疸，発熱，認知能の障害，頭痛，めまい，失神，言語障害，けいれん発作，視力障害・視野狭窄，目の充血，聴力障害・耳痛，鼻漏・鼻閉，鼻出血，さ声，胸痛，動悸，咳・痰，咽頭痛，誤嚥，誤飲，嚥下困難，吐血・下血，嘔気・嘔吐，胸やけ，腹痛，便通異常，肛門・会陰部痛，熱傷，外傷，褥瘡，背部痛，腰痛，関節痛，歩行障害，四肢のしびれ，肉眼的血尿，排尿障害（尿失禁・排尿困難），乏尿・尿閉，多尿，不安，気分の障害（うつ），精神科領域の救急，流・早産および満期産，女性特有の訴え・症状，成長・発達の障害

が，総合診療専門医に求められる「多様な場での診療[*5]」を妥当なものにする．

たとえば内科学における臨床推論は，「患者の問題は，A，B，C，D……の診断名のなかのどれか」と問う構造をもっているが，特にプライマリ・ケアにおいて必要な臨床推論は，「A か Not A か」ということを重視すべきである．A とは，生命に危険が及ぶ可能性があるもの，今すぐ治療を開始すれば経過や予後に影響を与えることができるもの，専門医に紹介することが有益と考えられるもの，などがあげられるだろう．

見逃してはいけない症状・症候・所見は red flags と呼ばれるが，一般的な健康問題における red flags をとらえることができること，あるいは除外診断が，総合診療専門医に最優先で求められる臨床推論プロセスであろう．腰痛で来院した患者に，高熱あるいは体重減少があれば，それらは red flags として認識されねばならない．正しい一つの診断に至ることがいつも可能というわけではないのが，プライマリ・ケア現場の所与の属性である．

さらに，一般的な検査や画像診断の感度特異度を考慮した検査選択と解釈も，プライマリ・ケアにおいては重要になる．大規模病院や高度救急センターにおける検査のオーダーのしかたや解釈を，プライマリ・ケアにそのままもち込むのは，概して不適切である．なぜなら，検査前確率が全く違うためであり，同じ腹痛でも，プライマリ・ケアと大規模病院では鑑別診断のプライオリティも異なり，検査結果の解釈も変化する．診療の場によって，適切な思考プロセスに切り換え可能なことが，総合診療専門医の特徴である．

[*5] ▶診療の場の多様性（p.77）

臨床推論から治療やケアに至るプロセス

治療に関しては，コモンディジーズ群のガイドラインを知ることだけでなく，ガイドラインの批判的吟味ができることも総合診療専門医には求められるが，これは患者の権利擁護（アドボカシー）にもつながるだろう．むろん，コモンディジーズに経験豊富な先達医師のパール群に触れることも大切である．

総じて，総合診療専門医が臨床推論からケアや治療に至るプロセスは，Sackett ら[2]による EBM の定義「evidence-based medicine は，一人ひとりの患者のケアについて意思決定するとき，最新で最良の根拠を，良心的に，明示的に，そして賢明に使うことである．evidence-based medicine の実践は，個人の臨床的専門技能と系統的研究から得られる最良の入手可能な外部の臨床的根拠とを統合することを意味する」とほぼ同等であるといってもよいだろう．そして，総合診療教育においては，日常的な EBM に関する研鑽を促す教育が求められる[*6]．

[*6] ▶Column 研修中にも研究を（p.159）

個別目標(2)

患者のライフコース（小児，思春期，成人，老年期）に沿って，予防・健康増進を含めた医療・ケアを提供することができる．

予防医療のビルトイン

ライフコースに沿った予防医療はプライマリ・ケアを専門とする総合診療専門医の重要なタスクである．特に日常の外来診療に予防医療をビルトインするためには，以下のヘルス・メンテナンスの4要素を身につけたい．

ヘルス・メンテナンスの4要素

①スクリーニング

がん検診のようなスクリーニングだけでなく，コミュニケーションにより，うつ病やアルコール・喫煙問題等をチェックすることもスクリーニングである

②予防接種

小児におけるVaccine-preventable diseasesに対する予防接種だけでなく，成人におけるインフルエンザ，肺炎球菌ワクチンや10年に一度の破傷風トキソイド，風疹ワクチン等を含む

③予防的薬剤治療

神経管閉鎖障害の予防目的の妊娠中の葉酸服用，高齢者の転倒予防のためのビタミンD内服，施設における抗インフルエンザ薬の予防投与などが含まれる

④カウンセリング

心理療法としてのカウンセリングではなく，日常診療中に行う教育などを意味し，アルコール，肥満，喫煙，運動や食生活などに介入していくことは，行動変容のスキルがあれば一定の効果がある

日本では広く行われている各種健康診断に関しては，単に健診業務を行うということではなく，健診項目自体の意義に関する批判的吟味ができることが，総合診療専門医には求められている．たとえば，2005年度に福井らによって報告された「基本的健康診査の健診項目のエビデンスに基づく評価に係わる研究」[3]は，日本における健診のあり方を検討したきわめて有用なものであり，参照すべきである．

Stottら[4]によれば，プライマリ・ケア外来には以下の4つの役割・タスクがあるとされる．

- 継続した問題のケア
- 新しいあるいは急性の問題のケア
- 機会をとらえて行う予防医療，ヘルスプロモーション
- 適切な受療行動のアドバイス，調整

日常的な外来診療の教育において，この4つのタスクの振り返りを常に促すことによって，予防医療を日常診療にビルトインする能力を身につけることが可能になるだろう．また，病棟医療においても，たとえば退院後に入院の理由となった疾患が悪化しないようなアドバイスに加えて，本来ならば，一次，あるいは二次予防的な介入があってもよいが，現実には実践できていない状況がある．やはり，退院時のカンファレンスやサマリーなどに，予防的な話題を付け加えるよ

うな習慣をつけるよう指導したい．

リハビリテーションのコンピテンシー

　この予防医療に関する個別目標に関連して，リハビリテーション（以下，リハ）のコンピテンシーも求められている．そして，日常診療のなかでリハの適応があることに気づくことが，総合診療専門医に最も求められる能力といってよい．

　WHOのリハの定義は，「対象者を最善の身体的，感覚的，知的，心理的，社会的機能レベルに到達させそれを維持させることを目的とした過程であり，その方の自立と自己決定を手に入れるために必要な手段を提供すること」であり，理学療法，作業療法，言語聴覚療法によって身体機能を向上させることだけでなく，日常生活を行い，社会的な活動ができるようにすることも含まれる点に注目したい．そして，実は「目の前の患者が地域でいきいきと充実した暮らしをしてほしい」という医師の思いこそが，リハの適応をみつけるための重要なトリガーである．

　日本では，介護保険や在宅医療に関連して，ICF[*7]が機能評価に用いられることが多いため，ICFに関しての理解が総合診療専門医には必須である．また機能評価も，ADL[*8]およびIADL[*9]の評価，CGA[*10]，FIM[*11]なども日常的に使えるようにしたい．

　リハ自体は膨大な学問領域だが，その基本思想を日常診療にビルトインすることが最も大切であることを再度強調したい．

[*7] ICF；International Classification of Functioning, Disability and Health（国際生活機能分類）

[*8] ADL；activities of daily living（日常生活動作）

[*9] IADL；instrumental activities of daily living（手段的日常生活動作）

[*10] CGA；comprehensive geriatric assessment（高齢者総合的機能評価）

[*11] FIM；functional independence measure（機能的自立度評価法）

個別目標(3)

複数の健康問題を抱える患者に対し，診断・治療において統一感のある医療・ケアを提供できる．

　高齢者人口が増加し，平均余命が延長していくことは同時に，複数の慢性疾患をもつ人口が増えることにつながる．近年の医療をとりまく環境の変化のなかで，プライマリ・ケアが，軽症外来にとどまらず，地域の複雑困難な事例に取り組む必要が求められているが，Loebら[5]によるプライマリ・ケア内科医を対象にした「どのような患者を複雑で困難と考えているか」という質的研究で，以下の4つのタイプが抽出されている．

①医学的複雑性が高い場合
　　併存疾患の存在，慢性疼痛，薬剤による副作用，説明できない症状，認知能低下

②社会経済的要因が医学的問題を悪化させている場合
　　薬を処方できない，移動手段がない，家族内にストレッサーがある，ヘルスリテラシーが低い

③精神疾患が医学的問題を悪化させている場合
　　うつ病のために服薬アドヒアランスが低下，依存症，不安が臨床像を修飾

している
- ④患者の行動と資質に問題がある場合

    検査や処方に対する要求が多い，スタッフや医師と議論したがる，症状に対する不安が大きい

これらから，多疾患併存や心理社会倫理的な問題が，プライマリ・ケア医にとってのチャレンジングな課題になっていることが示唆される．

Multimorbidity と Comorbidity

さて，複数の慢性疾患をもつ状態は，Multimorbidity と Comorbidity の2つに分けて考えることが適切である[6]．

Multimorbidity とは，いくつかの慢性疾患おのおのが，病態生理的に関連するしないにかかわらず併存している状態であり，診療の中心となる疾患を設定しがたい状態をいう．たとえば，心房細動，心不全，骨粗鬆症，転倒傾向，糖尿病，慢性閉塞性肺疾患，うつ状態を伴う血管性認知症が併存する場合は Multimorbidity の状態といってよい．この Multimorbidity の状態のケアはどの科の専門家が中心となるべきかが明確になりにくく，ケアが科別に分断され，情報コミュニケーション不全により，容易にポリファーマシーや予期せぬ入院などを生じやすいといわれている．

一方 Comorbidity とは，診療の中心となる疾患（index disease）が一つ存在し，ほかにも周辺疾患や健康問題が生じている状態のことをいう．たとえば，コントロール不良の糖尿病があり，これが診療の中心となるが，同時に糖尿病に関連する軽症高血圧症，白癬症，白内障があるような場合は，Comorbidity の状態といってよいだろう．総合診療専門医が，ジェネラリストとして専門性を発揮できるのが，Multimorbidity の状態である．

Multimorbidity の患者のケアやフォロー

Multimorbidity の患者には以下の特徴があり，特別な注意が必要である．
- QOL が低く，死亡率が高い
- 生活機能の低下や，フレイルの状態と関連している
- 精神疾患が併存しているとその他の身体的併存疾患の数が増える傾向にあり，貧困が関与した Multimorbidity はかなりの頻度で精神疾患を含んでおり慢性の健康問題が増えるとうつ病の頻度が増える
- 医療過誤が増える
- 医療費が増加し，ポリファーマシーが増える
- 不必要な入院，入院日数，再入院率，救急受診，頻回外来受診が増える
- 貧困と強く関連し，最も貧困な地域では Multimorbidity は平均より10～15歳早く生じる

こうした Multimorbidity の患者をケアする際に特別に注目すべきは，複数以上の慢性疾患をもつ患者はさまざまな治療に対して大きな負担を背負っているこ

とである．May ら[7]は，こうした患者の負担を"治療負担（treatment burden）"と呼んでいる．

治療負担の主たる要素には，治療とその目的を学ばなければならないこと（疾患の知識），服薬などの治療に対するアドヒアランスを維持すること，そしてライフスタイルの変容を行い，治療のモニタリングを行うこと，などがある．これらの治療負担とうまく折り合いをつけて（コーピング）生活するために必要な能力（capacity）が患者には必要だが，Multimorbidity 自体にこの能力を低下させてしまうところがあり，さらに治療負担が患者の capacity を超えてしまうと，患者や介護者にネガティブな結果をもたらしてしまう．

Multimorbidity の患者をどのようにケアするのかということに関しては，世界レベルで精力的な研究が続いているが，総じて，患者の認識や思い・価値観を重視し，優先順位を評価し，治療計画を立てることが重要であるとされる[8]．

Multimorbidity の患者をプライマリ・ケア外来診療でフォローするときのいくつかのパールをあげると，以下のようになる．

- 複雑な Multimorbidity をもつ患者を同定し，登録する
- 可能なかぎり一人のプライマリ・ケア医が継続的なケアを提供する
- 開発中の Multimorbidity 診療モデル[9]を参照してみる
- 患者の生活を最適化することを優先し，関連する地域の多職種を巻き込む
- うつ病あるいは不安障害の有無を評価し，あれば治療する
- 単一の疾患に焦点をあてた臨床ガイドラインは Multimorbidity の患者に適用することは困難であるという前提に立つ

個別目標（4）

複雑な健康問題に取り組む際に遭遇する"医療の不確実性"に耐え，医療・ケアを提供し続けることができる．

この個別目標は，個別目標（3）と密接に関連した内容をもつ．

近年，医療需要度が高く，しばしば急性期対応も必要とする在宅医療を総合診療専門医が担う場面が増え，従来型の在宅医療では経験しえなかった複雑な問題に対応することが求められている．病院においても，多数の併存疾患をもつ高齢者，家に帰る条件づくりが困難な患者，胃瘻造設などの倫理的判断など，予測不能・決定不能で多種多様な事態に取り組むことが多くなった．そして，こうした複雑な問題をマネジメントできることが総合診療専門医の「専門性」とされ[10]，さまざまな知見が蓄積されてきている．

複雑性の程度による臨床問題の分類

医学的診断をすることで評価をし，科学的根拠に基づく治療を行うことで解決される臨床問題ももちろん多いが，複雑な心理社会的問題，医療施設や医療制度のシステムの問題への評価と介入なしではアプローチが難しい事例もしばしば経

験される．そこで，複雑性（complexity）の程度から，臨床問題を分類しようとする試みがあり，Martin ら[11] は以下の分類を提唱している．

- ●simple な問題
  アルゴリズムやプロトコール，あるいはガイドラインで対応できる問題
  例：合併症のない狭心症に最も効果のある処方を探す
- ●complicated な問題
  いくつかの simple な問題の組み合わせだが，相互に影響関係がありガイドラインはない．しかし，一般化可能な対応のパールはある
  例：狭心症，高血圧，不整脈，骨粗鬆症，うつ病をもつ患者で最も費用対効果のある治療法を選ぶ
- ●complex な問題
  complicated な問題に加えて，個別性の高い要因が多く影響している．時間軸や地域性も関与し一般化可能な対応法を絞り込むことができない
  例：社会的弱者層の患者で，狭心症，糖尿病，うつ病があり，アルコール問題，法的問題，家族問題を抱えている患者に対する最もよいケアは何か
- ●chaotic な問題
  問題群がコントロール不可能な問題を多く含み，今後の展開を予測することができない．よい対応法は，問題が落ち着いた後の振り返りでしか見出すことができない
  例：へき地の患者で社会的に孤立しており，法的問題・家族問題を抱え，狭心症，糖尿病，慢性腎不全，うつ病があり，アルコール問題の悪化により生じた危機的状況に対応する

Martin らは，simple，complicated な問題は「問題解決」（problem solving）が，complex，chaotic な問題は「安定化」（stabilizing）がゴールになるとしている．この構造分類は，とりあえず状況を落ち着かせる，あるいはクライシスに陥らせないことも医療の目標でありうることを提案している点で，複雑な問題に取り組む医療者にとって有用である．

介入がどのような結果をもたらすかを予測できない，複雑性がきわめて高い事例では，「ただ見守る」「少なくとも見捨てない」ということしかできないことも多い．こうした事例では，問題が落ち着いたあとに事後的にチームで振り返りを行い，教訓を引き出しつつ，チームメンバーの心理的・感情的なサポートを行うことも大切であり，チームメンバー間で「つらいのは自分一人でない」という意識を共有することが大切である．こうした際には，Significant event analysis という構造化された振り返りの手法が有用である[12]．

若い医療者が抱えやすい2つの困難

次に，複雑な問題に直面した際に若い医療者が抱えやすい2つの困難について解説する．

困難① 複雑であることをどのように分析・記述し，伝え，共有すればよいのかわからない

　複雑困難な事例を前にして，その事例をフレーミングする枠組みや記述するボキャブラリーをもたなければ，ただ困惑するだけである．そこで，複雑であることを表現できるようになるためには，人文社会科学からの学び等いくつかの方略があるが，ここでは看護学の成果から学ぶことを提案する．

　人間は，論理や仮説に基づく行動をしないことがしばしばあり，人間の主観とそれに内在する不合理性に焦点をあてなければうまく説明できない現実が多く存在する．したがって，医療現場のように人間を対象にした実践領域では，しばしば困難な問題が現出する．こうしたことに対する研究アプローチとして，質的看護研究によるさまざまな対象研究と理論構築に注目したい．

　たとえば平[13]による"終末期がん患者を看取る家族がさまざまな緊張状態とどのようにして折り合い，乗り越えているのか"という問いに対する質的研究では，「状況や自分の行動を受け入れる」「面倒や負担から自分を守る」「可能な添い方を試みる」といったカテゴリーが抽出された．

　終末期のケアにおいて，家族が何度も病状の説明を求めたり，「本当に治らないのでしょうか？」「何かよい治療がほかにあるんじゃないでしょうか？」と問うたりすることについて，若い医師が対応する場合，そうした家族の行動を「病状理解が十分でない」と評価しがちである．しかし，この質的研究によれば，家族は状況を受け入れるための「吟味」をしていると理解することもできる．また，自宅への退院を勧める際に「この状態では家に帰れない」「入院を続けさせてください」と家族から意見が出た場合には，「自宅での介護にあまり熱心ではない」などと評価しがちだが，実際には状況に折り合いをつけるために「家族を守る」という戦略を採用している，とこの研究により理解することができる．

　こうした複雑な事態を理解できるフレームを現場の医療者がもつことは，ケアの組織化につながるだろう．質的看護研究には，医療における複雑で困難な状況を理解するための言語とモデルを提供しているものがある．

困難② 一人で事例をマネジメントするのは不可能である

　複雑困難事例に対しては，多職種チームの形成が不可欠であり，情報収集，評価，ケアプランの作成などを協働して実施することが必要である．こうした事例の検討にはさまざまな枠組みが提案されているが，現在世界的に注目されている専門職連携実践（IPW[*12]）およびその基盤を構成し促進する専門職連携教育（IPE[*13]）についての知識や技術の習得が有用である．IPEについては，イギリスのIPE組織である英国専門職連携教育推進センター（CAIPE[*14]）の定義である「2つ以上の専門職者が，連携・協働の質，ケアの質を向上させるために，ともに学び，お互いから学び合いながら，お互いについて学ぶ機会」が広く受け入れられている．

　医療はもともと多くの領域の異なる専門職により担われてきたが，従来はそれ

[*12] **IPW**：Interprofessional work

[*13] **IPE**：Interprofessional education

[*14] **CAIPE**：Centre for the Advancement of Interprofessional Education

それの専門職が独自の知識技術構造と教育システムをもち，排他的な世界を構築してきた．しかし，複雑な事例への対応等では，従来型専門職のあり方ではうまく対応できないことが指摘されている．その理由として，佐伯[14]は以下の3点をあげている．

①個人で仕事を行うことの限界性
医療技術の複雑化，細分化のなかで，自分の専門領域のみで治療・ケアを行うことは不可能になってきている

②専門職種の縦割りで仕事をすることの限界性
専門職間の連携不全が医療事故やケアの質の低下につながることが認識されている

③（患者の問題）領域を一つに絞って仕事を行うことの限界性
疾病のみでなく生活する人として患者や家族をとらえケアすることに，医療のパラダイムがシフトしてきている

複雑困難事例に対応するために，事例に応じてチームを形成する必要があるが故に，自分の診療所や病院以外の施設のスタッフとチームを組むこともしばしば求められる．医療保健福祉，そして行政機関などのスタッフを具体的に知っていることがさまざまなアイディアのもとになるものである．

個別目標(5)

自身の能力と限界を踏まえた上で，地域の医療資源を活用するための妥当かつ時宜をえた判断をすることができる．

非選択的に相談にのるためには，必要な場合に専門家に紹介できることが不可欠である．紹介は自身の施設外も含むので，地域にどのような専門家がいて，どのような病態や疾患に対応できるのか，病棟や在宅診療のキャパシティはどのような状況か，福祉，介護リソースの状態などを知っておく必要がある．また，こうしたリソースパースンとの日常的な Face-to-Face コミュニケーション連携をスムースにすることが，翻って，妥当で費用対効果にすぐれた医療提供につながるだろう．

さらに，普段から自分の施設の壁を越えて地域に入り，さまざま施設や組織に出入りすることで，具体的な人のネットワークを形成しておくことが，今後出会うであろう難しい事例に対応するためのリソースを確保することにつながる．また，地域には，ボランティア組織，趣味や活動の団体，特殊な技能をもった人などインフォーマルなリソースが豊富にあるはずであり，そうした情報も日常的に集めておきたい．困ったことはチームに相談し，地域に相談することが肝要であり，人のつながりを生かしたアプローチを心がけたい．

なお，紹介事例は，自分自身の能力の限界を具体的に気づくことにつながり，診療の省察[*15]素材，あるいは学習のトリガーとして強力である．紹介事例は必ず振り返るべきである．

*15 ▶定期的な省察による生涯学習（p.145）

まとめ

　総合診療専門医に求められる包括的統合アプローチの内実は，総合診療専門医の専門性と深く通底した臨床的方法論である．この領域に関する教育は，日々の診療実践と直結する内容だけに，6つのコアコンピテンシーにおいても特別に重要である．教育方略のイノベーションや，この分野の日本における研究も，これから進めていかねばならないだろう．

文献

1) Fukui T, et al. The ecology of medical care in Japan. *JMAJ* 2005 ; 48 : 163-7.
2) Sackett DL, et al. Evidence based medicine : what it is and what it isn't. *BMJ* 1996 ; 312 : 71-2.
3) 福井次矢．「最新の科学的知見に基づいた保健事業に係わる調査研究」基本的健康診査の健診項目のエビデンスに係わる研究．健診項目評価概要約版 Ver.1.5．平成17年度分担研究報告．厚生労働省科学研究費「疾病予防サービスの制度に関する研究班（永井良三班長，平成17年度）．http://minds.jcqhc.or.jp/n/med/4/med0051/G0000137/0001［2016年5月最終アクセス］
4) Stott H, Davis RH. The exceptional potential in each primary care consultation. *J R Coll Gen Pract* 1979 ; 29 : 201-5.
5) Loeb D, et al. Primary care physician insights into a typology of the complex patient in primary care. *Ann Fam Med* 2015 ; 13 : 451-5.
6) Boyd C, et al. Future of multimorbidity research : how should understanding of multimorbidity inform health system design?. *Public Health Rev* 2010 ; 32 : 451-74.
7) May C, et al. We need minimally disruptive medicine. *BMJ* 2009 ; 339 : 485-7.
8) Smith S, et al. Interventions for improving outcomes in patients with multimorbidity in primary care and community settings. *Cochrane Database Syst Rev* 2012 ; 4 : CD006560.
9) Muth C, et al. The Ariadne principles : how to handle multimorbidity in primary care consultations. *BMC Medicine* 2014 ; 12 : 223.
10) Reeve J, et al. Generalist solutions to complex problems : generating practice-based evidence—the example of managing multimorbidity. *BMC Fam Pract* 2013 ; 14 : 112.
11) Martin CM, Sturmberg JP. General practice—chaos, complexity and innovation. *Med J Aust* 2005 ; 183 : 106-9.
12) 大西弘高ほか．Significant Event Analysis：医師のプロフェッショナリズム教育の一手法．家庭医療 2008 ; 14 : 4-12.
13) 平　典子．終末期がん患者を看取る家族が活用する折り合い方法の検討．日本がん看護学会誌 2007 ; 21 : 40-7.
14) 佐伯知子．IPE（InterProfessional Education）をめぐる経緯と現状，課題：医療専門職養成の動向を中心に．京都大学生涯教育フィールド研究 2014 ; 2 : 9-19.
15) 佐藤健一．どうする？家庭医のための"在宅リハ"．東京：医学書院；2012.
16) 若林秀隆．高齢者リハビリテーション栄養「新・臨床高齢者医学」シリーズ①．東京：カイ書林；2013.

総合診療専門医のコアコンピテンシー
連携重視のマネジメント

岡田唯男（鉄蕉会 亀田ファミリークリニック館山）

"To study the phenomena of disease without books is to sail an uncharted sea, while to study books without patients is not to go to sea at all."

「患者を診ずに本だけで勉強するのは，まったく航海に出ないに等しいと言えるが，半面，本を読まずに疾病の現象を学ぶのは，海図を持たずに航海するに等しい」[*1]

Sir William Osler（1849－1919）[1,2]

[*1] この項では，該当項目ごとに，海図となる書籍の紹介をあわせるかたちで掲載する．

総合診療専門医のコアコンピテンシーとして定められている連携重視のマネジメントについて，指導，学習のポイントを **1** に示す．

1 指導，学習のポイント

- 日常診療のなかで研修目標としてノンテクニカルスキル，ビジネススキルを常に意識する（指導医，専攻医とも）
- 「のりしろ」をもった連携を意識する
- インターフェイスとアクセスを意識する
- ビジネス業界などに参考となる書籍やウェブサイトが多数存在するため，それらを有効活用する

本項に関して目標で定められていること

「総合診療専門医 専門研修カリキュラム」[*2] では下記のように定められている．

 3．連携重視のマネジメント
  1）多職種協働のチーム医療
  2）医療機関連携および医療・介護連携
  3）組織運営マネジメント

そのあとの各領域の詳細な説明と下位項目を分析し，研修領域としてのキーワードを抽出すると，**2** のように再構成が可能である．

本項をはじめとした総合診療専門医のコアコンピテンシーは，学ぶ側，教える側が常にそのことを意識しない限り，ただでさえ，千差万別で，覚えるべき内容の多い目の前の患者の多様な訴え，疾患（感冒，糖尿病，脳卒中，喘息，が

[*2] ▶付録 総合診療専門医 専門研修カリキュラム 到達目標：総合診療専門医の6つのコアコンピテンシー（p.376）

2 連携重視のマネジメントについての研究領域としてのキーワード

> 一般目標：1）組織スキル全般：Organization skill
> - チームマネジメント（チーム編成，組織づくり，組織運営，チームワーク，モチベーション管理）
> - リーダーシップとマネジメント，フォロワーシップ
> - コーディネート（調整）能力，ファシリテーション
> - 対外交渉，チーム間連携
> - 他事業体，行政，医療介護との連携[*3]
> - 地域の活動[*4]
>
> 一般目標：2）（狭義の）連携，引き継ぎ（個別患者ケアにおける）[*5]
> - 紹介のタイミング，判断
> - 緊急対応，搬送スキル（ACLS, ATLS, JATEC™, ALSO など）
> - コンサルテーションスキル，紹介状の記載
> - handoff / handover（引き継ぎ），転送，受け入れ，継続性（連続性）の担保
> - 自宅，他施設への退院調整
>
> 一般目標：3）診療所運営：Practice management
> - 医院経営全般，BSC（バランスドスコアカード）
> - アクセスの担保[*6]
> - 安全管理，医療安全
> - 医療機器管理
> - 診療報酬制度
> - CQI，新規プロジェクト（新たな医療サービスの計画，実施）[*7]
> - 人財管理，スタッフの教育，育成

[*3] ▶医療・介護の連携活動（p.105）

[*4] ▶地域志向アプローチ（p.63），保健事業・予防医療（p.113）

[*5] 包括的統合アプローチ（p.42），一般的な疾患・病態に対する適切なマネジメント（p.98），多様な研修の場に応じた学びの工夫（p.212）

[*6] ▶地域志向アプローチ（p.63）

[*7] CQI：Continuous Quality Improvement

ん，などなど）に具体的にどう対応するか（エビデンスは？ ガイドラインは？）の各論的な学習に終始してしまい，ともすれば，全く意識されないまま，総合診療専門医ではなく，ただ，さまざまな診療科の研修を終え，多様な病態に対応できる，単なる全科対応専門医（polyologist）にとどまってしまう危険をはらんでいる．

本項のような総論的概念（最近は NOTS または NTS〔ノンテクニカルスキル〕と呼ばれることも多い）は外科[*8]や麻酔科[*9]などの手技を中心とした診療科でさえ，特に患者安全の側面からその重要性が訴えられており，もはや総合診療専門医育成のみならず，医師，ひいては医療従事者全般において，研修のなかで明確に位置づけられ，意識的に習得をしなければならない能力といえる．

ノンテクニカルスキルとは，「コミュニケーション，チームワーク，リーダーシップ，状況認識，意思決定などを包含する総称であり，専門的な知識や技術であるテクニカルスキルとともに，チーム医療における安全や質の確保に必要なもの」[7)]，「チームワークの基本となる意思決定，状況認識，タスク管理などの認知スキル，対人コミュニケーションスキルやリーダーシップ（とフォロワーシップ）のこと」[8)] とされるが，本項において求められる能力は，患者安全のみならず，あらゆる医療の質向上になくてはならない，根本的能力の一つである．

[*8] 外科において参考となるもの
- Royal Collage of Surgeons による Non-Technical Skills for Surgeons (NOTSS)[3)]
- NHS Education for Scotland (NES), University of Aberdeen による Scrub Practitioners' List of Intra-operative Non-Technical Skills (SPLINTS)[4, 5)]

[*9] 麻酔科において参考になるもの
- Danish Institute for Medical Simulation (DIMS) による Anaesthetists' Non-Technical Skills (ANTS)[6)]

これらは，いわゆるビジネスパーソンに必要とされる，ビジネススキルとして広く認識されており[9]，また，FD（faculty development：指導医養成）の一領域としても位置づけられている[10]．

2 であげた項目（特に一般目標：1））は，それぞれ単独としても学問として成立するもの（コミュニケーション学，リーダーシップ学など）であり，多くの成書が存在すること（特にビジネス書として，最近は医師向けとしても），またそれぞれについて本項で詳細に述べることは紙幅の関係上不可能であることから，ここでは，それぞれのコアとなるキーワードや学び方と必要に応じて一部の参考書や文献を提示し（それがベストの教材という意味ではなく，あくまで手がかりの一例として），研修を始めるポータル，とっかかりとしての役割を果たすことをめざす．

ここであげたキーワードで○○早わかり，○○入門，漫画でわかる○○などとネット検索やネット書店で書籍検索をすると，簡単にわかりやすくまとめられたページや出版物にたどりつけることが多い．それらを手がかりに，そこで出てきた言葉，書籍，人物名などを興味に合わせて孫引きのようにたどることで，研修が深められる．

以下，それぞれの目標ごとに概説する．

目標ごとの概説

一般目標：1）いわゆる組織スキル全般：Organization skill

下記のようなコンセプトが手始めとなるだろう．

チームマネジメント

チーム編成，組織づくり，組織運営，チームワーク，モチベーション管理を包含する．

- ●グループ（関係性）の発達段階

    Tuckman（1965）による[11]．チームはForming（形成期），Storming（競合期），Norming（役割形成期），Performing（行動期）という段階を経て有機的につながり能力を発揮するが，すべてのチームがこの段階通りに発展するわけではない．適切なリーダーシップと働きかけ（ファシリテーション）が必要となる．

- ●Team STEPPS [*10]

    Team Strategies and Tools to Enhance Performance and Patient Safetyの頭文字をとったもの．米国で，患者安全を担保するために，より厳密な安全管理を行っている航空，原子力，軍隊などの業界や，チームと患者安全に関するエビデンスのレビューを踏まえて作成されたチームワークを学ぶためのコースである．日本でも「チームステップス」としていくつかの組織でコースが導入されていて，日本語の書籍も発行されている[13]．

[*10] 根拠となるエビデンスのレビューは文献[12]を参照．

●チームワークの Big Five

　Salas（2005）による．効果的なチームワークには5つの要素が必要とされている[14]．

　また，下記のような書籍が手始めとなるだろう．

- 📖 小笹芳央．モチベーション・リーダーシップ 組織を率いるための30の原則．東京：PHP研究所；2006.
- 📖 金井壽宏．働くみんなのモティベーション論．東京：NTT出版；2006.
- 📖 三重大学．専門職連携教育および連携医療のための行動の枠組み（WHO. Framework for action on interprofessional education & collaborative practice. 2010）．2014．http://apps.who.int/iris/bitstream/10665/70185/8/WHO_HRH_HPN_10.3_jpn.pdf［2016年5月最終アクセス］
- 📖 Canadian Interprofessional Health Collaborative. A National Interprofessional Competency Framework. 2010. http://www.cihc.ca/files/CIHC_IPCompetencies_Feb1210.pdf［2016年5月最終アクセス］

リーダーシップとマネジメント，フォロワーシップ

　リーダーシップ論は山のように存在する．それは，統一解がないことの裏返しでもある．以下に列記する．

- ●三隅のPM理論／PM theory of leadership（1966）
- ●SL理論
  - ●the Hersey-Blanchard situational leadership model（late 1960's）
- ●Servant leadership（Greenleaf 1977）
- ●Heifetzのリーダー論：Heifetz & Linsky 2002／Parks 2005
- ●コッターの変革の8段階／Transformational Leadership
  - 📖 Kotter JP. Leading Change：Why Transformation Efforts Fail. Harvard Business Review 1995；March-April. http://www.gsbcolorado.org/uploads/general/PreSessionReadingLeadingChange-John_Kotter.pdf［2016年5月最終アクセス］
  - 📖 コッター JP，ラスゲバー H．藤原和博（訳）．カモメになったペンギン[*11]．東京：ダイヤモンド社；2007.

[*11] 変革の8段階を童話仕立てで高校生にもわかるように説明した本．

　これらの代表的かつ特徴的なコンセプトやリーダーシップ論を学ぶと，そのなかから自分の腑に落ちる，リーダーシップについての「持論」を見つけることができるだろう．金井は「リーダーシップについての『持論』をもつことが最も重要である」と述べている．

- 📖 金井壽宏．リーダーシップ入門．東京：日本経済新聞出版社；2005.
- 📖 American Academy of Family Physicians. Family Medicine Residency Curriculum Guidelines（LeadershipおよびPhysician Leadership in the Patient-Centered Medical Homeの項）．http://www.aafp.org/medical-school-residency/program-directors/curriculum.html［2016年5月最終アクセス］

📖 NHS Institute for Innovation and Improvement and Academy of Medical Royal Colleges. Medical Leadership Competency Framework. Enhancing Engagement in Medical Leadership, 3rd ed. 2010. http://www.leadershipacademy.nhs.uk/wp-content/uploads/2012/11/NHSLeadership-Leadership-Framework-Medical-Leadership-Competency-Framework-3rd-ed.pdf［2016年5月最終アクセス］

コーディネート能力，ファシリテーション

次項の交渉術と併せて，チーム内外でのメンバーの合意形成，チームづくり，連携推進に必要な能力が極めて重要である．ファシリテーションのプロセスには4つの段階（大きく分けると2種類）があることを意識したコミュニケーションができるかどうかが重要になってくる．

📖 堀　公俊．ファシリテーション入門．東京：日本経済新聞出版社；2004．

対外交渉，チーム間連携

チームづくりや対話を円滑に促進するのがファシリテーションだが，ときに，利害関係や意見は衝突し，対立を生む．それらを，どちらかが勝ち，どちらかが負け，と勝敗をつけるのではなく，クリエイティブに利害関係者全員を勝たせるスキルが交渉術である．原則立脚型交渉（principle based negotiation）について説明できないのであれば，これを機会に学んでみよう．そのためには枠から飛び出して考える創造力が必要になる．

📖 フィッシャー R，ユーリー W．岩瀬大輔（訳）．ハーバード流交渉術 必ず「望む結果」を引き出せる！．東京：三笠書房；2011．

📖 堀内浩二．必ず最善の答えが見つかる クリエイティブ・チョイス．東京：日本実業出版社；2009．

連携をするには対人コミュニケーションが必要である．具体的には家族カンファレンス，多職種カンファレンス，なんにしても会議が重要な連携，意思決定の場となる．「会議術」についても多数のビジネス書が存在する．特に指定はしないが，気になるものを数冊手に取ってみよう．

一般目標：2）実際の患者ケアにおける連携，ケアの継続性の担保

同一チーム内でのシフト交代時の申し送り，領域別専門医への紹介・引き継ぎ・逆紹介，入院から外来，外来から在宅，在宅から施設へのケアの場所が変わる際の申し送り，患者家族，介護者との連携などの場面でいかに，伝達ミス，漏れをなくすか，正確に伝えるか，かつ役割を分担するか，ということが重要なテーマであり，連携の本質の一つである．実際に，医療ミスは，引き継ぎが行われる際に起きやすくそのプロセスを改善することで，医療ミスが減るという報告もある[15]．

具体的なノウハウは*3-6に示した通り，他項に譲るが，ここでは，本項全体に共通していえる，重要な考え方だけ紹介しておきたい．

それは「のりしろ」（overlap）をもって働くということである（**3**）．

3 連携はのりしろをもって
a 「のりしろ」のない連携．お互い，相手がやってくれているからと思っているが，カバーできていない領域が多い．
b 「のりしろ」をもった連携だが，やはり患者ニーズのすべてがカバーされてはいない．
c 「のりしろ」があり，かつ「ニーズ（患者，地域，自組織，他組織）」がすべてカバーされている状態．

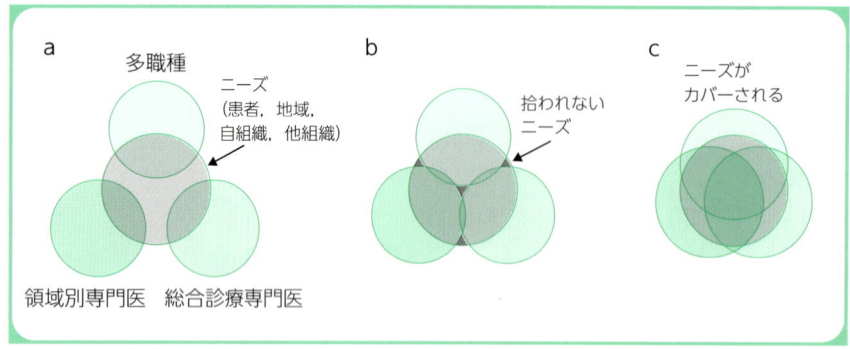

（文献16) を引用・改変）

　起こりがちなのは，相手職種，相手組織の専門性，自律性を尊重するあまり，相手の役割や領域については質問をしない，干渉しないようにし，その結果，お互いが「相手がやってくれている」と思い込んでしまい，他者尊重の結果として，逆説的に責任者不在の領域やタスクが発生してしまう現象である．これを Balint M は「collusion of anonymity：匿名の共謀」と名づけている．狭義には，臨床において，誰も人間としての患者に責任をもった行動を行っていないことを意味する（"the patient is passed from one specialist to another with nobody taking responsibility for the whole person"）[17]．

　これが生じる原因は，他者を不必要に尊重してしまうことである．最優先に尊重すべきは他のプレイヤーではなく，ニーズ（患者，地域，自組織，他組織）のはずなのに，それよりも他のプレイヤーのメンツを潰さないということを優先してしまうために起きる．相手の領域について質問したり，干渉したりすると相手の気分を害してしまうのでは，と心配するのであれば，「抜け落ちがあってはいけないので」と一言前置きをすればよい．

　「のりしろ」なくしてよい連携は成立しない．

一般目標：3) 診療所運営：Practice management

　ここでは，一般的なチームということよりも，より具体的な医療を提供する診療所，医療チームの運営をどうするかという各論の話である．米国などの家庭医療専門医の研修においても，Practice management は習得すべき項目として明確に位置づけられている（詳細は下記参照）．

　📖 American Academy of Family Physicians. Family Medicine Residency Curriculum Guidelines（Risk Management and Medical Liability および Practice-Based Learning and Improvement の項）．http://www.aafp.org/

medical-school-residency/program-directors/curriculum.html［2016年5月最終アクセス］

　具体的な開業学，医院経営，採用，解雇，福利厚生，労働，産業衛生，患者安全，医療機器管理，経営戦略，マーケティング，診療報酬制度，保険医療機関および保険医療養担当規則，CQIといった内容はそれぞれによくまとまった書籍が入手可能なので，それらを参照されたい．筆者の運営する研修プログラムでは，3年次にPractice managementを学ぶための2週間を確保し，カリキュラムのなかで明確に位置づけている．BSC（バランスドスコアカード），SWOT分析，損益分岐点，患者安全，プロジェクトマネジメントの方法論（PMBOK），ブルーオーシャン戦略などが代表的なキーワードとなろう．

　ここでは，採用している人財の育成，研修，成長の担保ということも含まれるため，教育，研修，成人学習，人財管理，といったことも学ばなければならない．なお，日本プライマリ・ケア連合学会認定家庭医療専門医受験の際に求められるポートフォリオのカテゴリーにも含まれている[*12]．

[*12] ▶ポートフォリオを活かした学び(p.137)

- 小松大介．診療所経営の教科書 院長が知っておくべき数値と事例．東京：日本医事新報社；2013．
- 堀　公俊．ビジネス・フレームワーク．東京：日本経済新聞出版社；2013．
- 武井宏文，林　總．マンガ 餃子屋と高級フレンチでは，どちらが儲かるか？．東京：ダイヤモンド社；2008．
- 三谷宏治．経営戦略全史．東京：ディスカヴァー・トゥエンティワン；2013．
- 岩崎夏海．もし高校野球の女子マネージャーがドラッカーの『マネジメント』を読んだら．東京：ダイヤモンド社；2009．
- Levitt C, Hilts L. 日本プライマリ・ケア連合学会・翻訳チーム（訳）．家庭医療の質：診療所で使うツールブック　Quality in family practice Book of Tools．東京：カイ書林；2015．
- WHO（編著）．日本生活協同組合連合会医療部会家庭医療学開発センター（訳）．高齢者にやさしい診療所ツールキット．東京：日本生活協同組合連合会医療部会；2009．
- 相馬孝博．ねころんで読めるWHO患者安全カリキュラムガイド 医療安全学習にそのまま使える これだけは知っておきたい．東京：メディカ出版；2013．
- 山崎　亮．コミュニティデザイン人がつながるしくみをつくる．京都：学芸出版社；2011．
- 真木勝次，平野暁臣．イベントの底力．東京：日経BPコンサルティング；2002．
- 上田信行，中原　淳．プレイフル・ラーニング．東京：三省堂；2012．
- 鶴岡公幸，石原美佳．図解でわかる ヒューマンキャピタルマネジメント 人材資本を活かす100のキーコンセプト．東京：産業能率大学出版部；2005．

実際の研修，指導の方法

繰り返しではあるが，教える側，学ぶ側がそれぞれ，本項のような領域も習得が求められていることを常に意識することが最も重要である．文頭のOslerの引用で示したように，教科書でどれだけ学んでも実践や試行錯誤を伴わなければ，効果的な学びや成長は伴わない．

筆者は以下のようなたとえを用いて実践と理論の両方の重要性を説明している．

> いくら，理論を学んでもトラブルが避けられるわけではないが，富士山のような高い山に登る際に，タンクトップ，短パン，草履で登る者はいないだろう．必要な道具をそろえ，遭難時の対応も練習して登るはず．一方どれだけ道具の整備（理論武装）や想定訓練を繰り返しても，急な天候の変化やトラブルがなくなるわけではない．ただ，準備が十分なことで，壁にぶつかった際に，行うべきことや方向性をわかったうえでトラブルに対応できる心の平静が得られるのである．

重要なのは理論と実践の両者であり，それらを頻繁に往復する仕組みを担保するのが指導医の役割といえる．

実際の学習，指導戦略としては **4** のような方法が考えられる．

4 学習戦略の例

- 定期的なレクチャーシリーズのなかに組み込む
    - 糖尿病，結膜炎，といった臨床のトピックと並行して，チームワーク，リーダーシップといったNOTS関連の項目を混ぜる
- 連携やシステム，複数の人が関与するヒヤリハット，インシデントの際にSEA[*13]などの方法を用いて連携，対人コミュニケーションの視点からの分析や振り返りを促す
    - コミュニケーションが難しいと感じる患者，患者家族，コンサルタントは連携についての研修を行ううえで格好の「経験値，成長獲得候補」である
- さまざまな新規プロジェクトに巻き込む
    - 新しい診療報酬加算を算定するための仕組みづくり，病棟の感染管理チーム立ち上げ，さまざまな質改善プロジェクト，患者安全対策，後輩のための研修プログラムの改善（他部署との交渉を含める）など
    - 仕事としてではなく，「リーダーシップやチームワークについても研修目標に含まれているから，このプロジェクトを通じて身につけてほしい」といったセリフで
- 実際の書店でビジネス書，ビジネス雑誌のコーナーへ定期的に立ち寄って，興味の赴くままに手に取ってみる

[*13] ▶ SEA（p.178）

重要な注意点

この領域はそれだけで修士（MBA）や博士号が取れてしまうほどの広く奥深い領域である．当然，学びだしたらそれぞれが興味深く，きりがない．絶対に避けなければいけないことは，こういったNOTS，ビジネススキルに関してのめ

り込みすぎて，具体的なさまざまな症候や疾患の医学的マネジメントについては，あるべきエビデンスやガイドライン，標準的診療すら踏まえておらず，二流の診療しか提供できない臨床家となってしまうことである．本領域は学ばなければならない重要な領域ではあるが，優先順位として，最大でも臨床マネジメントと並列，もしくはそれ以下であり，臨床マネジメントよりも優先されるものではないことを肝に命じておきたい．

まとめ

　連携の本質はさまざまな組織と組織，さまざまな人と人の「インターフェイス（接点，境界面）」のマネジメントを効果的，効率的に行うことである．接合面がザラザラ，でこぼこしてうまく嚙み合わなかったり，各プレイヤー間の情報交換が異なる言語や方法のせいでが齟齬が生じたりしないよう，スムーズにつなげることである．

　そういう意味で，連携の本質とは異種の言語を対話させる「通訳，翻訳」であり，2進法である電気信号とヒトの間をつなぐMac OSやMicrosoft WindowsなどのOS（Operating system）であり，歯茎と入れ歯をしっかりと固定し隙間なく埋める「ポリデント®」のような役割を果たすことである．

　この作業は医療において，難解な専門用語で満たされた臨床医学や基礎医学と一般の人の言葉を行き来させることや，診療時間や受診方法の整備などをもって医療へのアクセスが容易なものへと変化させたり，領域別専門医と患者のあいだをスムーズにとりもったりすることで，さらに専門的な医療へのアクセスをしやすくさせるという家庭医・総合診療専門医の専門的能力（アクセスの担保，ケアの調整）そのものである．

　アクセスの担保[*14]，ケアの調整能力に長けていなければ，家庭医・総合診療専門医としてのスタートラインにすら立てない，という気概をもって，本領域の研修，指導に携わってもらいたい．

*14 ▶ ACCCC (p.195)

文献

1) Life in the Fast Lane. Sir William Osler quotes or Oslerisms. http://lifeinthefastlane.com/resources/oslerisms/ ［2016年5月最終アクセス］
2) 【シリーズ】この先生に会いたい!!［公開収録版］日野原重明先生（聖路加国際病院理事長）に聞く．週刊医学界新聞 2011年05月16日；第2928号．https://www.igaku-shoin.co.jp/paperDetail.do?id=PA02928_02 ［2016年5月最終アクセス］
3) The Royal College of Surgeons of Edinburgh. Non Technical Skills for Surgeons (NOTSS). https://www.rcsed.ac.uk/education/educational-resources/non-technical-skills-for-surgeons-(notss).aspx ［2016年5月最終アクセス］
4) Mitchell L, Flin R. Scrub Practitioners' List of Intra-operative Non-Technical Skills - SPLINTS. In：Flin R, Mitchell L. Safer Surgery: Analysing Behaviour in the Operating Theatre. Ashgate Publishing：Farnham；2009. pp.67-81.
5) ローナ・フリン，松本尚浩，榎本　晶，小舘尚文（訳）．資料　手洗い従事者の術中ノンテクニカルスキルリスト．医療の質・安全学会誌 2012；7：410-23．http://www.abdn.ac.uk/iprc/uploads/files/jjqsh%207%204(2012)_SPLINTS.pdf ［2016年5月最終アクセス］
6) The University Of Aberdeen. Anaesthetists' Non-Technical Skills (ANTS) System Handbook v1.0 http://www.abdn.ac.uk/iprc/uploads/files/ANTS%20Handbook%202012.pdf ［2016年5月最終アクセス］

7）大阪大学医学部附属病院 中央クオリティマネジメント部．チームパフォーマンス（ノンテクニカルとテクニカルスキル）．http://www.hosp.med.osaka-u.ac.jp/home/hp-cqm/ingai/instructionalprojects/teamperformance/ ［2016年5月最終アクセス］
8）Yorkshire & Humber Clinical Skills & Simulation Network. Non Technical Skills. What are non-technical skills?. http://www.clinicalskillsnetwork.com/index.php?option=com_content&view=category&id=62&Itemid=71 ［2016年5月最終アクセス］
9）岡田唯男．医師のためのビジネス・スキルをどう学ぶか faculty development の視点から．*JIM* 2008；18：988-92.
10）岡田唯男．Faculty development：FD ファカルティ・デベロップメント．日本プライマリ・ケア連合学会誌 2010；33：177-8.
11）Tuckman BW. Developmental sequence in small groups. *Psychological Bulletin* 1965；63：384-99. http://dx.doi.org/10.1037/h0022100 ［2016年5月最終アクセス］
12）Medical Teamwork and Patient Safety：The Evidence-based Relation. July 2005. Agency for Healthcare Research and Quality, Rockville, MD. http://archive.ahrq.gov/research/findings/final-reports/medteam/index.html ［2016年5月最終アクセス］
13）落合和徳，海渡 健（編）．チームステップス［日本版］医療安全——チームで取り組むヒューマンエラー対策．東京：メジカルビュー社；2012.
14）Salas E, et al. Is there a "Big Five" in Teamwork?. *Small Group Research* 2005；36：555-99. http://www.uio.no/studier/emner/matnat/ifi/INF5181/h14/artikler-teamarbeid/salas_etal_2005_is_there_a_big_five_in_teamwork---copy.pdf ［2016年5月最終アクセス］
15）Starmer AJ, et al. Changes in medical errors after implementation of a handoff program. *NEJM* 2014；371：1803-12.
16）岡田唯男．家庭医が担うがん診療．治療 2015；97：1356-64.
17）Balint M. The doctor, his patient and the illness. New York：International Universities Press, Inc；1957.

総合診療専門医のコアコンピテンシー
地域志向アプローチ

小谷和彦（自治医科大学 地域医療学センター 地域医療学部門）

「地域（community）」という表現は，状況次第で多義多様に用いられてきている[1]．圏域あるいは地理的（例：一次・二次医療圏や行政・自治体単位）にとらえて用いられる場合もあれば，都会・地方，フォーマル・インフォーマルあるいは規模ということにこだわらずに，一つの共通した特性をもった集団（例：サークル，職場，団体）としてとらえて用いられる場合もある．診察室を訪れる人（地域住民）は，複数の地域（community）に属しているととらえられる．

受診者の健康問題には，その受診者の属する地域が，程度の差はあれども影響している．「患者中心の医療」を行う際に，患者の属する地域（遠位コンテクスト）を含めると全人的な理解が進み，診療が円滑になることがある．また，地域で発生する健康課題には，地域社会の要因が関与していることもある（例：生活様式，産業，社会的支援，交通，経済的格差）．

すなわち，医師には，「地域」のニーズに応えるマインドや姿勢をもって言動していくことが求められている．「地域」住民に対する健康（心身においても社会的にも安寧な状態）や生活の質（Quality of Life：QOL）の保持・向上を支援するケア（含医療）は，すべからく「地域志向」である[2]．地域でチームを形成し，その一員として地域づくりに参画していくと，終局，地域はエンパワーメントされ，また地域の一員としての医師自身もエンパワーメントされて，地域の発展に寄与することになりうる．

「地域志向」を取り入れると，日常診療は広がりをみせ，また深まっていくことが直感できたであろう．その実際についてイメージをもつことが，まずは肝要である．そして，地域志向アプローチを実践するとともに，このアプローチがめざすところについての考えを進めていくことが望まれる．

地域志向アプローチの実際

医療機関を受診していない方も含む全住民を対象とした保健・医療・介護・福祉事業への積極的な参画と同時に，地域ニーズに応じた優先度の高い健康関連問題の積極的な把握と体系的なアプローチを通じて，地域全体の健康向上に寄与する．

診察室での診療

　診察室は地域社会の一局面である．診察室で健康問題の理解や改善に至らないときに，家族構成や心理背景に加えて受診者の属する地域というコンテクストに配慮してみると，受診者の健康問題の本質が理解できたり，改善策を見出せたりすることがある．

　次のような例は卑近であろう．節酒の指導が診察室でうまくいかない受診者がいたとする．この理由について繰り返し話し合っているうちに，地域での自治組織を運営する役割を果たすため，飲酒の機会が頻繁にならざるを得ないという思考にとらわれているというような背景がわかってきた．

　また，生活不活発で身体活動を増やすことが望まれる受診者がいたとする．診察室において外出を口頭で指導しても効果的ではないが，地域の趣味サークルへの参加で改善していった．つまり，地域資源の利用があたかも処方箋となったのである．

保健・医療・福祉・介護の連携への参画

　一般目標：1）わが国の医療制度や地域の医療文化と保健・医療・介護・福祉の現状を把握したうえで，地域の保健・医療・介護・福祉事業に対して，積極的に参画する能力を身につける．

　診察室において，特に感染症や生活習慣病に対する診療を行っていると，受診していない地域住民の健康状況を推し量ったり，地域の健康課題が気になったりするような場面も出てくる（**1**）．このような場合に，診察室の外に目を向け，たとえば，行政と提携して広報誌を使って啓発をしたり，地域住民の身近な場所

1 診察室の受診者と地域住民
顕微鏡の強拡大〜弱拡大で人を見ることは，診察室の受診者から地域住民の健康を慮る際のイメージとしてよくたとえられる．

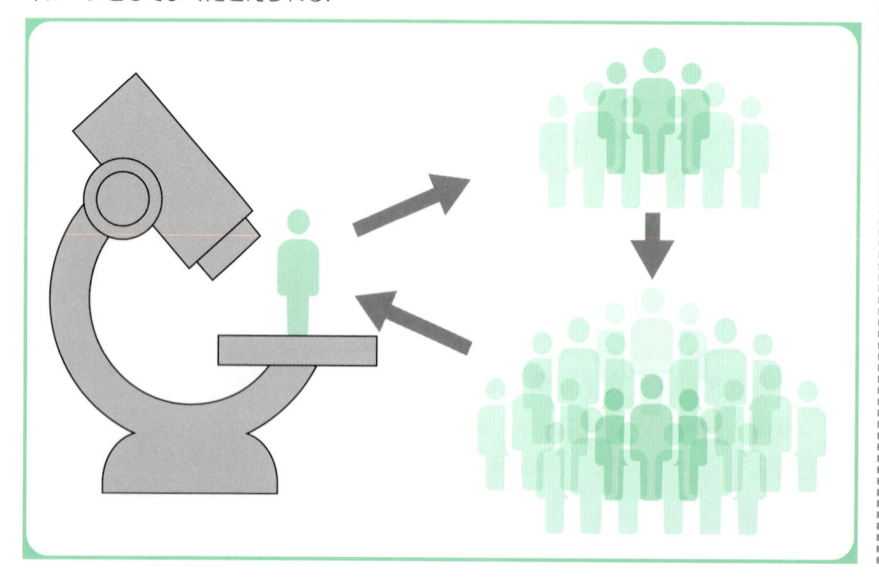

に出向いて集団教室を実施したりする[3]．健康教室のような機会に，地域住民からその地域での健康課題や医師に求めたいことについての声を直に聴き（あたかも地域に聴診器を当てるような様相である），そして意見交換をするのも好ましい．

　学校保健や産業保健の現場あるいは介護保険事業のような活動への参画も地域との関わりとして大切である．また，地域資源，特に保健・医療・福祉・介護の連携のなかに参画して役割を担うことは，地域包括ケア時代にあってますます重要な位置を占めている．在宅ケアの一員として，地域に出掛けることもまた好機である．保健・医療・福祉・介護に関する制度については，よく勉強しておくべきである．さらに，連携チームのリーダーの一人としての振る舞いは期待されるところである．比較的大きな病院であっても，地域連携室のような部署と協働することで，保健・医療・福祉・介護の連携に参画できる．

　地域医師会に参加することも地域ケア活動の一環となる．健康問題について学習する機会であることのほかに，たとえば病診・診診連携，地域包括ケア，地域医療構想の話題などのように，地域における日常診療の体制やその機能について議論したり考究したりする機会でもある．

住民・住民組織との協働

　　一般目標：2）地域の現状から見出される優先度の高い健康関連問題を把握し，その解決に対して各種会議への参加や住民組織との協働，あるいは地域ニーズに応じた自らの診療の継続や変容を通じて貢献できる．

　地域のなかにはさまざまな住民組織（例：自治会，協議会，民生委員，児童委員，Not-for-Profit Organization［NPO］，ボランティア団体）がある．特定の健康課題を有する組織（例：患者会や高齢者，要介護者，障がい者，障がい児などの団体）もある．健康づくりに関すること，またそれに留まらない地域づくりの活動で協働することもありうる．近年，健康社会に向かうための地域づくりとして，地域の全住民や環境に対して働きかけるポピュレーションストラテジーの重要性が謳われるようになってきた．たとえば，地域住民が運動習慣を獲得して継続するために，ウォーキングしやすい道路や公園を地域に計画的に設置するようなやり方である．こうした方法を採用するには地域での合意形成が必要で，医師と住民組織との関係性のなかで実現する例がみられている．

　こうした地域の実情，そしてニーズを踏まえて，総合診療医にはいわゆる守備範囲を自在に変容することが求められている．自分の興味に基づく特定の診療科に拘泥することなく，地域親和性のある診療を柔軟に構築するということである．ここには，地域で制定している特有な保健事業（例：ご当地検診）を採用することなども含まれる．また，同一の医師であっても，地域のニーズと診療施設の設定，具体的には診療所から病院という設定に合わせて，診療技能を臨機応変に整備することにも心を砕く．

❷Community-Oriented Primary Careモデル

このモデルは，地域志向の活動を策定して評価する一つとしてよく知られている．このモデルのサイクルは，地域を巻き込んで行う．

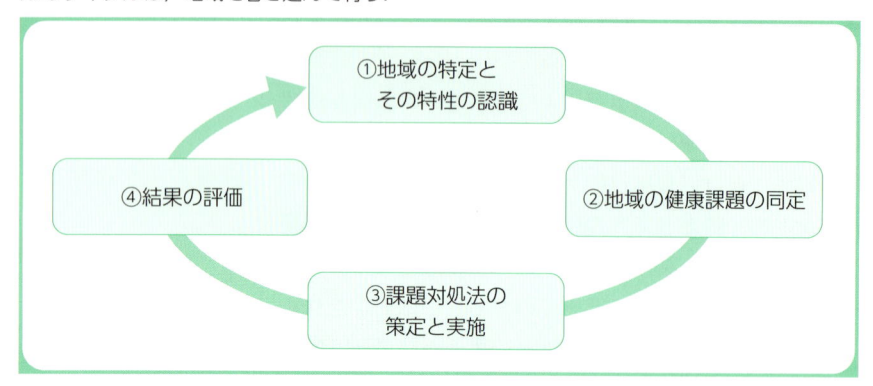

```
①地域の特定と
  その特性の認識
        ↓
②地域の健康課題の同定
        ↓
③課題対処法の
  策定と実施
        ↓
④結果の評価
```

地域志向アプローチのモデル

地域志向の活動を策定し，評価するモデルはいくつか知られている．このいくつかのモデルは類似する面が少なからずみられる．そこで，ここでは，実践の手がかりとしてなじみやすく，またスタンダードの一つと言われる，Community-Oriented Primary Care モデルについて紹介する（❷[4]）．

地域のニーズの把握に際しては，①まず地域を特定し，その特性を分析して認識する．次いで，②この地域の健康課題を同定する．そして③課題解決のための対処法を策定して実施する．④この結果を評価する．さらに，評価に基づいて次の対策を考案する，という流れである．保健活動の実施におけるPlan-Do-Check-Act（PDCA）サイクルは有名であるが，似た発想である[5]．こうしたモデルを適用して，地域のニーズに応えてみようと思う契機は，診察室でのちょっとした疑問や，受診者とのやりとりであることは珍しくない．幅広く包括的な診療に「地域志向」を加味した，総合診療医ならではの視点や関心を基に，ニーズとしてあがってくることもある．

地域の特性に関する因子としては，たとえば人口構造，地域に根づく意識，保健・医療・福祉・介護資源，経済や産業，交通のように多岐にわたってあげられる．地域のデータを有している行政機関との連携も必要になることがあるし，診療機関のデータベースが必要になることもある．結果の評価においては，地域住民への情報の開示や還元という点を常に頭においておく．地域住民を交えて，結果を相互評価することは，次の活動の策定に多角的な示唆が得られたり，次の実践をともに行う基盤ができたりして，将来的展開につながりうる．

まとめ

地域は，連綿と続く歴史と文化をもっている．地域への尊厳をもちつつ，地域

志向アプローチの実践と考えを進めていくことが肝心である．また，このアプローチには，学際性が求められることや，実践と研究とが一体となっていることにも気づいたのではないかと思う．「地域志向」であるノウハウについては，少しずつ見聞を広げ，経験を積んでいくことに尽きる．地域社会づくりに寄与する一員，さらにはその一リーダーになるための気概や責任感を育むとともに，地域社会で信頼を得ていくという醍醐味を味わえると素晴らしい．

文献

1）上原里程ほか．「地域医療」という用語の多様性．日本医事新報 2012；4619：86-90．
2）自治医科大学．地域医療テキスト．東京：医学書院；2009．
3）小谷和彦．参加者の心と体を動かす健康教室の実践―メタボ健診時代のイラスト保健指導．東京：羊土社；2008．
4）Rhyne R, et al. Community Oriented Primary Care：Health Care for the 21st Century. Washington DC：American Public Health Association；1998．
5）中村好一．基礎から学ぶ楽しい疫学．第3版．東京：医学書院；2012．

1 総合診療専門研修がめざすもの

総合診療専門医のコアコンピテンシー
公益に資する職業規範

尾藤誠司（東京医療センター 総合内科）・向原　圭（久留米大学医療センター 総合診療科）

　総合診療専門医がもつべき6つのコアコンピテンシー[*1]のなかに「公益に資する職業規範」がある．これは，総合診療専門医は，公益に資する高い職業規範をもっていることが，その個人の能力として必要であることを意味している．このコンピテンシーのほとんどは態度領域の能力であるため，定義をすることも，その能力について客観的評価を行うこともきわめて難しい．だからこそ，実際に医師が研鑽するべき能力としては軽視されがちである．しかしながら，特にクライアントとの関係性の構築が重要な意味をもつ総合診療領域においては，このようなコンピテンシーは診断技術・治療技術と同様にきわめて重要な医師の能力である．本稿では，医療専門職全般がもつべき職業規範とともに，特に総合診療専門医に必要な職業規範とについての紹介を行う．

[*1] ▶付録　総合診療専門医 専門研修カリキュラム　到達目標：総合診療専門医の6つのコアコンピテンシー（p.376, p.381）

専門家の職業規範

　専門家を専門家たらしめている条件は何だろうか．専門家自身にとっては，それは専門技術と，専門家が特有にもつべき態度である．ある個人がそれなりのトレーニングを積んだ履歴をもち，そのうえである一定以上の能力を有していることが専門家集団のなかで認められたとき，その個人は専門家の仲間入りを果たす．現時点で運用されている学会が認定する「〇〇専門医」の認定は，専門家同士による「仲間入り」の論理で認証されているものだといえる．もう一つの条件は，専門家が構成要素として組み込まれている社会の認識と承認である．特に，その専門的な技術の提供が，それを受けたものにとって害となりうる場合，社会はその技術を専門家だけにしか許されない特権として位置づける．その枠組みが免許である．医師免許や看護師免許は，専門家同士の「仲間入り」の証ではない．専門家は，社会からその立場を認証された時点で，特権とともに義務をもつ．だからこそ，専門家集団にはその集団なりの規範が必要となるのである．
　Bowieは，専門職を特徴づける特質として以下のものを掲げている[1]．

- ●公益性
    - 仕事を単なる金儲けの手段とみなさない
    - 個人的な出世より，仕事の質に大きな関心を抱く
    - 仕事を，社会に対して有益な貢献をなすものとみなす

68

- ●道徳性
  - 仕事に関する道徳的な責務を重視する
  - 一連の専門職的な美徳を育成しようとする
- ●専門性
  - 専門的な能力を重視する
  - 仕事をよりよいものにするための方法を常に模索する

　社会から専門家として認められたものは，自分自身の利益の追求以外に，クライアントが属する社会の利益を高めることを，自らの職責として位置づける義務を負っているのだ．

医療専門職に特に要求される規範

　医療専門職は，専門職のなかでもさらに特徴的な性質をもった専門家であるといえる．特徴の一つは，提供するサービスがクライアントに対して与える利益と害の振り幅が大きいことである．医療サービスは，常にクライアントに対して害をもたらす．これは，クライアントの身体自身に侵襲的介入を行うマッサージ師，美容師などにも共通する性質であるが，医療の介入はとりわけ侵襲的である．ときには，医療を受けたことによって生命を落とすこともある．その意味では，医療専門職は，可能な限りサービスを安全に提供するための環境づくりと，クライアントの安全を特に意識した技術の習得を意識するべきである．

　もう一つの特徴は，サービスが多数の国々において税もしくは社会保険でまかなわれるような，特に公共性の強いサービスであるということだ．そのため，医療に従事する専門職は，目の前のクライアントに提供する利益と社会全体が受ける利益あるいは不利益のバランスを加味しながら自らの役割を位置づける姿勢が必要になる．

　以下の単元では，特にプライマリ・ケア・サービスに従事する総合診療専門医がもつべき能力に重点を置きつつ，専門医カリキュラムの項目に沿ってその解説を行う．

一般目標：1）倫理観と説明責任

　医師としての倫理性，総合診療の専門性を意識して日々の診療に反映するために，必要な知識・態度を身につける．

生活を支えるケア提供者

　総合診療専門医にとって重要な態度は「患者の生活のすべてに興味を示すこと」である．友人，趣味，仕事，家族関係など，生活を構成するそれぞれの要素は，何かしら人の健康に直接あるいは間接的に影響している．そうであれば，健康の専門家がその人の生活を維持するうえで役に立つことは何かしらあるかもしれない．一方，生活のすべてに興味をもつことは，生活のすべてに介入したくな

る，というあまり好ましくない面ももっている．我々健康の専門家が得意とする介入は，あくまでも健康サービスの範囲においてである．借金の問題については民事の専門家が，家の営繕や清掃の問題についてはまたそれぞれの専門家がいる．人の生活のすべてに興味を示し関与を考えることは大切な態度ではあるが，そこから派生する介入の適切性について，プライマリ・ケア提供者は常に謙虚な姿勢と自分に対する批判的な視点をもつことが望まれる．

クライアントへの敬意

　サービス提供者として，クライアントに対して常に敬意をもち表することは，総合診療専門医に限らずすべての医療専門職に必要な態度であろう．そのうえで，ていねいな接遇技術を用いてクライアントに接することは，そのごく一部である．より重要なことは，クライアントが考えている病状認識やそれに伴う不安感情，さらには健康サービスを利用するうえでの価値観に対して，それらが専門家としての自分が考えることと大きく異なっていたとしても，最大限の敬意をもって向き合い，理解する努力を行うことである．

　一方，医療サービスにおいては専門家の認識や推奨と，クライアントの認識や選好が一致しないとき，お互いの関係性がぎくしゃくしてしまうことが多々ある．これには医療サービスがもついくつかの特性が原因として想定されるが，そのなかの一つに，医療がゴールとするべき目的の多様性がある．生命倫理の研究機関である Hastings Center では，医療がめざすべき目標を以下のように記述している[2]．

- 疾病，傷害の予防と健康の維持促進
- 疾病や障害によって引き起こされる苦痛の緩和
- 疾病や障害をもつ人々の治療とケア，治癒させることができない疾病や障害をもつ人々に対するケア
- 寿命のまっとうと穏やかな死の支援

　以上にあげた異なるゴールは，ある個人のある特定の状況の際に相反する価値となることがある．典型的な例としては，完治は不可能だが延命効果は期待できる抗がん剤治療を開始するかどうかについて選択するようなときである．さらには，医療がめざすゴールが，クライアント個人が大切にしている人生の価値——たとえば，自由であることや，快楽を追求したいという欲求——と相反することもある．このような場合，医療者はクライアントがもつ価値観に対する理解への努力と敬意を忘れがちである．クライアントに対してより近い存在であり，しばしばアドボケイトとしての役割をもつ総合診療専門医にとって，理解への努力と敬意を習慣的に意識づけることが肝要であろう．

誠実であること

　医療において専門家がクライアントに対して誠実に向き合うということは，単にウソをつかないという意味だけではない．たとえば，選択肢となる2つの治

療法を目の前の患者に提示する際，想定される利益と不利益に関する情報を客観的に伝え，専門家としての推奨を伝えないことは，専門職として誠実な態度であろうか．「あなたの現在状況を鑑みた場合，医師としてはこちらの治療を受けることがより利益になると考えている」というようなことについて，その言葉が相手の価値観を飲み込んでしまわないかどうかについて細心の注意を払いながらも専門家としての支援的な提案を行うことが，専門家の誠実さだと筆者は考える．

第二に，それがクライアントに対して実際に不利益となったかどうかにかかわらず，自らが起こしてしまったエラーを開示する姿勢は，クライアントに対する義務の一つである．ただ，実際に自らのエラーをその直接の対象者に対して伝え謝罪することは，専門家にとってはとても大きな負担であり，心的バリアの高い行為である．このように多大なストレスのかかることを誠実に行うことは，個人の義務として何の支援体制もないなかでは困難であろう．自らの不完全さを謝罪する誠実さを専門家がもつためには，その当事者が不利な立場に追い込まれたり，孤立したりすることがないような，組織としての支援が必要である．

限られた資源への意識

医療資源は有限である．そして，資源は可能な限り公正に提供されなければならない．ただ，この規範は，個々のケースにおいて目の前のクライアントに対して最大の利益を提供するべきであるという規範と，相反する可能性をもっている．入院での加療が必要な患者が限られていることや，出動できる救急車の数が限られていることを，プライマリ・ケア提供者はよく知っている．そのなかで，専門的立場からみて必要性の高い人に対して，それらのサービスを適切かつ公正に適用していかなければならない．公正であることは，平等であることとは異なる．10人救急車を呼びたい人がいて救急車が5台しかないとき，くじ引きで適用を決めるわけにはいかない．通常，医学的見地から，よりニーズが高い人がおそらく適用されることになるだろうが，ここにもいろいろな規範の考え方があること，さらには，医学的なニーズの高さのみが公正さの尺度ではないことについて，十分に理解をする必要がある．

一般目標：2）自己研鑽とワークライフバランス

常に標準以上の診療能力を維持し，さらに向上させるために，ワークライフバランスを保ちつつも，生涯にわたり自己研鑽を積む習慣を身につける．

振り返る習慣

生涯にわたる自己研鑽は，専門職として生きることを人生の選択とした人間にとっては，義務であるとともに福音でもある．特に，自分がもつ特殊な技術をより高みに押し上げ，その高い技術が社会のニーズを満たす手段となるのであれば，それは専門職にとってはこの上ない喜びの一つであろう．一方，人間はしば

1 リフレクション（振り返り／省察）の概念モデル[3]

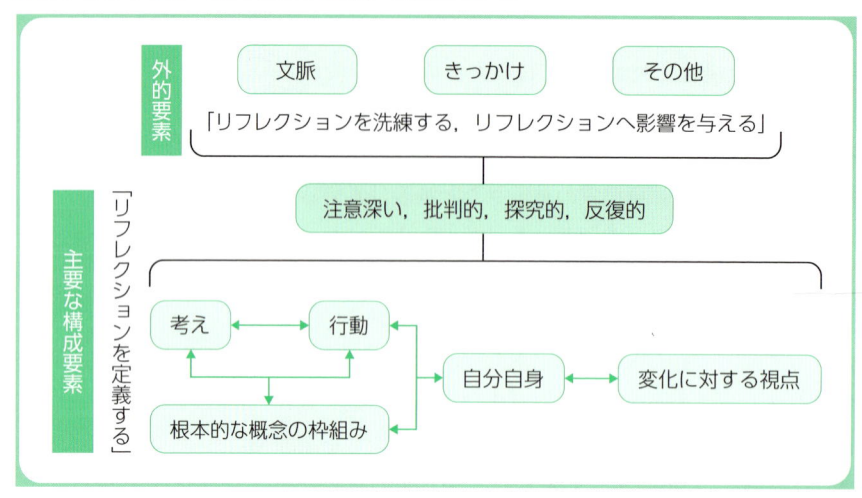

外的要素：文脈／きっかけ／その他
「リフレクションを洗練する，リフレクションへ影響を与える」

注意深い，批判的，探究的，反復的

主要な構成要素「リフレクションを定義する」：考え ⇔ 行動，根本的な概念の枠組み，自分自身 ⇔ 変化に対する視点

しば惰性に流れ，批判を受けない立場でいることに満足するようになる．専門職として研鑽を続けていくうえでは，自己評価と省察を習慣のレベルに落とし込んでいく必要があるかもしれない．

生涯を通した自己研鑽のために大切なこととして，リフレクション（振り返り，内省）のスキルを習得し，習慣化することがある[*2]．リフレクションの概念モデルを **1** に示す[3]．自分の考えや行動を客観的にみつめ直し，どうしてそのように考えたり行動したりするのか，その根底にあるものを明らかにし，そこから自分自身のなんらかの変化へつなげていくのが効果的なリフレクションであるが，そのためにはある程度の余裕が必要であり，本や論文を読んだり，他者と落ち着いた環境で議論をしたり，フィードバックを受けたりすることが求められる．

[*2] ▶ 定期的な省察による生涯学習（p.145）

感情のマネジメントとレジリエンス

自らのワークライフバランスを保つうえで，時間管理も大切であるが，自分のこころの燃料が枯渇しないようにする管理もまた大切である．クライアントの生活のすべてに関わる総合診療専門医の仕事は，感情労働の要素が比較的強い．感情の疲労は人からみえにくく，自分でも気がつきにくい．そして，専門職としての感情の疲弊は，同僚やクライアントに対する寛容さを奪っていく．総合診療専門医として長いキャリアを考えている医師は，感情労働に携わる専門家として，自らのこころに常に余裕をもつような自己管理に努めるべきであろう．

余裕を奪う要因として，**2** に示すように，個人的，対人的，状況的，組織的レベルにおいてさまざまなストレスがあり，そのストレスはしばしばアンプロフェッショナルな行動の原因ともなる[4]．レジリエンスとは，このようなさまざまなストレスに対応する力を意味する言葉であるが，**3** で示すレジリエンスを強くする行動，弱くする行動を頭に入れておき，少しずつでも実践するよう試みてもよいかもしれない[4]．

2 アンプロフェッショナルな行動につながるリスクがあるストレス要因

個人的	・満たされないニーズ（疲労，空腹，安全の危険，孤独，悲しみ） ・能力の問題 ・動揺（家族または人間関係の問題，大事な試験） ・身体的疾患 ・心理的，精神的問題／薬物乱用／パーソナリティ障害
対人的	・以前の個人間の関係性における問題 ・考え方が一致しないまたは共有されていない／臨床的な意見の不一致 ・役割，責任，能力の理解が不十分 ・頻繁でない，遅れた，または不正確なコミュニケーション ・問題解決型ではなく相手を責める会話のパターン ・言語の壁 ・権力の勾配
状況的	・仕事の量が過剰 ・強い感情を惹起する臨床的状況（死，外傷，大病の子ども，産科救急，外科的事故，暴力的な患者，怒っている家族，無効な蘇生） ・不十分な監督 ・バックアップの欠落
組織的	・非効率的な仕事の流れ ・人員不足 ・スタッフトレーニングの不足 ・過剰な官僚主義・相反する規則や手続き ・経済的圧力 ・新しいツールやテクノロジー ・頑固なヒエラルキー ・アンプロフェッショナルな行動を推進するリーダーや組織文化

（文献[4]の Table 11-4 を一部意訳して引用）

3 レジリエンスを強くする行動と弱くする行動

個人のレジリエンスを強くする	個人のレジリエンスを弱くする
・役割に対する関心を維持する ・大小にかかわらず成功を祝う ・仕事の時間を制限する ・個人的知識の限界を受容する ・生涯学習にコミットする ・支持的な関係に参加する ・同僚と定期的にコンタクトを取る ・仕事環境をコントロールする ・リフレクションを実践する	・役割に対して過度な期待をする ・ルーチン／単純なケースに退屈する ・時間に関係なく呼び出される ・仕事以外の時間に価値を置かない ・対人関係より仕事を優先する ・生涯学習のために時間を費やさない ・運動しない ・リフレクションの時間を確保しない

（文献[4]の Figure 2-5 を一部意訳して引用）

助け合う習慣

　一方，人は不完全で弱いものなので，どうしても個人だけで頑張るのには限界があり，チームとして助け合うことが大事である．個人のコンピテンスを維持・向上することも大事であるが，質の高い医療を安全に提供する，という意味からも，これからはチームとしてのコンピテンスを維持・向上するという視点も必要かもしれない[5]．生活を支援することをミッションとする総合診療においては，多職種がそれぞれの専門性を有効に発揮する一方で，仲間が困っていることに気づき，支援を表明することが継続性の高いチームを生み，それがクライアン

トへの利益にもつながることを意識したい．

一般目標：3）研究と教育

総合診療の発展に貢献するために，教育者あるいは研究者として啓発活動や学術活動を継続する習慣を身につける．

よきメンターであること

公益の達成を責務とする専門職は，自分が属する施設や学術団体の利益のみを追求することなく，自分のもつ知識や技術を後進に対し広く伝えていく義務がある．そのなかでも医師への教育は，免許を有した後も明示化されたカリキュラムのもとに教育が行われている．これは，医師の習得するべき知識や技術が，範囲が広く膨大であることとともに，どこでも誰に対しても一定の質をもった標準的な方法でクライアントに提供されるべき性質のものだからである．

しかしながら，明示化されたカリキュラムのみでは専門職の成長は十分なものにはならない．日々の仕事のなかで，クライアントや同僚，先輩などとのやりとりを通して，体にしみ込むように育成されるのが専門家の知識や技術である．同じ職場で仲間として働く者同士は，お互いに対して教え，教わっている．特に，同じ専門性をめざしながら先輩の立場で仕事をともにする場合，本人が望む，望まないにかかわらず，その専門職はある程度「メンター」としての役割を担うことになる[*3]．

しかも，総合診療領域の能力は，手術手技などの情動領域の能力に比較して，態度領域および問題解決領域の能力の比率が高く，これらは一般的に明示的なカリキュラムのなかにはめ込みにくく，定量的評価も困難である．だからこそ，専門医となるものは，自分自身が後進に対するメンターの役割を担っており，日々のコミュニケーションを通じて後進の育成に携わっている，という意識を高くもつ必要があるかもしれない．

Choらは，卓越したメンターの要素として，①熱意があり，利己的でなく，質の高い資質を発揮できていること，②それぞれの学習者に合った将来のキャリアを提示できること，③定期的で，頻繁で，質の高い面接を通じた学習者へのコミットメント，④ワークライフバランスの支援，⑤ロールモデルとして，よいメンターとは何かということを自ら具現化できていること，をあげている[6]．

研究キャリアとよい医師との関係

ほとんどの医師が，自分の医師としてのキャリアで研究歴をもつことをイメージしている．これは，つい最近まで頑強な医局制度のもとで医師が医学博士の称号を「足の裏の米粒（取っても食えないけれど，取らないと気持ちが悪いもの）」として認識していたことと深く関係がある．しかしながら，良質な医師になるうえで研究キャリアが必須であるかどうかについてはよくわからない．その一方

[*3] **メンターとロールモデルの違い**
メンターはロールモデルとは異なる．ロールモデルは，後進を育てるということを自分が意識することは必須ではない．後進にとっての規範的な存在であることのほうがより重要である．メンターは，むしろ後進に対して双方向性のコミュニケーションをとりながら，彼ら・彼女らの成長を促すような処方を提示することがその役割である．

で，優秀な臨床医こそが世のなかにインパクトを与えるような研究成果を生み出す大きな可能性をもっている．なぜなら，臨床に有用なリサーチ・クエスチョンは，日常の臨床に対する研ぎ澄まされた疑問と，毎日のルーティンワークに対する自己批判的な視点によって生み出されるからである[*4]．

また，臨床研究の経験は，臨床能力を高める可能性がある．たとえば，研究をデザインする過程では，「本当に重要なアウトカムは何か」「そのアウトカムを客観的に評価することはどこまで妥当か」「原因と結果に影響を与える交絡因子は何か」ということについて深く考察する経験をする．また，データを収集していく過程において，対象となるデータの正確性を最大にするためにどのようなプロセスが必要なのかということについて深く学習する．これらのスキルは，臨床においても大変重要なスキルであるが，忙しい臨床のなかではなかなかしっかりと向き合うことができないことが多い．

総合診療の研究領域は，他の医学研究領域に比較し特徴的な部分がある．たとえば，患者−医療者関係や倫理的臨床判断，医療へのアクセス改善や質改善，患者安全などに関する研究領域は，より多くの新たなエビデンスが必要な領域であるにもかかわらず，有用性の高い研究成果は決して多くない．総合診療領域での研究を行う者は，検査値のようなハードなデータのみならず，患者が発する言葉や，その背景となる文脈など，よりソフトなものを「データ」としてとらえ，分析対象とすることがしばしばある．それは，自然科学のみを学問として学習してきた人間にとってはなかなか高いハードルである．しかしながら，日本の総合診療を牽引していく専門医には，社会科学と自然科学とを高い次元で統合しながら，現在の医療に足りない知識の更新を行うことを責務と感じてもらいたい．

まとめ

以上，「公益に資する専門家としての医療専門職の職業規範」について，特に総合診療専門医を意識したうえで総説を行った．総合診療専門医が他の専門診療科の医師に比較してより求められる役割は，生活者の物語を理解し，その物語に理解を示し，尊重し，その歩みに並走することであると筆者は考える．そのうえで，実際にクライアントとコミュニケーションを行う際に必要となる能力は，対話する力にほかならない．対話は，会話とは異なる[7]．対話は，自分が容易に想像することができない他者の認識や感情をお互いに理解し合おうとする行為である．そして，そこで認識されている「事実」とともに，その事実を自分自身および他者が「価値」としてどうとらえているかに常に着目しながらコミュニケーションを行うことが，総合診療専門医にはより強く求められる．専門研修期間では，患者，同僚，そして自分自身との対話の実践を繰り返しながら，態度領域の能力を育むことが望ましい．

[*4] **研究時間の確保**
研究活動はどうしても時間がかかる．これは，研究計画書作成，倫理委員会への提出と承認，データコレクション，解析，執筆という手順を研究が構造上持ち合わせており，それぞれに数か月以上を要するからである．3年間の専門研修において，2年目の最初から3年目の終わりにかけて研究を行うというイメージがよいであろう．また，忙しい臨床のなかで研究に一定時間を割くことは多くの若い臨床医にとっての大きな課題である．優先順位をその都度考えるのは得策ではないと筆者は考えている．なぜなら，研究は常に喫緊の課題ではないため，常に優先順位が低くなるからである．週に半コマでよいので，無理やり研究活動のみにコミットする時間を自分の就業デザインに組み込んでしまうことを筆者は推奨している．

文献

1) 田中朋弘「職業倫理とプロフェッショナリズム 哲学的，歴史的観点から」より（Bowie NE. Are business ethics and engineering ethics members of the same family?. *Journal of Business Ethics* 1985；4：44）
2) The goals of medicine. Setting new priorities. *Hastings Cent Rep* 1996；26：S1-27.
3) Nguyen QD, et al. What is reflection? A conceptual analysis of major definitions and a proposal of a five-component model. *Med Educ* 2014；48：1176-89.
4) Levinson W, et al. Understanding Medical Professionalism. New York：McGraw-Hill Education；2014.
5) Lingard L. Rethinking competence in the context of teamwork. In：Hodges BD, Lingard L（eds）. The Question of Competence：Reconsidering Medical Education in the Twenty-First Century. New York：ILR Press；2012.
6) Cho CS, et al. Defining the ideal qualities of mentorship：a qualitative analysis of the characteristics of outstanding mentors. *Am J Med* 2011；124：453-8.
7) 平田オリザ．わかりあえないことから コミュニケーション能力とは何か．東京：講談社；2015.

総合診療専門医のコアコンピテンシー
診療の場の多様性

前野哲博（筑波大学附属病院 総合診療科）

　総合診療専門医の研修成果（アウトカム）として，日本専門医機構による専門研修プログラム整備基準[1]に6つのコアコンピテンシーが示されており，その一つに，「診療の場の多様性」があげられている．総合診療専門研修カリキュラム[*1]には，さらに具体的に，総合診療専門医の活躍が期待される「場」として，外来・救急・病棟・在宅の4つのカテゴリーが示されている．それぞれの「場」において修得すべき研修目標と臨床現場での学習における教育方略を **1** およびpp.382-383に示す．かなり具体的かつわかりやすく詳述されているので，

[*1] ▶付録　総合診療専門医 専門研修カリキュラム　到達目標：総合診療専門医の6つのコアコンピテンシー（p.376）

1 臨床現場での学習における場に応じた教育方略[1]

●外来医療
　経験目標を参考に幅広い経験症例を確保する．外来診察中に指導医への症例提示と教育的フィードバックを受ける外来教育法（プリセプティング），更には診療場面をビデオ等で直接観察してフィードバックを提供するビデオレビューを実施する．また，指導医による定期的な診療録レビューによる評価，更には，症例カンファレンスを通じた臨床推論や総合診療の専門的アプローチに関する議論などを通じて，総合診療への理解を深めていく．また，技能領域については，習熟度に応じた指導を提供する．

●在宅医療
　経験目標を参考に幅広い経験症例を確保する．初期は経験ある指導医の診療に同行して診療の枠組みを理解するためのシャドウイングを実施する．外来医療と同じく，症例カンファレンスを通じて学びを深め，多職種と連携して提供される在宅医療に特徴的な多職種カンファレンスについても積極的に参加し，連携の方法を学ぶ．

●病棟医療
　経験目標を参考に幅広い経験症例を確保する．入院担当患者の症例提示と教育的フィードバックを受ける回診及び多職種を含む病棟カンファレンスを通じて診断・検査・治療・退院支援・地域連携のプロセスに関する理解を深める．指導医による診療録レビューや手技の学習法は外来と同様である．

●救急医療
　経験目標を参考に救急外来や救命救急室等で幅広い経験症例を確保する．外来診療に準じた教育方略となるが，特に救急においては迅速な判断が求められるため救急特有の意思決定プロセスを重視する．また，救急処置全般については技能領域の教育方略（シミュレーションや直接観察指導等）が必要となり，特に，指導医と共に処置にあたる中から経験を積む．

各論的な項目についてはそちらを参照されたい．

本稿では，コアコンピテンシーの一つとしての「多様性」に焦点を当て，それぞれの「場」で求められる能力はどのように違うのか，それらがどのように関連するのかについて述べるとともに，なぜ総合診療専門医の専門能力としてこの「多様性」が求められるのかについて論じる．

それぞれの「場」で求められる能力の違い

上述のように，整備基準では，研修目標として，外来・救急・病棟・在宅の4つのカテゴリーが示されている．専攻医は，研修期間中にこの4つの「場」でバランスよく研修することが求められているわけだが，それぞれ研修できる内容は大きく異なる．もちろん，研修施設によって診療環境は異なるので一概にはいえないが，ここでは，それぞれの一般的な診療の「場」において，比較的研修しやすい点と，研修しにくい点について述べる．

外来

外来診療と病棟診療の違いをまとめたものを **2**[2)] に示す．病棟診療は，診断がついているか，最低でもプロブレムリストができあがった段階で入院してくる．それに対して，外来診療（初診）は，患者がどんな疾患をもっているか，実際に会ってみるまで全くわからないし，初診時に診断がつくとも限らない．この予測不能性が，外来診療の大きな特徴である．しかも，そのような状況下で，外来担当医は，この患者を帰してもいいのか，帰すとしたらいつ再診させるのか，といった決断を下していかなければならない．

患者から病歴を聴取し，身体診察を行い，必要な検査をして診断をつける．外来は，この一連のプロセスにおける臨床推論の思考過程のトレーニングに最適で

2 病棟研修と外来研修の違い[2)]

	病棟	外来（初診）
目的	治療	診断
確定診断	ほとんどついている	ついていない
疾患の重症度	主に重症	主に軽症
緊急性	高いことが多い	低いことが多いが，一部緊急例が存在
器質・非器質疾患	ほぼ器質疾患	約半数は非器質疾患
予想外の事態への対応	すぐに可能	医療機関へのアクセスに時間がかかる
マネジメント	医療専門職による頻回の観察・治療管理	自宅における本人・家族の観察・行動に委ねる
診療時間	一般に，比較的時間があり，頻回に（毎日）可能	一般に，きわめて短時間で，間隔も長い

ある．また，救急と異なり，初診時に診断がつかなくても「今のところ，重篤な疾患の可能性は低そうですし，行った検査の範囲では明らかな異常所見はないので，1週間後にもう一度受診してください」といったように，「時間軸」を使ってアセスメントをすることができる[3]．

他方，入院適応のある患者の全身管理は外来で学ぶことはできない．将来，診療所で勤務する場合でも，病院に入院を依頼するとき，入院したらどのようなケアが提供されるのか，入院前に外来で評価しておくべきこと，病棟の主治医に提供すべき情報は何か，といった点については，外来だけの研修では学べない．

救急

すべての医療の「場」において，救急診療の能力を備えていることは必要不可欠である．たとえば在宅医療では，求められる医療の多くは慢性疾患のケアであるが，いざ急変したときに確実に対応できる能力があってこそ，自信をもって重症度の高い在宅ケアを引き受けることができる．車の運転にたとえると，軽々と時速100 kmが出せる高馬力のエンジンを積んでいても，ブレーキに時速60 kmまでしか止める能力がなければ，結局ブレーキの能力の範囲内でしかスピードが出せないのと同じである．この救急に対応できる能力は，ある程度集中してトレーニングを積む必要があり，その機会がきわめて限られている外来や在宅の「場」ではなく，救急の「場」において，充実した指導体制のもとで，豊富な症例経験を積むことが重要である．

他方，救急のトッププライオリティは「明日までもつかどうか」であり，これが最低限の判断となる．そのため，たとえば救急で「少なくとも緊急を要する状態ではないので，明日，内科を受診して詳しく調べてもらってください」といわれた後の患者のマネジメントをどうするか，といった対応は，外来研修でないと学ぶことができない．また，慢性に経過する病態，たとえば「3か月前からの頭痛」や「1年前から血圧が高い」という人は，よほどの"コンビニ受診"でないかぎり，そもそも救急外来を受診しない．

それから，予防医学やヘルスメンテナンスの考え方も，外来や在宅に比べて救急では学びにくい概念である．たとえばCOPDの急性増悪で救急外来に搬送された患者には，一刻も早く呼吸困難を改善させて入院させるのが救急の仕事であり，禁煙の必要性を懇々と説明する時間的余裕はないことが多い．

病棟

高齢化が進み，複数の健康問題を抱える患者が増える一方で，臓器別専門医療は今後ますます集約化が進むことが確実視されている．地域住民にとって，「集約化」とは医療へのアクセスが遠くなることを意味しており，地域で働く総合診療専門医には，患者の抱える多様かつ複雑な健康問題について，これまで以上に主治医機能を発揮することが求められる．

専攻医は，病棟研修を通して，医学的な診療能力を高めるのはもちろんのこ

と，総合診療の専門性である包括性・協調性を活かしたケアを提供できる能力の修得が求められる．具体的な研修目標として，専攻医研修手帳には，入院頻度の高い疾患，外来・在宅との連携，リハビリ，長期入院患者，併存疾患の多い患者，心理社会的複雑事例，地域連携を活かした退院支援，終末期患者などへのマネジメントがあげられている．

その一方で，入院適応のない患者のケア，たとえば基礎疾患のないインフルエンザや，全身状態の良好な発熱の鑑別などは研修できない．糖尿病などの生活習慣病も，病棟でケトアシドーシスの全身管理を診ることができても，健診で初めて血糖高値を指摘された，何の自覚症状もない患者のケアは「ひとりでに」学ぶことはできない．

また，患者は普段の生活の場である地域から入院して，退院後は再び地域に戻っていく．総合診療専門医は，病棟においてもそのコンテクストを意識した診療を提供する必要があるが，その「生活の場」をしっかりイメージするためには，病棟での研修だけでは不十分である．

在宅

在宅医療の最大のメリットは，医療機関以外の「場」を経験できることにある．住民にとって普段の「生活の場」である家庭のなかに入って，患者と家族，地域社会のつながりを直接見て，感じることができることは，包括性や継続性などの総合診療の専門性を修得するうえできわめて大きな意義をもつ．連携する職種も，病院での医療とは異なり，介護福祉職や行政職と協働する機会も多い．

また，在宅ケアの現場は医療機器も十分ではなく，検査もすぐに行うことができないため，病歴＋身体所見だけで勝負しなければならない．患者も複数の健康問題を抱えていることがほとんどであり，真の臨床能力が問われる場でもある．

とはいえ，急性期のケアを経験できる機会は限られており，また患者の年齢層や疾患も偏っている．経験できる患者数も，外来など他のセッティングに比べるとかなり少ない．

コアコンピテンシーとしての「多様性」を身につけるために

総合診療専門医に求められる「多様性」

ここまで述べてきたように，それぞれの「場」で求められる能力は大きく異なる．いずれも，プライマリ・ケアの現場では必要な能力であり，相互に密接に関連している．地域で幅広く活躍することが期待される総合診療専門医には，これらの能力をバランスよく兼ね備えていることが求められる．日本専門医機構では，専門医を「それぞれの診療領域における適切な教育を受けて十分な知識・経験を持ち，患者から信頼される標準的な医療を提供できる医師」と定義しており，総合診療専門医には，「多様性」という専門性に対しても専門医レベルの能

力を修得することが求められる．

　具体的には，4つの「場」で質の高い医療を提供するのはもちろんのこと，「急変時にしっかり対応できる在宅医療」「入院時から退院後の生活を意識した病棟医療」「継続ケアのコンテクストを意識した救急医療」など，地域住民が安心して暮らしていくために，多様性を活かした最適の医療サービスを提供できることが望ましい．

単に「経験する」だけでは不十分

　そのためには，4つの「場」で実際に研修することが必要不可欠であることはいうまでもないが，単にその場を経験するだけで，「ひとりでに」身につくものではないことに注意する必要がある．特に外来や在宅は，指導医の直接観察下で診療行為を行う機会が少なく，十分なフィードバックが行われないことがある．

　たとえば外来診療では，隣で診療している指導医に「何かあったら相談してね」とだけ言われて，いきなり外来ブースを任されることがある．このやり方では，自分の診療が不適切であっても，それを自覚しなければ相談することもないため，いくら経験症例数を増やしても，足りないところはそのままになってしまう．たとえば，重症化する可能性が10％ある患者が受診したとする．もちろんこれは入院させるべき患者であるわけだが，それに気づかずにそのまま帰しても，90％は大事に至らないわけだから，幸い何も起きなかった場合に「本当は帰してはいけなかった」ことに気づかないまま終わってしまう[3]．

効果的な学びのために

　効果的な研修のために大切なことは，「結果オーライ」ではなく，思考回路や診療のプロセスにも焦点を当て，常に自らを振り返り，経験から学ぶ姿勢を示し続けることである．そのためには，指導医から適切なフィードバックを受けることが特に重要である．整備基準では，外来診療のビデオレビューが推奨されているが，診療のプロセスを指導医と一緒に振り返る機会をもつことはきわめて重要である．

　また，短い研修期間では，すべてのシチュエーションをまんべんなく経験することはできない．これをカバーするためには，ケースカンファレンス等で自分の担当症例以外のケースに関してもできるだけ主体的にディスカッションに関わること，研修会，勉強会などの off-the-job training にも積極的に参加することが必要である．特に救急診療では，「めったに起こらないけれども，起きたときにはきちんと対応できなければいけない」スキルを身につけておく必要があり，その意味でシミュレーション教育のもつ意味は大きい．

　さらに，「場」により関わる職種が異なる点も意識しておく必要がある．多職種協働は総合診療専門医にとってきわめて重要であり，ともにチーム医療に取り組むメンバーと積極的にコミュニケーションを取って，異なる視点からお互いに学び合うことは，総合診療専門医の専門性を高めるうえでも非常に有用である．

一般に，「私の専門は◯◯です」という場合，「領域を絞って深く究めたもの」というニュアンスをもつことが多い．その意味で，幅広さをアイデンティティとする総合診療専門医の「多様性という専門性」は，一般的に理解されにくい側面があるのは事実である．総合診療専門研修では，専攻医や指導医はもちろんのこと，多職種を含む研修施設群全体がこのコアコンピテンシーの意図するところを正確に理解し，効果的な研修を行える体制を確保することが求められている．

文献

1) 日本専門医機構．総合診療専門医 専門研修プログラム整備基準．http://www.japan-senmon-i.jp/program/doc/comprehensive.pdf ［2016年5月最終アクセス］
2) 前野哲博，松村真司（編）．帰してはいけない外来患者．東京：医学書院；2012．p.2．
3) 前野哲博ほか．JIMで語ろう ジェネラリストの外来戦略（第1回）．*JIM* 2013；23：768-77．

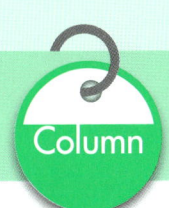

研修中に「総合診療医」としてのアイデンティティを維持し続けるために

ときに専攻医は，自分の受けている研修に不安を抱きます．内科研修や小児科研修など我々，総合診療専門研修指導医の手を離れた研修を受けているときには，特にそのようなことが発生しやすいようです．

> **専攻医**：先生，もっと内科研修を受けたほうがいいと思うんです．
> **指導医**：なんで？
> **専攻医**：内科の先生方が，まだまだ一人前とはいえないって言っています．

しかし，内科指導医からの彼に関する評価表には，悪いことは書かれていません．こんなときに私は，以下のように言うかもしれません．

> **指導医**：田中君は，将来，内科医ではなく総合診療医になろうと思ってこの研修を始めたんだよね．内科の先生は内科医としては十分ではないと言っているんであって，総合診療医として十分でないかどうかはあの先生方もわからないよ．まず，残っている総合診療専門研修をすべて回ってみて，それでも不十分と君が思うならば，選択研修で内科を回ればいいよ．

そして，多くの場合，このような専攻医は，内科研修ではなく，産婦人科研修，内視鏡研修やエコー研修などを選択研修として選んでいきます．

以前よくあった，内科，小児科などのいろいろな専門診療科をすべてローテートしたならば「総合診療医」になれる，といった研修は，ほとんどみられなくなりリスクも減りました．それでも他の専門診療科を回っている際には，総合診療医としてのよい話し相手，たとえばメンターを用意したほうがよいと思われます．内科や小児科，救急科など現在受けている研修の内容や専攻医の目標への達成状況をメンターに評価してもらい，それが総合診療医として許容範囲であることを知るだけでも専攻医の気持ちは楽になるでしょう．

> **メンター（総合診療医）**：僕でも日常業務でそこまではしないな．そのようなことをするときには，自分で抱え込むのではなく，専門診療科に紹介するほうが，患者さんのためになると思うよ．

なお，メンターはその専攻医の評価などをする立場ではなく，また，利害関係のない他の施設の総合診療医であったほうがよい場合が多いようです．また，話した内容は，決して了解なく指導医を含む他の人に伝えない旨，専攻医に話しておいたほうがよいかもしれません．また，定期的にメンターを変えることによって，より多様な考えが身につく場合もあります．

このような話し相手がいることで，専門研修において総合診療医としてのアイデンティティがより強固に形成されるでしょう．

竹村洋典（三重大学 大学院医学系研究科臨床医学系講座家庭医療学分野・医学部附属病院総合診療科）

総合診療専門医の経験目標
身体診察および検査・治療手技

徳田安春（総合診療医学教育研究所）

身体診察

　研修で習得すべき身体診察項目について，日本専門医機構があげた項目を **1** に示す（本稿で出てくる表はすべて，日本専門医機構があげた経験目標項目をそのまま掲載した）[*1]．なぜか，この表には死亡診断書と死体検案書の作成が含まれているが，「身体診察」を行ってからそのような文書を記載するべきである，という考えから由来しているものであろう．

　最近の診療現場では，直腸診があまり行われていないという印象がある．**1** には，直腸と前立腺の診察項目があげられており，直腸診の重要性を強調しているようなので賛同したい．また，陰茎，精巣，鼠径，なども診察項目にあがっているが，これらは直腸診を行うときにともに観察できる項目であり，やはり直腸診の重要性を高めている．

　耳鏡・鼻鏡・眼底鏡は必須のアイテムであり，総合診療専門専攻医は自身で購入することを勧める．腟鏡診による内診や外陰部の視診などの婦人科的診察は，日本の場合，一般の診療所や救急外来では施行していないことが多いので，婦人科での研修を行うと効果的である．

[*1] ▶付録　総合診療専門医　専門研修カリキュラム　経験目標（p.384）

1 研修で習得すべき身体診察項目

① 小児の一般的身体診察及び乳幼児の発達スクリーニング診察を実施できる．
② 成人患者への身体診察（直腸，前立腺，陰茎，精巣，鼠径，乳房，筋骨格系，神経系，皮膚を含む）を実施できる．
③ 高齢患者への高齢者機能評価を目的とした身体診察（歩行機能，転倒・骨折リスク評価など）や認知機能検査（HDS-R，MMSEなど）を実施できる．
④ 耳鏡・鼻鏡・眼底鏡による診察を実施できる．
⑤ 婦人科的診察（腟鏡診による内診や外陰部の視診など）を実施できる．
⑥ 死亡診断を実施し，死亡診断書を作成できる．
⑦ 死体検案を警察担当者とともに実施し，死体検案書を作成できる．

2 実施すべき検査手技

①各種採血法（静脈血・動脈血）：簡易機器による血液検査・簡易血糖測定・簡易凝固能検査
②採尿法（導尿法を含む）
③注射法（皮内・皮下・筋肉・静脈注射・点滴・成人及び小児静脈確保法、中心静脈確保法）
④穿刺法（腰椎・膝関節・肩関節・胸腔・腹腔・骨髄を含む）

検査手技

2の手技が経験目標に含まれている．一般的なケースで自らが判断して実施できることが最低の目標である．できれば，複数の一般的なケースで，自らが判断して実施でき，そのうえで他の医師に指導できるようになるとよい．さらには，複雑な病態・状況下で，自らが中心となって判断して実施できるとよい．

動脈採血では，いきなり大腿動脈を穿刺するのではなく，できるだけ末梢で圧迫が容易な橈骨動脈や上腕動脈を用いるとよい．大腿動脈穿刺では，出血傾向があるケースで圧迫が不十分なときには巨大な血腫ができることがある．

2の各種採血法には「血液培養の採取」が含まれていないが，これは必須の手技である．感染性心内膜炎（多くは発熱以外の症状に乏しい）の症例などのように，診療所であっても菌血症の患者は受診するので，診療所でも血液培養を備えておくことが望ましい．血液培養を採取するときは必ず2セット採取する．これは，検査の感度を上げるためと，陽性ケースでの真偽の判定のためである．

ちなみに，全身状態が良好で熱源不明の発熱患者に対して，血液培養を実施せずに抗菌薬を投与するようなことは行ってはならない．実際は，そのような患者の多くは診療所に受診するので，血液培養を実施せずに抗菌薬が投与されていることが多いのが（悲しい）現状である．

ここで，血液培養採取手順について箇条書きで示す．

1. 必要物品を準備する
2. 手指衛生を施行し，外科用マスクを着用する．トレーに必要物品を入れ，ベッドサイドへ行く
3. 患者に別々の部位から採血を計2回することを説明し同意を得る
4. 検体容器の準備：血液培養ボトルを2セット（通常4本）準備し，ボトルキャップを開け，ゴム栓をアルコール綿で消毒する
5. 穿刺部位を消毒する
   ①防水シーツを採血部位の下に敷く
   ②駆血帯を巻き，採血部位を決定する
   ③駆血帯を外し，採血部位を70％エタノール綿でよく清拭する（皮膚の汚染を落とす）

④別の70％エタノール綿で広い範囲を消毒する．採血部位を中心に外側に円を描き，70％エタノール綿を換えて2回繰り返す
6．採血し血液培養ボトルに注入する
　①注射器を1本出し，注射針または翼状針を装着する（滅菌操作を遵守する）
　②再度駆血帯を巻く
　③滅菌手袋を装着する
　④穿刺部位を触らずに採血（10mL）を行う
　⑤採血後駆血帯を外し，抜針後，止血のための固定を行う
　⑥注射器の血液10mLを血液培養ボトルへ注入する
　　＊このとき，穿刺を行った針の交換はしない
　　＊注射器内の空気がボトル内に入るのを防ぐ（嫌気性菌の検出を考慮する）
　⑦注入後は，採血実施者自身が，直ちに注射器および針を針廃棄容器に廃棄する
　⑧採血部の止血を確認する
　⑨血液培養ボトルは速やかに検査室に提出する
　⑩すぐに提出できないときは，室温で保管する（冷蔵保管はしない）

（文献[1]を参考に作成）

　偶発症のリスクの高い中心静脈確保法については，講習会に参加してシミュレーターによるトレーニングを行うなど，自らスキルアップに努める．ランドマーク法より安全性が確認されているエコーガイド下での手技をマスターするとよい．中心静脈確保法を実践する前には，中心静脈カテーテル挿入時の機械的合併症と留置後の感染合併症や代謝性合併症についての知識はかならず習得するようにする．カテーテル関連血流感染症（catheter-related bloodstream infection：CRBSI）などの重篤な感染リスクが高いので，適応のない中心静脈カテーテルは直ちに抜去する．

　腰椎・膝関節・肩関節・胸腔・腹腔・骨髄などの穿刺法についても，シミュレーターによるトレーニングをしてから実際の患者相手に行うとよい．不明熱精査などでよく骨髄検査を行うが，その際にはできるだけ両側の腸骨から骨髄「生検」検査も併用して行う．これは，サンプリングエラーを小さくするためと，診断の正確度を上げるためである．

検査

　適応の判断と結果の解釈について習得が必要な検査一覧を❸に示す．
　検査をオーダーする際には常にその適応について考える．ルーチンの検査などはない．また，過剰な検査を行うと，過剰診断（overdiagnosis）による有害事象のリスクが高くなる．そこで，それぞれの検査における過剰診断の有害事象シ

3 検査の適応の判断と結果の解釈のスキルが必要な検査

①単純X線検査（胸部・腹部・KUB・骨格系を中心に）
②心電図検査・ホルター心電図検査・負荷心電図検査
③超音波検査（腹部・表在・心臓）
④生体標本（喀痰，尿，腟分泌物，皮膚等）に対する顕微鏡的診断
⑤呼吸機能検査
⑥オージオメトリーによる聴力評価及び視力検査表による視力評価
⑦子宮頸部細胞診
⑧消化管内視鏡（上部）
⑨消化管内視鏡（下部）
⑩造影検査（胃透視，注腸透視，DIP）

ナリオを述べることができるようにする．

例）適応のない患者に負荷心電図検査を行い「陽性」という結果が出て（＝偽陽性だったのだが），心臓カテーテル検査を行ったところ，鼠径部へのカテーテル挿入時に神経を損傷し後遺症をきたした．

喀痰や尿の生体標本に対する顕微鏡的診断では，簡便に施行可能なグラム染色法と抗酸菌染色法を自ら実施できるようにマスターすべきである．また，3 には記載がないが，髄液の顕微鏡的診断（やはりグラム染色法と抗酸菌染色法）を習得するべきである．実際，化膿性髄膜炎などの超緊急の疾患に対応できることが望ましく，習得すべき検査手技のなかに腰椎穿刺も含まれているからである．

一方で，子宮頸部細胞診は，報告書の解釈ができればよく，細胞診判定のスキルのない医師が独力で検鏡して判定するのは診断エラーのリスクがある．胃と注腸の透視検査についても，判定は放射線科医または消化器科医に依頼するほうがよく，読影スキルのない医師が独力で読影して判定するのは診断エラーのリスクがある．もちろん，胃と注腸の透視画像の読影能力を有する研修まで行うことができればその限りではない．

また，3 にはCT検査が含まれていないが，現実的にはCT検査はかなりの頻度で実施されているはずである．CTやMRI検査の「適応」を知ることは必須である．病歴聴取と身体診察を行わず，単に「腹痛患者＝腹部CT検査オーダー」という診療を行ってはならない．

CT検査機器を有する医療機関では，その初期読影の担当者を定めておくことが望ましい．すなわち，頭部CTは自ら読影し，胸腹部は放射線科医が読影する，などである．いずれにしても，患者の安全を考慮して，CTやMRIなどの画像は「原則翌日までに放射線科読影医に読影依頼を行う」などのようにダブルチェックを受けるようにするとよい．

救急処置

習得すべき救急処置について **4** に示す．これらの処置はライセンス式であり，通常業務とは別の院外研修で自ら受講することがほとんどなので，余裕をもって受講日程を組むようにする．

また，これらの救急処置のライセンスは，エビデンスの進展によって内容が変化していくため，継続的にアップデートな処置ができるように，研修修了後も定期更新することが望ましい．

薬物治療

5 の薬物治療における技能が研修目標に含まれている．

高齢者に対する薬物療法では，日本版ビアーズ基準や日本老年医学会のリスト[*2]を参考にして，不適切処方をできるだけ避けるように努める．ポリファーマシー（一般的に5種類以上の長期処方）は，薬剤による有害事象のリスクを高めるので，なるべく避けるように努力する．心血管系イベント予防の薬剤を処方する際には，Number Needed to Treat（NNT）と Number Needed to Harm（NNH）のバランスを考えて行う．

薬剤情報は，製薬会社の医薬情報担当者（MR）のみから入手するのではなく，「バイアスの小さい」優秀な薬剤師（欧米では Pharm D クラス）から入手するようにする．定期的な処方カンファレンスを行い（毎週1回など），医療チーム内で処方内容の適切さについて振り返るようにする．相互作用のダブルチェックなどについても，薬剤師とともに行うと効果的である．

他院でポリファーマシーを受けている患者を診療した際には，不適切処方をみつけるようにする．みつかった不適切処方について，処方医に直接連絡をして脱

[*2] 日本老年医学会「高齢者に対して特に慎重な投与を要する薬物のリスト」(2005)

4 習得すべき救急処置

新生児，幼児，小児の心肺蘇生法（PALS）
成人心肺蘇生法（ICLS または ACLS）
病院前外傷救護法（PTLS）

5 薬物治療における研修目標

①使用頻度の多い薬剤の副作用・相互作用・形状・薬価・保険適応を理解して処方することができる．
②適切な処方箋を記載し発行できる．
③処方，調剤方法の工夫ができる．
④調剤薬局との連携ができる．
⑤麻薬管理ができる．

処方（deprescribing）を促すように努力する．その際には，できるだけていねいに相手を尊重し，良好なコミュニケーションを保持しながら，患者中心の処方を達成するように努力する．

治療手技

6の治療手技が経験目標に含まれている．一般的なケースで，専攻医が自分で判断して実施できることが目標である．できれば，複数の一般的なケースで，専攻医が自分で判断して実施でき，加えて他の医師に指導できるようになるとよい．さらには，複雑な病態・状況下で，専攻医自身が中心となって判断して実施できるとよい．

6の手技についてマスターするためには，外科・整形外科・皮膚科・呼吸器内科をそれぞれローテート研修する予定がない場合でも，診療所や救急科（ER型），病院総合診療科（総合内科）で研修するとよい．整形外科的手技の習得は重要であり，これについては，整形外科での研修を行うと効果的である．

膝関節・肩関節等への関節注射では，化膿性関節炎をきたすリスクもあるので，無菌操作を心がける．尿道留置カテーテルは頻繁に使用される手技であるが，カテーテル関連尿路感染症（catheter-associated urinary tract infection：CAUTI）のリスクがあるため，その適応には十分考慮して行う．必要がなくなった尿道カテーテルは速やかに抜去する．感染を合併した褥瘡に対しては抗菌薬を投与するだけでなく，十分なデブリードマンを実施するようにする．胸腔穿刺・腹腔穿刺・骨髄穿刺等の各種穿刺法はできるだけマスターしておきたい．体

6 経験すべき治療手技

①簡単な切開・異物摘出・ドレナージ
②止血・縫合法及び閉鎖療法
③簡単な脱臼の整復，包帯・副木・ギプス法
④局所麻酔（手指のブロック注射を含む）
⑤トリガーポイント注射
⑥関節注射（膝関節・肩関節等）
⑦静脈ルート確保及び輸液管理（IVH を含む）
⑧経鼻胃管及び胃瘻カテーテルの挿入と管理
⑨導尿及び尿道留置カテーテル・膀胱瘻カテーテルの留置及び交換
⑩褥瘡に対する被覆治療及びデブリードマン
⑪在宅酸素療法の導入と管理
⑫人工呼吸器の導入と管理
⑬輸血法（血液型・交差適合試験の判定を含む）
⑭各種ブロック注射（仙骨硬膜外ブロック・正中神経ブロック等）
⑮小手術（局所麻酔下での簡単な切開・摘出・止血・縫合法，滅菌・消毒法）
⑯包帯・テーピング・副木・ギプス等による固定法
⑰穿刺法（胸腔穿刺・腹腔穿刺・骨髄穿刺等）

7 経験すべき耳鼻咽喉科・眼科・皮膚科の治療手技

①鼻出血の一時的止血
②耳垢除去，外耳道異物除去
③咽喉頭異物の除去（間接喉頭鏡，上部消化管内視鏡などを使用）
④睫毛抜去

腔穿刺ではエコー法も併用するとより安全に施行できる．

耳鼻咽喉科・眼科・皮膚科の治療手技

7の手技についてマスターするためには，耳鼻咽喉科・眼科・皮膚科をそれぞれローテート研修する予定がない場合でも，診療所や救急科（ER型）で研修するとよい．上部消化管内視鏡手技の習得は重要であり，これについては，消化器内科での研修を行うと効果的である．

鼻出血患者では，高血圧や出血傾向などの全身性疾患がベースにあることがある．バイタルサインや紫斑，粘膜出血などの評価を心がける．耳垢は難聴の重要な原因である．難聴患者では必ず耳鏡での観察を行い，耳垢があれば，速やかに除去をしてあげるとよい．

文献

1) CLSI. Principles and Procedures for Blood Cultures; Approved Guideline. CLSI document M47-A. Wayne, PA : Clinical and Laboratory Standards Institute；2007.
2) 草場鉄周（監）．まんが めざせっ！総合診療専門医．東京：中山書店；2015.
3) 藤沼康樹（編）．新・総合診療医学 家庭医療学編，第2版．東京：カイ書林；2015.
4) 徳田安春（編）．新・総合診療医学 病院総合診療医学編，第2版．東京：カイ書林；2015.
5) 小嶋 一ほか（編）．新・総合診療医学 Case & Review．東京：カイ書林；2015.
6) 徳田安春．Dr.徳田のフィジカル診断講座．東京：日本医事新報社；2014.
7) 徳田安春．こんなとき，フィジカル：超実践的！身体診察のアプローチ．東京：金原出版；2015.

総合診療専門医の経験目標
一般的な症候への適切な対応と問題解決

大平善之・生坂政臣（千葉大学医学部附属病院 総合診療科）

　診療の入口となるプライマリ・ケアの場には，診断のついていない症候や健康問題がもち込まれる．したがって，総合診療専門医には，患者がもち込む生物・心理・社会的な問題すべてに対して，限られたリソースのなかで臓器横断的な診療を行うことが求められる．本稿では，総合診療専門医に求められる一般的な症候へのアプローチ法について概説する．

診断に関する戦略

病歴情報で疾患を絞り込む

　身体診察，検査で診断がつくのはそれぞれ12％，11％であるのに対し，病歴では76％診断がつくとされる[1]．診療の入口を担う総合診療専門医には軽症期の患者が受診することが多く，身体診察や検査では異常がないかあっても軽微であり，病歴聴取の時点で想起していない疾患の所見は見逃してしまう可能性が高い．病歴で診断のあたりをつけ，焦点を絞って所見をとりにいくことが，見逃しを最小限にする方略である．

高頻度疾患に詳しくなり，引き算診断で見逃しを防ぐ

　正確な診断には，症候へのアプローチ法だけでなく，鑑別すべき疾患の各論を学習しておく必要がある．プライマリ・ケアでは，上位30疾患で外来患者の約70％を占めるとの報告[2]がある．前述の通り，総合診療では軽症期の患者が多く，重篤な疾患であっても教科書的な典型例は少ない．大多数を占める軽症例のなかから，重篤な疾患，しかも典型例でないものを拾い上げることは容易ではなく，いわゆる，重症疾患あてはめ型の診療には限界がある．
　そこで，目の前の患者から高頻度疾患を引き算することで，非典型例やまれな疾患を浮かび上がらせることができ，見逃しを防ぐことが可能となる（引き算診断）．その際，感度の高い病歴情報を駆使し，想起した疾患の除外を行う．各疾患の中核となる特徴（key feature）とセットで学習すると，高頻度疾患を効率よく学ぶことができる．

診療の場によって診断方略を変える

　重症な患者が対象となる病棟では，網羅的に収集した情報をもとに入院初日にプロブレムリストをつくり，問題点ごとに考察していく漏れのない方略が求められる．他方で，1回の診察時間の制約が大きく，かつ軽症患者が大多数を占める診療所では，再診という時間軸を利用した方略を利用する．全身くまなく診ることが要求される病棟とは異なり，病院外来や診療所では，病歴から想起される病態に絞った身体診察スキルが必要となる．

　また，診療所や病院外来には他者の目が入りにくいため，独善的な診療に陥りやすく，結果として患者に不利益を生じる危険性がある．これを防ぐために，指導医による医療面接の定期的な（録画）チェックや，外来症例検討会などを通した診断プロセスと患者管理のピアレビューが重要である．

　ある疾患と診断することは，他の疾患の確率を相対的に低下させることになるので，危険な疾患だけでなく良性疾患を含めて常に診断しようとする姿勢が，場の設定によらず大切である．また時間軸を利用する場合でも，その都度最も強く疑われる病態を明確にしておくことが，省察を通した診断能力向上のカギとなる．

主要症候へのアプローチ

　日本専門医機構の総合診療専門医 専門研修カリキュラム[*1]には，経験すべき一般的な症候として59の症候が掲げられている．紙数の関係上，本稿では，日本のプライマリ・ケアにおける症候の頻度を調査したTakeshimaらの報告[3]を参考に，59症候のうち頻度が高いものについて，そのアプローチ法の概略を以下に示す．

　各症候に共通することは，自ら管理できる範囲を明確にし，必要なときに適切なタイミングで，他の専門医へコンサルテーションを行うことである．

[*1] ▶付録　総合診療専門医 専門研修カリキュラム　経験目標（p.384）

咳嗽

　持続期間によって，3週間未満を急性咳嗽，3～8週間を遷延性咳嗽，8週間以上を慢性咳嗽と分類する．急性咳嗽の大半は上気道感染症が原因である．感冒様症状がいったん改善した後，再度咳嗽が出現した場合（double sickening）は，急性副鼻腔炎を考える．急性上気道炎から始まり，3週間未満の持続であれば，感冒後咳嗽症候群を考慮する．ただし，肺炎，うっ血性心不全などの重篤な疾患が隠れている場合があり，鑑別には注意を要する．

　遷延性咳嗽，慢性咳嗽では，アンジオテンシン変換酵素阻害薬の服薬の有無を確認する．喫煙，職業，乾燥などの環境因子も原因となりうる．非喫煙者の慢性咳嗽の原因として，後鼻漏，気管支喘息，胃食道逆流症が多いとされている．気管支喘息の57％，胃食道逆流症の50％で咳が唯一の症状であったとの報告がある．肺結核は，日本では新規登録患者数は減少傾向にあるが，欧米諸国と比較して未だ高い水準にあり，常に鑑別に含めるべきである．特に高齢者や外国生まれ

の患者の割合が高くなっている．

また百日咳は，ワクチン接種後12年で予防効果が消失するとされており，成人での感染機会が増加するので，激しい咳嗽や難治性咳嗽の鑑別に含める必要がある．

咽頭痛

急性咽頭炎の大部分を占めるウイルス性は，起床時に症状が最も強く，嚥下を繰り返すうちに軽快する．嚥下の繰り返しで改善しない場合は細菌感染症が疑われるが，特にA群β溶連菌感染症を適切に診断し，治療することが，リウマチ熱予防の観点から重要である．本症の診断には，①扁桃の滲出物（白苔），②前頸部リンパ節腫脹，③発熱，④咳がない，の4項目からなるCentor criteriaが有用である．この診断基準の使い方の一つは，4項目すべてに該当する場合は検査なしで治療に入り，1項目以下の場合はウイルスなどの別の原因を考え，2または3項目該当する場合には迅速抗原検査で確認する，というものである．ただし，迅速抗原検査の感度は80%程度である．結果が陰性であった場合は，咽頭培養を提出しておき，A群β溶連菌が検出された時点で抗菌薬を開始することにより，発症より9日以内であれば，リウマチ熱の予防が可能とされている．再発時には，治療開始が早すぎたことにより溶連菌に対する免疫が獲得できなかった可能性や，家族内キャリアの存在を考慮する．

咽頭の白苔を認めるその他の原因には，伝染性単核症，アデノウイルス，単純ヘルペスウイルス初感染などがある．伝染性単核症では，ペニシリン系などの抗菌薬投与で皮疹が出現することがあり，安易な抗菌薬投与は控えるべきである．淋菌，HIV感染初期でも咽頭の白苔を認めることがある．また，強い口臭を伴う場合には，嫌気性菌感染を疑う．

咽頭所見が乏しいにもかかわらず，著しい咽頭痛を認める場合は，急性喉頭蓋炎を考慮する．急性喉頭蓋炎や咽後膿瘍では，唾液が飲み込めず流涎を認めるほか，気道を確保しようと頸部が前に出る，含み声[*2]になる，などの特徴がある．

> [*2] **含み声**
> くぐもり声．熱い焼き芋を口に頬張りながらしゃべるときのような声．

頭痛

一般外来では，圧倒的に良性の頭痛が多く，片頭痛，緊張型頭痛，群発頭痛などの一次性頭痛を的確に診断することが，危険な二次性頭痛の見逃しを防ぐ最善の方法である．「突発」「増悪」「最悪」の3つの質問に対し，いずれも該当しない場合は，危険な頭痛の可能性はきわめて低くなる．一方，1つでも該当する場合は，危険な頭痛の可能性があるため，慎重に鑑別を進める必要がある．頭痛で受診する患者において最も頻度の高い片頭痛は，「日常生活が妨げられ，悪心，嘔吐，光過敏を伴う頭痛」が特徴であり，若年女性に多い．

腹痛

痛みの病態生理に基づき，内臓痛，関連痛，体性痛に分けて考える．消化管に

分布する内臓神経で伝えられる内臓痛は臍を通る正中線上に鈍痛として出現し，腹膜や後腹膜に病変が及ぶと，患部周囲の体性痛に変化する．ただし，上行および下行結腸は，後腹膜に固定されているため，初期から正中よりやや左右にずれた痛みとなる．大腸憩室炎は，筋層を欠く偽憩室であるため進行が早く，発症時にはすでに限局した体性痛であることが多い．泌尿生殖器由来の痛みは，体性神経支配であるため患側痛となる．内臓痛と体性痛は，病状の時相により移行期である準体性痛を訴えることもあり，時間経過が参考になる．

　関連痛は，侵害刺激の入力により脊髄神経が興奮し，同じ脊髄分節によって支配される皮膚に疼痛を生じるものである．各臓器に固有のデルマトームに出現するが，痛みを感じる部位が原因臓器から離れている場合には注意が必要である．特に横隔膜周囲に生じる疾患では，かけ離れた肩から頸部（C4領域）の痛みとなるため，見落とされやすい．

　急性虫垂炎では，腹痛が悪心・嘔吐に先行する．悪心・嘔吐が腹痛に先行する場合は他の疾患を考える．患者が発症時刻を明確に記憶している場合，すなわち突然発症では，腸管や血管の破裂，閉塞，絞扼の可能性が高い．穿孔・破裂は，原因臓器部位に一致した痛みであり，漏出した内容物の流れに沿って激しさを増す．

　カーネット徴候[*3]で痛みが軽減する場合（陰性）は腹腔内由来，痛みが変わらないまたは増強する場合（陽性）は腹壁由来の痛みを示唆する．ただし，心因性でも陽性となる場合があり，注意が必要である．また，炎症が腹壁に及んだ場合は，腹腔内由来でも陽性になる．

　腹部以外の臓器，たとえば虚血性心疾患や心筋炎などの心疾患，肺炎，胸膜炎などの呼吸器疾患，精巣や精巣上体由来の下腹部痛は見逃されやすい．副腎不全，糖尿病ケトアシドーシスなども，腹痛の原因となることに留意する．

> [*3] **カーネット徴候**
> 被検者は，仰臥位で両腕を胸の前でクロスさせる．検者は一番強い圧痛点に手を置いたまま，被検者に頭部をベッドからわずかに浮く程度に挙上させ，腹部の筋肉を緊張させる．

全身倦怠感

　疾患特異性が低く，診断には他の症状や所見を得る必要がある．発症から1か月未満では器質疾患を考える．発症から1か月以上の場合は心因精神疾患の可能性が高くなる．次に①行動を開始しようと思わない（意欲の低下），②行動を開始しようと思うが力が入らない（脱力），③行動を開始できるが維持できない（易疲労性），のいずれかにあてはまるか，確認する．①は心因精神疾患，②③は器質疾患を示唆する．うつ病のスクリーニングは「気分の落ち込み」「楽しみの喪失」の2つの質問で行い，どちらも該当しない場合，うつ病の可能性はきわめて低くなる．6か月以上続く，休息で改善しない倦怠感では，慢性疲労症候群を考える．

めまい

　多くは良性疾患であるが，頻度は低いものの見逃してはならない疾患が隠れている．めまい診療が難しいとされる要因の一つに，見た目の重症感と実際の重症

① 持続時間と誘因による「めまい」の鑑別[4]

		1回のめまいの持続時間	
		短時間，間欠的（数分以内）	持続性（数時間以上）
誘因	寝返り，振り向く	BPPV	前庭神経炎
	起立時	起立性低血圧（消化管出血）	起立できないとき（失調）：脳血管障害
	なし	パニック障害，椎骨脳底動脈循環不全症，アダムス・ストークス症候群	脳血管障害，うつ病，複合型感覚障害

上記以外の鑑別疾患：メニエール病，聴神経腫瘍

度が相関しないことがあげられる．めまい診療における総合診療専門医のessential minimum は，あらゆる中枢性めまいと聴神経腫瘍を見逃さないことである．そのためには，頻度の高い良性発作性頭位めまい症（benign paroxysmal positional vertigo：BPPV）を適切に診断，除外することが重要である．

鑑別には，めまいの「持続時間」と「誘因」が重要であり，この2つの病歴情報を組み合わせることで鑑別が可能となる（①[4]）．たとえば，「短時間」で「寝返りや振り向き」で誘発されるめまいはBPPVである．我々の研究[5]では，「寝返りで誘発（オッズ比16）」「持続時間2分以内（オッズ比3.7）」「回転性めまい（オッズ比8.5）」がBPPVの診断に有用であり，3項目とも該当する場合には，その可能性がきわめて高くなる．

悪心・嘔吐

吐き気以外にも食欲不振，腹部膨満感，胸やけが「悪心」と表現される場合があり，想起すべき鑑別疾患は多岐にわたるので，腹腔内，腹腔外，中毒・代謝・内分泌に分けて鑑別を進めるとよい．腹腔外には，心疾患，頭蓋内圧亢進，眼圧亢進，前庭系の異常，機能性，心因精神疾患などがある．中毒・代謝・内分泌には，薬剤，ヒ素などの毒物，食中毒，糖尿病，高カルシウム血症，下垂体機能低下，副腎不全，甲状腺中毒症などが含まれる．頭痛，腹痛などの随伴症状や消化管罹患部位の推定のために，吐物の性状を確認する．悪心を伴わない嘔吐では，急性頭蓋内圧亢進や上部消化管閉塞を考える．

胸痛

突然発症の場合，血管性（虚血性心疾患，急性動脈解離など），気胸を考える．血管性では，悪心，冷汗などの自律神経症状を伴う．特に冷汗を伴う場合はショック状態が疑われるので対応を急ぎ，呼吸・循環管理のうえ，心電図や適切な臨床検査および画像検査を行いつつ，専門医へ至急コンサルトする．虚血性心疾患では，患者の訴えが「胸やけ」の場合もあり，注意が必要である．

痛みと随伴症状の出現の順番も重要であり，食道破裂では，胸痛に先行して嘔

吐を認める．また，増悪および寛解因子も診断の参考になる．深吸気で悪化する胸痛は，膜由来であることを示唆し，胸膜，心外膜，横隔膜下の病変を考える．特に臥位で悪化し，坐位および立位で軽快する場合，心膜炎を示唆する．

胸壁由来の痛みでは，皮膚・皮下組織（神経，血管を含む），筋・骨格系（軟骨含む）に分けて考える．帯状疱疹は，通常，片側性でデルマトームに一致した皮疹を認めるが，痛みが皮疹に先行する（3～7日間）ことがある．その他，ボルンホルム病（流行性筋痛症），若年者のティーツェ症候群（肋軟骨炎），出産後の乳腺炎，中年以降の女性のモンドール病，胸鎖関節や胸肋関節を侵す血清反応陰性関節炎などを鑑別する．上肢および胸郭の運動によって痛みが悪化する場合は，筋・骨格系由来を考える．咳嗽による悪化は，胸膜および胸壁のいずれの病変でも認められるため，両者の鑑別点にはならない．

感覚障害 / しびれ

しびれの多くは感覚障害のことであるが，麻痺，巧緻運動障害，浮腫のことを指していることがあり，注意を要する．感覚障害では，まず神経系のどのレベルの障害であるかを考える．感覚障害の範囲，性状（陽性症状または陰性症状），発症様式を含む症状の経過から視床，脳幹，脊髄，脊髄神経根，神経叢，末梢神経，知覚受容体の部位診断を行う．

頻度が高い末梢神経障害は，単神経障害，多発神経障害，多発単神経障害に分類する．単神経障害では，物理的な圧迫が原因として多い．多発神経障害は，両側の足先から始まり，糖尿病，アルコール，ヒ素や鉛などの中毒，薬剤，ギラン・バレー症候群など原因は多岐にわたる．多発単神経障害の原因として，血管炎やアミロイドーシスなどがある．

腰痛

プライマリ・ケアを受診する腰痛患者の85％以上は非特異的腰痛であり，良性の筋骨格系疾患が原因で，2～3週間以内に改善する．ただし，red flag sign（夜間臥位での増悪，体重減少，説明のつかない発熱，悪性腫瘍の既往，神経障害など）があれば，椎間板炎，硬膜外膿瘍，悪性腫瘍の脊椎転移など重篤な疾患の可能性を検討する必要がある．また，体動との関連がない場合には，皮膚，大血管・腎動脈や後腹膜臓器など，筋骨格系以外の障害を考える．下肢の筋力低下，感覚障害や膀胱直腸障害を伴う場合は，脊髄（および脊髄神経根）の障害を示唆し，特に脊髄圧迫病変に対しては緊急治療が機能予後を決定するため，迅速な診断が求められる．

まとめ

総合診療の専門性の一つとしてコモンディジーズの診断・治療が提唱されてきた．確かに1990年代は軽症疾患の集合体であるコモンディジーズの症候診断は

注目されておらず，それを体系づけた黎明期の総合診療にとって，そこに専門性が存在したといえよう．しかし，体系づけられたコモンディジーズの診断・治療は短期間に修得できるために，欧米諸国ではトレーニングを受けた看護師や薬剤師が行っており，日本でも卒前・卒後研修や一般医家への生涯教育などで，すでに多くの臨床医が手掛ける領域となっている．また，コンピュータによるコモンディジーズのアルゴリズム診断の精度も50％に達しており[6]，よくある疾患の診断をweb上で遂行する時代が早晩訪れると思われる．したがって，これからの総合診療専門医に求められる専門性は，コモンディジーズに留まらず，むしろ心理・社会的要因や複数の健康問題が複雑に絡みあった問題の解決能力にシフトする，あるいはすでにシフトしたと考える．高齢化やグローバル化で複雑化する疾病，社会と価値観のなかで，診断と治療方針の決定に総合診療専門医が果たすこの役割はきわめて重要であり，専門研修においても，複数の病院や診療科を受診する複雑な症例の問題解決に積極的に取り組んでほしい．

文献

1）Peterson MC, et al. Contributions of the history, physical examination, and laboratory investigation in making medical diagnoses. *West J Med* 1992；156：163-5.
2）Okkes IM, et al. The role of family practice in different health care systems：a comparison of reasons for encounter, diagnoses, and interventions in primary care populations in the Netherlands, Japan, Poland, and the United States. *J Fam Pract* 2002；51：72-3.
3）Takeshima T, et al. Reason for encounter and diagnosis of new outpatients at a small community hospital in Japan：an observational study. *Int J Gen Med* 2014；7：259-69.
4）野田和敬, 生坂政臣. 最も多いBPPVを診断・除外できるようになろう. レジデントノート 2008；10：376-82.
5）野田和敬ほか. めまい診断に有用な問診項目の検討. 総合診療医学 2007；12（1）：78.
6）Semigran HL, et al. Evaluation of symptom checkers for self diagnosis and triage：audit study. *BMJ* 2015；351：h3480.

総合診療専門医の経験目標
一般的な疾患・病態に対する適切なマネジメント

雨森正記（弓削メディカルクリニック 滋賀家庭医療学センター）

まず，総合診療専門医 専門研修カリキュラムに，「一般的な疾患・病態について適切なマネジメントを経験する必要がある」とされる疾患が掲載されているので，付録[*1]をご覧いただきたい．特に90％以上の経験が必要とされるものには「※」がついている．

付録の該当部分を見ただけで，内科病棟のみで経験できる疾患をはるかに超える幅広い疾患の経験が必要とされていることがおわかりになろう．しかし，これらの疾患の経験は，実際に総合診療専門医として仕事をする際の，minimal requirementにすぎないと考えていただきたい．

また，これらの疾患・病態の経験は，総合診療専門研修プログラム修了の総括評価項目の一つになっている．つまり，3年間の総合診療専門研修で，これらの疾患・病態を十分に研修していないと修了が認定されない．3年間の研修プログラムにはそれらの疾患について研修可能な研修の場が用意されているので，研修開始前からプログラム毎の研修目標と研修の場について確認をしておく．それでも，研修期間中は，常にそれらの疾患の経験について意識していないと，3年間では抜け落ちてしまう可能性があることを忘れないでいただきたい．

ここでは経験すべき疾患・病態を3年間で網羅し，十分な研修にするために必要なことを，①総合診療専門研修プログラムの特徴，②研修の場に共通した学びのポイント，③各疾患と研修の場による学びのポイント，④定められた研修の場以外の機会，⑤総合診療専門研修に特徴的な疾患・病態と経験すべき項目の具体例について解説する．

[*1] ▶付録　総合診療専門医 専門研修カリキュラム 経験目標（p.384）

総合診療専門研修プログラムの特徴

総合診療専門研修プログラムでは，総合診療専門医を特徴づけるコアコンピテンシー[*2]と，他科にはない幅広い臨床能力を，3年間の研修で身につけなければいけない．この項では研修中に経験すべき疾患について言及する．

総合診療専門研修プログラムが，他の専門研修と異なっていることは，単一科での研修ではなく，総合診療専門研修Ⅰ・Ⅱ，必須領域別研修での内科・小児科・救急科，他の領域別研修（選択研修）での各科というように，いくつかの科をローテーションして研修することである．さまざまな科で研修する際に，共通

[*2] ▶付録　総合診療専門医 専門研修カリキュラム 到達目標：総合診療専門医の6つのコアコンピテンシー（p.376）

した学びのポイント，ローテーションによって異なる学びのポイントがある[*3]．本稿では，研修の場に共通した学びのポイントと，疾患・病態からみたローテーションでの学びのポイントについて解説する．

[*3] ▶多様な研修の場に応じた学びの工夫（p.212）

研修の場に共通した学びのポイント

自分で行う日々の学び

毎日の研修の場で，担当患者のログをつけることを心がけていただきたい．ログとは，入院，外来，在宅患者の経験と学びを記録することで，自分の経験を振り返ることが可能になる．それらの経験を，疾患，病態別に月毎にまとめて，自分に十分な領域と不十分な領域について自覚する．

指導医との振り返りにおける学び

毎月，研修中間時，研修終了時などに，指導医，プログラム統括責任者と記録をまとめ，カリキュラムに示されている一般的な疾患・病態に照らし合わせながら，振り返りを行う．それをもとに，研修できていること，今後の研修で重点的に適切なマネジメントを経験する必要のある事柄をピックアップするように心がけていただきたい．

プログラム統括責任者との振り返り時における学び

ローテーション毎に振り返りは行われるが，同一疾患でも異なったセッティングで経験すべきものについては，プログラム統括責任者との継続した振り返り時に相談しないと抜け落ちる可能性がある．

疾患・病態からみた学びのポイント

カリキュラムに示されている一般的な疾患・病態は，研修の場によって，総合診療専門研修で主に経験すべき疾患・病態，必須領域別研修でしか経験できない可能性のある疾患・病態，総合診療専門研修と必須領域別研修とで経験できる疾患・病態，同一疾患でも異なったセッティングで経験すべき疾患・病態，に分類される．

総合診療専門研修で主に経験すべき疾患・病態

総合診療専門研修プログラムの肝である「総合診療専門研修」，特に診療所・中小病院における「総合診療専門研修Ⅰ」で主に経験すべき疾患を **1** に示した．これらは，必須領域別研修である内科・小児科・救急科以外の科で主に扱っている疾患・病態である．しかし，各科をローテーションしなくても，総合診療専門研修において外来で経験できるものである．

これらは，外来で診断・治療が完結し，入院することがない疾患群であり，総合診療専門研修中に十分に経験していただきたい．ただし，研修の場の規模や場所により経験しにくい疾患については，選択研修を利用して経験を積むことが望ましい．

必須領域別研修でしか経験できない可能性のある疾患・病態

必須領域別研修でないと経験できない可能性のある疾患を **2** に示した．この

1 総合診療専門研修Ⅰで主に経験すべき疾患

1. 皮膚系疾患
   ①湿疹・皮膚炎群（接触皮膚炎，アトピー性皮膚炎，皮脂欠乏性皮膚炎）
   ②蕁麻疹
   ③薬疹
   ④皮膚感染症（伝染性膿痂疹，蜂窩織炎，白癬症，カンジダ症，尋常性痤瘡，感染性粉瘤，伝染性軟属腫，疥癬）

2. 妊娠分娩と生殖器疾患
   ①妊娠・授乳婦・褥婦のケア（妊婦・授乳婦への投薬，乳腺炎）
   ②女性生殖器及びその関連疾患（月経異常（無月経を含む），不正性器出血，更年期障害，外陰・腟・骨盤内感染症，骨盤内腫瘍，乳腺腫瘍）
   ③男性生殖器疾患（前立腺疾患，勃起障害，精巣腫瘍）

3. 眼・視覚系疾患
   ①角結膜炎（アレルギー性結膜炎）

4. 耳鼻・咽喉・口腔系疾患
   ①中耳炎
   ②急性・慢性副鼻腔炎
   ③アレルギー性鼻炎

5. 精神・神経系疾患
   ①認知症（アルツハイマー型，血管型）
   ②依存症（アルコール嗜癖，ニコチン依存）
   ③気分障害（うつ病，躁うつ病）
   ④不安障害（パニック症候群）
   ⑤身体表現性障害，ストレス関連障害
   ⑥不眠症

2 必須領域別研修でしか経験できない可能性のある疾患

- 内科
  - 脳・脊髄血管障害
  - 脳炎・髄膜炎
  - 狭心症，心筋梗塞
  - 胸膜・縦隔・横隔膜疾患
  - 小腸・大腸疾患
  - 膵臓疾患
  - 細菌感染症
  - 維持治療期の悪性腫瘍

- 小児科
  - 小児虐待の評価

- 救急科
  - 脳・脊髄外傷
  - 骨折
  - 横隔膜・腹壁・腹膜疾患
  - 中毒
  - アナフィラキシー

項目は，実は多くはない．しかし，必須領域別研修を漫然と過ごしていると経験することなく終わってしまい，後で取り返しがつかなくなるので注意が必要と思われる．

加えて，小児の感染症については季節による流行の変動がある．小児科研修の期間だけでは経験できない感染症があるかもしれない．また入院患者だけを診ていると入院しない疾患，たとえば伝染性紅斑，水痘，流行性耳下腺炎などを経験しないで終わってしまうこともありうるので注意が必要である．

総合診療専門研修と必須領域別研修とで経験できる疾患・病態

救急科研修で学ぶ急性期疾患は，より重症の患者を多くマネジメントする経験になる．また，通常の総合診療専門研修での外来診療においては，入院適応の選

別は学ぶべき重要な項目であり，診療所，小病院，専門病院というセッティングの違いによるふるい分けも学んでいただきたい．

同一疾患でも異なったセッティングで経験すべき疾患・病態

生活習慣病・慢性期疾患については，入院と外来で継続して診療するという両方の経験が必要になる．特に患者数が多い生活習慣病については，継続外来で多くの経験をしていくべき疾患群である．生活習慣病のうち，重要疾患である糖尿病および加齢と老化について学んでいただきたい項目を具体例として後述する．

定められた研修の場以外の機会

学会などでの機会

それぞれの疾患・病態について，一つのプログラムで定められている研修では，内容が限られていることもありうる．研修期間は多忙でもあり，外部に出掛ける時間的な制約もあるかもしれないが，できるだけ他のプログラムの専攻医と交流することをお勧めする[*4]．

また，学会などで用意されている講演，ワークショップ，セミナーについての情報を常に注意しておき，自分に必要と思われるものに参加して経験を深めるようにしていただきたい．日本プライマリ・ケア連合学会で開催されている学術大会やセミナーの一部については **3** に示した．

[*4] ▶ Column 研修中の，組織を越えた仲間づくり（p.123）

他の研修サイトの見学

できれば，研修期間中に他の研修プログラムの見学を行い，自分の所属しているプログラムとの差異，強み・弱みについて検討し，お互いにブラッシュアップしていただきたい．

3 日本プライマリ・ケア連合学会で開催されている学術大会・セミナーの例

- 学術大会（5月，6月頃）
  学術講演，発表のみならず生涯学習用のワークショップなども数多く用意されている
- 春季・秋季生涯教育セミナー（春季：5月頃の日曜日，秋季：11月の土曜午後・日曜日）
  総合診療専門医の生涯学習として必要な項目について，講演，ワークショップ形式で行われている．参加者が興味ある演題について選択する方式のセミナー
- 学生・研修医のための家庭医療学夏期セミナー（8月初旬）
  学生が運営する，家庭医療・総合診療に関心のある学生・研修医のためのセミナー
- 若手医師のための家庭医療学冬期セミナー（2月頃）
  ジェネラリストをめざす若手医師が，総合診療医，家庭医，病院総合医，プライマリ・ケア医のコアエッセンスを体得するためのセミナー
- 生涯教育 Hands-on セミナー
  耳鼻科，眼科，小児救急，産婦人科についての，専門医による講義と実技研修

総合診療専門研修に特徴的な疾患・病態と経験すべき項目の具体例

生活習慣病

生活習慣病などの慢性疾患は，病院での専門科への入院，診療所などでの継続外来，いずれの経験も必要となる．特に，糖尿病患者の治療経験は非常に重要と考えられるため，研修に必要と考えられる項目を **4** に掲げた．

入院中の管理

入院での研修は，主に糖尿病専門医の指導のもとで行われる．通常の糖尿病教育入院では，食事療法（適切なカロリー，炭水化物），運動療法の指導，内服薬の調節，インスリン導入と調節，自己血糖測定の指導，合併症の評価などの経験が必要となる．また逆紹介する際の，紹介先への連絡（インスリンの名称，自己血糖測定器具の確認）なども学ぶべき項目と考える．

特に総合診療専門医の場合は，退院後の生活を考慮した食事・運動・薬物治療とともに，ポリファーマシーについても学んでいただきたい．

4 糖尿病について研修が望まれる事項

入院
- 血糖管理
  - 食事指導
  - 運動指導
  - 内服
  - インスリン導入
- 合併症の評価
- ポリファーマシーの調整

継続外来
- 血糖管理
  - 食事指導
  - 運動指導
  - 内服
    - 薬剤の特徴を考慮して調整
  - インスリン外来導入・調節
  - 自己血糖測定導入・指導
- 合併症の管理
  - 網膜症：眼科紹介
  - 神経症
  - 腎症
- 他の危険因子の管理
  - 高血圧
  - 脂質
  - 喫煙
  - その他
- ヘルスメンテナンス
  - 特定健診
  - がん検診
  - 予防接種
  - その他

その他
- 多職種との連携
  - 看護師
  - 薬剤師
  - 管理栄養士
  - 療法士
- 一般住民への啓発
- 家族との連携

色文字は総合診療専門医に望まれる研修項目

継続外来での管理

継続外来でも，血糖コントロール目標の設定・評価，およびそれをもとにした食事・運動指導，特徴を知ったうえでの各種内服薬の変更・量の調節，外来でのインスリン導入・量の調節，自己血糖測定指導は，経験が必要となる．

血糖コントロールのみではなく，定期的な合併症の評価（網膜症に対する眼科受診，尿アルブミンや尿蛋白による腎症の評価など），危険因子としての脂質や血圧の管理についても，配慮が必要となる．

また，総合診療専門医には，個人のヘルスメンテナンスについての指導は必須となる．肺炎球菌ワクチンの定期接種，インフルエンザ予防接種，特定健診，がん検診の勧奨，禁煙指導は経験していただきたい．

その他

糖尿病療養指導士，管理栄養士，薬剤師など病院内の多職種と連携し，患者家族への指導を行うとともに，一般住民への健康啓発も含めて学んでいただきたい．

加齢と老化

加齢と老化については，総合診療専門医は単なる疾患としてとらえるのではなく，介護や多職種連携，在宅医療と絡めて幅広く学んでいただきたい（**5**）．

高齢者総合機能評価

入院，外来，在宅とセッティングを問わず，誤嚥，転倒，失禁，褥瘡といった老年症候群をもった高齢者を診療する機会は多い．そのなかで，高齢者総合機能評価（CGA）を考慮した診療を行えるようになっていただきたい．具体的な項目などについては，『総合診療専門医 腕の見せどころ症例』などを参考にされたい．

5 加齢と老化で学ぶべきこと

高齢者総合機能評価
- 身体的
  - ADL
  - IADL
- 精神心理的
  - 認知機能
  - 抑うつ状態
- 家族・社会的
  - 介護負担
  - 住居・家計

老年症候群
- 誤嚥
- 転倒
- 失禁
- 褥瘡

介護保険制度
- 要介護度
- 介護保険認定審査会
- 主治医意見書記載
- 各種サービス内容

多職種・多施設連携
- 多職種連携
- 多施設連携
- サービス担当者会議

在宅医療
- 退院前カンファレンス
- 在宅医療導入
- ACP：advanced care planning
- 在宅医療の実践
- 看取り

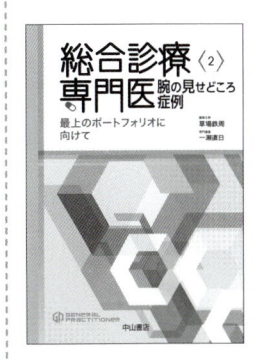

在宅医療と介護保険，多職種連携

　総合診療専門研修Ⅰで十分な在宅医療の経験が積めるプログラムでは，介護保険，多職種連携，在宅医療に関する項目は容易に達成できるかもしれない．しかし，必ずしも在宅医療の経験が豊富にできるところばかりとは限らないので，在宅医療の研修が困難な場合には，選択研修で在宅医療専門クリニックなどを経験するのが望ましい．

まとめ

　総合診療専門医は，その特徴となるコアコンピテンシーとともに幅広い臨床能力が必要とされる．そのため，総合診療専門研修プログラムで修了の総括的評価に用いられる項目の一つとして，「到達目標と経験目標がカリキュラムに定められた基準に到達している」ことが要件として掲げられている．必要とされている疾患・病態については，専攻医が熟知して，3年間で十分な経験を積んで無事に修了できるように期待している．

文献

1) 日本専門医機構. 総合診療専門医 専門研修プログラム整備基準. http://www.japan-senmon-i.jp/program/doc/comprehensive.pdf［2016年5月最終アクセス］
2) 日本プライマリ・ケア連合学会. 学術大会. http://www.primary-care.or.jp/gmeeting/index.html［2016年5月最終アクセス］
3) 日本プライマリ・ケア連合学会. セミナー. http://www.primary-care.or.jp/gmeeting/seminar.html［2016年5月最終アクセス］

総合診療専門医の経験目標
医療・介護の連携活動

中村伸一（おおい町国民健康保険 名田庄診療所）

総合診療専門研修の専攻医・若木徳太と指導医・地井貴一

　わかさ総合診療専門研修プログラムの2年目で大井町立名田荘診療所での研修にやってきたのは若木徳太医師（卒後4年目）．その指導医は，この地域で長く診療を続けている卒後29年目の地井貴一診療所長である[1]．診療所の診察室は2つあり，若木医師は，迷ったら地井医師に相談できる．この日の診察には奥下看護師がついた．

　午前の診療の終わり際，急な往診が入った．相談した結果，地井医師が往診に行くことになった．外来は若木医師一人となる．診療所研修も2か月目に入り慣れてはきたものの，一段と気合いが入った．気合いとは裏腹に，定期受診の安定した患者ばかりで，スムーズに診察は進んだ．

　11時40分になり，午前中最後の患者は，脳梗塞後遺症（左片麻痺）で一人暮らしの市原松子さん（80歳）だった．ただ，いつもと様子が違った．

初めて主治医意見書（新規申請）作成

奥下看護師「あら，市原さん．ようやく介護申請[*1]する気になったのね．先生，主治医意見書を書かなきゃならないから，しっかり聞いておいてね」
若木医師「えっ……　まぁいいか，とにかく診ましょう」

　型通り診察したが，変化なく安定した状態だった．いつもならこれでいい．でも，今回は主治医意見書を書かなければならない．実は過去にも数件書いたことはある．しかしそれらは，すでに介護サービスを受けている患者の更新申請だった．他の医師が書いた前回の主治医意見書をもとに，変化した部分を書き直すだけで，手間はかからなかった．

　今回は新規申請なので，一から書かなければならない．こういうときのためにあらかじめ学んだことを頭に浮かべつつ，後で清書するため，主治医意見書の欄を鉛筆で埋めていった．

　診断名には，生活機能低下の直接の原因となった傷病名を書く．5年前に発症した脳梗塞による左片麻痺で間違いない．左上肢の関節に中等度の拘縮があ

[*1] 正しくは「要介護・要支援認定の申請」．初めて認定を受ける「新規申請」，認定の有効期間満了後に引き続き認定を受ける「更新申請」，心身の状態が著しく変化した場合の「変更申請」の3種類がある．

105

る．尖足のため左足関節に装具を装着し，杖歩行である．軽度だが，慢性の腰痛もある．高血圧症と脂質異常症はいずれも安定している．1に脳梗塞後遺症（左片麻痺），2に変形性腰椎症，3に高血圧症と脂質異常症とした．

生活状況を聞こうと，矢継ぎ早に質問した．

　「食事は？」→「できます」

　「排泄は？」→「できます」

　「失禁は？」→「たまに間に合わないこともあるので，尿漏れ用パッドを使っています」

　「着替えは？」→「できます」

　「お風呂は？」→「自分で入っています」

「なんだ，けっこうできるじゃないか」と若木医師は感じた．

寝たきり度（障害高齢者の日常生活自立度）はどうか．もちろん寝たきりではない．交通機関を利用できればJ1だが，できるのだろうか．

> **若木医師**「えーっと，電車とかバスを一人で利用しますか？」
> **市原さん**「もう長いこと，利用してないです．外出も診療所に来るくらいです．一人では外に出ません」
> **奥下看護師**「今日はどうやって診療所まで来られましたか？」[*2]
> **市原さん**「娘に送ってもらいました」

奥下看護師の誘導で市原さんから聞き出してわかったことがいくつもあった．日中は寝たり起きたりだが，ベッドに横たわりテレビを視たりしている時間が長い．月1回の受診は，隣の大浜市に住む娘さんが来て，診療所への送り迎えをしてくれる．娘さんは受診のあいだに，買い物，調理，掃除，ゴミ出しをする．市原さんは湯沸かし，レンジ使用，炊飯などはできるが，手の込んだ調理はできない．娘さんがおかずをまとめて調理して冷凍保存，そのおかずがなくなると宅配業者のお惣菜を注文，そのくり返しだ．トイレはカーテンドアにして，近づけば自動で洋式トイレの便座の蓋が開くので，排泄は自立．入浴時に浴槽をまたぐのに失敗して溺れかけて以来，普段はシャワー浴にして，娘さんが来たときだけ浴槽につかる．寝たきり度をA2とした．

さて，認知症はどうだろう．会話は問題なく礼節も保たれるが，検査したことがない．この際やってみようと考え，ていねいに説明して承諾を得たうえで検査した．診療所では数年前から，長谷川式認知症スケールとMMSEを同時にできる検査票をつくり，医師も看護師も10〜15分で検査する．難聴もなく理解力もある市原さんなら早くできそうだ．予想通り10分あまりで検査は終了．両方とも30点満点中27点と良好な結果だった．しかし，物忘れの自覚はあり，以前は絶対になかった薬の飲み忘れが月2〜3回あるので，認知症高齢者の日常生活自立度をⅠとした．

後で奥下看護師から聞いた話だが，周辺症状（BPSD）を伴う認知症の場合，検査のあいだに別室で家族から話を聴き出しているという．

[*2] この一言で生活状況がある程度わかることが多い．
- 「息子が会社に行くついでに乗せてもらい，バスで帰ります」（息子と同居し，公的交通機関を利用できる）
- 「高校生の孫を野球部の朝練習に乗せていくので，嫁の運転する車に乗ってきました．帰りも嫁が迎えにきます」（三世代同居で嫁は専業主婦の可能性がある）
- 「車に乗ってきました．軽トラですけど」（自分で運転でき，農業に従事している）

そうこうするうちに地井医師が往診から戻った．事情を聞いた地井医師は，迎えに来た娘さんも含めて，みんなで話し合うように指示した．しばらくして，市原さん母娘，奥下看護師，医師2人がそろい，地井医師が質問した．

> **地井医師**「市原さん，以前から介護申請をすすめていたけど，断っていましたよね．なにか心境の変化がありましたか？」*3

市原さんは苦笑いしていた．すると，娘さんが切り出した．

> **娘さん**「実は私，来週に乳がんの手術を受けます．幸い早い段階ですが，母もいろいろと考えたのでしょう．私じゃなくて，自分から申請を言い出したのです」
> **市原さん**「娘もいつまでも若くて元気ってわけじゃないからね」

几帳面で頑張り屋で，人様に迷惑をかけたくないというのが口癖の市原さんも，娘さんが治療に専念できるように自ら申請を切り出したようだ．

診察室から母娘が出る際に，地井医師は娘さんに「外来ではなく，訪問診療という手もありますからね」と小声で話しかけた．娘さんは小さくうなずいた．

正午ちょうどに診察が終わった後，地井医師から主治医意見書作成7つのコツを，手渡された資料（**1**）をもとに7分でレクチャーされた*4．

> **地井医師**「仕事の後，介護保険制度をおさらいしたほうがいいね．制度は財源，認定，サービスの3つが基本だけど，特に申請から認定までの仕組み，介護サービスの種類についてはしっかり頭に入れておいてね．前者は厚生労働省のホームページで，後者は後で手渡すね．それと，市原さんにはどんなサービスが適しているのか考えようね．最終的には本人，家族とケアマネで決めるけど，意見書の特記事項に自分の考えを記載することもあるよ」

午後の訪問診療の帰り道で地域包括支援センターに立ち寄り，介護保険のパンフレットを2部もらった*5．1部は県が，もう1部は町が作成したものである．町が作成したパンフレットは地元の事業所が載っていて具体的だった．地域包括支援センターという名称は聞いたことがあったが，訪れたのは初めてだった．

*3 新規申請で特に長く申請を拒んでいた人が申請する場合は，本人または家族になんらかの変化があることが多いので，その理由を尋ねるとよい．変更申請の場合も同様である．

*4 研修医へのレクチャーは，工夫すれば短時間でできることも多い．

*5 関わりのある地域包括支援センター，老健施設，訪問看護ステーション，小規模多機能施設，調剤薬局などへは，専攻医を実際に連れて行くとよい．

申請，認定からサービス利用まで

若木医師は帰宅後，厚生労働省のホームページ[2]で要介護認定の仕組みを調べた（**2**）．

居宅，施設，地域密着の各介護サービス

介護サービスの知識を整理するため，さらに調べた[3]．多種多様なサービスを

1 主治医意見書作成7つのコツ

1) **非医師が読むことを意識しよう！**
   主治医意見書を目にするのは，保険者（市区町村）の担当者，介護認定審査会委員，ケアマネジャーたちであるが，そのほとんどが非医師である．生真面目な医師は抗がん剤の種類や手術の術式を書くが，介護と関係のない専門用語は伝わらない．

2) **情報収集をしっかりと！**
   家族，ケアマネジャー，訪問看護師，保健師などから日常的に情報収集すること．

3) **何ができて何ができないかを記載しよう！**
   障害の程度や疾患の重症度と，生活能力（介護の必要性）は必ずしも一致しない．また，本人の「〇〇はできる」といった言動が実態を表しているかどうかも検証する必要がある．

4) **エピソードを記載しよう！**
   「転倒しやすい」だけでなく「幸い大事には至ってないが1か月に1度は転倒して四肢に皮下出血をつくる」，「不潔行為」だけではなく「汚れたオムツをタンスに隠してしまい，介護者は後始末で苦労している」，「夜間頻尿」だけでなく「就寝後も起床までに4～5回排尿し，その都度介助を要するので介護者は寝不足である」など，介護の様子がわかるような具体的記載がよい．

5) **できるだけ早く作成しよう！**
   市区町村は，申請から原則30日以内に判定結果を申請者に通知しなければならない．申請日から1週間を目処に主治医意見書を作成すること．

6) **意見書ソフトを使おう！**
   日本医師会ORCAプロジェクト「医見書」などのソフトを使うと便利．主治医意見書をOCRで読み取ることもあるので，手書きの場合は欄外記入しないこと（読み取れないことがある）．

7) **第2号被保険者の場合，特定疾患（16疾病）を必ず傷病名（1）へ！**
   「主治医意見書記入の手引き」「特定疾患にかかる診断基準」はネットからダウンロードしていつでも見られるようにすること．

   主治医意見書の主治医名は審査会では伏されるが，介護サービス計画作成に利用される際にケアマネジャーの目に触れる．主治医意見書は，医療・介護連携のパートナーであるケアマネジャーからの医師自身の評価につながる．また，自分の主治医意見書の記載が，申請者のその後6か月から2年間の生活の質に影響を与えかねないことを肝に銘じなければならない．

確認して気づいたのは，要支援では使えないサービスがあることだった．要支援2と要介護1では使えるサービスの内容や量が異なり，基本的にケアプランの作成者も異なる．特別養護老人ホームへの新規入所は原則として要介護3以上に限定されるので，要介護2と要介護3の区別も重要である．自分が書いた主治医意見書の影響を知り，責任の重さを感じとった．

さらにわかったことは，実は厚生労働省のホームページ等でも介護サービスの事業所を検索できることだった[4]．

地域包括支援センターについても調べてみた．社会福祉士，保健師，主任ケアマネジャーの3人の専門職がいて，介護予防ケアマネジメントだけでなく，総合相談支援や権利擁護[*6]も業務にあることを知った[5]．

翌日，若木医師は地井医師に2つのことを尋ねた．

[*6] 高齢化が進み，認知症で判断能力が不十分な高齢者が増加するに伴い，虐待，消費者被害などが問題化している．成年後見人制度などによる高齢者の権利擁護が今後より重要になるだろう．

2 要介護認定の仕組み

1) **市区町村窓口での申請**
   介護サービス利用を希望する本人，家族のほか，地域包括支援センター，居宅介護支援事業者，成年後見人などが代行することも可能．

2) **訪問調査と主治医意見書**
   申請後，市区町村は訪問調査員を申請者の自宅に派遣して心身の状況を調査票に基づいて調査し，コンピュータで仮の要介護度が決められる（一次判定）．同時に，市区町村は医療機関へ主治医意見書の作成を依頼する．

3) **介護認定審査会**
   市区町村が設置した介護認定審査会は，保健・医療・福祉の学識経験者（医師・歯科医師・理学療法士・保健師・看護師・ケアマネジャー・社会福祉士など）から構成され，一次判定結果，訪問調査員の特記事項，主治医意見書をもとに審査し，要介護度を判定する（二次判定）．

4) **ケアプラン作成からサービス利用まで**
   要支援の場合は地域包括支援センターに相談し，介護予防ケアプランを作成して介護予防サービスを利用．要介護で居宅サービス希望の場合はケアマネジャーのいる居宅介護支援事業者に依頼し，ケアプランを作成して居宅サービスを利用．要介護で施設サービス希望の場合，申請者が施設に直接申し込み（居宅介護支援事業者の紹介も可能），施設のケアマネジャーがケアプランを作成して施設サービスを利用．

若木医師「要介護と要支援で受けられるサービス自体が違うんですね．でも微妙なケースってないですか？」

地井医師の説明では，要支援2と要介護1の判定は，介護認定審査会で話し合う重要ポイントらしい．コンピュータでの一次判定では，5分野（直接生活介助，間接生活介助，BPSD関連行為，機能訓練関連行為，医療関連行為）について要介護認定等基準時間を算出するが，要支援2と要介護1では「32分以上50分未満」で同じである．どこが違うのか．判定の際には以下の2点が重要視される．

- 認知症かどうか
- 今後6か月以内に状態が変化して介護の手間が増えるかどうか

このあたりは主治医意見書が重要視されるが，その記載内容が乏しいと，患者（申請者）が正しい判定を受けられずに不利益を被ることもあるので，しっかり記載する必要がある．

若木医師「市原さんの介護サービスですが，娘さんの代わりの家事援助は最低必要で，通所リハビリでADL向上を図って外出機会を増やすのがいいと思います．それと，外来診療を訪問診療に切り替えるべきですね」

地井医師「うん，いいアイディアだ．でも市原さんは昔から人中に出るのが苦手な人だったからな〜．でも家に来る人は拒まないらしいから，訪問リハならOKかもね．実際に自宅で行う動作のリハビリのほうがいいよね．外来か訪問診療かは娘さんの意向にもよるだろうね〜」

通所リハビリよりも訪問リハビリが適することには納得したが，やはり訪問診

療への切り替えは必要だと考えた若木医師だった．

多職種ケアカンファレンス

　大井町内の医療介護関係者が集まりケース検討する多職種ケアカンファレンスは，2週間に1度開催される．木曜日の夕方，診療所の医師，看護師，ケアマネジャー，地域包括支援センター職員，デイサービス職員，ホームヘルパー，小規模多機能施設職員などが集まった．今回は大浜病院の理学療法士にも参加をお願いした．司会役は順番で交代するが，この日の司会は地井医師だった．

　この日は市原さんのことも検討された．若木医師が主治医意見書を提出してからもうすぐ1か月になる．地域包括支援センターの内村主任ケアマネジャーからの報告では，市原さんは要支援2の判定となり，週1回の大浜病院からの訪問リハビリを開始．家事に関しては週2回程度，市原さんの近所に住む娘さんの幼なじみの女性がしばらく手伝ってくれることになった[*7]．10年前にこの女性の母親が乳がん末期で自宅療養していたとき，市原さんがずいぶん力になってくれたそうで「恩返ししたい」との思いに至ったという．診察はこれまで通り外来のままで，娘さんが送迎する．娘さんは乳がんの手術を終え，順当に回復し，運転もできる．娘さんの家事の負担が減ったので，次からは診察にも娘さんが付き添うそうだ．

　娘さんは隣の市の生花店に嫁ぎ，ご主人と一緒にお店で働いている．同居するご主人の両親は2人とも要支援の状態で介護サービスを受けている．月1回，実家の母親が受診する診療所への送迎が，実家に戻る理由になっていた．

> **若木医師**「だから，地井先生は無理に訪問診療に移行させなかったんだ〜」
> **地井医師**「たぶん，そんなことだろうと思ったよ．訪問診療にすると，自宅を見て生活がわかるメリットも多いけど，あえてそうしないこともあるからね」

　理学療法士からは，娘さんの幼なじみが気を利かせて鍋やフライパンを軽くて小さいものにしたことで，市原さんは調理が楽になり，意欲的になったと報告された[*8]．そこで，調理に焦点を当てた作業療法や障害者用の包丁やまな板，皮むき器などの調理器具の購入が提案された．また，市原さんには年々動作が緩慢になっている自覚があり，この1か月で2回転倒したことも報告された．転倒予防を意識したリハビリを行うが，介護保険で手すりを設置し，段差を解消することが提案された．手すり設置の際はこの理学療法士が立ち会ってくれるらしい．

　植木ケアマネジャーからは，山田菊枝さん（85歳女性，一人暮らし，要介護1）の話題が上がった．腰痛は癒えて，高血圧症と糖尿病は内服薬で比較的安定していたものの，認知症が進行し，1日1回の内服管理があやしいとのこと．前々回も同様のことで話し合い，調剤薬局には一包化した薬袋に日付を印字するように依頼した．前回は，調剤薬局に訪問薬剤管理指導の指示を出し，お薬カレ

[*7] このようなインフォーマルなサービスも少なくない．2017年度末までに要支援者に対する訪問介護，通所介護は，従来の介護予防事業を含めた『新しい介護予防・日常生活支援総合事業』となる．全国一律の予防給付から市区町村独自の地域支援事業となり多様化すると予想される[6]．

[*8] このような"コロンブスの卵"的な工夫が有効なこともある．写真を撮るのが趣味だった高齢男性が脳出血で右片麻痺になったため，カメラのシャッターを右手示指で押せなくなった．ご自分のアイディアで，使い捨てカメラ（レンズ付きフィルム）を逆さにして，左手親指でシャッターを下から上に押すことで撮影できるようになった．これもコロンブスの卵といえる．

3 お薬カレンダー

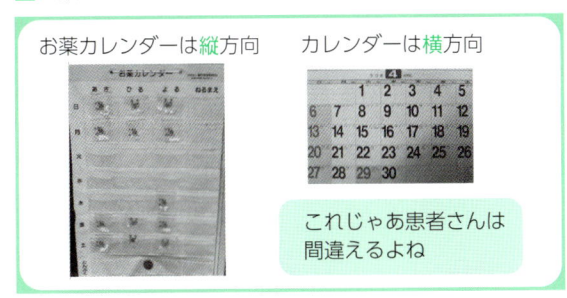

お薬カレンダーは縦方向　　カレンダーは横方向

これじゃあ患者さんは間違えるよね

ンダー*9 に1週間分の内服薬を入れることにした．でもこれが逆効果で，薬を飲んだことを忘れて飲み過ぎてしまったことが判明．第一，今日が何月何日かわかっていない人に日付を見せても解決にはならない．

> **若木医師**「日付が見えるデジタル置き時計を買ってもらって，居間の机の上に置いたらどうでしょうか？」
> **地井医師**「なるほど，いいアイディアだね．ほかに菊枝さんが日付を確認する方法はないだろうか？」
> **植木ケアマネ**「実は新聞をとっていて，それで日付を確認していたようですが，最近目が悪くなって，新聞は大きい文字しか読まないそうです．日付は小さくて見えないと……」
> **地井医師**「新聞社はどこ？　なに新聞？」
> **植木ケアマネ**「毎朝新聞です」
> **地井医師**「目の検査は後で考えるとして，あの新聞は日付の文字が小さいよね」
> **奥下看護師**「わかさ日報なら文字が大きいですよ！」
> **植木ケアマネ**「毎日，新聞を取り替えて読む習慣は保たれていますから，新聞社を変えることを打診してみます」
> **地井医師**「それができるといいですね．インターネットの時代でも新聞って，一定の役割がありますから」
> **若木医師**「（新聞がなくても時計があればそれですむのにな～）」
> **植木ケアマネ**「この地区の民生委員さん*10 と会ったときに，郵便受けに新聞があるかどうかが安否確認につながると話していたので……」
> **若木医師**「なるほど！　そういう考えもあったのか～!!」

この日の地井医師は調整役で，自ら意見を言うことはほどんどなかった．
　カンファレンス終了後，若木医師は赴任した初日に患者宅で開催された多職種ケアカンファレンスを思い出した．慣れない状況だったので，地井医師たちについていくだけだった．病院での退院前カンファレンスの経験はあるが，患者宅でのカンファレンスは初めてだった．
　川本春子さん（73歳女性，息子夫婦・孫2人と同居，要介護5）は膵がん末

*9 お薬カレンダー（3）は縦方向に月火水木金となっているものが多い．一般のカレンダーは横方向に月火水木金となっているため，勘違いして内服の順番を間違えることもあり，注意が必要．

*10 民生委員は，民生委員法に基づき厚生労働大臣から委嘱された非常勤の特別職地方公務員で，ボランティア活動のため給与はない．また，すべての民生委員は児童福祉法によって児童委員も兼ねている．市区町村の特定地区を担当し，妊娠，子育てから生活困窮者，障害者や高齢者の福祉に関することまで，さまざまな相談・支援活動を実施する．

期（がん性腹膜炎・腸閉塞状態）で，在宅療養を希望して退院．24時間持続点滴，オクトレオチド酢酸塩持続皮下注，フェンタニルクエン酸塩テープ使用中．退院したその日に行われたカンファレンスだった．

川本さんは大井町の隣の大浜市在住だが，市町の境界線に住むので，少し遠いが名田荘診療所の訪問診療の範囲内になる．ケアマネジャーは大浜市内の居宅介護支援事業者で，訪問看護師も大浜市内の訪問看護ステーションからというのが，普段とは違うパターンだ．

母親を家で看ようと思った家族の心意気は立派だが，これまで在宅看取りの経験はなく，家で看取るかどうかは決めかねている．ケアマネジャーは福祉出身の若い男性で，公私ともに在宅看取りの経験はない．また，今回の訪問看護師との仕事は初めてである．

このような状況で，地井医師は対話を通じて本人や家族を安心させつつ，ケアマネジャーや訪問看護師と次々に約束ごとを決めていった．このときは調整役ではなく，オーケストラを統括する指揮者にみえたことを思い浮かべた．その後，お互いに電子メールで情報共有し，連絡を密に取るようになった．

川本さんは1か月後，お孫さんを含む家族みんなに見守られ，自宅で安らかに永眠した．

若木医師「地井先生，今日の先生は調整役でしたけど，川本さんのときは指揮者のようにみえました」

地井医師「そうか．多職種連携では場面場面に応じて，医師は自らの立ち位置や役割を変えることが大切[*11]だね．それと，連携では"顔の見える関係"が大事だっていわれるけど，もう一歩踏み込んで，"腹の見える関係"[*12]をめざしたいね」

若木医師「だとすると，地井先生．もうちょっとお腹を引っ込めたほうがいいですよ」

地井医師「そうだな（笑）．だったら，これからジョギングに行くか！」

若木医師「はい，行きましょう!!」

[*11] 多職種連携において，医師は以下の3つの役割を状況に応じて使い分ける必要がある．
① コンダクター・指揮者
：医療依存度が明らかに高い場合
② コーディネーター・調整役
：多職種連携が不十分な場合
③ ゴールキーパー・最後の砦
：多職種連携が成熟している場合

[*12] 多職種同士が互いの顔や所属，得意分野を知るだけでなく，性格や考え方も知りつくし，本音で話し合える関係を築くのが理想的である．

📖 文献

1) 自治医科大学．地域医療テキスト．東京：医学書院；2009．pp.162-99．
2) 厚生労働省．要介護認定．http://www.mhlw.go.jp/stf/seisakunitsuite/bunya/hukushi_kaigo/kaigo_koureisha/nintei/index.html ［2016年5月最終アクセス］
3) 厚生労働省．介護事業所・生活関連情報検索 介護サービス情報公表システム．公表されているサービスについて．http://www.kaigokensaku.jp/publish/ ［2016年5月最終アクセス］
4) 厚生労働省．介護事業所・生活関連情報検索 介護サービス情報公表システム．全国版トップ．http://www.kaigokensaku.jp ［2016年5月最終アクセス］
5) 厚生労働省．地域包括支援センターの概要．地域包括ケアシステム．http://www.mhlw.go.jp/seisakunitsuite/bunya/hukushi_kaigo/kaigo_koureisha/chiiki-houkatsu/dl/link2.pdf ［2016年5月最終アクセス］
6) 厚生労働省．介護予防・日常生活支援総合事業．http://www.mhlw.go.jp/stf/seisakunitsuite/bunya/0000074126.html ［2016年5月最終アクセス］

総合診療専門医の経験目標
保健事業・予防医療

羽鳥　裕（日本医師会 常任理事/はとりクリニック）

　保健事業・予防医療は，国の骨格基盤をなす重要な施策であるが，現在は所管官庁である厚生労働省のみではなく，官邸や内閣官房の意向を受けて方向が決定されている．2025年問題に象徴されるように，わが国の医療・介護は大きな転換期を迎えている．世界に類をみない少子高齢化，その後2060年には総人口9,000万人を割る（つまり，明治初期に相当する）という，いまだ人類が経験したことのない人口減少加速社会をいかに乗り切るか，わが国の創意工夫に世界中が注目している．このような状況のなか，塩崎恭久厚生労働大臣の私的諮問機関「保健医療2035」では，20年後の日本医療のあるべき姿を平均年齢42.7歳の有識者会議に問うている．「公平公正，自立にもとづく連帯，日本と世界の繁栄と共生」という総論には異論はなかろうが，各論の現実的事案になると，強い抵抗をもつ世代間衝突もあるだろう．

　今後の保健医療予防医学を考えるとき，現在の成熟した社会のなかで，いかに新たなイノベーションに果敢に取り組んでいくか，大きなパラダイムシフトが求められている．一方，ソフトランディングさせるためには，よりよい医学・医療の成果を導き出す環境の整備と，それを広く世の中に還元し続けていくシステムづくりが重要である．ひるがえって現実をみるときに，診療所・病院や在宅などの医療・介護連携を図るなかで，個々の医師の献身的な努力だけでなく地域医師会がサポートする形で，地域包括ケア体制の構築とそれを支える地域ビジョン計画の適切な運営を支援する必要がある．出生時から高齢に至るまで，真に世界に誇れる医療システムを構築し，国民に安全と安心を約束する社会の実現に寄与すべきである．

　わが国では，妊婦健診（胎児）から始まり，乳幼児健診，学校健診，事業主健診，特定健診，がん検診，後期高齢者健診と，ライフステージに応じた保健事業が制度化されているが，これらの健診制度は根拠となる法律が異なり，所管する行政部局あるいは実施主体が変わるため，個々の重要なデータが分断されてしまう．幼少期の健康状態は，成人後の健康にも影響し，過去の健診データや所見等を経年的に把握することで，より的確な予防や治療につなげていくことが可能となる．所属する会社，居住する地域等が変わっても，国民一人ひとりの健診データが改正個人情報保護法のもとで生涯にわたり厳格かつ一元的に管理され，そして個々人の健康，保健，医療のために活用できるシステムの構築が必要である．

日本医師会は，個々の保健事業を生涯保健事業として体系化するための基盤整備として，日医健診標準フォーマットを開発し，各健診実施機関等が有する健診データ仕様の標準化を図る取り組みを進めている．現在，9つの健診関連団体とともに立ち上げた日本医学健康管理評価協議会において，こうした理念や同フォーマットの全国的な普及に向けた合意を得ており，今後個々人の健診データを活用しながら，さらに効果的な予防医療展開につなげていくため，引き続き各団体と協力して活動していく予定である．

総合診療専門医をめざす専攻医の皆さんにとっても，医師会に加入し，医師会事業に参画することによって各種研修会等で知識を吸収しながら，園医，学校医，産業医などの現場でこれら健（検）診や予防接種に携わることが，実務的な経験を積む近道となるであろう．

医師会の仕組み

総合診療の専攻医にとっては，医師会との距離感に戸惑いがあるかもしれない．以下に医師会の仕組みを紹介する．

日本医師会

日本医師会は，47都道府県医師会の会員をもって組織する学術専門団体である．「医道の高揚，医学及び医術の発達並びに公衆衛生の向上を図り，社会福祉を増進すること」を目的に，医師の生涯研修に関する事項，地域医療の推進発展に関する事項，保険医療の充実に関する事項など，さまざまな活動・提言を行っている（ **1** ， **2** ）．

太平洋戦争前には，医師は医師会に加入しなければ医業を行えないという強制加入であったが，戦後，GHQ の指導もあり，加入は任意となった．

医師会の構造

医師会という組織は三層構造になっている（ **3** ）．日本医師会，47の都道府県医師会，さらに891の郡市区医師会がある（公益社団法人もあれば一般社団法人もある）．郡市区医師会には会員数30人規模の小さなところもあれば，横浜市のように3,000人を超える会員を有する医師会もある．また横浜市青葉区のように行政区に沿った区医師会をつくる四層構造のところもある．

日本医師会への加入を希望する場合，地域の郡市区医師会，都道府県医師会への加入が必要となる．初期臨床研修医，専攻医など勤務地が国内をまわる医師もおり，若い医師に医師会を知ってもらうためには日本医師会に直接加入するべきという論もあるが，それには種々規約の改定が必要となる．

医師会の活動

総合診療に携わる医師には，医療制度を理解し地域の住民と深い関係性をもつ

1 日本医師会綱領[1]

2013年6月23日第129回定例代議員会にて採択

日本医師会は，医師としての高い倫理観と使命感を礎に，人間の尊厳が大切にされる社会の実現を目指します．

1. 日本医師会は，国民の生涯にわたる健康で文化的な明るい生活を支えます．
2. 日本医師会は，国民とともに，安全・安心な医療提供体制を築きます．
3. 日本医師会は，医学・医療の発展と質の向上に寄与します．
4. 日本医師会は，国民の連帯と支え合いに基づく国民皆保険制度を守ります．

以上，誠実に実行することを約束します．

2 日本医師会の特徴[2,3]

- 世界医師会に認められた日本で唯一の医師個人資格で加入する団体
- 日本の医師総数（約30万人）のうち約55％が加入
- 日本医師会館は東京都文京区本駒込にある
- 創立者は北里柴三郎

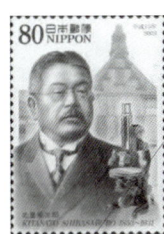

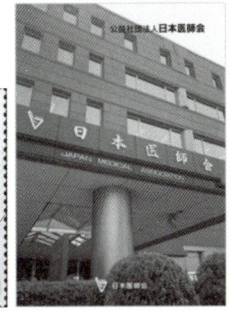

3 医師会の構造

郡市区等医師会（891）
〔うち，大学医師会（63），その他（13）〕
192,858人〈2013年8月1日現在〉

都道府県医師会（47）
181,578人〈2013年8月1日現在〉

開業医　83,604人
勤務医ほか　83,425人

公益社団法人日本医師会
167,029人〈2015年12月1日現在〉

ため医師会活動は必須であると考えていただきたい．そして，医師会活動を通じて地域保健医療を実践してほしい．少し前までは，医療は一つの医療機関で完結する，いわゆる自己完結型であったが，近年の医学の進歩・発展は，医療の高度化・専門化を促し，それぞれの機能を連携させることで地域のなかで完結させていくものに変化した．かかりつけ医には，各領域の専門医との連携，多職種協働を含め，有機的な医療連携において，地域包括ケアシステムの一員となっていた

4 日医かかりつけ医機能研修制度 概要

【目的】
　今後のさらなる少子高齢社会を見据え，地域住民から信頼される「かかりつけ医機能」のあるべき姿を評価し，その能力を維持・向上するための研修を実施する．

【実施主体】
　本研修制度の実施を希望する都道府県医師会　2016年4月1日より実施

【かかりつけ医機能】
1．患者中心の医療の実践
2．継続性を重視した医療の実践
3．チーム医療，多職種連携の実践
4．社会的な保健・医療・介護・福祉活動の実践
5．地域の特性に応じた医療の実践
6．在宅医療の実践

【研修内容】

基本研修	応用研修	実地研修
日医生涯教育認定証の取得．	日医が行う中央研修，関連する他の研修会，および一定の要件を満たした都道府県医師会並びに郡市区医師会が主催する研修等の受講． **規定の座学研修を10単位以上取得**	社会的な保健・医療・介護・福祉活動，在宅医療，地域連携活動等の実践． **規定の活動を2つ以上実施（10単位以上取得）**

3年間で上記要件を満たした場合，都道府県医師会より修了証書または認定証の発行（有効期間3年）．

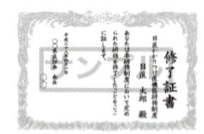

だきたい．

　医療連携を円滑に進めるために必要なことの一つとして，「顔が見える関係」を構築することがあげられる．とくに郡市区医師会において，総務，会計，学術など会の維持運営部門を担当することで，福祉関係者や行政との関わりも生まれる．郡市区医師会は地域の行政等との契約や協議を通じて，予防接種，乳幼児健診，学校医や産業医の活動，休日夜間の当番出動，地域イベントへの参加，介護保険審査委員会への出席，あるいは地域住民に対する講演等，通常の診療以外にも多くの活動に貢献できる．このような活動に積極的に関わって，地域医療，地域保健というものを体感していただきたい．

　地域の医療を支える市町村行政のカウンターパートは，郡市区医師会となる．地域包括ケアや予防接種事業に参画し，従業員50人以上の事業所の産業医，学校医，園医となるには，医師会会員のなかから選任されることが多い．

かかりつけ医研修

　超高齢社会では，認知症などの疾病に加え，高齢者の日常生活の不具合も含め

た早期発見，早期治療（対応）の必要性が高まり，かかりつけ医の役割はますます重要になる．日本医師会では，外来医療，在宅医療に適切な資源を投入し，「かかりつけ医」を中心として，患者・国民の健康に幅広く対応していく．

日本医師会では，かかりつけ医を「なんでも相談できるうえ，最新の医療情報を熟知して，必要なときには専門医，専門医療機関を紹介でき，身近で頼りになる地域医療，保健，福祉を担う総合的な能力を有する医師」と定義している．2016年4月より「かかりつけ医機能」のあるべき姿を評価し，その能力を維持・向上するため，「日医かかりつけ医機能研修制度」をスタートさせた（**4**）．総合診療専門医を含めた，地域で医療を提供する医師の先生方には，この研修制度を受けてほしいと考えている．基本研修で日医生涯教育認定証を取得し，応用研修として，原則，規定の座学研修を10単位以上受けていただく．さらに実地研修として，保健，医療，介護，福祉活動，在宅医療，地域連携の実践などが求められている．なお，この研修制度は日本医師会で要綱を定め，都道府県医師会が実施主体となって実施していただき，認定証（修了証書）を発行する．

予防接種事業

5にWHO推奨予防接種と世界の公的予防接種実施状況を示す[*1]．近年，わが国の公的予防接種（定期接種）のワクチンは増えつつあるが，おたふくかぜ，B型肝炎[*2]，ロタなどはいまだ定期接種化されていない．

ワクチン・ギャップの要因

日本と先進諸国との予防接種行政の差が「ワクチン・ギャップ[*3]」と呼ばれるようになった要因は，1992年12月に出された東京高等裁判所の判決にあると考えられる．これは種痘やインフルエンザ等の予防接種の副反応により，死亡あるいは重篤な後遺症などの健康被害にあった患者や家族が原告となり，国に損害賠償等を求めた「予防接種ワクチン禍集団訴訟」の判決である．同判決は，集団接種による健康被害の防止を怠ったとして国の過失を認めたわけだが，その後のわが国の予防接種政策を大きく左右した．判決の2年後（1994年）の予防接種法の改正により，定期接種の予防接種は，従来の「義務」から「勧奨接種」に改められ，予防接種を受けるかどうかの判断は，国民個々人に委ねられることとなったのである．以降の予防接種行政に対して「失われた20年」と指摘する声もある．

予防接種法の改正

2012年5月，厚生科学審議会感染症分科会予防接種部会は，計22回の議論の結果を「予防接種制度の見直しについて（第二次提言）」（以下「第二次提言」という）としてとりまとめた[6]．ここに，ワクチン・ギャップの解消に向けた予防接種部会の強い意志が表れている．

[*1] 日本の予防接種制度の主な歴史は，文献[4]を参照．

[*2] おたふくかぜについては，供給・実施体制の確保，必要となる財源の捻出方法等について，関係者と協議しながら，定期接種化の検討が進められている．B型肝炎ワクチンについては，2016年10月から定期接種となる予定．

[*3] **ワクチン・ギャップ**
海外で導入されているワクチンが，日本では流通していない，あるいは，定期接種化されていない状況を指す．

5 WHO推奨予防接種と世界の公的予防接種実施状況[5]

WHO推奨予防接種	日本における公的予防接種	英国	米国	ドイツ	フランス	イタリア	カナダ
すべての地域に向けて推奨							
BCG（結核）[※1]	○	△	△	△	△	△	△
ポリオ	○	○	○	○	○	○	○
DTP（D：ジフテリア，T：破傷風，P：百日咳）	○	○	○	○	○	○	○
麻疹	○	○	○	○	○	○	○
風疹	○	○	○	○	○	○	○
B型肝炎	△[※3]	△	○	○	○	○	○
ヒブ（インフルエンザ菌b型）	○（2013年度から定期接種化）	○	○	○	○	○	○
肺炎球菌（小児）	○（2013年度から定期接種化）	○	○	○	○	○	○
HPV（子宮頸がん予防）	○（2013年度から定期接種化）	○	○	○	○	○	○
ロタ	×	○	○	○	×	×	○（13州・準州のうち9州・準州で償還）
限定された地域に向けて推奨							
日本脳炎	○	×	×	×	×	×	×
国ごとの予防接種計画に基づいて実施するよう推奨							
ムンプス（おたふくかぜ）	×	○	○	○	○	○	○
インフルエンザ[※2]	○	○	○	○	○	○	○
その他（WHOの推奨なし）							
肺炎球菌（成人）	○（2014年10月から定期接種化）	△	○	○	△	○	○
水痘	○（2014年10月から定期接種化）	○	○	○	△	△	○

<厚生労働省健康局結核感染症課調べ　2015年8月末時点>

○：公的予防接種として実施（日本においては定期接種）　×：未実施　△：ハイリスク者のみ
※1：日本以外はハイリスク者のみ
※2：米国は全年齢，他国は高齢者のみ
※3：現在はB型肝炎ウイルス母子感染の予防の目的で使用（保険適用）．2016年10月から定期接種化予定

　予防接種法の改正に向けて，日本医師会は予防接種推進専門協議会とともに，第二次提言で医学的・科学的観点から「広く接種を促進していくことが望ましい」とした，子宮頸がん予防，ヒブ，小児用肺炎球菌，水痘，おたふくかぜ，成人用肺炎球菌，B型肝炎の7ワクチンの定期接種化をめざす署名活動を2013年1月から全国的に展開した．最終的に全国から総数160万2,711筆もの署名のご協力をいただき，この結果をもって，改めて3月21日に日本医師会長，

予防接種推進専門協議会委員長の連名により，厚生労働大臣ならびに厚生労働副大臣に7ワクチンの定期接種化を求める要望書を提出した．しかし，3月29日の参議院本会議で可決成立，4月1日より施行された改正予防接種法において定期接種化が実現したのは，ワクチン接種緊急促進事業として実施されてきた3ワクチン[*4]にとどまった．一方，既存の予防接種法に基づく定期接種（一類疾病分：改正予防接種法においてはA類疾病）に係る公費負担の範囲において子宮頸がん等ワクチン接種緊急促進事業と同様の範囲（公費9割）をカバーする財政措置（普通交付税措置）が実現したことは，国の責務として安定的な財源を確保したという点で，一定の評価をするものである．

[*4] 子宮頸がん，ヒブ，および小児用肺炎球菌．

今後の予防接種行政の課題

いま，わが国の予防接種は，
①高価格化傾向にあるワクチン製剤価格の適正化
②感染症の大流行時等に迅速なワクチン増産を可能とする体制と国内ワクチン産業の育成
③予防接種の重要性，安全性とリスクを正しく国民に伝える広報ツールの開発・普及
④予防接種に要する費用の財政基盤の強化
⑤予防接種スケジュールの過密化
⑥有害事象とワクチンとの因果関係の検証

等の課題に直面している．これらを含め，わが国の予防接種施策が総合的かつ網羅的に推進されるよう，日本の組織も米国の「予防接種の実施に関する諮問委員会」（ACIP：Advisory Committee on Immunization Practices）のような機能と権限を発揮することが強く望まれる．

少子化傾向が続くわが国で，次世代の健やかな成長を図るためにも，より多くの子どもたちが予防接種を受けられる環境を早急に整備することが求められている．ワクチンで予防可能な疾病から国民の生命を守ることは国の重大な責務であり，施策として国がなすべきことを積極的に提示し，実現させていくことが，日本医師会の使命であると認識している．

総合診療専門研修においても，こうした歴史的背景や課題を十分理解したうえで，予防接種事業に積極的に参画してほしい．

地域保健活動

地域保健活動は，市区町村の地域行政の保健衛生部局と医師会の連携によって，また学校医による学校保健活動とも並行して支えられてきた．そして，旧「老人保健法」による総合的な基本健康診査とがん検診等が同時に，住民に対し幅広く公平な受診機会を与えていた．

医師にとって，保健事業・予防医療を熟知することは大事なことである．まず

は，理念を知り理念を実現するためにどのような活動が必要か学ぶことが求められる．そのためには歴史を知り，日本の保健事業における法の建て付けを学び，他国との比較をすることによって，優れた部分と改善すべき点を学ぶべきであろう．

そもそも地域保健とは，地域住民の誕生から死に至るまでの心身の健康を，住民の日常生活に根ざして支えることといえる．地域社会は居住を中心とした社会集団であり，そこで展開される保健活動は，予防，治療，リハビリテーションを包括したものとしてとらえるべきものであり，公衆衛生と臨床医学が地域において包括的に提供されるものと解釈できる．

地域保健の歴史を顧みると，1939年に成立した保健所法によって，感染症対策，栄養指導などが，保健所を中心に社会防衛的な役割として実践されてきた．そして，1978年に市町村における総合的な健康づくり対策（国民健康づくり対策）が開始され，市町村保健センターが整備された．また，1981年には，医療と保健活動を定義した老人保健法が成立し，市町村を中心とする保健対策の推進が求められるようになった．

その後，1994年に保健所法の全面改正により地域保健法が制定され，市町村保健センターでは，思春期から妊娠，出産，育児および乳幼児保健までをカバーする保健サービス，老人保健サービスなど住民の生活に近い保健サービスを一元的に提供し，保健所では，地域保健に関する専門的な業務の推進，情報収集，調査，計画立案など，市町村への支援の拠点となるべく役割を明確に分担し，現在に至っている．

一方，2000年の介護保険法の施行，2006年の児童福祉法の改正および障害者自立支援法の制定などにより，市町村が取り組むべき地域の健康課題は複雑化・多様化し，業務量も増大しているのが実情であろう．これら市町村の事業を地域で実質的に展開するのが地域医師会であり，医師会に所属するかかりつけ医である．

保健所との連携方法

最後に保健所との連携方法について述べたい．

保健所および保健センターは，地域保健法の規定に基づき設置される．「保健所」は都道府県，政令指定都市，中核都市などに設置され，広域的・専門的なサービスを実施している．住民に身近な保健サービスは，市区町村の「保健センター」が担う．

どの保健所にも，医師，保健師，栄養士，診療放射線技師，臨床検査技師，獣医師，薬剤師，精神保健福祉相談員，理学療法士，作業療法士，言語聴覚士などが配置され，精神保健，難病対策，感染症対策など地域保健の重要な役割を担っている．都道府県型保健所は，管内の市町村と協力して，食品衛生や感染症等の広域的業務，医事・薬事衛生や精神・難病対策等の専門的な業務を行うととも

に，自然災害や原因不明の健康危機管理に加えて，住民に身近なサービスとされる健康づくりに取り組む．母子保健対策やがん対策，生活習慣病対策等の業務は市町村が主に行うが，政令市型保健所では，都道府県型の保健所が行う専門的・広域的な業務に加え，市区町村の業務とされている上記対策業務を行い，地域に密着して地域全体の健康づくりを推進する．いずれにしても，カウンターパートは郡市区医師会であり，個々の医師が保健所とのコンタクトをよくするためには，医師会事業や行政事業に積極的に関わることが大切で，そのためには地域の医師会に加入することになる．

「母子保健」では，母子保健離乳食講習会や乳幼児健康相談，6か月，1年，3歳児，就学前健診等も，医師会を通して出動医が派遣されたり契約した医療機関で行ったりするので，多くは医師会会員が担当する．また，行政の行う感染症定点事業も医師会経由で実施されるケースも多い．

予防接種の委託事業は，市町村から地域の医師会が受託し，地域住民に過不足なくサービスが提供されるよう，調整機能を担っている．

総合診療専門研修における実践のポイント

ここまで述べた保健事業・予防医療の実際を研修することで，専攻医は日本の医療保険制度に基づく実践を展開することが可能となる．そのためには，総合診療専門研修Ⅰ（診療所・小病院を中心とした研修）のあいだに，医師会活動を実践する総合診療指導医のシャドウイング[*5]を実施することをまずお勧めしたい．具体的には，乳幼児健診，学校医活動，介護保険認定審査会，産業医活動，各種医師会の委員会活動などがあげられる．そして，指導医は，実践そのものの説明に加えて，その活動が保健事業・予防医療のなかでどういう位置づけにあるのかを概説しよう．そのときには，本稿は有用であろう．

[*5] ▶シャドウイング (p.194)

その後，専攻医の能力によっては，指導医の監督のもと，専攻医が指導医の活動の一部を担うことも可能である．学校医としての健診などは，いつでも指導医がサポートできる体制を構築すれば，専攻医が指導医と二人で実施することがむしろ歓迎される場合もあるかもしれない．産業医としての健診の事後指導なども同じように，ともに取り組むことも可能である．こうした経験は，専門医が一人で保健事業に取り組む際には大きく生きてくる．

なお，保健活動についてのテキストなどは多くはないが，日本医師会のホームページに「学校保健」の項目[7]があり，ここでは各種資料や講習会の案内などもあるので参考にされたい．また，産業医活動については，『産業医活動マニュアル』[8]などの良書もあり，研修にあたっての参考書として活用するとよいだろう．

文献

1) 日本医師会．日本医師会綱領．https://www.med.or.jp/people/info/people_info/001616.html［2016年5月最終アクセス］
2) 日本医師会．日本医師会の紹介パンフレット．http://www.med.or.jp/jma/about/pamphlet.html［2016年5月最終アクセス］
3) 日本郵便．平成15年特殊切手「平成15年文化人郵便切手」の発行　http://www.post.japanpost.jp/kitte_hagaki/stamp/tokusyu/2003/1104/［2016年5月最終アクセス］
4) 齋藤昭彦．過去・現在・未来で読み解く，日本の予防接種制度．週刊医学界新聞第3058号 2014.　https://www.igaku-shoin.co.jp/paperDetail.do?id=PA03058_02［2016年5月最終アクセス］
5) 公益財団法人予防接種リサーチセンター．平成27年度予防接種従事者研修会 厚生労働省 資料（全会場 参加者用 10月1日更新）http://www.yoboseshu-rc.com/publics/download/?file=/files/content_type/type555/231/201510010904238195.pdf［2016年5月最終アクセス］
6) 厚生科学審議会感染症分科会予防接種部会．予防接種制度の見直しについて（第二次提言）．2012年．http://www.mhlw.go.jp/stf/shingi/2r9852000002b6r0-att/2r9852000002b6wl.pdf［2016年5月最終アクセス］
7) 日本医師会．学校保健．http://www.med.or.jp/doctor/school/［2016年5月最終アクセス］
8) 石川高明，瀬尾　播（監），高田　勗，野見山一生（編）．産業医活動マニュアル，第3版．東京：医学書院；1999．

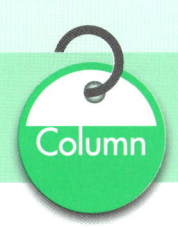

研修中の，組織を越えた仲間づくり

　現在，学会や地方会，勉強会など，総合診療・家庭医療の学びの場は急増しつつあり，それらに参加することで，他のプログラムの専攻医と知り合える機会も増えていると思われます．

　以前はそのような機会は少なく，また，日常診療に追われて学会や勉強会には参加できない専攻医も多く，多施設間での交流はなかなか難しいことでした．そんななか，私たちは，「関東」と地域を限定する形で，多施設間の組織を越えた顔の見える関係づくりを行ってきました．その活動をここに紹介します．

　関東家庭医療ネットワークとは，"関東で活動する家庭医の顔の見える関係を構築する！" ことを目的に，2009年の若手医師のための家庭医療学冬期セミナーで設立されました．設立当時，家庭医療が少しずつ認知されてきていましたが，その教育プログラムの数は不足していて，専攻医同士の交流も満足のいくほどできてはいませんでした．また，家庭医療を教えることのできる指導医の数も十分ではなく，特に1人しか専攻医のいない孤独な研修プログラムでは，学びの環境が整っているともいえなかったため，研修を中断することも珍しくはありませんでした．そこで，施設を越えた知識・技術の共有が必要と考え，筆者を中心とした仲間で関東家庭医療ネットワークを設立し，家庭医療を学ぶ若手医師の学びのサポートを始めました．

　現在の主な活動内容としては，年間3回，勉強会や交流を目的とした懇親会を行っています．

　参加者は，医学生から家庭医療専攻医・指導医，大学病院の専門医，開業医，医師以外の職種など多岐にわたり，家庭医療に興味があれば誰でも参加可能な形式をとっています．組織を越えた専攻医同士の交流も積極的に行っています．参加資格は "自分が関東だと思っていたら誰でも参加可能" です．実は関東以外からの参加者も多数います．興味のある方はぜひご参加ください．

主な年間の予定

　4 月　専門研修サポート系：ポートフォリオの作成など
　8 月　家庭医のための診療技術・知識系：外来で必要なコモンディジーズのみかたなど
　12月　診療所運営系・マネージメント系：診療所経営で必要な知識など

関東家庭医療ネットワーク ウェブサイト　http://kfmnet.jimdo.com/
関東家庭医療ネットワーク Facebook　https://www.facebook.com/KFMNet

遠井敬大（埼玉医科大学総合医療センター 救急科）

3年間のローテーションの構築

松下　明（岡山家庭医療センター 奈義ファミリークリニック）

本稿ではプログラム統括責任者が3年間のプログラムを構築するうえで，総合診療専門研修Ⅰ，総合診療専門研修Ⅱ，内科，小児科，救急科，その他の領域別研修を組み合わせる際に生じる難しさを，少しでも解決できるように記載した．筆者は日本プライマリ・ケア連合学会のプログラム認定委員会で数多くのプログラム審査をしてきた立場から，どういった点に注意して3年間のローテーションを構成すればよいかを中心に述べてみたい．

3年間の枠組み

日本専門医機構のホームページにはプログラム整備基準が公開されているので，それを参考にプログラム構築を行う[*1]．整備基準[*2]では

> 総合診療専門研修プログラムは，複数の連携施設の協力体制が基盤となり，その中にある基幹施設が研修全体をコーディネートするスタイルとなる．その施設群の構成要件として3年以上の研修期間において，以下の基準を満たさなければならない．
>
> （1）総合診療専門研修は診療所・中小病院における総合診療専門研修Ⅰと病院総合診療部門における総合診療専門研修Ⅱで構成され，それぞれ6ヶ月以上，合計で18ヶ月以上の研修を行う
> （2）必須領域別研修として，内科6ヶ月以上，小児科3ヶ月以上，救急科3ヶ月以上の研修を行う
> （3）その他の領域別研修では，研修目標の達成に必要な範囲で外科・整形外科・産婦人科・精神科・皮膚科・眼科・耳鼻咽喉科などの各科での研修を行う

としている．

[*1] 2015年以前の卒業生については，日本プライマリ・ケア連合学会の家庭医療後期研修 Ver.2.0 が対象となるため，そちらの手引きを参照．

[*2] 研修プログラム 5 専門研修施設とプログラムの認定基準 ③専門研修施設群の構成要件

基幹施設のタイプによる組み合わせのポイント

整備基準では「基幹施設の役割」として[*3]

> 専門研修基幹施設の役割は「プログラム統括責任者」の時間的・経済的援助

[*3] 研修プログラム 6 専門研修プログラムを支える体制 ②基幹施設の役割

（管理・教育業務への十分な配慮）を行い，総合診療専門研修の確保や連携施設での各診療科研修の確保，全体のプログラム管理を手助けするとともに，「研修プログラム管理委員会」を開催し，専攻医の研修の修了判定（総括的評価）などを行う．

としている．

また，「プログラム統括責任者の役割と権限」については[*4]

> プログラム統括責任者は研修プログラムの管理・遂行や専攻医の採用・修了につき最終責任を負う．プログラム統括責任者は専門研修プログラム管理委員会における評価に基づいて，専攻医の最終的な研修修了判定を行い，その資質を証明する書面を発行する．その他，以下の役割・権限を担う．
> - 研修プログラムの企画・立案と実施の管理
> - 指導体制の構築・指導医への支援
> - 専攻医に対する指導と評価
> - 専攻医への配慮・メンタリング
> - 研修プログラムの点検・評価
> - 研修プログラムのプロモーションやリクルートメント戦略

[*4] 研修プログラム6 専門研修プログラムを支える体制 ⑤プログラム統括責任者の基準，および役割と権限

としている．

このプログラム統括責任者が所属する，基幹施設のタイプによって，3年間のローテーションスケジュールは異なってくると考えられる．以下に，基幹施設のタイプに合わせた特徴と注意点を示す．

大学病院基幹型

大学病院が基幹施設となるパターンでは，必須研修のうち内科・小児科・救急科の研修を大学病院で行うパターンになることが多い．したがって，総合診療専門研修Ⅱを行う病院，総合診療専門研修Ⅰを行う診療所・小病院の研修で，より地域に密着した内容を学べる場所との連携が重要である．可能ならどちらも同じエリアの地域密着型の病院や診療所で，大学病院では学びにくいコアコンピテンシー（1．人間中心の医療・ケア，2．包括的統合アプローチ，3．連携重視のマネジメント，4．地域志向アプローチ）を修得できることを目標に組み合わせを考慮していただきたい．

たとえば **1** の例では，S 大学病院が基幹施設となっている．診療所での総合診療専門研修Ⅰ以外が，すべて都会寄りの大病院志向で行われると上記のコンピテンシー取得がやや困難と思われるため，可能なら地域密着型の中規模以下の病院での総合診療専門研修Ⅱが望まれる．

また，総合診療専門研修Ⅱが大規模病院で行われる場合，**1** の例では3年目前半のS大学病院での小児科・その他の領域別研修中に，H診療所でのワンデイバック（週1日の診療所研修）を並行できれば，上記のコアコンピテンシー取得がしやすくなると思われる．ワンデイバックは3年間一貫して行えるとさらによいプログラムになるだろう．

❶ 大学病院基幹型のローテーション例

	4月	5月	6月	7月	8月	9月	10月	11月	12月	1月	2月	3月
1年目	S大学病院											
	総合診療科		救急医療センター（救急科：二・三次救急）				内科					
2年目	N病院											
	総合診療専門研修Ⅱ											
3年目	S大学病院						H診療所					
	小児科			整形外科	産婦人科	精神科	総合診療専門研修Ⅰ					

❷ 地方センター病院基幹型のローテーション例

	4月	5月	6月	7月	8月	9月	10月	11月	12月	1月	2月	3月
1年目	S病院											
	総合診療専門研修Ⅱ											
2年目	S病院											
	小児科			救急科			内科					
3年目	A病院								B診療所			
	精神科		産婦人科		整形外科	放射線科	総合診療専門研修Ⅰ					

地方センター病院基幹型

　地域のセンター病院（第三次医療機関）が基幹施設となるパターンでは，必須研修のうち，内科・小児科・救急科に加えて総合診療専門研修Ⅱも，地域の第三次医療機関で構築することが考えられる．病院の規模によるが，大学病院基幹型パターンと同じく，総合診療専門研修Ⅰを行う診療所・小病院の研修で，より地域に密着した内容を学べる場所との連携が重要になる．可能なら基幹病院と同じ，もしくは近隣エリアに位置する地域密着型の診療所・小病院で，地域の第三次医療機関では学びにくいコアコンピテンシー（1．人間中心の医療・ケア，2．包括的統合アプローチ，3．連携重視のマネジメント，4．地域志向アプローチ）を修得できることを目標に組み合わせを考慮していただきたい．

　❷の例では，S病院が基幹病院になっている．3年目にその他の領域別研修を近隣の施設（A病院）でのブロック研修で行っているが，可能ならこの期間にも総合診療専門研修Ⅰを行うB診療所でのワンデイバックを併用できると，

3 診療所・小病院基幹型のローテーション例

	4月	5月	6月	7月	8月	9月	10月	11月	12月	1月	2月	3月
1年目	Mクリニック 総合診療専門研修Ⅰ（同時に，A病院にて各科の研修も1日/週実施）											
2年目	A病院											
	内科						小児科			救急科		
3年目	A病院						B病院					
	総合診療専門研修Ⅱ						総合診療専門研修Ⅰ					

上記のコアコンピテンシーの到達可能性が高まる．このワンデイバックを3年間一貫して行えるとさらによいプログラムになるだろう．

診療所・小病院基幹型

　総合診療専門研修Ⅰを提供する診療所・小病院が基幹施設となるパターンでは，前述したプログラム統括責任者の役割が十分果たせるように，基幹施設としての時間的・経済的援助（管理・教育業務への十分な配慮）が必要である．また，週半日の勉強会開催など，教育面で指導医が十分に関われる仕組みも重要である．

　上記のコアコンピテンシー（1．人間中心の医療・ケア，2．包括的統合アプローチ，3．連携重視のマネジメント，4．地域志向アプローチ）は，総合診療専門研修Ⅰの期間は学びやすい状況であるが，それ以外の期間の連携が望まれる．可能ならワンデイバックを3年間一貫して行えるとよりよいが，第三次医療機関との距離などで困難な場合は，専攻医との継続的な関わりのなかで，上記のコアコンピテンシー獲得がスムーズに行われているかどうかの確認が必要となる．

　3 の例では，A病院やB病院が距離が近い同じエリアにあり，基幹病院であるMクリニックにワンデイバックできることが望まれるが，難しい場合はテレビ会議システムなどを利用して，勉強会などで継続的な関わりを行う．プログラム統括責任者は，診療所・小病院研修期間以外での専攻医とのやりとりが重要となるため，定期的な関わりをより強く意識していくとよいプログラムになるだろう．

その他の領域別研修のありかた

　3年間の総合診療専門研修において，必須研修期間を除く6か月間はその他の領域別研修を行うことができる．この期間はプログラムによって独自性を出すこ

とが可能であり，さまざまな形態が予想される．

　プログラムによっては，**2**のように6か月間を整形外科・産婦人科・精神科などのブロック研修として構築することもあれば[*5]，**3**のように総合診療専門研修ⅠやⅡをこの期間延長して，週1日の兼任研修を整形外科・産婦人科・精神科・皮膚科・眼科・耳鼻科・泌尿器科などで並行して行うこともある[*6]．

　兼任研修でその他の領域別研修を提供する場合は，必須研修の期間は本研修を週4日行う必要があるため，そのバランスを考えながら組み合わせる．

> [*5] ▶ブロック研修を行う際の工夫（p.260）
>
> [*6] ▶パートタイム研修を行う際の工夫（p.267）

申請をするうえでの注意点

診療実績基準

　上記のコアコンピテンシーを取得できる施設との組み合わせが重要になるが，総合診療専門研修プログラムでは，経験目標にある診療を基幹施設と連携施設で十分に経験するために，次のように「診療実績基準」を求めている[*7]．

- 総合診療専門研修Ⅰ：のべ外来患者数　400名以上／月，
  　　　　　　　　　のべ訪問診療件数　20件以上／月
- 総合診療専門研修Ⅱ：のべ外来患者数　200名以上／月，
  　　　　　　　　　入院患者総数　20名以上／月
- 内科研修　　　　　：入院患者総数　40名以上／月
- 小児科研修　　　　：のべ外来患者数　400名以上／月
- 救急科研修　　　　：救急による搬送等の件数　1000件以上／年

これは，複数の研修施設によって各診療領域の研修施設群を構築することで上記の基準を満たすことも可能としていて，その場合は施設単位で必ずしも上記基準を満たさなくてもよいとされている．申請の際には，上記の条件を満たす施設でのプログラム構築が望まれるが，地域性などで件数が合致しない場合には，3年間の研修を通してどのようにそれを補完するかについての記載が求められる．

> [*7] 研修プログラム5 専門研修施設とプログラムの認定基準⑨診療実績基準（基幹施設と連携施設）［症例数・疾患・検査／処置・手術など］

救急科研修の変更点

　これまでの日本プライマリ・ケア連合学会の家庭医療後期研修と異なり，「救急研修は3か月間のブロック研修のみ」となっているため，プログラム構築の際には注意が必要である．救急科兼任研修は認められないことになった．

大学病院基幹型の特記事項

　大学病院基幹型パターンの場合は，都道府県内の多くの医療機関と連携して大きなプログラム構築となることが多い．そのため，申請する際には，**4**のような「ローテーションのスケジュールと期間を複数パターン記載」して提出する必要がある．これによって，プログラムの全体像を把握することが可能となる．

3年間のローテーションの構築

4 ローテーションのスケジュールと期間

【パターン①】

	4月	5月	6月	7月	8月	9月	10月	11月	12月	1月	2月	3月
1年目	\multicolumn{12}{c}{S大学病院}										
	総診Ⅱ		救急科			内科							
2年目	\multicolumn{12}{c}{N病院}										
	\multicolumn{12}{c}{総合診療専門研修Ⅱ}										
3年目	\multicolumn{6}{c}{S大学病院}						\multicolumn{6}{c}{H診療所}					
	小児科			整形外科	産婦人科	精神科	\multicolumn{6}{c}{総合診療専門研修Ⅰ}					

総合診療専門研修	総合診療専門研修Ⅰ 6か月	総合診療専門研修Ⅱ 14か月

領域別研修	内科 6か月	小児科 3か月	救急科 4か月	その他 3か月

【パターン②】

	4月	5月	6月	7月	8月	9月	10月	11月	12月	1月	2月	3月
1年目	\multicolumn{12}{c}{Mクリニック}										
	\multicolumn{12}{c}{総合診療専門研修Ⅰ}										
2年目	\multicolumn{12}{c}{S大学病院}										
	内科						小児科			救急科		
3年目	\multicolumn{12}{c}{A病院}										
	\multicolumn{12}{c}{総合診療専門研修Ⅱ}										

総合診療専門研修	総合診療専門研修Ⅰ 12か月	総合診療専門研修Ⅱ 12か月

領域別研修	内科 6か月	小児科 3か月	救急科 3か月	その他 0か月

まとめ

　日本専門医機構による総合診療専門研修を開始するにあたって，3年間のローテーションの構築を行うプログラム統括責任者に必要と思われる内容を記載した．一般的な注意事項に加えて，基幹施設のタイプによって異なるローテーションパターンが予想されるため，3つのタイプに分けて注意点を記載したが，それぞれがよりよいプログラム構築ができることを望んでいる．

文献

1) 日本専門医機構．総合診療専門医概要．http://www.japan-senmon-i.jp/comprehensive/index.html［2016年5月最終アクセス］（プログラム整備基準・モデルプログラム・総合診療専門研修カリキュラム・プログラム申請書などのPDFファイルがダウンロード可能）
2) 日本プライマリ・ケア連合学会．改訂後期研修プログラム作成にあたっての手引き．http://www.primary-care.or.jp/nintei_pg/pdf/sakusei_tebiki.pdf［2016年5月最終アクセス］

2

研修をどのように学んでゆくか

3年間を通じた学び方
研修目標と研修の場の適切な組み合わせ

竹村洋典（三重大学大学院医学系研究科 臨床医学系講座家庭医療学分野・医学部附属病院 総合診療科）

　研修目標とそれを実行するに適した研修の場については，日本専門医機構の「総合診療専門研修プログラム　研修目標及び研修の場」に推奨されている[*1]．プログラム統括責任者らは，総合診療専門研修Ⅰ，総合診療専門研修Ⅱ，内科研修，小児科研修，救急科研修，他の領域別研修などで，これらの目標が達成できるようにプログラムを構築しなくてはならない．ここでは，プログラム統括責任者が総合診療専門研修プログラムをつくる際に留意しなくてはならないことを説明したい．特に，プログラム統括責任者側の都合ではなく，「専攻医にとって魅力的な施設にするためにはどのような研修をすべきか」という視点に立って，話を進めたい．なお，総合診療専門研修の専攻医においても，ここで説明されているカリキュラムの構築者の意図を認識したうえで研修を受ければ，より効率的な学習となると思われる．

[*1] ▶付録　総合診療専門研修プログラム研修目標及び研修の場（p.390）

総合診療専門研修を行う施設群の立地など

　総合診療専門医を育成するためには，多様性を学ぶ観点からも，総合診療専門研修Ⅰ，総合診療専門研修Ⅱ，内科研修，小児科研修，救急科研修，他の領域別研修などの研修をすべて同一施設で行えない．総合診療が，地域住民のニーズに合った形で行われる必要があることから，専攻医が将来，住民のいかなるニーズにも対応できるように，さまざまな施設での研修を用意していただきたい．施設群をテレビ会議システムなどでつないで教育や管理的な会議を行えば，一体化したプログラムとして機能することも可能となる．

　一方で，隣県や遠方の施設を専門研修施設群として組み込むことも原則としてできないので，都道府県単位で専門研修を行う施設を組まなければいけない．これによって，専攻医がどのような施設に行っても，必要に応じてさまざまな医師等と連携を取ることができる．

総合診療専門研修Ⅰを行う施設

　総合診療専門研修Ⅰは，総合診療専門研修Ⅱとともに，総合診療特有の研修である．総合診療の指導医がいないと実施できない研修は，総合診療専門研修Ⅰ

と総合診療研修Ⅱだけである．したがって，両者は総合診療専門研修における腕の見せどころといえる．

　総合診療専門研修Ⅰを実施できる施設は，「診療所または中小病院（規模は要件を満たせば病床の数では規定しない）」である．しかし，訪問診療や地域包括ケアの研修が必須であるため，「医療・介護の連携活動」を専攻医が実施できることが期待されている．さらに，訪問診療を月にのべ20件以上行っている必要があり，これらのことを考慮すれば大規模病院ではほぼ不可能であり，中規模病院でもかなり施設は限定される．たぶん総合診療専門研修Ⅰは診療所や小規模病院のほうが効果的に行えると考えられる．

　また専攻医は，学童期や後期高齢者を含む患者の外来診療を行わねばならないので，施設の立地も重要である．たとえば遠隔地等の地域によっては，高齢化率が高すぎて学童期の患者が確保できないかもしれない．その場合は，整備基準に関するＱ＆Ａに従って，総合診療専門研修Ⅰを実施している期間に，近くの小児科医療施設においてパートタイムで小児科診療を行う，または選択研修において総合診療専門研修Ⅰ以外で不十分だった小児医療に関する研修を補うなど，工夫が欠かせない．

　総合診療専門研修では，耳鏡・鼻鏡・眼底鏡による診察，耳垢除去や外耳道異物除去，またオージオメトリーによる聴力評価などが90％以上経験すべき項目に含まれており，総合診療専門研修Ⅰにおいてこれらを実施できる教育環境を形成しておいたほうがいいかもしれない．

　外来診療では原則，ビデオレビュー[*2]を行うことになっており，総合診療専門研修Ⅰにおいて実施したほうが効果的と思われる．ビデオレビューがどうしても不可能な場合は，指導医の陪席等も代替できるが，かえって費用がかかるようにも思われる．

[*2] ▶ビデオレビュー（p.171）

　また，他の研修に比べると，総合診療専門研修Ⅰは「地域」をより意識した研修となり，保健事業や予防医療等を履修することも必要となる．来院した患者のみならず，来院しない地域の住民にも目を向けるような「地域をケアする」ような活動，たとえば，健康教室の企画・運営，学校保健活動，産業保健活動などの研修が，総合診療専門研修Ⅰでは是非とも期待される．地域医師会の活動にも参加させるようにしたほうがよかろう[*3]．

[*3] ▶保健事業・予防医療（p.113）

　専攻医が研修を受けている期間には，専攻医3人当たり総合診療専門研修指導医が1人以上必要となる．この場合，総合診療専門研修Ⅰの指導医は，原則として総合診療専門研修Ⅱの指導医を兼ねることができないので，この点も十分に注意しなければいけない．

総合診療専門研修Ⅱを行う施設

　総合診療専門研修Ⅱにおいては，一般病床での研修が必要とされるので，総合診療専門研修Ⅰより高度な手技，検査，治療が行える場が不可欠になるであろ

う．また，救急医療が必須となるので，救急に必要な検査・治療手技を専攻医に行わせることも必要となる．患者に手技などを実施する前に，シミュレータで練習しておくことは，医療安全のうえでも重要と思われるので，シミュレータを用意しておいたほうが，より効果的で安全な研修となると思われる．

　さて，ここで注意すべきは，総合診療専門研修Ⅱと内科研修の違いであろう．総合診療専門研修Ⅱにおいては，臓器別ではない外来診療と病棟診療を専攻医が実施することが要求されているので，循環器内科や消化器内科などではなく，総合診療部門が必要となる．Ｑ＆Ａには「総合診療科」「内科」「総合内科」等の名称の施設とあるが，研修できる診療が臓器別でないことを確認しておく必要がある．その点では，内科研修においては循環器内科，消化器内科，神経内科などサブスペシャルティの専門内科を研修することにすれば，その違いが専攻医にも明確になろう．なお，名称についてはＱ＆Ａにおいては実態として総合診療を実施していれば「内科」でもよいとしているが，専門内科との区別をする工夫をしておくとよりよいようにも思われる．たとえば「内科（総合診療）」等の明記が最低限あってもよいと思われる．

　病棟での医療では，多職種を含む病棟カンファレンスを実施し，退院支援や地域連携をとることが求められているので，研修を構築する際は留意しなければいけない．また，緩和ケアも90％以上経験すべき項目に入っており，この研修で実施できることが望ましい．

　なお，異なるスタイルの総合診療を多様な医療施設にて学ぶ必要があり，原則として，同一医療施設で総合診療専門研修Ⅰと総合診療専門研修Ⅱを研修するようなプログラムは許されていない．

内科研修

　総合診療専門研修における内科研修は，日本専門医機構による内科専門研修プログラムより前にあったややハードルの高い日本内科学会による総合内科専門医の基準で規定されている．したがって，機構の内科専門研修よりも施設としてより大きなところで総合診療専門研修の内科研修を行うこととなっている．実際，研修目標も，上部および下部消化管内視鏡の検査の適応の判断に加えて，虚血性心疾患や不整脈，下垂体疾患や副腎不全，白血病，結核，脳炎・髄膜炎の適切なマネジメントなど，やや高度な治療などが含まれている．したがって，前にも述べたように，内科研修では臓器別のサブスペシャルティの専門内科の研修をすることとなろう．一方，「総合内科」として幅広い疾患に深く対応している施設があれば，そこも有力な候補となりうるかもしれない．

　なお，総合診療専門研修Ⅱと内科研修を同一施設で行ってもよいが，総合診療専門研修Ⅱを内科研修として重複して使用することはできない．

小児科研修で履修すべき目標

　まず，小児科研修は，常勤の小児科指導医がいる施設で小児科専門医等が指導にあたらなくてはならない．したがって，たとえ総合診療専門医が総合診療研修においてたくさんの小児を対象とした診療をしていても，これは小児科研修とはいえない．また，小児科研修においては，外来，病棟，および救急のすべての研修が行えなくてはならない．まだ小児科診療が十分に身についていない専攻医は，施設の都合により小児科研修が病棟のみとなりがちなので，小児外来や小児救急部門においても研修が行えるように，小児科専門医等と調整が必要となる．また，大規模病院で小児科研修を行う場合はプライマリ・ケア的な小児科診療が少なくなりがちなので，施設としては大きくても中規模病院での小児科研修が総合診療の専攻医のためには無難かもしれない．

救急科研修で履修すべき目標

　施設の認定基準としては，救急救命センターもしくは救急科専門医指定施設，もしくは救急科専門医が救急担当として専従する一定規模の医療機関で救急による搬送等の件数が年1,000件以上の施設で行わなくてはならない．ER救急を含め総合診療でよく遭遇する救急患者は軽症から中等度の重症度であることが多いが，この領域別研修ではショック，心肺停止，熱傷，急性中毒などのマネジメント，また，ACLS/ICLS，PTLS，PALS等の救急処置も研修できなければならない．したがって，救急科研修の研修場所としては大規模病院を考慮したほうがよい．いわゆる三次救急病院での救急医療を知っておくことは，一次・二次救急を実施する機会の多い総合診療の医師にとっても必要と思われる．一方，軽症から中等度の重症度の救急患者の研修は，総合診療専門研修Ⅱで行っていただきたい．

その他の領域別研修で履修すべき目標

　日本専門医機構によると，「妊婦・授乳婦・褥婦のケア（妊婦・授乳婦への投薬，乳腺炎）」そして「女性生殖器及びその関連疾患（月経異常〔無月経を含む〕，不正性器出血，更年期障害，外陰・腟・骨盤内感染症，骨盤内腫瘍，乳腺腫瘍）」がともに90%以上経験すべき項目に入っている[*4]．産婦人科は必須領域別研修とはなっていないが，実質的には，総合診療専門研修Ⅰで研修できない場合は，産婦人科研修を個別に研修する必要があるかもしれない．産婦人科研修の必要性が高いことは認識しつつ，プログラムの作成をすべきであろう．
　また，総合診療専門医が遭遇する頻度が高い整形外科疾患は，これも必須領域別研修とはなっていないが，十分に研修できるようにプログラムを組む必要があろう．皮膚科疾患についても同様と考えられる．
　これらの必修でない研修は，選択研修のなかでブロック研修として行っても，

[*4] ▶付録　総合診療専門医 専門研修カリキュラム（p.387，経験目標3（9）〔2〕および〔3〕）

総合診療専門研修ⅠやⅡなどの必修研修において週1日のペースで行ってもよい．

選択研修

　日本専門医機構の総合診療専門研修プログラム整備基準によると，3年間のプログラムにおいては，最大6か月の選択研修をつくることができる．臨床研修においては，コアのみならずエレクティブの研修を行える余地をつくることが，その専門研修を魅力的にすると考えられる．その選択研修中に，総合診療専門研修，必須領域別研修，その他の領域別研修などを実施することもできるし，または地域の実情に合った研修，特色ある研修を用意することもできる．離島研修，内視鏡研修，エコー研修，漢方医療研修，保健所研修，産業医研修など，いろいろな研修を用意されるとプログラムの魅力になると思われる．

教育と研究

　教育においては，学生・研修医に対して1対1の教育が行える，学生・研修医向けにテーマ別の教育目的のセッションを企画・実施・評価・改善することができる，専門職連携教育を提供することができる，などが規定されているため，そのような環境を提供する必要がある．

　研究においては，さらに具体的に，専攻医は原則として学術活動に携わる必要があり，学術大会等での発表（筆頭に限る）および論文発表（共同著者を含む）を行うこととなっている[*5]．専門研修施設群に臨床研究や社会医学研究を実施できる体制を備えた施設を含めることが推奨されている．

[*5] ▶ Column 研修中にも研究を（p.159）

　教育や研究を実施する必要を考えると，大学との連携が不可欠になってくるかもしれない．

まとめ

　総合診療専門研修プログラムは，かなり多様な目標が掲げられており，これを単一の施設で実施するのはほぼ不可能である．その地域の多くの施設と連携してそれぞれの長所短所を補いつつ，1つの多機能なプログラムを構築したい．また，指導医についても，できるだけ早く総合診療を熟知した指導医をそろえて，メリハリのある研修をしたほうがよかろう．遅くとも専門研修を修了すれば，その専攻医も総合診療専門研修の指導医として活躍できる．

　また，そのプログラムの研修目標についても，日本専門医機構から示された目標に加えて，その地域に必要な研修目標が存在するかもしれない．できればタウンミーティングを地域で実施して，地域特性のある研修目標を明らかにするのも教育的かもしれない．多くの専攻医を魅惑する独創的な専門研修プログラムが日本のそこここにできていくことを心から楽しみにしている．

3年間を通じた学び方
ポートフォリオを活かした学び

大西弘高（東京大学大学院医学系研究科 医学教育国際研究センター）

　研修目標達成のため研修を進めていく際の基本的教育ツールとしてポートフォリオが採用された．総合診療専門研修を行ううえで，最も気掛かりで，大変そうだと専攻医の多くが感じるのは，このポートフォリオかもしれない．ポートフォリオの概念は，教育領域において2000年度に小学校の「総合学習」が開始された頃に，新しい評価方法として紹介され，一躍脚光を浴びた．その後，文部科学省は，高等教育領域においても，ポートフォリオを用いた学習，評価を唱えるようになっている．

　しかしながら，医学教育全般においてポートフォリオが非常に有効かといえば，単純にYesといいにくい実情がある．指導者側，学習者側の双方が十分にポートフォリオの必要性を理解し，適切に使えるようになって初めてポートフォリオを活かす準備が整うという，やや敷居の高いものと考えていただくほうがよいかもしれない．

　本稿では，研修目標を達成するために，どのようにポートフォリオを位置づけ，記載に向けた経験，実際の記載，勉強会などを通じたブラッシュアップをしていくかについてまとめてみたい．

ポートフォリオとその評価

　ポートフォリオ（portfolio）とは，もともとイタリア語で紙入れ，札入れを意味する"portafoglio"に語源をもつ言葉である．経済界では複数金融商品への分散投資を示すのが一般的だが，教育学的にはさまざまな学習や経験の履歴を蓄積したものを意味する．このようなポートフォリオが年単位で蓄積されていくと，その書き手がどのような経験をし，どのようなことを考え，理解したかを多面的に評価できることから，ポートフォリオ評価（portfolio assessment）が重要な意味をもっているともいえる．

　次に，研修制度の側から，専攻医の研修プロセスをみていこう．総合診療専門医に必要な6つのコアコンピテンシー[*1]は，日本専門医機構のウェブサイトに掲載されている「研修手帳」[1)]によると，現在のところ **1** のように設定されている．たとえば，「診療の場の多様性」は外来・救急・病棟・在宅の4つの場における研修が必要だが，単にそういう場所で働いたという履歴だけでは十分でな

[*1] ▶付録　総合診療専門医 専門研修カリキュラム　到達目標：総合診療専門医の6つのコアコンピテンシー（p.376）

1 総合診療専門医に必要な6つのコアコンピテンシー

1. 人間中心の医療・ケア
2. 包括的統合アプローチ
3. 連携重視のマネジメント
4. 地域志向アプローチ
5. 公益に資する職業規範
6. 診療の場の多様性

2 総合診療専門医認定審査に求められるポートフォリオ20項目

1. 患者中心の医療
2. 家族志向型医療・ケア
3. 未分化で多様かつ複雑な健康問題への対応
4. 健康増進と疾病予防
5. 継続的な医療・ケア
6. 多職種協働のチーム医療
7. 医療機関連携および医療・介護連携
8. 組織運営マネジメント
9. 保健・医療・介護・福祉事業への参画
10. 地域ニーズの把握とアプローチ
11. 自己研鑽とワークライフバランス
12. 研究と教育
13. 幼小児・思春期のケア
14. 生活習慣病のケア（行動変容アプローチを含む）
15. 高齢者のケア
16. 終末期のケア（人生の最終段階におけるケア）
17. 女性特有もしくは男性特有の健康問題
18. リハビリテーション
19. メンタルヘルス
20. 救急医療

い．たとえば，「在宅緩和ケアに必要な患者・家族の健康観・人生観・死生観・宗教観への理解，患者・家族への適切な情報提供，疼痛管理，疼痛以外の症状管理，悲嘆ケア，臨死期の対応ができる」という個別目標があるため，在宅医療現場で積極的にそういう患者を診て，これらについて学んだことを専攻医に示してもらう必要がある．それぞれの個別目標の項目をいつどのレベルで達成したかは，「研修手帳」に書き込むことになっており，この記載内容もポートフォリオの一部として重要である．

さらに，コアコンピテンシー全体の評価を行うためのポートフォリオとして 2 の20項目が求められている．そして，それぞれの領域に関して詳細なポートフォリオを記載することを通じ，1 のコアコンピテンシーがあることを証明する必要がある．たとえば，上述した例に関しては，在宅緩和ケアの診療をしたこ

とを，終末期のケアという項目で示すと思われる．

次の段階として，「どのような診療をしていると記載すれば高く評価されるのか」に専攻医の関心が向くに違いない．現在のところ日本専門医機構のホームページに評価基準は示されていないが，日本プライマリ・ケア連合学会の家庭医療専門医に関しては，ルーブリック[*2]と呼ばれる評価基準が示されており[2]，よりよいポートフォリオをめざすうえで参考になるだろう．

教育学的にみたポートフォリオの意義

ポートフォリオがレポートとどう違うかという質問は，頻繁に耳にする．この違いに関するキーワードの1つは「省察[*3]」である．たとえば，患者中心の医療（patient-centered care，最近では患者にこだわらずperson-centered careとも呼ばれる）についてなら，患者の心理的・社会的背景についての情報を得て，それらを生物医学的な問題の解決に活かすなどの対応が必要である．しかし，そのような既存の枠組みを単に知っているレベルでは十分とはいえない．

どのように省察すべきかについて理解するために，❸のSchönの概念モデルが役立つ．なんらかの実践においてうまくいかなかった経験を振り返り，次の実践の改善に用いるのが1段階目の省察である．これは「シングルループ学習」と呼ばれ，Schönは専門家（specialist）が狭く深く掘り下げる際によく用いる方略とした．ただ，一部の専門家は問題点が自らの専門領域と合致しないときに逃げ腰になってしまい，技術的熟達者（expert）に過ぎないという．

一方，総合診療専門医のように，患者がもつすべての問題をいったん受け止め，統合しつつ複雑な問題解決をする専門職（professional）は，既存の枠組みをさまざまな実践に柔軟に用いるため，その枠組み自体を省察し，変化させながら実践に立ち向かう．これは「ダブルループ学習」と呼ばれ，これこそがより深い省察であるとSchönは述べた[2]．また，教師，弁護士，医師など人と関わる経験をしているあいだに問題解決を図るような業種はダブルループ学習を必要とし，そのような専門職のあり方を省察的実践家（reflective practitioner）と呼んだ．

ポートフォリオは，省察した結果を記すというはたらきをもつだけではない．あるテーマに関して文章を書こうとして，テーマに関する理解が十分でない

[*2] **ルーブリック**
達成度を評価する基準．優・標準・ボーダーライン・基準未到達の評定尺度で構成されている．

[*3]「しょうさつ」「せいさつ」のどちらの読みでもよい．

❸ Schönによる省察的実践家の概念モデル

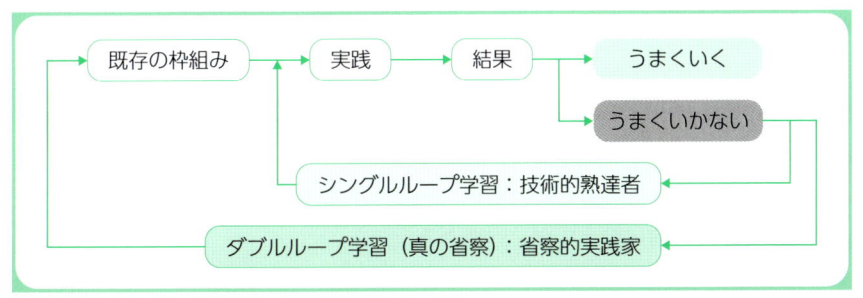

とか，書き進めるなかで新たな理解に達するといった形で，理解が深まっていくことを誰もが経験してきているのではないかと思われる．すなわち，文章にしてまとめ直すという作業自体が，各個人内での省察を促し，理解を深めるために役立つといえる．これは，

　①抽象的な理論基盤と事例における具体的経験とを記述を通じて行き来できる
　②記述するという作業によって，自らの認知過程を言語化し，外化することができる
　③記述した内容により，他者による批判的吟味を受けることが可能となる

といったはたらきがある，と考えられる．

　各自が可能なかぎり省察することは非常に重要だが，それだけでは十分ではないかもしれない．たとえば，事例に関する把握の仕方が甘い，患者中心の医療のような理論基盤に対する理解がやや不足している，事例に関して理論基盤を説明に用いるときにうまく噛み合っていないなどの改善点があるかもしれない．もう一歩改善するためには，指導医が修正してくれる，あるいは指導医や他の専攻医との対話を通じて自ら改善点に気づくといった形で，他者との対話が有用である．ポートフォリオの草稿は，事例の理解を共有し，省察内容を確認するための媒介物としての役割を果たしてくれる．

　ロシアの心理学者 Vygotsky の最近接発達領域（zone of proximal development：ZPD）の概念から，学習を支えるのはまわりにいる大人や先輩，友人など他者との相互作用であるという考え方がある[3]．他者とは学習者とともに考え，学び合う存在であり，社会と対話しながら社会にも影響を与えていくという考え方は社会的構成主義と呼ばれ，他の医師との連携，多職種連携，地域での協働などを通じて業務をする総合診療専門医に合致する考え方であると思われる．

ポートフォリオ記載開始から仕上げのプロセス

どのような経験が必要か

　2 を概観すれば，さまざまな経験が必要であることがみえてくる．たとえば，患者層は小児から高齢者までの広がりが必要なこと，医療だけでなく福祉・保健にも視野を広げること，自ら総合診療領域に関して自己研鑽を積み，教育や研究といった活動にも視野を向けることなどである．

　こういった経験を積む点については，プログラム統括責任者や指導医，そして専攻医自身が共同で責任を有している．研修する場所によって，経験が難しい内容もあるが，さまざまな研修場所をローテートすることで，経験を補完できるようなプログラムになっていることが想定されているため，どのローテートの場所でどのような経験を得るかについては，事前に考えておくべきだろう．

　特に，**2** の 4，7～10 については，地域包括ケアシステムを含めた組織的取

り組みが必要だし，11や12については，ふだんの研修とは異なる形の学習，経験，指導が必要となるだろう．これらの研修や経験については，専門研修プログラムを開始する時点で，3年間などのプログラムのどの時点で，あるいはどの施設において研修・経験をするのかについて，前もってある程度決めておくべきである．

どのような学習が必要か

現場での経験を積むことで臨床能力はそのうち伸びていくだろう，という考え方は浅はかである．以前は，総合診療に関して，学問的基盤があまり明確でなかったし，何年か経験すればできるようになる，先輩たちもそうやってきた……，といった雰囲気があった．しかし，この20年くらいのあいだに，たとえば「患者中心の医療」に関しても具体的な方法論として示されるようになったため[4]，この方法論を学ばずして現場経験のみを積むだけでは不十分になったといえる．

逆に，「患者中心の医療」の枠組みを学ぶと，これまで何気なく診ていた症例も，もっと深く，あるいは広くとらえ直すことが可能であることが浮かびあがってくる．これは，上述したSchönの省察的実践家の概念モデルになぞらえると，まずは自分なりの「患者中心の医療」が頭のなかに構築され，その後事例経験を積むうちにダブルループ学習がはたらき，自分の働く現場コンテクストに特有の「患者中心の医療」が再構築されることを表す．

このように考えると，「患者中心の医療」の枠組みは早いうちにいったん学んで，自分なりの枠組みを構築しておくほうがよいことになる．3年間の研修の最後のあたりでようやく「患者中心の医療」について理解したというようでは，研修期間の大半を有効な省察なしに浪費してしまうと考えるべきである．

指導者との対話・省察

ポートフォリオを記載しようと思っても，書き始めるのが大変だと感じる専攻医が多い．その理由として，①どの事例について記載するかで迷ってしまう，②各項目に関する理解が十分でないため，どう省察すべきかわからない，③プログラムによっては，マネをするための少し上の先輩がいない，④指導医のポートフォリオ指導歴が不十分であり，どうしたらよいか尋ねても具体的な指導が受けられない，といったものが多い印象をもつ．

慣れた指導医は，①や②についても的確なアドバイスを提供する．たとえば，「○○さんの診療，娘さんの要求が多くて大変だったね．でも，あの事例で，家族志向型ケアについて書けるんじゃない？」というような投げかけをするとともに，「あの事例でうまくいったのはどこだったと思う？」「あの方をもしもう一度診るとしたら，どこを改善すべきだった？」というような質問で省察を促すようにするだろう．何かのときに，数分でもこういったやり取りができれば，ポートフォリオ記載に着手しやすくなるのは間違いない．

専攻医は，ポートフォリオを書いて，自分の考えを言語化してみなければ，ポ

4 経験から提出用ポートフォリオ記載までの流れ

ステップ1：経験と学習
- 現場での経験蓄積
  体系的な言語化は困難
- 評価項目に関する学習
  事例記述の理論基盤を知る

ステップ2：指導医との対話・省察
- ポートフォリオの記載開始
- 事例記述による項目学習の深化
  理論基盤を日常的に使うようにする

ステップ3：省察の深化
- 事例にマッチした文献
- ポートフォリオ検討会・発表会
- 提出用ポートフォリオ記載

ートフォリオ記載に関して何がわかっていて，何がわからないかを明確に指導医に伝えることは難しいだろう．ポートフォリオの草稿を書けば，自らも省察できるし，指導医に自分の考えを知ってもらうこともできる．ともかく，ポートフォリオの難しさも有用性も，書いてみなければわからない．指導医も，ポートフォリオを読み，フィードバックしようと思ったときに，自らがもつ「患者中心の医療」の理解について，改めてダブルループ学習を行う機会を得ることが多いだろう．

経験から提出用ポートフォリオ記載までの流れを 4 に表した．経験と学習が互いに関連し合い，ステップに沿って深まっていく様子を理解しやすくなれば幸いである．

文献，勉強会の必要性

学問的基盤について学び，症例経験を積み，ポートフォリオ記載を試みるなかで指導医との省察が進んだら，かなり仕上げに近づいていると感じる人が多いかもしれない．しかし，ここで留まっていると，研修が終了した後，生涯学習のみで伸び続けることに不安を残す可能性がある．ここで重要なのは，生涯学習につなげるための文献的な学習と，施設内外で他の専攻医，指導医とディスカッションしながら学ぶような勉強会である．

文献的な学習とは，ここでは「患者中心の医療」などの学問基盤について基本を学ぶことではなく，各事例に個別的な示唆を与えてくれるような文献を読むことを指す．さらに細かく分け入って，深く学ぶことにより，研究といった側面にも触れることができるし，文献を批判的に読む機会にもなるだろう．

施設内外での勉強会は，指導医が企画していることが多い．たとえば，施設内では月1回，施設外も含めると年1〜2回などのペースで進捗を報告し，互いの草稿を読み合うような機会をもてれば，ポートフォリオの意義について理解が深まるし，学問的基盤に関する理解もより明確になっていくだろう．施設内の勉強会でも十分そのような刺激は得られると思われるが，施設外も含めた勉強会を行えば，いつもはあまり時間をかけていなかった文献的考察により時間をかけるな

ど，違った形での動機づけが生まれるかもしれない．

ポートフォリオ記載に関するQ&A

Q1：結局，ポートフォリオとレポートの違いは何ですか．
A1：レポートは，基本的には学習の最終結果を示すもので，省察内容を書き込むことはない．ポートフォリオは，指導医とともに文章を通じて省察し，深めていく性質の文章であり，経験，省察などを凝縮させた内容である．あるいは，20項目の詳細事例報告の一つひとつがレポートであり，ポートフォリオはそれらの集大成であるという見方もある．一般的に，ポートフォリオは研修プロセスの評価として位置づけられる面もあるが，口頭試問，研修中の全症例一覧などの記録を組み合わせなければ，レポートと同様，研修プロセスの完全な評価とはいい切れない．

Q2：総合診療の能力の評価法として，ポートフォリオは本当に適切なのですか．
A2：医学教育においてアウトカム基盤型教育がより重視されるようになり，これまでには評価しにくいとされてきた非認知的スキル（non-cognitive skills）の評価がますます重要になっている．その意味で，たとえば，患者中心の医療，家族志向型ケアといった非認知的スキルが多くを占める側面に関しては，認知的スキルを評価する筆記試験と，非認知的スキルを評価するポートフォリオや実技試験（いわゆる OSCE など）が最善の組み合わせと考えられている．

Q3：プログラムがへき地中心に実施されていることもあり，指導医が省察の機会をあまり提供してくれていません．
A3：場所や状況によっては，指導医とのやりとりが不十分になってしまうこともありうる．あるいは，指導医が総合診療領域で近年構築されてきた新しい学問的基盤に関して十分理解できていないという状況も少なくない．これまでにもそういった不満の声が若手から聞かれたこともあったが，多くの場合施設を超えた専攻医間の協力が役立ったようである[*4]．臨床現場で困ったときにも，専攻医数人で作成した SNS のクローズドのグループでディスカッションすることで，非常に省察に役立ったという事例も耳にする．

[*4] ▶ Column 研修中の，組織を越えた仲間づくり（p.123）

まとめ

ポートフォリオは，経験と学習を統合していくため，その内容を指導医や他の専攻医と共有して深めていくためのツールであり，その集大成として提出された詳細報告が評価に用いられる．書き始めるのは大変だが，早く着手して，何度も書き直すなかで，理解が深まり，診療内容の改善をもたらすと考えられる．

文献

1) 日本専門医機構．総合診療専門研修専攻医研修手帳．http://www.japan-senmon-i.jp/comprehensive/doc/comprehensive_doc01.pdf［2016年5月最終アクセス］
2) 日本専門医機構．総合診療専門医 ポートフォリオルーブリック評価表．http://www.japan-senmon-i.jp/comprehensive/doc/comprehensive_doc04.pdf［2016年5月最終アクセス］
3) Schön DA. The Reflective Practitioner：How Professionals Think in Action. New York：Basic Books；1983／ドナルド・ショーン．佐藤 学，秋田喜代美（訳）．専門家の知恵 反省的実践家は行為しながら考える．東京：ゆみる出版；2001．
4) 大西弘高．学習，教育と教育理論，心理学的基盤との接点：PBLの意義や活用法．吉田一郎，大西弘高（編）．実践PBLテュートリアルガイド．東京：南山堂；2003．
5) モイラ・スチュワート．山本和利（監訳）．患者中心の医療．東京：診断と治療社；2002．

3年間を通じた学び方
定期的な省察による生涯学習

春田淳志（筑波大学附属病院 総合診療グループ）

　医師という医学の専門家は，体系化された標準知識や原理を学び，これを現場の問題に合理的かつ妥当性をもって適用し，この経験を反復し熟達化していく「技術的熟達者モデル」が一般的であった．その結果，医学の進歩による専門分化を「技術的熟達者」モデルのまま医学教育に転用し，状況や事象を可能な限り単純に明示できる概念や原理に抽象化・一般化することで「確実性」を妥当化する思考が自明とされてきた．しかし，昨今の高齢化あるいは医療安全やQOLの重視といった社会の変化が学習内容と現場のニーズの乖離を顕在化させ，状況や問題に含まれている多義的な意味の複雑さや豊かさを解明しながら「不確実性」に踏み込む「省察的実践家（Reflective practitioner）」モデルが注目されるようになった．

　すべての医師は技術的熟達者モデルと省察的実践家モデルの両者の能力を獲得し，現場に合わせて使い分け，使いこなせるよう習熟するべきである．技術的熟達者モデルは国家試験をはじめ確実性を担保する卒前教育で洗礼を受け，生涯教育に至るまで知識を提供される方法で実践されている．一方で，現場では知識を患者に応用するばかりでなく，自分自身がおかれた状況でその行為中あるいは行為後に自らの行動を認知し，そのなかから自分の学びを探索していく省察的実践が欠かせない．特に，複雑な問題を扱うことの多い総合診療専門医は自分の知識・技術・価値観を超える問題に直面することが多いため，省察的実践家としての思考プロセス，省察に慣れ親しんでおく[1]．

　本稿では，省察的実践家に求められる省察について概説し，省察の実践，総合診療専門研修中の省察について文献と私見をまじえながら説明する．

省察の概要

　省察（reflection）とは，明確な答えがない現場の問題に対して，これまでの経験知を総動員して，なんらかの行動を起こし，状況に変化をもたらし，問題になんとか対処し，そのときに何があったのか，何ができて，何ができなかったのか，感情は意識できたのか，などの自分のなかに起こった変化を明確にすることである[2]．すべての思想家が省察のなかの感情の意義を強調しているわけではないが，医師の感情が医療行為に影響を与えていることが複数の研究でも明らかに

なっている．迷い，燃え尽き，罪悪感，自信喪失などの感情が医師自身に与える影響も調査されている[3]．感情を管理することで，患者との関係や医師自身のストレスを減らす[4]．医師が臨床現場で経験する感情は，おかれている立場や個人の役割意識が反映され，医療行為や自身にも影響を与えるため，医師が自分自身の感情を理解することは医療の専門家として働くうえで欠かせない能力である．

　一方で，確実性を担保する技術的合理的モデルを重視する学習環境やそれを自明としている学習者にとっては，省察の場が，確実な科学知とは何かを探求する作業に置き換わり，自らの知識がないことを露呈する懺悔の場となり，反省の弁を述べる儀式になり下がることがある．省察は，コンテクストや学習の価値観に大きく影響されるため，「不確実性」の高い事象を扱うことで，学習者の怒りや抵抗といった防衛反応を引き起こす可能性がある．また省察は，現場のコンテクスト，省察の主体である個人的背景を理解せずには共有することが難しいため，他者の省察を理解するにはコンテクストの共有が前提となる．

　このように省察は学習に影響を与えるコンテクストと関連したすべての経験の探求であり，自身の能力を評価することでもあり，自身の感情の分析でもある．そこには思考・感情・行動になんらかの変化が生じる批判的分析が要求される．批判的分析にはそのプロセスや理由を問い，他者の視点からの検討や理論知との照らし合わせ，自身の思考・感情・行動を引き起こした価値観や前提と対峙せざるを得ない．医師として自身の行動と知的思考と感情との関係を明らかにする省察は，自身の医師としての在り方を批判的に吟味し，専門家として妥当な実践を行うための動機にもつながるのである．

省察のタイミング

　省察を行う主体がLearning zoneにいるときに最も学びの効果が高い．ルーチンワークであるComfort zoneを脱し，難しすぎて動揺が強いPanic zoneに入る手前までである（ 1 ）[5]．たとえば，初めての経験，予想した以上にできたとき，できると思ったのにうまくいかなかったとき，ポジティブあるいはネガテ

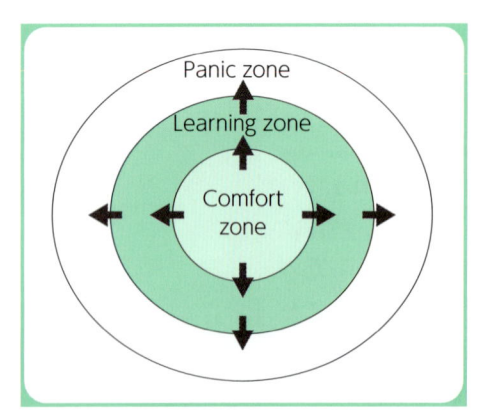

1 経験学習理論における，学習者のおかれた環境
Comfort zone はルーチンワークなどで慣れている仕事を行っているときで，外側に近づくにつれ，慣れない仕事や予想もしない「不確実性」の高い事象の対応が含まれるようになる．

ィブに感情が揺れ動いたとき，などが最適な時期であるが，Panic zone にいるときにはその事象を省察できるまでに一定の時間を要することがある．一般的に，省察のタイミングは，経験の習熟度と学習経験を照らし合わせ，数時間から1日単位，週単位という短いサイクルから半年，1年，5年，10年とさまざまである．

省察の方法

集団で共有する場合

集団で省察を共有することで，1人での省察では得られないような新たな学びの機会となる．集団での省察は，人的・時間的コストを集約的にするだけでなく，1対1のスーパーバイズに比べれば費用効率が高いと報告されている[6]．また，集団におけるダイナミクスが思考を促進する重要な役割を果たしている[7]．グループメンバーは8人くらいまでなら機能するかもしれないが，経験的には4～5人で行う省察が最適である．

集団での省察は，ときに間違った方向に進む可能性もあり，無知を停滞させ，やる気をなくさせ，「努力しても意味がない」という態度をつくり出すこともありうる．職場の人間関係や摩擦が集団での省察に反映することもあるし，逆に集団での摩擦が職場の人間関係に影響することもある．メンバーの変更や外に開かれた環境をつくることもときに必要となる．このように，集団で省察する場合は熟練したファシリテーターを用意するとよい．

ファシリテーターの役割

ファシリテーターには，集団での時間と空間の確保，とりわけ時間の順守が求められる．これは，個人の平等な貢献を保証する意味でも重要である[8]．また，ファシリテーターは挑戦と支援のバランスを加味する．支援とは参加者全員が安全で，支持的な環境をつくることである．そこで学習者は，より深い振り返りができる．一方で互いに支援的であろうとするがゆえに，相互に疑問を出し合うことがなかったという挑戦のやりとりがない場面も実際はみられる[9]．

ファシリテーターが，個人一人ひとりがグループワークに貢献できるよう働きかけ，全員が発言できるように時間配分をしながら，ときに省察する主体にとって少し挑戦的な問いを投げかけてみることで，その質疑が個人の貢献を高めることがある．このときの問いは，「なぜできなかったのか」と原因探しをするのではなく，「どういうプロセスでそうなったのか」そして「何がそうさせたのか」と How や What を主語にすることで批判的分析が促される．慣れてくると，ファシリテーターが学習者中心の態度をとり，コンテクストの把握からストーリーにおいて「なぜそうなったと思うか」と率直に聞くことで省察が深められることもある．

ファシリテーターが衝撃的なことを聞くとファシリテーター自身が心的消耗を

引き起こすおそれがある．ファシリテーターは学習者を一面的に評価せず，学習者の省察を学習者が成長するプロセスの一部として理解し，反応する自分自身に対してもリフレクティブな考察を行うことで心的消耗を軽くする．

参加者の役割

　参加者の貢献は，言葉だけでなく，前のめりの姿勢や頷きなどのボディランゲージなどから確認する．沈黙もその人が考えている時間なのかもしれない．何よりも省察は個人的な情報が含まれているために，この場だけの情報にとどめておくことは，前提として参加者のあいだで共有しておく．

　また，省察を促進する他者として，積極的に聞くこと（Active listening），共感，自己表現（Assertiveness）の能力は必要である．言語化や概念化に慣れていないのであれば，言葉探しや概念探しをサポートしなければならない．指導医や評価のために非のうちどころのない省察をしなければならないという思いをもった学習者は，「ポートフォリオはどのように書けばよいのですか」「正しい書き方を教えてください」といった発言をする．その場合には，省察は自分自身のためにしているのだと明示し，ファシリテーター・学習者共通の理解とすることが必要である．

記述する場合

　記述を通した省察は，直線状あるいは連続的なものというよりはむしろ弁証法的かつ帰納的に学習内容を理解するプロセスである．しかし，学習者によっては，記述に障壁を感じる．そのときは「思い出された感情をそのまま正直に長々と書く」練習をし，書くことで自分自身の無意識を外に出して意識化する体験を積んでいくことが役に立つ．総合診療専門医に求められているポートフォリオは，記述する省察の一つの方法である[*1]．

*1 ▶ポートフォリオを活かした学び（p.137）

省察のサイクル

　省察に関して初学者の場合は，Gibbsのリフレクティブ・サイクルが参考になる[10]．

Step 1：経験の説明（何が起こったか）
　　自分の言葉で，私という一人称を使って説明する．可能なかぎりあなたがそのできごとを観察していたかのように説明する．
　　「その経験であなたはどのように行動したか」「あなたはどのような考えをもっていたか」

Step 2：感情への気づき（何を感じていたか）
　　「どのような感情があったか，その感情はどの時点で始まり，その感情に伴う体の変化はあったか」

Step 3：経験の評価
　　何ができて，何がうまくいかなかったかをいくつかの内的・外的基準に

合わせて見積もる．経験全体よりも，その経験を構成する部分的要素を評価する．

「なぜ，このやり方でその状況を解釈したのか」「ほかには解釈があっただろうか」「私の行動は自分自身／関係した他者にとってどのようなものだったか」「感情は経験にどのような影響を及ぼしたか」「どのような前提を想定していたか」

Step 4：経験の分析

別の対応ができたかもしれないとわかるために，経験全体の構成要素を分析し，異なった角度から検討する．

「違う方法で行うことができたか」「結果はどうだったか」「何について学ばなければならないか」「どのようにそれを学べるか」「どのように新しい学びの戦略を適用できるか」

Step 5：経験についての結果

「一連の選択肢をみつけ，この経験から何を学んだか」「理解はどのように深まったか」「別のときにそれをどのように適用できるか」「私は何に取り組まなければならないのか」

Step 6：行動プランの設定

「目標は何で，どうすればよいか」「どのような資源が活用できるか」「どのくらい時間はかかるだろうか」「この結果どのようなものになるだろうか」

このように経験したコンテクスト，事象，そこで得られた知覚や感情を言葉にすることで，経験を外化する作業を行う．そこで，コンテクスト，事象，知覚や感情に焦点をあてて，そのプロセスに「なぜ」を問い，批判的分析を行う．そこで改めて気づく，現実と認知のギャップを言葉にして，次の目標あるいは自らの学びを探索する作業が省察である．

総合診療専門研修中の省察

総合診療専門研修中は，主治医としての重大な意思決定やマネジメントをする経験，初期臨床研修医の指導，今までしたことのない多職種との連携，複雑な問題への対処などを経験するため，医師として迷い，責任感を強く感じ価値観が揺らぐ時期でもある．そのような現場では経験の省察に集中できないこともあるため，仕事場を離れて（off-the-job）意識的に省察する時間をとることは有用である．自身の医師としての経験と，自分自身の思考・感情・行動の言語化が，自らの医師としての価値観を明確にする．妥当な自己評価をするべく批判的分析を行うことによって医師としてのアイデンティティが保たれる．

また，病棟研修をはじめ，診療所研修，救急科研修，小児科研修などローテーションをすることが多いため，研修場所のコンテクストも変わり，自分の成長にも応じて研修で学ぶことも変わる．各科研修の目標と照らし合わせながら自らを

省察するためには，総合診療専門研修中であれば月1回くらい現場を離れてみるとよい．1週間単位だとLearning zoneの事象があまりなく，2～3か月に1回となると各科研修先で1度しか省察できない．もし遠隔地で指導医とやりとりができない場合はSkypeなどのオンラインツールを活用したり，FacebookなどのSNS（Social Network Service）で同僚や指導医と省察を共有し，フィードバックを受けることも可能である．

定期的な省察の場

時間と場の設定

指導医はoff-the-jobの省察の機会をつくるために，仕事場から離れた場所で時間を設定するとよい．たとえば，平日の午後に時間をとり，研修先とも交渉し，「第2木曜日14時～18時」などと決めて，専攻医・指導医ともにオンコールで呼ばれないように周知する．役割もあらかじめ決めておき，司会やファシリテーターは指導医が行う．指導医が参加できない場合や複数の専攻医がいる場合は，年長の専攻医が司会やファシリテーターの役割を担ってもよい．

コンテクストの理解

省察する専攻医は，最初にこの1か月どのような研修を行っていたかを説明する．これが参加者との経験を共有する前提となる．たとえば，「○○病院の小児科研修中●か月目の振り返り」という題目から始まり，初めはその病院やクリニックの説明（地理的特徴，○床の病院，指導医が○名など），研修で期待されている目標と自分が掲げた目標，週間／月間スケジュール（学習会などの参加も含める）を提示する．

経験と学びの記述

次にどのようなことを主体的に経験し，学んだかを提示する．外来あるいは入院患者のログとそこから何を学んだかを記載したリスト，参加した学習会／プロジェクトの報告，印象に残った事例などがあげられる．特に，印象に残った事例はLearning zoneのことが多く，上記のGibbsのプロセスに沿って質問するとより省察が深まる．

できたこと／できなかったこと／感情

1か月を振り返ってどんなことができたのか，できなかったのか，そしてどんな感情で日々過ごしてきたのかを記載する．できれば，専攻医自身が批判的分析（たとえばできたあるいはできなかった理由，感情が引き起こされた状況などについて）の説明を加えたり，あるいは参加者が質問しながら聞いていくとより省察が深まる．

研修全体で学んだことの整理

このすべてのプロセスを振り返って，特に学んだことを整理する．たとえば，小児科では特に子どもの病気・発達を学習しようと思っていたが，両親のプレッシャーが大きく，両親も患者の一人として認識し，同時にアプローチすることの重要性を感じたなど，自分なりの学びを言葉にしておくことで，暗黙知が形

式知となり，他の専攻医や指導医にもその人なりの学びを共有することができる．プレゼンテーションを作成する際には気づいていなかったことが，参加者の問いかけによって明らかになることもある．それらをメモしておくことも，自身の学びの証拠を残しておく重要な作業となる．

次への実践につなげる目標

この研修を通してみつかった課題を，どのように解決していくかを明らかにする．より具体的な評価が可能な形にできるとよい．ローテーションが続く場合は，次の省察の場に前回の目標を最初に提示することで，目標管理の動機づけとなる．

まとめ

省察する能力は，総合診療専門医研修中だけでなく，学生・初期研修医，すべての医師・医療者に必要な能力である．省察は，できたこと/できなかったこと/感情/次の計画という構造化されたフォーマットに，言葉を埋め込んでいくプロセスだけではない．自らが主体的に自らの学びに貢献する方法であり，省察には援助する他者がいるからこそコンテクストを含めた自己や課題を理解できる．また，省察は自らが社会というコンテクストで，医学の専門家としてどのように貢献していくかを考える生涯学習者としてあり続ける方法でもある．だからこそ臨床だけでなく，研究・教育・組織管理にも欠かせない能力ともいえる．特に，複雑性や不確実性が高い事象を扱う総合診療専門医は省察的実践家としてあり続けるために，総合診療専門研修中に意識して省察する能力を高めることが必要とされる．本稿読了後に改めて自己の省察を省察する機会になれば幸いである．

文献

1) Schön DA. The Reflective Practitioner：How Professionals Think in Action. New York：Basic Books；1983. p.384.
2) ドナルド・A. ショーン．省察的実践とは何か プロフェッショナルの行為と思考．東京：鳳書房；2007. p.440.
3) 山上実紀．感情と労働 医師の感情に焦点をあてる意義．日本プライマリ・ケア連合学会誌 2012；35：306-10.
4) Elder N, et al. How respected family physicians manage difficult patient encounters. *J Am Board Fam Med* 2006；19：533-41.
5) White A. From Comfort Zone to Performance Management：Understanding Development and Performance. Hoeilaart：White & MacLean Publishing；2009. p.20.
6) White E, Winstanley J. Cost and resource implications of clinical supervision in nursing：an Australian perspective. *J Nurs Manag* 2006；14：628-36.
7) Lee-Baldwin J. Asynchronous discussion forums：A closer look at the structure, focus and group dynamics that facilitate reflective thinking. *CITE journal* 2005；5：93-115.
8) Platzer H. Are you sitting uncomfortably? From group resistance to group reflection in several uneasy moves. In：Bulman C, Schutx S（eds）. Reflective Practice in Nursing, 3rd ed. Oxford：Blackwell Publishing；2004. pp.113-27.
9) Walsh K, et al. Development of a group model of clinical supervision to meet the needs of a community mental health nursing team. *Int J Nurs Pract* 2003；9：33-9.
10) Gibbs G. Learning by Doing：a guide to teaching and learning methods. Oxford：Oxford Polytechnic；1998.

3年間を通じた学び方
ロールモデルとメンターとしての指導医の役割

吉村　学（宮崎大学医学部 地域医療・総合診療医学講座）

　ロールモデル，メンターといっても，指導医もホンネでは「まだまだそんな域に到達していない」「日々の臨床が忙しくて指導医らしいことをできていない」と愚痴をこぼしたいかもしれない．何を隠そう，筆者自身もそのような指導医の一人である．そうはいっても，研修プログラムを自ら選択して教育を受ける権利と指導する役割について合意して契約するのが，この総合診療医専門医養成の仕組みである．この稿では指導医の役割のうち，ロールモデル（role model）とメンター（mentor）の2つのテーマについて掘り下げて言及してみる．各種文献やエビデンスと筆者自身の個人的な経験と交えて提供したい．

指導医の役割

　医学教育で権威のある雑誌に *Medical Teacher* があり，その総説にHardenが指導医の役割について12項目紹介している[1]．これを **1** に示す．これを見ておわかりいただけるように，指導医の役割がなんと多いことか．ここで紹介されている指導医は，どちらかというと卒前教育の指導医あるいは大学などの

1 指導医の役割[1]

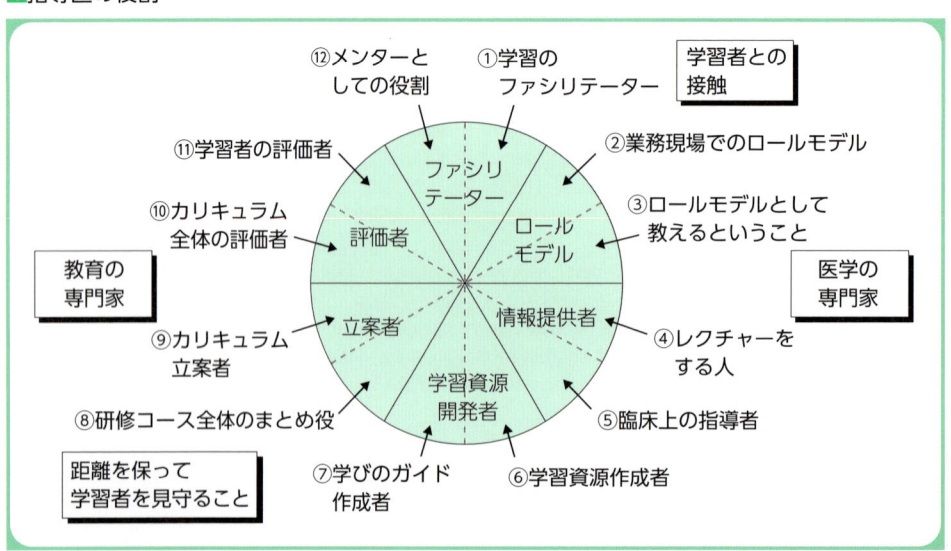

①学習のファシリテーター
②業務現場でのロールモデル
③ロールモデルとして教えるということ
④レクチャーをする人
⑤臨床上の指導者
⑥学習資源作成者
⑦学びのガイド作成者
⑧研修コース全体のまとめ役
⑨カリキュラム立案者
⑩カリキュラム全体の評価者
⑪学習者の評価者
⑫メンターとしての役割

学習者との接触／医学の専門家／教育の専門家／距離を保って学習者を見守ること

ファシリテーター／ロールモデル／情報提供者／学習資源開発者／立案者／評価者

Academic centerにおける指導医を想定しており，本稿の主題である日本の専門医養成プログラムの多忙かつ数少ない指導医にはそのまま適用はできないかもしれないが，一つひとつの役割を確認していく.

以下に私見も交えて解説する.

①学習のファシリテーター

専攻医をやる気にさせ，学びを後押しする役割である．ついつい専攻医に答えを与えがちになるのだが，そこをぐっと我慢して考えてもらう問いかけ・声かけをしていく．もともとそういう資質が筆者にはなかったが，本格的な指導医活動を開始して煮詰まったころに，筆者自身の指導風景を見てもらってこのこと（Be patient！[*1]）を米国家庭医療の父といわれるロバート・テイラー先生より教わった[2]．その後はできるだけそのように心がけている．このように，もとからある自分の教育スタイルを少し変えることができるようになることも指導医にとって重要である．各種指導医研修会やファカルティ・ディベロプメント（Faculty Development：FD）でこうした手法を習う機会があると思うが，実際には，自分で受け入れてみて指導した専攻医からフィードバックしてもらうことで，教育スタイルを修正でき，指導医も成長することができる.

②業務現場でのロールモデル

指導医には，診療実践の場でのお手本としてふるまうことが求められている．それは，単なる診療の技術的な側面だけでなく指導やマネジメントなど多岐にわたる．指導医には，ちょっと荷が重いかもしれないが，そういうふうにみられているのだということを意識したい．また，考えてみればこの医療界でまだまだ少数派であるこの分野（総合診療）をわざわざ選択してくれて専門研修に飛び込んでくれた専攻医に拠りどころ，あるいはアイデンティティ[*2]をしっかりとみせることは，研修が成功するためのカギになると考えている．完璧である必要はないが努力を惜しまずに．

③ロールモデルとして教えるということ

実際に自身ができるわけではないが，こうあるべきという理想像を語ることも，②と合わせて教えてほしい．では，どういうロールモデルなのか．それは研修カリキュラムに謳われている6つのコンピテンシー[*3]や具体的な内容がそれにあたる．ぜひ紐解いてみてほしい．また指導医仲間同士でディスカッションするのもよいだろう．言葉にすること，話すことが重要である．指導医自身としてのあなたは「またまだこのようにはできていないがここに書いてあるような感じになれるよう一緒に頑張ろう」とコメントするとよいかもしれない．

④レクチャーをする人

医療の専門家として，専攻医に情報をしっかりと伝えることが求められてい

[*1] **Be patient！**
当時の私は学習者に対して沢山知識を教えることに主眼をおいていたが，そうではなく学習者に実際の体験をしてもらい，自分の意見を言ってくるまで待つことの大切さを指導された．つまり，待つことである.

[*2] ▶ Column 研修中に「総合診療医」としてのアイデンティティを維持し続けるために（p.83）

[*3] ▶付録　総合診療専門医　専門研修カリキュラム　到達目標：総合診療専門医の6つのコアコンピテンシー（p.376）

る．日々の臨床実践で学びが提供されるとよい．自分の頭のなかにある知識やノウハウを提供すること，標準的な教科書や外部のデータベース（UpToDate[®3]やDynaMed[TM4]等）で調べたことを彼らに解説することも含まれている．直接指導医の口から答えを伝えるだけでなく，情報のありかをともに調べてともに学ぶこと，そのプロセスの教育も含まれる．

⑤臨床上の指導者

④とも重複するが，よりスキルやノウハウについての情報を教える役割が欠かせない．身体診察やインタビュー，機器の取り扱いなどもていねいに教えていただきたい．なかなか言語化しにくい部分もあるが，バランスを意識しながらやってほしい．ベッドサイドで，患者の近くで，各種機器の近くで，ともに学び合うようにしたい．

⑥学習資源作成者

専攻医が研修目標に向かって日々の学びを進めるうえで，その学びの支援をする．学習内容に応じた学習資源を上手につくり出して，彼らの学びを演出することは容易ではないが，指導医としての努力が必要な部分である．筆者は，この点についてしっかりと学んだわけではなかったが，数多くの専攻医を受け入れ，試行錯誤しながら学びを提供したあとに専攻医からのフィードバックを常にもらうようにして，その都度修正をしながらバージョンアップすることが，とてもよい学びになった．また，既存の学習資料を上手に使うことも試してほしい．

⑦学びのガイド作成者

⑥がコンテンツに焦点があたっている一方で，こちらは学び方のサポートにあたる．学びの準備状態をよくするうえでも重要である．最初は慣れないので難しいかもしれない．学会が提示した6つのコンピテンシーに照らし合わせて，研修年次に応じた到達目標（マイルストーン）も細かく落とし込んで，専攻医と指導医の両者で共有しておくべきである．

⑧研修コース全体のまとめ役

研修全体を見わたして，そのインフラ整備や学びの後方支援をする役割である．これは，プログラム統括責任者の主たる仕事になり，その他の指導医は，補佐にあたる形になる．学びの主体は専攻医であるが，決められた研修内容に合っているのかどうかもプログラム統括責任者もいっしょになってしっかりと確認する．定期的な指導医同士の確認作業も不可欠である．

⑨カリキュラム立案者

これも⑧と同様にプログラム統括責任者の仕事に相当するが，指導医の主たる診療の場で教育を提供する場合には，ここのカリキュラム作成は欠かせない．自

分の診療設定以外の研修（たとえば小児科や救急科）においても，該当の科の指導医に丸投げするのでなく，専攻医に学ばせてほしいことをすり合わせる．相手を否定するのではなく，調和するような形で行う．

⑩ カリキュラム全体の評価者

研修カリキュラム全体の評価は自己評価と外部からの監査も含めてなされるが，指導医の役割として全体を俯瞰する視点ももつべきである．最低でも年に1回は，自分たちのカリキュラムの自己点検を行う．また，最近では他の研修プログラムの評価としてサイトビジット[*4]があり，こうした取り組みにも積極的に参加されたい．

⑪ 学習者の評価者

個々の専攻医を評価することが，指導医の最も重要な責務である．決められた評価方法に習熟し，きちんとトレーニングを受けて真剣に取り組む．先入観にとらわれることなく，実際に見たこと聞いたことなどを総動員して行うべきである．

⑫ メンターとしての役割

これが主題の一つであり，後述する．

> [*4] **サイトビジット**
> 研修が実際に行われている現地におもむいて，ある一定の項目にそって「教育」の質や環境などについて評価を行うこと．

二人の指導医

3年間ないしは4年間の研修プログラムは，ブロックローテーションが基本になる．内科や小児科，救急科といった必修の研修と，基盤である総合臨床専門研修ⅠとⅡを合わせて提供している．初期臨床研修でも同様の課題が指摘されているように，一人のローテーターを，継続的に定点観測で見守ってアセスメントし，サポートしている指導医の存在があるかないかは，教育の質に関わる大きな問題である．ハーフデイバックシステムを活用して3年間の継続的な患者ケア（主に外来設定）を提供することで，この問題に対処している研修プログラムも多い．

指導医の役割を明確にする意味で，英国家庭医療学会では臨床研修の指導医と研修期間全体の教育について責任をもつ指導医を別々に立てている[5]．前者をclinical supervisor，後者をeducational supervisorとしていて，特に後者の役割が大きい．みなさんのプログラムではどうだろうか．しっかりとこの2種類の指導医を設定しているであろうか．

もちろん指導医の人数が少ない場合には，両者を一人の指導医が兼ねる場合があるだろう．しかしその場合でも，clinical supervisorでは患者ケアを優先しながら指導をし，educational supervisorでは専攻医自身の成長をいかにして促すかに苦心するというバランスが求められている．筆者は，これらの役割についてきちんと教えられるべきであると考えている．学会主導で指導医講習会が開催さ

れており，この点についてもぜひ理解を深めてほしい．また参考文献の熟読もされることをお勧めしたい[2]．

ロールモデルとしての指導医

　医学教育の教育方略として role modeling は有用なものであり，総合診療医の養成においても，指導医のすぐ近くでその知識・技能・態度そして価値観を学ぶ重要な手法である．ただ，意識し始めると，普段の指導医自身の診療スタイルや自然体が出にくくなるので，自分の素の状態と理想的な指導医像とのギャップについても，きちんと認識しておく．無理する必要はないが，努力はしたほうがよいだろう．専攻医には指導医からいい側面はどんどん学んでもらい，いまひとつの点は反面教師としてとらえてもらってよい．

　お互いの信頼関係が基盤になるため，お互いをしっかりと知る必要がある．専攻医自身の生い立ちや家族のこと，なぜ医師をめざしたのか，なぜこのプログラムをめざしたのかについて，時間をかけて話をしたほうがよい．もちろん踏み込んだ領域についてはある程度距離をとることも大切だ．

専攻医と指導医の相性

　ときに，専攻医と指導医との相性が合わないこともある．そんなときには，指導医の教育のスタイルと専攻医の学びのスタイルについてよく分析してみるとよい．指導医は専攻医への裁量権付与が高いのか低いのか，教え好きかどうか，それとも聞かれたことにのみ教える程度かどうか．専攻医の側は，指導医への依存が高いのかそれとも独力でやりたがるのかどうか．

　加えて，今現在の指導医と専攻医との組み合わせについて，ぜひ振り返るとよい．その専攻医にとってある程度マッチした指導スタイルが，指導医の素の教育スタイルと異なる場合には，教育スタイルの修正が指導医にとって避けて通れないこともある．指導医が複数いる場合には，プログラム統括責任者とも相談して変更することもありえる．

ロールモデルを選ぶのは専攻医

　専攻医が，今の指導医である自分をロールモデルとして認識するかどうかは，専攻医の側に主導権があり，押し付けることのできないものである．専攻医がプログラムに入るときにインタビューをしたり，実際の診療などをみたりする機会があればあるほど，その対象となった指導医にロールモデルとしてのリスペクトがありながら，研修にスムーズに入ることができる．ロールモデルとして憧れてもらうにはどうしたらいいのか．目の前の患者を一緒にケアしたり，悩んだり，考えたりすることが最も大切な要素であると考える．

指導医へのフィードバック

　ところで，指導者としての自分の強みはなんだろうか．ロールモデルとして自分がどうみられているのか．これらについては，専攻医自身からのフィードバックを直接もらえるとありがたいが，実際にはスタッフや他の専攻医・研修医・医学生を介して届くことが多いかもしれない．そういう意味では研修に関わっている幅広い人々からの意見を受け取るとよい．もちろん，専攻医自身と二人で話もするし，書面やメールなどでのフィードバックを得て自身の評価に気づけるようでありたい．コミュニケーションの手段はいろいろと使うほうがよいだろう．指導医のネガティブな側面についてはなかなか直接のコメントは得られないかもしれないが，素直に聞けるとよい．こうしたフィードバックによって，ロールモデルとしての自分が浮かび上がってくる．

　とはいえ，指導医自身も生身の人間なので，「そう言われてもなぁ」というようなネガティブコメントをもらうと気が滅入る．それを救うには，指導医仲間のピアサポートが大切だと個人的には考えている．専攻医がいない場で，指導医同士が内面を吐露できる安全な環境でカミングアウトできる機会をつくりだせるとよい．これは，学会の指導医講習会の休憩時間や懇親会などが相当するかもしれないが，定期的に（できれば半年に1回程度）もてるとよい．指導医自身の燃え尽きを防ぐ効果も期待できる．

メンターとしての指導医

　メンターとは，専攻医が自ら掲げた目標に向かって進むのをサポートする役割を指す．医師である必要は必ずしもないが，ここでは研修期間中の指導医の役割としてとらえることとする．

　メンタリングの実際を **2** に示す．メンターにとって大切なことは，時間をしっかりと設定すること，話を聞くこと，利害関係について中立を保つことと考え

2 メンタリングの具体例

- ●システム
  1. メンター1人あたり，メンティー（専攻医）は1人または2人．
  2. メンターは，指導医またはトレーニングを受けたコメディカルスタッフ．
  3. メンタリングは定期的に開催（月1回）．
     - ―場所はプログラムの基幹施設で
     - ―基本は対面で，Web会議も可とする
  4. メンタリングの記録は文書として残し，㊙扱いとする．
- ●メンタリングの具体的なやり取り
  1. 「どう，調子は？」
  2. 「現在の研修での目標達成状況はどうですか？」
  3. 「研修とプライベートのバランスはいかがですか？」

ている．実際にはなかなか難しい．一人でメンターを担おうと考えないほうがよいかもしれない．専攻医の母親世代のベテラン看護師たちが結構相談に乗ってくれるときもあり，そうしたスタッフをメンターとして支援することも，指導医としては大切な黒子の役かもしれない．また，専攻医が担当した在宅患者の家族も，場合によってこのような存在になることもある．研修期間中の折にふれて，そうした人たちとコンタクトを取るように勧めてみるのも手だ．誰かに気にかけてもらっている，一声かけてもらえる特定の人がそこにいる，ということが，総合診療医・家庭医のコアになる「継続性」や「関係性」を強く形づくるものになると思っている．こうしたものは短期間研修したなかではすぐにはできあがらないが，じわじわと形成されるように，ぜひとも指導医からサポートできるとよいだろう．

文献

1) Harden RM, Crosby J. AMEE Guide No 20：The good teacher is more than a lecturer - the twelve roles of the teacher. *Med Teach* 2000；22：334-47.
2) 地域医療・家庭医療の教育を議論．週刊医学界新聞 医学生・研修医版 2001；16．http://www.igaku-shoin.co.jp/nwsppr/n2001dir/n2458dir/n2458_13.htm［2016年5月最終アクセス］
3) UpToDate® 検索ページトップ画面．http://www.uptodate.com/contents/search［2016年5月最終アクセス］
4) DynaMed Plus® ホーム画面．http://www.dynamed.com/home/［2016年5月最終アクセス］
5) Rilay B, et al. The Condensed Curriculum Guide：For GP Training and the MRCGP, 2nd ed. London：RCGP；2012.

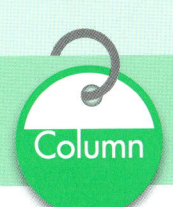

研修中にも研究を

　医師には科学者としての視点が必要であり，それは総合診療医でも同じです．総合診療の現場ならではの疑問を研究によりエビデンスにつなげ，その成果を発信していくことは，総合診療医の使命といってもよいでしょう．さらに，このような研究活動は，臨床医としての科学的な思考力が身につくのはもちろんのこと，EBM の実践力を高めるのにも役立ちます．論文を批判的に吟味する能力を身につける最適のトレーニング方法は，なんといっても「自分で研究をやってみること」だからです．

　ただ，実際に研究に取り組むとなると，いくつものハードルが待ち構えています．なかなか研究のための時間を取ることも難しく，また身近に指導者のいない環境ならなおさらです．この場合，Randomized Controlled Trial のような，大きなテーマにチャレンジするのは途中で挫折する可能性が高いので，まず実現可能性の高い小さなテーマに取り組んでみることをお勧めします．

　テーマ選びに関して，以前，ある先生から「研究は質改善（Quality Improvement：QI）の延長にある」という話を聴いて，なるほどと思ったことがあります．日常の診療から問題点を抽出して，先行研究を集めて取り組むべき課題を明らかにして，観察あるいは改善を行ってその成果を測定・分析して考察を加え，それを発表・共有するという QI のプロセスは，まさに研究と同じですから，専攻医は，まずここから始めてみるのも一つの手だと思います．

　ただ，テーマは身近なものでも，その進め方はできる限り科学的な研究手法に則ったものにしてください．先行研究のサーチが不十分だったり，結果を測定する方法があいまいだったりすると，その分だけ，得られる成果のインパクトが弱くなってしまいます．そして，得られた結果は必ず発表（最低でも学会の演題発表．できれば雑誌投稿）してください．あなたが抱いた疑問は，他の人も同じようにその成果を知りたいと思っているでしょうし，成果を広く共有しないのは，ある意味で研究に協力してくれた方々に失礼になります．何より，研究の全容を明快かつ論理的に伝えるための発表の準備そのものが，研究能力を磨く絶好の機会になります．

　そして，着想から発表までのプロセスを一度経験したら，次はぜひ，科学雑誌に原著論文として発表する「本物の」研究にもチャレンジしてほしいと思います．大変高いハードルではありますが，日本では，総合診療領域の研究が圧倒的に不足しています．総合診療を一つの学問領域として確立していくためにも，現場をよく知る総合診療医が，一人でも多く研究に取り組んでほしいと思っています．

前野哲博（筑波大学附属病院 総合診療科）

3年間を通じた学び方
～さまざまな教育法の活用
プリセプティング

関　正康（東京慈恵会医科大学 総合診療内科）
大滝純司（北海道大学 医学教育推進センター・東京医科大学 総合診療科）

　プリセプティング（precepting）は，一般用語としては「precept：教訓，訓示，勧告」から派生して用いられている．だが，医学教育では主に外来診療中に指導医への症例提示と教育的フィードバックを受ける手法のことを指し，指導医からの一方向的な「指導」とは異なる意味合いで使われることが多い．また，看護学ではプリセプターシップと呼ばれる，新人看護師に対して指導者である先輩看護師がマンツーマンで実務につき教育を担当する制度もある．

　本稿では，臨床医学教育（臨床実習や卒後初期臨床研修など）におけるプリセプティングの具体的な方法として普及しつつある，six microskills と SNAPPS について概説する．また，学習観の観点から，そして文化背景の観点からも，プリセプティングについて若干の考察を試みる．

学習観からみたプリセプティング

　医学教育における学習の目的は，知識の伝授から，問題解決やアウトカムの達成へと進化しつつある．学習者には意思表示や問題点の検討を自主的・能動的に行うことが求められている．

　これは，卒前教育だけでなく卒後教育においてもあてはまる．2004年度から始まった新医師臨床研修制度により卒後初期臨床研修が必修となり，日本全国に臨床研修制度が広まった．さらには専門医の研修においても新たな制度のもと，単に診療経験を積むだけではなく，組織的で構造化された教育体制が必須となり，研修施設の指導医には専攻医に対する指導力が求められている．

　その一方，医療界では他の多くの職業と同様に，専門的技術の伝承を上下関係において行う伝統的な徒弟制が学習手法として活用されてきた．しかし，伝統的な徒弟制による学習では，学習者に対する教育的配慮が乏しいことが多く，「背中を見せて学ばせる」とか「技は盗むもの」といった表現もしばしば使われてきた．特に，学習者が指導者へ疑問・不明点を表出することは，伝統的な徒弟制ではしばしば困難であった．

　そのような問題の解決として，「認知的徒弟制」[1] など，より構造化された，いわば新たな徒弟制度が注目されている．ここで紹介するように，より構造化されたプリセプティングの方法が開発され普及しはじめていることを，そうした新

たな教育の動向ととらえることもできるだろう．

six microskills

six microskills（**1**）の原型は，Neherらが1992年に発表した指導モデルのfive-step microskillsである[2]．このモデルは，問題点の解決に使う知識の組み合わせ・解決手順を明らかにすること，および知識や手順の不足領域に介入することを目的としている[3]．5段階で構成され，主に外来診療の指導において短時間で効率よく学習者に介入するのに適していることから，one-minute preceptor（1分間指導法）とも呼ばれている．普及するなかで，6段階目に"Identify next learning steps"が加えられたものが，six microskillsである．

大滝が指導医講習会などで参加者向けの資料として提示している「six microskillsを用いた指導の例」を**2**に示す．

SNAPPS

SNAPPS（**3**）は，2003年にTerry Wolpawらが発表した指導モデルである[4]．学習者に事実の報告をまとめて述べさせることや思考や推論の表出をさせることで，学習を促進し，かつ短時間で症例提示を促す技法である．6段階から成り，学習者はまずその6段階を理解し，それに沿って症例を提示するよう求められる．SNAPPSは，学習が個人的な困難や不明確な点を解決しようとするときに強化されることをふまえ，不明確な点や疑問点の表出を促すことを重視するのが特徴の一つである．

2と同じ症例についてSNAPPSを用いて指導した場合の例を**4**に示す．なお，この例では，研修医がSNAPPSの方法を習った直後でまだ習熟しておらず，指導医がある程度は誘導する設定にした．

文化背景とプリセプティング

欧米においてsix microskillsやSNAPPSは，それらを用いることによる教育効果が報告されている．しかし，これらが日本の医学教育に適した指導法であるのかについて，十分な検討はなされていない．欧米と日本では文化背景が異な

1 six microskills

1	Get a commitment	考えを述べさせる
2	Probe for supporting evidence	根拠を述べさせる
3	Teach general rules	一般論を教える
4	Reinforce what was right	できたことを強化する
5	Correct mistakes	間違いを正す
6	Identify next learning steps	次に学ぶことを見つける

2 six microskills を用いた指導の例

> <設定>
> 緊急入院した患者の面接と診察をした研修医が，カルテに書く前に，プレゼンテーションさせてほしいと言ってきた．
> 指導医のあなたは「six microskills/1分間指導法」を使ってみることにした．

<研修医と指導医の会話>
研修医「17歳の女性です．ベッドに起き上がって，少し息苦しそうにしていますが，会話はできました．主訴は呼吸困難と咳．症状は3日前の明け方から続いています．痰はほとんどなく，熱もありませんが，食欲が低下しています．既往歴は，最近2年間に気管支喘息で3回の入院歴があります．気管支拡張剤の吸入をときどきしていたようです．家族歴には特に問題ありません．身体所見では，体温36.8℃，呼吸数は24で軽度の呼気延長があり，全肺野で，呼気終末時に wheeze を聴取します」
指導医「どんな病態だと思う？（Get a commitment）」
研修医「今回も気管支喘息だと思います」
指導医「どうしてそう考えたのかな？（Probe for supporting evidence）」
研修医「呼吸困難がありますが，発熱がないので肺炎は考えにくくて，既往に喘息があるので」
指導医「そうだね．ほとんどの場合，肺炎には発熱が伴うね（Teach general rules）．治療はどうしたらいいかな？」
研修医「気管支拡張薬を続けるのと，抗菌薬も使いたいです」
指導医「wheeze も聴こえているし，気管支拡張薬は必要だね．面接や診察で情報をかなり集めたね（Reinforce what was right）」
研修医「はい！（うれしい）」
指導医「でも，感染の徴候がないのに抗菌薬を使うのは，副作用や耐性菌の問題があるので，通常は行うべきではないんだよね（Correct mistakes）」
研修医「そうなんですか」
指導医「なにか理解できないことはないかな？（Identify next learning steps）」
研修医「ステロイドの吸入は気管支拡張作用があるんですか？」
指導医「それじゃあ，明日の昼のミーティングまでに調べて，カード1枚にまとめてみなさい」
研修医「わかりました．やってみます！」

（東京大学指導医研修での講演〔2003.3.19-20：講師 John Takayama 先生〕を参考に作成）

3 SNAPPS

Summarize briefly the history and findings	病歴や身体所見を簡潔に要約する
Narrow the differential to 2–3 relevant possibilities	可能性のある絞った鑑別診断をあげる
Analyze the differential by comparing and contrasting the possibilities	可能性を比較・対比して鑑別診断を分析する
Probe the preceptor by asking questions about uncertainties, difficulties, or alternative approaches	不確かなこと，困難なこと，代替のアプローチについて指導医に確認する
Plan management for the patient's medical issues	問題点のマネジメントを立案する
Select a case-related issue for self-directed learning	自己学習のための症例に関係のある問題点を抽出する

り，コミュニケーションや思考方法にも違いがあるため，欧米で確認された効果をそのまま日本で期待できるとは考えにくい面がある．
　実際に現場で研修医や学生に指導をする際に，学習者が指導医に対して積極的に意見を言うことを避けようとする場面にしばしば遭遇する．自分が誤ったこと

4 SNAPPSを用いた指導の例

<設定>
緊急入院した患者の面接と診察をした研修医が，カルテに書く前に，プレゼンテーションさせてほしいと言ってきた．
指導医のあなたは，その研修医が「SNAPPS」について勉強会で学んでいることを確認したうえで，それを使ってプレゼンテーションするよう促した．

<研修医と指導医の会話>
研修医「17歳の女性です．ベッドに起き上がって，少し息苦しそうにしていますが，会話はできました．主訴は呼吸困難と咳．症状は3日前の明け方から続いています．痰はほとんどなく，熱もありませんが，食欲が低下しています．既往歴は，最近2年間に気管支喘息で3回の入院歴があります．気管支拡張剤の吸入をときどきしていたようです．家族歴には特に問題ありません．身体所見では，体温36.8℃，呼吸数は24で軽度の呼気延長があり，全肺野で，呼気終末時に wheeze を聴取します」
指導医「SNAPPS の最初は Summarize だ．今の内容を要約するとどうだろう？」
研修医「気管支喘息で入院歴のある17歳の女性で，呼吸困難と咳で受診されました．全肺野の wheeze を聴取します．」
指導医「では Narrow the differential の N，つまり鑑別すべき病態は？」
研修医「今回も気管支喘息だと思います」
指導医「どうしてそう考えたのかな？ 他に考えられる病態はある？」
研修医「A の Analyze the differential ですね．呼吸困難がありますが，発熱がないので肺炎は考えにくくて，既往に喘息があるので」
指導医「そうだね．ほとんどの場合，肺炎には発熱が伴うね．次の P は Probe the preceptor だ．何かわからないことや困っていることはある？」
研修医「気管支拡張薬は続けたいと思いますが，ステロイドの投与はどうすべきか……」
指導医「気管支拡張薬の投与をして経過をみるあいだに，ステロイド投与についてはガイドラインを見てみよう．2つ目の P は Plan management だね．その他の治療計画はどうしようか？」
研修医「入院が必要になるかもしれません．あとは抗菌薬も使いたいです」
指導医「それらについては，気管支拡張薬の効果をみたうえで再検討しよう．ただし，感染の徴候がないのに抗菌薬を使うのは，副作用や耐性菌の問題があるので，通常は行うべきではないんだよね」
研修医「そうなんですか．ええと，最後の S は Select a case-related issue ですね」
指導医「この患者さんに関することで，何を調べてみたいかな？」
研修医「ステロイドの吸入は気管支拡張作用があるんですか？」
指導医「それじゃあ，明日の昼のミーティングまでに調べて，カード1枚にまとめてみなさい」
研修医「わかりました．やってみます！」

を述べるのではないかと学習者が不安になるのは当然であり，また直面している問題が，その学習者には過度に難解であるために思考が進まないこともあるだろう．指導医の口調や態度が原因で萎縮してしまうこともありうる．

　日本には，「以心伝心」や「行間を読む」といった，言語に頼らずに相手の気持ちを読んだり，自分の意思を伝えたりするコミュニケーションがある．議論を避け，自己主張を積極的にしない風潮もみられる．こうした，日本的ともいえるコミュニケーションの特徴を海外と比較することは，プリセプティングの指導方法の意義や効果について考えるうえで役に立つだろう．

　田崎によれば，コミュニケーションについて日本人をアメリカ人と比較したPrunty らは，「日本人は議論を避け自己主張を積極的に行わない」とし，また

Barnlundは「自分について話す，自己開示を積極的に行わない」傾向が日本人にあるとしたという[5]．そして田崎は，「このようなコミュニケーションについての考え方の違いを生む要因」として，Hallが提唱した「コンテクスト（状況）とコミュニケーションの関係」が考えられると述べている．Hallは，コミュニケーションにおいて，「コミュニケーターが」（言語ではなく）「状況から読み取っている情報量の違いから」，高コンテクスト文化と低コンテクスト文化に分けた．日本や他のアジア諸国は高コンテクスト文化であり，言語に頼る程度は低く非言語情報への依存度が高い．これは，成員同士の結びつきが強い集団主義的文化圏に多くみられる傾向があるという．一方で，欧米諸国は低コンテクスト文化であり，意思伝達に際して，状況からの情報より言語に依存する程度が高いとされる．アメリカのような多文化・多言語社会では価値観も多様であり，状況から発せられる情報の解釈も異なり，意思疎通には言語に頼る程度が高くなると考えられるという[5]．

高コンテクスト文化とプリセプティングの構造化

高コンテクストな文化的背景の日本でも，six microskillsやSNAPPSが指導法として適しているのだろうか．

2つの指導方法の共通点は，枠組みが決められている，言い換えれば指導が構造化されていて，自らの考えの根拠を提示させることにある．自分の意見を述べるよう構造化されているので，指導者に対して発言する行為に関する抵抗感は軽減すると推測される．それも含めて症例提示の手順が構造化されているので，積極的なディスカッションを得意としない指導医あるいは学習者であっても，円滑なプリセプティングを促す効果がある程度は期待できるといえよう．

両者の相違点は，six microskillsが学習者に対する指導者からの形成的評価と短時間での指導を目的とした指導方法なのに対し，SNAPPSは指導者がほとんど介入しない学習者主導の方法である点と，疑問を積極的に表出させる点である．

まとめ

プリセプティングの具体的な方法として，six microskillsとSNAPPSについて概説した．学習者の到達度や指導者のプリセプティングへの習熟度に応じて，2つの指導法を使い分けるとより効果的だろう．

文献

1) 西城卓也．正統的周辺参加論と認知的徒弟制．医学教育2012；43：292-3.
2) Neher JO, et al. A five-step "microskills" model of clinical teaching. *J Am Board Fam Pract* 1992；5：419-24.
3) 岡田唯男．効果的に外来で教育を行う─5つのマイクロスキル．*JIM* 2004；14：399-403.
4) Wolpaw TM, et al. SNAPPS：A learner-centered model for outpatient education. *Acad Med* 2003；78：893-8.
5) 田崎勝也．異文化コミュニケーション．岡野雅雄（編），わかりやすいコミュニケーション学，改訂版．東京：三和書籍；2004．pp57-87.

3年間を通じた学び方
～さまざまな教育法の活用
症例カンファレンス

山田康介（北海道家庭医療学センター 更別村国民健康保険診療所）

　2015年に日本専門医機構より発表された総合診療専門研修プログラム整備基準では，専攻医は設定された到達目標の達成へ向け，外来・在宅・病棟といった臨床現場における症例カンファレンスを通じて学びを深めることが明記された[*1]．

　症例カンファレンスというと患者の抱える疾患の診断や治療，臨床推論が議論される印象が強いが，総合診療専門医専門研修においては，カンファレンスを通じて6つのコアコンピテンシー[*2]として示される総合診療の専門的アプローチを会得することや，病棟において退院支援や地域連携のプロセスについても学ぶことが重視されている．

　また，総合診療専門医がもつべき公益に資する職業規範[*3]として「自身の行動を振り返り…（中略）…省察的実践を行うことができる」とも明記されており，症例カンファレンスが専攻医の振り返りと改善を促す場となることも重要である．

　本稿では，こういった諸条件を満たす症例カンファレンスとして，クリニカルジャズ，およびFMカンファレンスという2つの方法を紹介する．

[*1] 2016年2月の改訂版[1)]でも同様である．

[*2] ▶付録　総合診療専門医 専門研修カリキュラム　到達目標：総合診療専門医の6つのコアコンピテンシー（p.376）

[*3] ▶同上，5. 公益に資する職業規範 一般目標2）の個別目標（1）参照（p.381）

クリニカルジャズ

　クリニカルジャズ（Clinical Jazz）とは2005年，藤沼が日本国内に紹介した症例カンファレンスの方式で[2)]，EBM（Evidence Based Medicine）と臨床経験の振り返りを調和させてディスカッションを進めることが特徴である．臨床におけるEBMと実際の臨床経験を，ジャズにおけるテーマとアドリブの関係にたとえ，このように呼ばれている．

実施法

人数，参集範囲
10人以下の比較的少人数で行うことが多い．

準備
専攻医は，カンファレンスに先立ち以下の準備を行う．
　①症例の記録

日々の研修において感じた疑問や印象に残った症例を記録しておき，そのうち最も印象的だった症例をスライドプレゼンテーションなどの媒体に記述する．

②症例に対する振り返り

紹介する症例について「うまくいったこと」「改善すべきこと」「自身に起こった感情」「Next Step（次にどうするか）」について記述する．

③疑問の抽出

紹介する症例において専攻医が疑問に感じた点を記述する．解決することで今後の行動を変化させうる，実践的な疑問が望ましい．

④エビデンスの探索

疑問についてエビデンスの探索を行い，概要を記述する．UpToDate®やDynamed™などの総合診療専門研修でよく用いられる二次資料をはじめ，PubMedといったデータベース，Google Scholarのような検索エンジンが用いられることが多い．

カンファレンスの進行

①ディスカッション

可能ならば，専攻医の発表する資料と，ディスカッションしながら行われるエビデンスの探索を，同時にプロジェクターに映し出すとディスカッションが活性化する．進行役（主に指導医）を置き，専攻医は進行役の進行に従って，準備した資料をもとに発表を行う．進行役は適宜，専攻医や参加者に発言を促すとともに，映し出されている画面に発言内容やディスカッションのポイントを記述していくことが望ましい．そうすることで，ディスカッションの内容が記録され，参加者の会議への集中が高まるとされている．

②クリニカルパールの抽出

一連のプロセスから，今後の診療に応用できるポイントを1つの文にまとめる．原則として専攻医自身がまとめることが望ましいが，困難なときは進行役が他の参加者に発言を求めてもよい．

FMカンファレンス

FM（Family Medicine）カンファレンスとは，総合診療専門医の教育診療所で専攻医の教育目的に，北海道家庭医療学センターで開発された症例カンファレンスであり，専攻医の経験した症例から学ぶべきことを参加者とのディスカッションから探り明らかにしていくことに焦点をあてることが特徴である[3]．一般的な症例カンファレンスはプレゼンターが症例を通じて学んだ知識を参加者に伝える形になりがちな一方で，FMカンファレンスはプレゼンター（専攻医）が参加者とディスカッションし学びを得るという，異なる性質のものであるといえる．

専攻医の実際の経験から学びが言語化されるFMカンファレンスのプロセスは，省察的実践家であることを求められる総合診療専門医の教育として有用と考えられる[4]．

実施法

人数，参集範囲
専攻医とその同僚，指導者にとどめ，3～6人程度で開催することが多い．形態としてはカンファレンスというよりもグループディスカッションの形に近い[5]．

症例選定
専攻医，指導医どちらが選定してもよいが，以下のような事例を取り扱うことが効果的である．
- 専攻医が「モヤモヤとした」「しっくりこない」思いを抱えている
- 専攻医が苦手意識を感じている
- 専攻医が診断やマネジメントに行き詰まりを感じている
- 結果としてうまく問題解決することができたが，なぜうまくできたのかがわからない

こういった事例には，専攻医が知るべき学習ニーズが潜んでいることが多い．

カンファレンス開催の目的
FMカンファレンスを実施する目的は，プレゼンターである専攻医が症例/事例を通して得た学びを明らかにし言語化することである．カンファレンスを通じて専攻医の提示する症例/事例を振り返ることにより，指導者や参加者がこれまで気づいていなかった，専攻医のもつ能力や学習ニーズが，指導者・専攻医双方に明らかになる．

カンファレンスの場づくり
専攻医が積極的に自己開示できることが重要なので，カンファレンスの冒頭で，互いに批判することなく発言すること（No blame culture）を確認する．リラックスしてディスカッションする雰囲気を重視するため，専攻医にはカルテを参照しながらプレゼンテーションすることを許可する．指導者自らホワイトボードを用いて議論を可視化しながら，場をマネジメントまたはファシリテートすることが望ましい（**1**）[6]．

カンファレンスの進行

①患者氏名，年齢の開示
総合診療科の現場では，指導者や参加者が既に患者のことを知っていることも多く，患者の実名を明らかにすることがディスカッションを豊かにする可能性が高まる．

②この症例を専攻医が提示する理由の共有
症例について専攻医が感じている課題は，カンファレンスの進め方に大きな影響を与えるため，可能な限り具体的に述べてもらう．

1 FM カンファレンスの風景

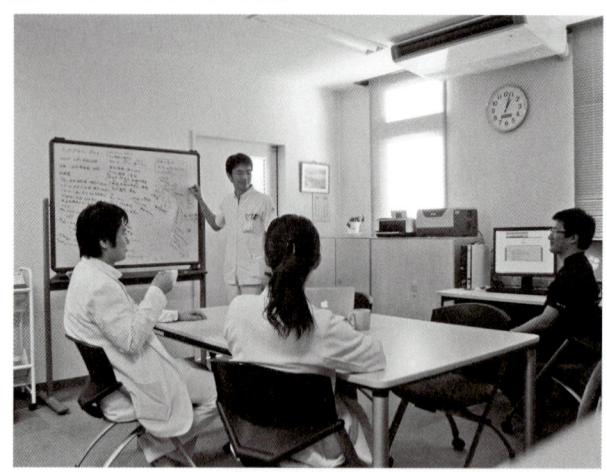

2 従来のプレゼンテーションと Patient-Centered Case Presentation の比較[5]

従来のケースプレゼンテーション	Patient-Centered Case Presentation
1. 主訴	1. 患者の主訴や要望
2. 現病歴	2. 患者の述べる健康観や病いの経験
3. 既往歴	3. 疾患（現病歴，既往歴，身体所見，検査所見など）
4. 家族歴	4. 患者個人（ライフサイクルなど）
5. 患者プロフィール	5. 背景（コンテクスト）
6. Review of Systems	6. 患者 - 医師関係
7. 身体所見	7. 評価（プロブレムリスト）
8. 検査所見	8. ディスカッション
9. プロブレムリスト	9. プラン
10. 評価	
11. プラン	

例）
「診察を終えたときの患者さんの表情が曇っていたような気がして，私が提示したプランにあまり納得されていない様子だったので」

「結果的に重大な疾患を見逃さずに専門医に紹介することができましたが，もっとスマートにできなかったのか，と思って」

「患者さんと主介護者から，退院後は訪問介護を利用したいと要望があがっているのですが，患者さんと同居されている夫はそれに納得していないようです．退院前のカンファレンスではどのようにしたらよいのか悩んでいます」

③症例の紹介とディスカッション

　時間が十分ある場合は，Patient-Centered Case Presentation[7]（**2**）に基づいて症例を紹介してもらうが，カンファレンスに時間が限られるときは，専攻医が感じている課題に焦点をあてた内容で行うことが多い．患

3 家族図や患者の生活機能などを書き込んだホワイトボード

者の診断やそのプロセスが課題ならば従来型のプレゼンテーションでもかまわないが，上記の例のような課題では，プレゼンテーションするべき内容や指導者や参加者が専攻医に問う内容は変化する．そこで適宜，参加者の重要な発言はホワイトボードに記載し，ディスカッションを深めるために利用する．

- ●患者との具体的な対話の内容

  「そのとき患者さんはなんとおっしゃいましたか？」

  「それに対してどのように答えましたか？」

- ●専攻医の行動や時間経過を詳細に追う

  「そのときあなたはどう考えてこのような選択をしたのですか？」

  「どのようなことをもっと考慮するとより安全に専門医に紹介することができたと思いますか？」

こうして，患者の生活機能の状態や家族図，利用できる資源などの背景情報を，詳細に検討する内容に進むことになるだろう（**3**）．

④ **専攻医の学びの抽出**

カンファレンスの終盤では，専攻医や参加者からの発言をホワイトボードに整理して，まとめを行い，症例から得られる学びを言葉にしていく．ファシリテーションの技術でいう「収束」のプロセスである[6]．

最後に，専攻医から「本日の学び」と題して発言をもらい，カンファレンスを閉じる．

まとめ

クリニカルジャズ，FM カンファレンスはともに専攻医が自身の行動や思考，感情をオープンにすることで学びを深める場である．したがって，専攻医の安全

確保については十分な留意を要し，参集範囲と No blame culture（あたたかく批判しない雰囲気）で実施するというルールを設定する．カンファレンス中も「なぜ」という質問が多くなりがちであるが，専攻医によっては詰問されているように受け止める者もいる．「なぜ」という理由を問う質問は最小限にし，「どうしたらよかったのか」という問いに置き換える努力をしたい．

　また，指導者は専攻医の課題よりも患者の問題解決に焦点をあててしまいがちになることにも留意したい．指導者自身が，どちらに焦点をあててディスカッションをリードしているのかを確認しながら，症例カンファレンスを実施することが望ましい．

文献

1) 日本専門医機構．専門研修の方法．総合診療専門研修プログラム整備基準．2016．p.3．http://www.japan-senmon-i.jp/program/doc/comprehensive.pdf［2016年5月最終アクセス］
2) 横林賢一．クリニカルジャズ（Clinical Jazz）．日本プライマリ・ケア連合学会誌 2010；33：322-5．
3) 山田康介．北海道家庭医療学センター：FM カンファレンス．治療 2015；97：58-61．
4) 松尾　睦．経験から学ぶ．職場が生きる 人が育つ「経験学習」入門．東京：ダイヤモンド社；2011．pp.48-65．
5) Whitman N, Schwenk TL．伴信太郎，佐野　潔（監訳）．グループ・ディスカッション．臨床の場で効果的に教える「教育」というコミュニケーション．東京：南山堂；2002．pp.119-32．
6) 堀　公俊．構造化のスキル．ファシリテーション入門．東京：日本経済新聞出版社；2004．pp.124-58．
7) Weston WW, Brown JB. The case report as a teaching tool for patient-centered care. Stewart M, et al（eds）. Patinent-Centered Medicine：Transforming the Clinical Method, 3rd ed. London：Radcliffe；2014. pp.292-311.

3年間を通じた学び方
～さまざまな教育法の活用
ビデオレビュー

菅家智史（福島県立医科大学医学部 地域・家庭医療学講座）

ビデオレビューとは

　総合診療専攻医にとって，外来診療の質の向上は大きな関心事である．多くの専攻医は「私は何かミスをしているのではないだろうか」「私のマネジメントは適切なのだろうか」という不安を抱えながら診療している．一方，指導医は外来診療の指導に困難を感じる．短時間で多くの患者への対応を求められる日本の外来診療の場で，患者の安全と専攻医の教育を両立することは簡単ではない．とはいえ，指導を受けて学ぶ機会がない専攻医の外来診療は往々にして我流となる．総合診療専門医として十分な診療能力を身につけることができないまま研修期間を終えてしまうことのないよう，外来診療に関して指導を受ける機会は必須である．

　外来での研修を学習者の成長につなげる教育方法の一つにビデオレビューがある．実際の患者の外来診療（もしくは模擬患者での診療）を動画で録画し，診療後に指導者とともに振り返る方法である．古くは1940年ごろから録音を医療面接教育に使う試みが行われはじめ，近年の録音・録画技術の進歩により幅広く医学生や研修医の教育を目的としてビデオレビューが用いられている．

　ビデオレビューは診療状況をそのまま観察できるため，学習者が自らを客観視することで気づくことも多く，コミュニケーションや臨床判断能力，外来診療全体の組み立てに関する指導に向いている教育方法である[1]．その半面で，ビデオレビューはたくさんの事例を振り返ることが難しい．総合診療専門医が取り扱う幅広い疾患について網羅的に医学的知識を増やしていくためには，数多くの事例を振り返ることが可能なカルテレビューやプリセプティング[*1]などの方法が向いている．家族背景や社会背景を踏まえた診療を学ぶためには，1例1例をじっくり分析して考えるためにカンファレンス[*2]が向いている．教育方法の特性を理解したうえで，複数の方法を組み合わせ学びを進めていくことが肝要である．

[*1] ▶プリセプティング（p.160）

[*2] ▶症例カンファレンス（p.165）

導入準備

　ビデオレビューは実際の患者の診療場面をビデオ撮影して行うため，導入までに準備や段取りが必要となる．

171

1 ビデオレビュー機材の利点と欠点

	スマートフォン, タブレット	パソコン	ビデオカメラ	専用録画システム
機材	●内蔵カメラ ●内蔵マイク（または外付けマイク） ●三脚や固定具	●USBカメラ ●USBマイク ●録画用ソフトウェア	●ビデオカメラ（＋外付けマイク） ●小型三脚	●動画サーバ ●ネットワークカメラ・マイク
利点	●数多く普及 ●手軽に利用可能 ●操作が容易	●機材が安価 ●カメラが小型	●操作が容易	●遠隔操作可能 ●カメラが目立ちにくい
欠点	●情報流出リスク ●マイクの音質	●情報流出リスク ●マイクの音質 ●録画用ソフトの準備	●機材がやや高価 ●カメラの設置場所が必要	●機材がかなり高価

機材の準備

"ビデオ"レビューなので画質が重要と思われがちだが，外来診療のビデオレビューでこだわるべきは画質ではなく音質である．画質は患者の表情と医師の表情，ちょっとした体の動きがわかれば十分である．しかし，患者や医師が何を言っているのかわからないような動画では，振り返りが困難になる．患者の声は常に大きいとは限らず，マイクの音質がビデオレビューの成否を左右するといっても過言ではない．

必要機材の組み合わせとその利点・欠点を **1** に示す．スマートフォンやタブレットで撮影する方法は最も手軽であるが，インターネット接続による情報流出リスクには厳重に注意しなければならない．パソコンにUSBカメラやマイクを接続する方法は，カメラが小型のため設置場所に困らないが，別途録画用ソフトウェアを準備しなければならない．また，パソコンがインターネットに接続している場合，ウイルス等での情報流出リスクを考慮しなければならない．ビデオカメラは操作が簡単だという利点は大きいが，狭い診察机の上のどこに三脚とビデオカメラを設置するかという問題が生じる．専用録画システムは別部屋からのモニタリングや操作が可能であるなどの多機能さは便利だが，工事が必要で設置費用がきわめて高価なため簡単に導入できるものではない．筆者が実際に使用した経験からは，誰にでも操作できるような簡単さを優先するならビデオカメラを，経費をできるだけ抑えたいならパソコンを，新規開設など建築段階から関わるのなら専用録画システムを推奨する．

機材の配置

コミュニケーションは言語のみで行われるのではなく，非言語的（ノンバーバル）な部分も重要な判断材料とされる．ビデオレビューに用いる動画はさほど画質は高くなくても十分ではあるが，患者の表情と医師の表情が同時に撮影できるような画角が必要である（**2**）．狭い診察机ではカメラから被写体までの距離が短く，かなり広角に撮影できる機材が求められる．患者と医師の身体の動きも見

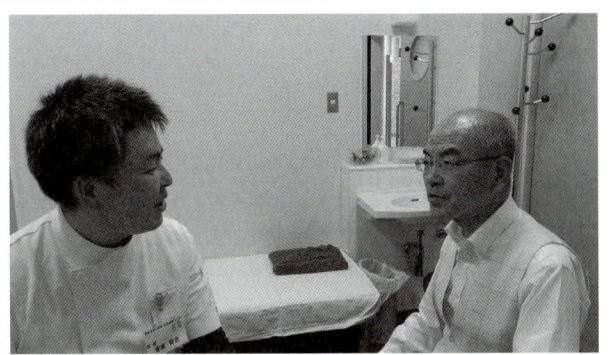

2 患者と医師の表情の同時撮影例

えるように撮影できれば，ボディランゲージについてもフィードバックできる．どうしても一方しか映せないような設置環境であれば，医師を優先して撮影し，患者の声を逃さず録音する．

患者への説明と同意

　実際の診療を録画するため，患者に目的と方法を説明して同意を得ることが必須である．筆者は，ビデオ撮影の目的は教育であり医師の技量向上に役立てること，撮影した動画は医療機関外に持ち出さず厳重に管理すること，医療スタッフのみが視聴すること，撮影を拒否しても不利益は全くないことを明記した文書を作成して，説明している．

　誰がどのように患者への説明を行うかも大きなポイントである．受付事務や外来看護師が説明・同意用紙を患者に渡す方法や，診察室に入ってから医師自身が説明と同意を得るという方法などが考えられる．Martinらによる英国での研究では，受付で同意文書を渡してサインする方法で80％，医師が直接説明する方法で97％の患者がビデオ撮影に同意した[2]．また，乳房の問題では40％，骨盤や会陰部の問題では63％，不安やうつの問題では67％の患者がビデオ撮影に同意した[2]．

　日本における同様の研究はなく文化の違いを考慮する必要があるが，説明や同意を得る方法，患者が抱える問題の内容，初診・再診，医師患者関係などがビデオ撮影への同意に影響を与えることに留意しなければならない．

スタッフの理解

　一緒に働くスタッフにも，なぜビデオレビューを行うのか，どのような教育的効果をもたらすのか，具体的にはどのように行うのかについて，理解を得る必要がある．患者がビデオ撮影に疑問を感じたときに医師に質問するとは限らず，外来看護師や受付事務に不満や疑問を話すことがある．その際に看護師や事務が対応できるよう，事前に準備をしなければならない．ビデオレビューの様子をスタッフに見てもらうことも有意義であろう．

ビデオアレルギー

　機材や環境を準備しても，なかなかビデオレビューが行われないことがある．その理由の一つとして，学習者に生じる"ビデオアレルギー"がある．ビデオを撮ることに対する抵抗感が生じ，指導者から撮影を促されてもなかなか撮影を行わない学習者がいる．Nilsen らは，学習者はビデオ撮影に対して数多くの不安を感じていると報告している[3]．「慣れない環境で診療すること」「他の人に自分の診療を見られることが恥ずかしい」「医学知識の不足が露呈するのではないか」「コミュニケーションや人格を否定されるのではないか」「もう取り戻せないくらい技能不足で無能と思われるのではないか」などという不安を感じ，ビデオ撮影に積極的になれないことがある．

　ビデオアレルギーを予防する方法として，研修期間のできるだけ早期にビデオレビューという教育方法を紹介すること，機材の存在に慣れるよう診療環境に事前に設置しておくこと，指導医のビデオを供覧すること，医師以外のスタッフが患者の同意を得るシステムをつくること，定期的にビデオレビューの機会をつくること，有意義なフィードバックを行うことなどの工夫が考えられる[4]．

撮影

　準備を終えたら，実際の診療現場で撮影を行う．撮影時の重要なポイントは事例の選択である．どの事例を撮影するか，大きく分けると2つの方法がある．一つは学習者が抱える課題に合致しそうな患者を事前に選択して録画する方法，もう一つは外来中すべての患者の診療を録画する方法である．

学習者が抱える課題に合致しそうな患者を事前に選択する方法

　この方法では，指導医と事前に打ち合わせを行い，生活習慣病の患者，家族背景が複雑な患者，などのテーマをもって対象患者を選択する．研修初期であれば単純な問題を抱えた患者，研修後期であれば背景も含めた複雑なマネジメントを要する患者といったように，学習者の研修レベルに応じた対象患者を選択する．

　この方法は撮影したい患者へ個別に了承を得ればよいため，スタッフの手間を取らせず医師自身が説明し同意を得ることでも実践できる．

　問題点として，テーマに該当する患者がその日に受診するかどうかわからないこと，撮影するという緊張感から普段と異なるパフォーマンスをしてしまうことがある．筆者自身の経験では，ビデオ撮影時の診察はいつも以上に突っ込んだ話をして，時間が長くなる傾向があった．ビデオ撮影すること自体が，医師にも患者にも少なからず影響を及ぼしていると考えるべきだろう．

外来中すべての患者を録画する方法

　この方法では，診療開始から診療終了まで撮影したままの状態にする．
　診療前にそれぞれの患者へ受付事務や外来看護師からビデオレビューについて

の説明を行い，同意を得られた患者の診療はそのまま撮影し，拒否した患者の診察で撮影を一時停止する．個別に患者を選ぶのと異なり，複数の診療が録画されているため振り返る事例を後で選ぶことができる．学習者の課題が「患者との交渉や共通の理解基盤構築」と考えていても，どの患者でそのような状況に直面するかを診療前に予測することは困難である．この方法であればその日に撮影した患者のなかから学習者の課題に合わせた事例を選択できる．

また，外来中ずっと撮影を続けている状態であるため，撮影されているという意識が徐々に薄れ，緊張感が解けて普段通りの診療パフォーマンスに近い状況を観察できることも利点である．

一方，スタッフの積極的な関与が必要となるため，入念な準備や協力体制の構築が欠かせない．

フィードバックの実際

フィードバックの目的

フィードバックの目的は学習者自身が次の課題と解決方法を見出し，新たなチャレンジができるよう支援することである．撮影した動画はできるだけ時間をおかずにフィードバックの機会を設けることが望ましい．定期的に開催日を決めてビデオレビューのセッションを開催するのもよい方法である．記憶や感情が新鮮なうちに振り返ることがより有意義なフィードバックにつながる．

一方，フィードバックは諸刃の剣であり，学習者に怒りや恥ずかしさ，自己防衛の気持ちを生じさせ，学習者の意欲をそいでしまうこともある．フィードバックを成功させるために，まずは安全な場の構築，建設的なフィードバックが不可欠である．

安全な場の構築および建設的なフィードバック

最も重要なのは，学習者がフィードバックを安心して受け入れられる環境づくり，安全な場の構築である．患者がいる前で診療方針を訂正されたり，同僚や他のスタッフがたくさんいる前で欠点を指摘されたりすると，学習者は自己防衛の気持ちを生じさせ，アドバイスに素直に耳を傾けられない状況に陥る．落ち着いてビデオを見て，フィードバックに耳を傾けられるような部屋の準備と時間の確保が必要である．フィードバックセッションに参加する全員に対して，事前に建設的なフィードバックの方法を伝えておくこと，セッション開始時にグラウンドルールとしてフィードバック方法を確認することも欠かせない．

欠点ばかりを指摘されるのではないか，自分の評価が下がるのではないか，と学習者は不安な気持ちでフィードバックを受ける．指導者は欠点ばかりを指摘するのではなく，達成できていることや成長していることをバランスよく指摘しなければならない．

3 ビデオレビュー　フィードバック項目

- ●患者が話しやすいような支援
  - ●オープンクエスチョン・クローズドクエスチョン
  - ●患者の話をまとめる
  - ●ノンバーバルコミュニケーション
- ●患者の出すサインに反応
  - ●言語化されたサインと非言語化されたサイン
- ●心理社会的な背景を考慮
  - ●心理状態，人間関係，家族，仕事，金銭，地域社会
- ●病気に対する考えを聴取
  - ●解釈，期待，感情，影響（かきかえ）
- ●詳細な情報収集と問題の整理
  - ●問題リストの作成，緊急性の有無の判断
- ●医療面接と身体診察の選択と実施
  - ●何を聴き，何を聴かないか
  - ●何を診察し，何を診察しないか
  - ●鑑別診断との整合性
- ●適切な診断
  - ●鑑別診断リストとその取捨選択
  - ●診断を保留する際の判断
- ●適切な言葉を使っての説明
  - ●患者が理解できるタイミングで
  - ●理解できる内容を
  - ●理解できる言葉で
- ●患者の理解を確認
  - ●理解を確認する問いかけ
- ●適切な方針提案
  - ●安全で妥当な検査・紹介・治療薬の選択
  - ●適切なフォローアップ期間
  - ●周囲の医療環境や患者の背景を考慮
- ●患者とともに方針を決定
  - ●方針の選択肢を提示
  - ●患者が意思決定に参画
  - ●方針が合致しない場合の交渉
- ●効果的な情報・資源の活用
  - ●説明用の紙資料，パンフレット等
  - ●他職種への紹介
  - ●他医療機関への紹介
- ●セーフティネットの準備
  - ●再受診が必要な症状の説明と受診先の提示

フィードバックを成功させるために

　フィードバックの際には，まず学習者の自己評価を聴く．自己評価と指導者の評価の乖離を明らかにすることで，次の成長のきっかけを得ることができる．また，学習者自身が何を課題だと考えているかもポイントである．学習者自身の興味関心が向いているテーマは学習効果が高いため，優先してフィードバックを行う．

　学習者は次の成長に活かせる具体的なフィードバックを求めている．「診療の最初にアイコンタクトがとれていて，患者さんの笑顔が見られていましたね」「患者さんが首を傾げたのに気づきましたか？」というように，具体的な行動に焦点をあてて学習者の気づきを促す．「いい感じでコミュニケーションとれています」「全体的に患者さんが不満そうでよい診療とはいえないね」など，全体的な印象を漠然と評価しても，学習者の次の成長にはつながらない．

　ビデオレビューで多くの改善点がみえてくる．すべての改善点に対してフィードバックを一度に行うと，学習者に消化不良を起こさせてしまう．指導者は学習者の到達度や現在の課題に合わせ，優先度を考えてフィードバックする内容を取捨選択しなければならない．筆者が英国家庭医学会（RCGP）の Consultation Observation Tool（COT）Detailed Guide to the Performance Criteria[5] を参考に作成したフィードバック項目の一覧を 3 に示す．研修初期であれば，「患者

が話しやすいような支援」「詳細な情報収集と問題の整理」などがフィードバックの中心になり，研修後期になるにしたがって「患者の出すサインに反応」「心理社会的な背景を考慮」「患者とともに方針を決定」などのテーマが学習者にとって重要になるだろう．

「患者中心の医療の方法」といった診療モデルの理解を進めるためには，図を部屋に貼って常に見ながらフィードバックを行うのも1つの方法であろう．

文献

1) Beckman HB, Frankel RM. The use of videotape in internal medicine training. *J Gen Intern Med* 1994 ; 9 : 517-21.
2) Martin E, Martin PM. The reactions of patients to a video camera in the consulting room. *J R Coll Gen Pract* 1984 ; 34 : 607-10.
3) Nilsen S, Baerheim A. Feedback on video recorded consultations in medical teaching : why students loathe and love it - a focus-group based qualitative study. *BMC Med Educ* 2005 ; 5 : 28.
4) Middleton P, Price M. The consultation : how do trainers teach consultation skills? In : Middleton P, Price M. The GP Trainer's Handbook. London : Radcliffe ; 2011. pp.107-18.
5) Consultation Observation Tool（COT）for MRCGP Workplace Based Assessment. Royal College of General Practitioners web site. http://www.rcgp.org.uk/training-exams/mrcgp-workplace-based-assessment-wpba/cot-for-mrcgp-workplace-based-assessment.aspx［2016年5月最終アクセス］

3年間を通じた学び方
～さまざまな教育法の活用
SEA

宮田靖志（愛知医科大学 医学教育センター / プライマリケアセンター）

　SEA（Significant Event Analysis）は"振り返り学習（reflective learning）"を構造的に行うことのできる学習方略である．もともとは，第二次世界大戦中の航空機安全とパイロットのエラーを分析するための構造的アプローチとして用いられていた Critical Incident Technique を，教育に適用したものである．SEAは，1900年代半ばから英国で，患者安全とヘルスケアリスクを改善する方法として臨床監査（clinical audit）に積極的に導入されてきていたが，近年，医学教育においても導入されるようになった．

リフレクションと経験学習

　SEAの基盤となるのは，学びにおけるリフレクション（reflection：省察，振り返り）と経験学習である．
　Kolbによる経験学習（experiential learning）の概念は次のようなものである（ **1** ）．物事を経験しても，その経験をリフレクションすることがなければ，それは単なる経験に終わってしまい，その経験のもつ学習の潜在的可能性を引き

1 Kolbの経験学習モデル

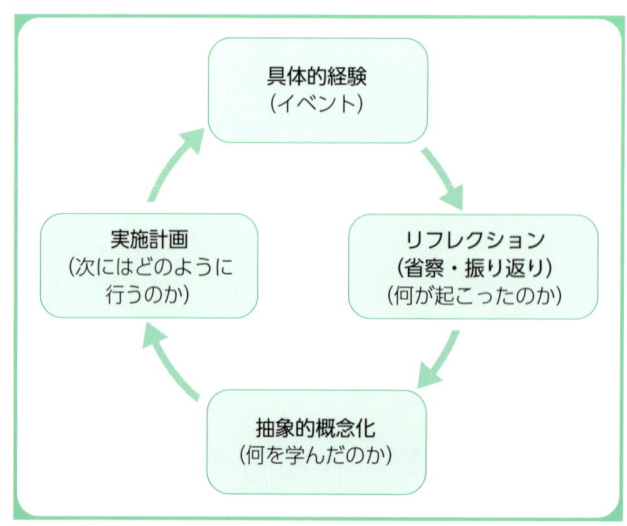

具体的経験（イベント）
→ リフレクション（省察・振り返り）（何が起こったのか）
→ 抽象的概念化（何を学んだのか）
→ 実施計画（次にはどのように行うのか）

2 なぜ振り返りを涵養するのか[1]

- ほとんどの学習者は,上手な振り返りのスキルを身につけていない
- 自己評価を含めた振り返りのスキルは,学習可能である
- 振り返りをすることで,もっている知識を確認でき,その知識を拡大することができる
- 振り返りをすることで,学習者の知識の欠損と思考の誤りが同定できる
- 振り返りにより学習者は,特殊な経験から一般化を計り,この新しい知識を次の状況に適用できる
- 振り返りにより学習者は,新しい理解を統合できる
- 自己評価を含めた振り返りにより,学びが加速される
- 振り返りにより学習者は,学びや患者ケアを阻害する認知されていない想定やバイアスを同定することができる
- 振り返りにより学習者は,自分の感情に気づき,自分自身を大事にし,共感的で包括的なケアを提供することができる
- 学習者自身の発見から生じる洞察に関して,学習者がオーナーシップをより感じやすくなる
- 自分の欠点と強みを同定すると学習者は,より自尊心と自信を感じることができるようになる
- 学習者の振り返りにより指導者は,学習者が必要なことにより正確に焦点をあてることができる
- 学習者に振り返りをさせることで指導者は,学習者と協同的な関係を涵養しやすくなる
- 学習者の生涯を通じて能力を維持し学習を継続するためには,医療者は省察的実践家になる必要がある
- 省察的実践家は,よりよい患者ケアを提供する
- 省察的でなく,自己主導的でなく,自己批判的でない医療者は,能力が低く,危険でさえある

出すことができない.経験をじっくりとリフレクションし,そこから次の機会に適用できる抽象的概念を得る,というサイクルを重ねていくことが,専門職としての医師の成長には不可欠である.

経験学習は,自分の目標を設定してそれに向けて学習を継続する自己調整的(self-regulated)学習や生涯学習の重要な方略の一つである.そして,リフレクションは,これらすべての学びにおける重要な要素である(2).

日常で使われるリフレクションと教育で用いられるリフレクションの概念は異なるため,以下のようなリフレクションの定義と目的を十分に理解しておく必要がある.

- **定義**
  - 考えの基になる根拠について,積極的,持続的,注意深く,信念・仮定を問い,さらなる見解に向かう方法(John Dewey による)
  - 新しい理解につなげるために,自身の経験を探る,知的・感情的活動に取り組む方法(David Boud による)

- 明確な解決のない複雑で整理されていない事象の理解に適用する，という目的・アウトカムのための思考プロセス（Jennifer Moon による）
- **目的**
  - 学びを深めるため
    新しい知となり知を向上させるためには，経験が理解され既存の知識体系のなかに統合されなければならない．
  - 治療関係を向上させるため
    治療関係においては，患者・医師の個人的信念，価値を認識し理解することが重要である．リフレクションにより，自己の信念，価値を問い直すことができる．
  - 専門職技能を向上させるため
    臨床家は複雑であいまいなさまざまな状況に対応しなければならない．専門家の実践のこの混乱は，専門技能の中核である．専門家はこのような複雑な状況に適切な決断をすぐに行うことができる．行為をしながらの省察（reflection-in-action）によって効果的に状況に対応し，素早く状況を安定化させることができる．これは行為終了後に行うその行為についての省察（reflection-on-action）のプロセスを通じてメンタルモデルの集積を行っているからである．

リフレクションはメタ認知（考えることについて考える）的プロセスであり，自己と状況に対する理解を深め，この理解は次の行為に生かされる．リフレクションは，メンターやファシリテーターからのサポートを受けて行うことが望ましい．このことで，自分自身では気づきにくい自身の既定の仮定を問い直すことができ，新しい見解をもつことができるようになるからである．

SEAの実際と協同学習

SEA の具体的な進め方（**3**）は，まずはじめに自分にとって意義深いできごとをシート（**4**）に記載し，自己分析する．この際，重要なのはあくまでも「自分にとって意義深い」できごとであることである．他者にとって意義深いかどうかは問題ではない．自分の成長のための学習であるので，自分にとって意義があるということが重要なのである．

また，そのできごとで自分が感じた感情を必ず記載するようにする．何らかの感情がわき起こっているできごとこそが意義深いできごとである．今までには経験しなかった自分にとってインパクトのある何か重要なできごとが起こっているため，感情がわき起こってきているのである．

分析に際して重要なのは，自分の言葉で書き留めることである．書くという行為を重視すべきである．書くためには，できごとからいったん離れ，それをみつめ直し，熟考し，それが何を意味し，それはどう表現されるのか，という一連の作業をする必要がある．この作業のなかで，自分の考えが固められていく．どの

3 SEA の進め方

- 自分にとっての意義あるできごとを分析のために選ぶ．なぜなら，意義あるできごとは
  - 患者ケアの質と安全性にインパクトがある
  - 人生においてあるいは臨床実践において重要と考えられる
  - 臨床におけるケアプロセス・システムに洞察を加えることができる
- ディスカッションの際のポイント
  - 脅威のない環境で，個人を責めず，自己批判をせず，振り返り学習・行動をとることに焦点をあてて行う
  - できごとのなかでわき上がった感情についても取り上げるようにする
  - 正解，不正解はない
  - 学習者自身が SEA を自分のものだと思えるようにする
    （学習者が自分自身でイベントを選ぶこと）
  - セッションで深い議論ができるかどうかはファシリテーターの技量にかかっている
  - 指導医は研修医と信頼関係・オープンな関係を保っていることが前提である
  - 指導医自らが SEA をすることでロールモデルとなることができる
  - 研修医同士で SEA ができるようにしていくことも考える
  - 症例の機密性を保ち，匿名性を保つ

4 SEA シート

意義深いイベントの描写（何が起こったのか）：	
なぜ意義深いのか	
なぜ起こったのか	
うまくいったこと	
うまくいかなかったこと	
どのようにすればよかったのか	
次への行動指針	

ような言葉を使って表現するのか自体が，リフレクションのプロセスでありアウトカムといってもよい．

　できごとの自己分析ができたら，グループでの協同学習を行う．自己の想定の問い直しや吟味といった活動は，個人が孤立した状態では十分には行えない．自分と違うさまざまな見方・考え方を知ったり，あることがらが本当に妥当であるのかどうかを確かめたりするには，他者との見解のやりとりや知識の共有が不可欠である．他者とのあいだで行われる協調的な対話（ダイアローグ：dialogue）によりこれが可能となる．ダイアローグとは，意見交換やディスカッションではなく，意味・意義を生成するための言葉のやりとりである．参加者全員が，SEAの発表者の事例とその分析から意味・意義を生成するような姿勢で臨むようにする．

SEAの留意点とその進め方のコツ

　リフレクションはすべての学習者に自然に生じてくるものではない．一般的な学習者はリフレクションのプロセスは難しいと感じている．学習者はSEAを有用な学習方略ととらえておらず，SEAを実施してもものごとを深く考えることにはつながっていない場合もある．学習者は，SEAのセッション中に，内的[*1]・外的[*2]なコンフリクトや，SEAを行うことの困難さを感じている場合もある．

　よって，SEAのための安全な信頼できる環境[*3]が用意されていなければならない．そのような環境のもとで，リフレクションを深めるための同僚やファシリテーターからのサポートがあることも，SEAセッションが成功するための必要条件である．ファシリテーターには，予想されない感情反応とコンフリクトをマネジメントするスキルが求められる．グループ・プロセスをファシリテートするスキルは，SEAのセッションをうまく進めるために欠かせない．

　5，6は指導医・ファシリテーターのためのチェック項目であるが，学習者にとっても有用な内容である．

省察的実践家とSEA

　近年，新たな専門家像として"省察的実践家（reflective practitioner）"が提示されている．総合診療においては，患者が抱える問題はあいまいで，複雑に入り組み，混沌としており，確かな答えのない場合が多い．このような問題に対処するには，その状況と対話し，実践しながらリフレクションし，臨床の知を生み出していくことが重要である．

　ここでのリフレクションは，学習者の知識が不完全であったり不適切であったりするとき，あるいはまた，予期せぬできごとに遭遇して学習者が困惑を感じたりするときに始まる思考である点が特徴である．SEAでこのような状況やでき

[*1] 内的コンフリクトの例
- 感情を表現することへの抵抗
- 評価されるのではないかという不安
- グループディスカッションが苦手　など

[*2] 外的コンフリクトの例
- ファシリテーターとの関係が安全でない
- 他のコースでリフレクションをする習慣がない　など

[*3] 安全で信頼できる環境
- 決して非難されない
- 秘密が守られる
- 前向きのフィードバックが得られる
- リラックスできる物理的環境である
- 時間的な余裕がある　など

5 学習のなかでリフレクションを涵養するための指導者の自己チェックリスト[1]

経験の前に，私は
- □既に決められている学習目標について話し合っているか
- □自分自身の学習目標を学習者が設定するようにしているか
- □どの時点からスタートしようとしているか学習者が自己評価するようにしているか
- □自分に問いかけ自分でスタートを切れるようにするための疑問を，学習者がもつようにしているか

経験の最中に，私は
- □患者が関与するなら，何が行われるのかを患者に説明し，もし可能ならインフォームドコンセントを患者から得ているか
- □学習者が何を考え，何をしているのかを声に出して言うようにしているか
- □可能なら，学習者が他の方法を考えるようにしているか
- □学習者と患者の関係を支援するようにしているか

意義深い経験の後に，私は
- □学習者の振り返りを促すことから始めているか
- □学習者の考えを書かせたり書式を埋めるようにさせたりしているか
- □学習者が以下のことを振り返るようにしているか
  - 全般的な印象
  - わき起こってきた新しい事項や目標
  - うまくできたこと
  - 考えていたこと
  - カギになる決断点とオプション
  - 行動に影響を与えた想定，価値観，バイアス
  - 感じていたこと
  - 経験のなかの患者や人々が何を考えどのように感じていたかについての考え
  - 今後取り組む必要のあること
  - 解決したい項目と疑問
- □学習者の気づきを広げるようにしているか
- □振り返りに必要な考え方，用語，質問を，学習者がきちんと理解するようにしているか
- □適切なときに自分の振り返りとフィードバックを共有しているか
- □学習者の振り返りと自己評価を，学習者とともに振り返るようにしているか
- □自己自身についてよりバランスのとれた見方ができるような方向に学習者を導いているか
- □学んだことと解決したい学習項目を，学習者が同定するようにしているか
- □日誌やその他の書式で振り返るように，学習者を促しているか

ごとを構造的に分析することで，専門家は成長していく．

SEAによる省察と意識変容学習

自らの認識枠組（＝意味パースペクティブ）を成り立たせる社会的，文化

6 グループ内で SEA を行うときのファシリテーターの12の秘訣[2]

Tips 1	学習者への SEA の紹介が重要である．時間をかけて紹介する．過去の体験を利用し，毎日の生活に関連づけて SEA の概念の紹介を行う．
Tips 2	生涯学習ツールとして SEA が重要であることを説明する．
Tips 3	SEA を考えるフレームワークを提示し，セッションで生じる感情的コンフリクトを議論する．
Tips 4	SEA シートの書式のなかに書かれているプロセスや用語は学習者にとって理解しにくいので，わかりやすくそれを説明する．
Tips 5	感情が惹起されることを理解しておくこと，そしてそれに気づくこと，が重要であることを理解させる．
Tips 6	SEA には正解や不正解はないことを理解させておく．
Tips 7	SEA を人から言われたものではなく自分のものであるとしっかり思えるようにさせる．
Tips 8	指導者は十分に SEA のことを理解していて，セッションのファシリテートの訓練ができているようにする．
Tips 9	指導者は学習者と信頼のあるオープンな関係を構築しておく必要がある．
Tips 10	指導者はロールモデルとなるよう，自分の SEA を学習者と議論する．
Tips 11	学習者同士で SEA を話す機会をもつようにさせる．
Tips 12	困難な状況や個人的な臨床事例に対処する際の SEA の役割を理解するようにさせる．

7 変容学習の構造[3]

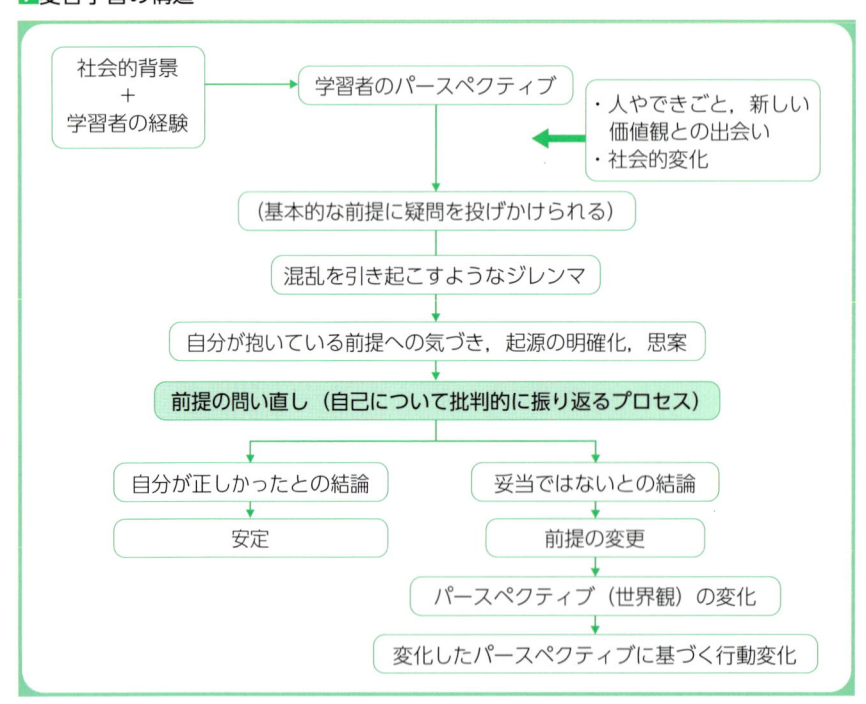

```
社会的背景
    ＋        →  学習者のパースペクティブ  ←  ・人やできごと，新しい
学習者の経験                                  価値観との出会い
                    ↓                       ・社会的変化
        （基本的な前提に疑問を投げかけられる）
                    ↓
         混乱を引き起こすようなジレンマ
                    ↓
    自分が抱いている前提への気づき，起源の明確化，思案
                    ↓
   前提の問い直し（自己について批判的に振り返るプロセス）
            ↓                    ↓
   自分が正しかったとの結論      妥当ではないとの結論
            ↓                    ↓
          安定                  前提の変更
                                 ↓
                         パースペクティブ（世界観）の変化
                                 ↓
                    変化したパースペクティブに基づく行動変化
```

的，心理的条件について批判的にリフレクションし，新たな意味パースペクティブを獲得し新たな行動へつなげていくこと（**7**）が，成人の最も本質的な学習とされる．このようなとき，学習者は新たな役割・関係性を自分のものとして活

動し始める．SEA はこのような"意識変容学習（transformative learning）"をもたらす．SEA の最終目標はここにおかれるべきであろう．

文献

1) Westberg J, Jason H. Fostering Reflection and Providing Feedback. Helping Others Learn from Experience. New York：Springer；2001.
2) Henderson E, et al. Twelve tips for promoting significant event analysis to enhance reflection in undergraduate medical students. *Med Teach* 2002；24：121-4.
3) 渡邊洋子．成人学習理論の登場―自己主導型学習・自己決定学習と認識変容学習．生涯学習時代の成人教育学 学習者支援へのアドヴォカシー．東京：明石書店；2002．pp.123-38.
4) Sandars J. The use of reflection in medical education：AMEE Guide No.44. *Med Teach* 2009；31：685-95.
5) Aronson L. Twelve tips for teaching reflection at all levels of medical education. *Med Teach* 2011；33：200-5.
6) 大西弘高ほか．Significant Event Analysis：医師のプロフェッショナリズム教育の一手法．家庭医療 2008；14：4-12.

3年間を通じた学び方
～さまざまな教育法の活用
技能教育

遠井敬大（埼玉医科大学総合医療センター 救急科）

　総合診療専門医研修の技能教育に関して，その特徴である「診療範囲の広さ」から，ただやみくもに研修するだけでは3年間で必要な技能レベルに達するのは難しい．初めに3年間で必要とするレベルを指導医・専攻医のあいだで明確にし，日々の振り返りを通してその達成レベルを確認していく．

　ここで，できたこと，できなかったことを振り返りながら，次の研修目標を立てそれを達成することで，3年間の研修を通して専門医としてのレベルを達成することが可能となる．そのためにも，専攻医が現在どのレベルなのか，達成できている部分と未達成の部分を指導医は理解しておく．さらに，現在の課題を明確にして次の課題をクリアするための Next Step を明らかにする．最終的に求められているレベルとのギャップを常に意識しながら，計画的に課題を達成していくことが，技能教育で大切なことの一つである．

　忙しい臨床のなかで，指導医・専攻医ともに振り返りの時間をとることが難しいかもしれないが，上記の理由により，必ず振り返りの時間は確保するべきである．

総合診療専門医に求められる技能

　専攻医にとって技能研修は初めての経験も多く，不安が大きいということを指導医は認識しておく．また，患者の安全性も確保されなければならない．専攻医・患者双方の安全性を確保することに指導医は注意しなければいけない．

　特に技能教育に関しては，on-the-job と off-the-job を意識して行う．理論的な内容に関しては，書籍や手技の動画など，現在多くの参考資料があるので，それらを率先して活用する．また，手技の研修に関してはスキルスラボ[*1]を有している施設が現在増えており，それらを積極的に利用し実際の手技のイメージを身につけておく．

　技能教育と一言でいっても，総合診療専門医に求められている内容は多岐にわたる．総合診療領域を特徴づける技能として，専門研修プログラム整備基準に以下の項目があげられている[1)]．

1. 外来・救急・病棟・在宅という多様な総合診療の現場で遭遇する一般的な症候および疾患への評価および治療に必要な身体診察および検査・治療手技

[*1] **スキルスラボ**
臨床技能実習用にベッド，診療道具，マネキン等をそろえた実習室のこと．

2. 患者との円滑な対話と医師・患者の信頼関係の構築を土台として，患者中心の医療面接を行い，複雑な家族や環境の問題に対応するためのコミュニケーション技法
3. 診療情報の継続性を保ち，自己省察や学術的利用に耐えうるように，過不足なく適切な診療記録を記載し，他の医療・介護・福祉関連施設に紹介するときには，患者の診療情報を適切に診療情報提供書へ記載して速やかに情報提供することができる能力
4. 生涯学習のために，情報技術（information technology：IT）を適切に用いたり，地域ニーズに応じた技能の修練を行ったり，人的ネットワークを構築することができる能力
5. 診療所・中小病院において基本的な医療機器や人材などの管理ができ，スタッフとの協働において適切なリーダーシップの提供を通じてチームの力を最大限に発揮させる能力

これらは言い換えると，以下のような能力と要約できる．
1. 身体診察，検査・治療手技
2. 医療面接とコミュニケーション
3. 診療録や診療情報提供書などの文書作成の能力
4. 生涯学習のための情報技術の活用，地域ニーズに応じた技能の修練，人的ネットワークの構築
5. リーダーシップと管理運営能力

実際に現場で上記を運用していくうえでの，技能教育におけるポイントを検討する．

身体診察，検査・治療手技

　総合診療専門医はさまざまなフィールドで診療することが想定される．ときに，診療機器が十分にそろっていない場面がある．たとえば，在宅の現場や診療所の外来などがあてはまるかもしれない．日頃から検査結果に頼るのではなく，問診と診察手技で診断をある程度推測できることが重要である．

　総合診療専門医に必要な手技は，臓器別専門医が必要とする，高度で最先端の手技ではない．しかし，その診療範囲の広さから，実際に経験する機会が少ない症例の診断や手技もあり，それらの技能を習得することは経験数の少なさから困難な場合も多い．一般的によく経験する疾患の診察や検査・治療手技をなるべく多く経験できるように，指導医はまずその環境を専攻医に提供できるように準備する．

　大学病院の外来で一般的な疾患の経験が難しければ，より規模の小さな病院や診療所での経験を検討する．また，学習者が今まで経験していない診察手技や検査・治療手技は指導医と確認しながら行うことを心がける．この場合，患者が過度に心配しないように，患者に対して，教育的に必要なことなので協力をしてほ

しいという主旨を伝え同意を得る．そして同意していただいた場合も，状況によっては指導医が手技を代わることも適宜伝え，心理的なサポートを十分に行う．専攻医・指導医ともに，必要な技能を日頃からポートフォリオのエントリー項目などで参照しておき，特に経験しづらかったものは意識的にその機会が得られるように，周囲に協力を仰ぐ．

See one, Do one, Teach one

　筆者の経験から，総合診療専門医の診察・検査・治療手技の能力を身につけるのに重要な言葉がある．「See one, Do one, Teach one」がそれである．この言葉の意味するところは，まず指導医が技能を実践している状況を観察し，次に指導医の実践を真似して実際に自分自身で技能を繰り返し実施し，最後に下位の学習者に技能の教育を提供することで，さらに技能に関する習熟度を高めるというものである．前述のとおり，総合診療専門医にとってその経験すべき症例は多岐にわたり，繰り返し反復して経験することが難しい場合も多い．また，専攻医にとって教えることは最大の学びの場でもあり，将来指導医となったときの疑似体験も可能にするため，専攻医の自信を深めることにもつながる．少ない機会を大切に集中して学ぶ意識づけにもつながるため，専攻医とこの言葉を共有することは，技能教育を行ううえでも重要なことだと考えられる．

　一方，現在ではこの言葉の意味する教育方法の問題点も指摘されている．以下に列挙する．

1. 学習者の習得すべき技能の習熟度が学習者も指導医もわからないため，その技能領域の指導の際に適切な指導ができるとは限らない
2. 指導医の技能を観察する際に，重要な要素を適切に観察できているかが不明である
3. 技能の背景にある指導医の工夫や考え方が必ずしも伝わらない
4. 真似をしながら実践するときに，指導医自身の意図で加えられた要素の把握が困難である
5. 教えるときにも教わったようなプロセスしか提示できない可能性がある

　学習者が自主的に学び実践し自己省察できるなら問題ないかもしれないが，実際にはその多くが臨床の現場で学ぶことに不安を感じているかもしれない．定形の様式というものがなく，雑然として自分で自主的に学ぼうとしないとおいていかれてしまう技能教育は，専攻医にとっても不安の多い領域である．しかし，熱心かつ自主的に学ぶ機会を探せば，周囲もいろいろと教えようとするし，さらに多くの機会へつながっていく．

理論，実践，フィードバック

　総合診療専門医にとって，日常診療で必要な技能というものは，その診療の場で大きく異なってくる．自分の診療を行う場で何が必要なのかを把握し，特に毎日行う必要がある，もしくは緊急の状況で行う必要がある技能は確実に習得でき

るようにしておく．そのために大切なポイントは以下の3つである．
　①習熟すべき技能の範囲を把握し，活用法を知る：理論
　②練習を繰り返す：実践
　③フィードバックを受ける：フィードバック

　技能を学ぶうえで大切なのは，理論，実践，フィードバックを，それぞれバランスよく相互に実行することである．臨床技術においては，実践する前にどのような手順があるのかを知っておく必要がある．指導医によってそれぞれ技術の方略が異なる場合もあるため，教科書や文献をもとにさまざまな方法を事前に学んでおく．次に実践に関しては，多くの時間を費やして練習を繰り返す．前述したスキルスラボなどを使って，患者への実践の前に十分な練習を行う．さらに，実践について指導医から適切なフィードバックを受けることが，技能の習得・レベルアップにつながる．忙しい指導医にフィードバックを求めることは専攻医にとって難しいかもしれないが，ただ待っているだけの専攻医に手取り足取り教えるような指導医はいない．自分から積極的に学ぶ姿勢を意識し，指導医をうまく利用する工夫も必要である．

　現在，身体診察や検査・治療に関する書籍も多数出版されている．今まではそのなかでも実際の手技に関しては，書籍だけではイメージしづらかった部分もあるが，DVDやYouTubeを使った動画の教材も，多数出版されてきている．さらに，実際に手技を学ぶことができるHands-onセミナーも多数開催されてきているので，それらを利用することも効率的に理解を深め技能を習得する1つの方法である．そして獲得した技能をさらに「教える」ことでより理解も深まる．学んだ知識は積極的に教育という形で後進に広めていく．

医療面接とコミュニケーション

　多くの場合，専攻医になった時点での外来診療の経験は，救急外来程度と考えられる．一般的な継続外来の診療における，医療面接やコミュニケーションに関する技能を経験する機会は，専攻医になってから身につけることが多い．学生時にOSCE（Objective Structured Clinical Examination）は経験しているので，医療面接のいろはは学んでいるのではないだろうか．

　しかし，専攻医になった途端に突然経験する継続外来は，その救急外来との違いから戸惑う専攻医も多い．継続外来を始めた初期はまず指導医の外来を見学し，そのフレームワークを学ぶ．その後自分なりの外来診療のフレームワークを考え実行する．その後内容を指導医と振り返り，課題を見つけ少しずつ学んでいく．特に継続外来診療は，「患者中心の医療面接」や「家族志向のプライマリ・ケア」など，総合診療専門医を特徴づけるさまざまな技能が集約される場でもある．

医療面接

継続した外来診療の実践

指導医は1コマ（半日）あたりの患者数の目標を，専攻医の学年ごとに定める[*2]．診療の質も学びながら，同時に限られた時間内で患者を診る技術も学ぶ．

診療フレームワークの確立

研修を通して，診療のフレームワークを確立する．多くの場合，指導医のレベルになると，患者を診察するときに，意識しなくても，ある程度自分で確立したフレームワークに落とし込んで，診療を円滑に進めている場合が多い．専攻医にとって，自分なりの診療のフレームワークを確立することが，研修中の最大の目標である．特に，総合診療専門医に必要とされる医療面接の能力は，医学的な疾患を鑑別・診断していく能力と，心理・社会背景を意識した，どちらかといえば総合診療専門医を特徴づける能力に分類される．外来診療において，系統立ててもれなくていねいに問診することで，多くの疾患は診断を絞ることができる．また，内服歴や既往歴など，忙しい外来でもフレームワークに沿ったていねいな問診が診断への早道となることも多い．基本的なことこそ徹底的に意識化する習慣を，この時期に身につける．

定期的な振り返り

医療面接については，定期的なビデオレビューなど，指導医が第三者として専攻医の診療を振り返る時間をつくる．特に，医療面接は自己流になる場合が多く，自分で正しいと思って行っていたことが修正されない場合も多い．定期的な振り返りにより，専攻医のよいところ・改善が必要なところを明確にして，3年間の研修を進めるのが大切である．

コミュニケーション

医師の仕事は，患者とのコミュニケーションが大半を占めるといっても過言ではない．特に外来診療では，コミュニケーション能力を問われる場面が多い．コミュニケーション能力が欠如していたために，患者−医師間で問題に発展することも多い．現在は，コミュニケーション技術に関する参考図書もいろいろ発売されている．それらを参考に，コミュニケーション能力の向上を意識づけると，医療面接の技能レベルも上がっていく．

診療録や診療情報提供書などの文書作成の能力

各種文書の作成

医師はその教育課程で，文書作成能力を系統立てて学ぶ機会はほとんどなく，初期臨床研修医の頃に指導医から実践的に文書の作成方法を学ぶことが多い．専攻医になって改めて学び直すことは少ないかもしれないが，総合診療専門医は，病院や他科の専門医，看護師やその他のスタッフなど，患者に関わる多く

[*2] 専攻医の学年ごとの1コマあたりの患者数の目標の例．
- 専攻医1年目：10〜15人など

の人々との情報の調整役を担うことが多い．そのため，多職種間における診療録のような書面での情報のやり取りや共有など，文書作成に関して一定のスキルが求められる．

　まずは，指導医の文書を参考に，自分で作成してみるのが重要である．そのうえで，ビジネススキルとして数多く出版されている参考図書[2]などを参考に，自ら文書を作成し，指導医にフィードバックをもらうとよい．特に文書作成はあくまでもコミュニケーションの一貫として，伝えることを簡素に要領よくまとめることを意識するべきである．専攻医の特徴として，結論が先に述べられていないため，内容を理解することに苦慮するものが多い．ロジカルに考える習慣を身につけるためにも，文書作成に関しては一定の訓練が必要である．

診療録の記載

　診療録の記載に関しても，学生時代に SOAP に代表される POS（Problem Oriented System：問題志向型システム）方式を学んでいることも多い．診療録は，時間のない外来で，必要な情報をもれなくわかりやすく記載するものである．指導医や他の専攻医の書き方などを参考に，誰が読んでもわかりやすくシンプルな診療録の書き方を学ぶとよい．診療録の書き方に関する参考図書も出版されている[3]ので，これらを参考に実践しながら学ぶことをすすめる．

　専攻医のカルテすべてをチェックすることは，指導医にとって大変な労力となるかもしれないが，特に専門研修初期は全例カルテチェックをするなど，専攻医・患者双方の安全性に留意する．この場合注意することは，できていない部分ばかり指摘せず，できたところは意識的にほめることである．six microskills[*3] などのフィードバック技法を意識して，学習者に対して的確なフィードバックを行い，その成長を促す．

[*3] ▶プリセプティング（p.160）

生涯学習のための情報技術の活用，地域ニーズに応じた技能の修練，人的ネットワークの構築

IT を活用した生涯学習

　IT に関しての技能は，総合診療専門医の教育において必要不可欠である．その活用法は主に，診療における疑問を調べる，診療のログをつける，があげられる．

　総合診療専門医の教育の特徴として，その診療の幅の広さから毎日多くの疑問に直面する．今までは，医学的な疑問に関しては教科書や雑誌などのアナログ媒体を調べ，解決することが多かったかもしれない．しかし IT 技術が進んだ現在，書籍等のアナログ媒体の資料に関しては，それらがつくられた時点ですでに古い情報となってしまうおそれがある．また，医師の知りえる知識に関しても，その情報が正しいエビデンスに基づいたものなのか，批判的に吟味できる能力も求められる．

一般的に，エビデンスに基づいた二次文献を用いて疑問を解決することが推奨されているが，それらは現在インターネット上で素早く検索することができる．生涯学習を考えるうえでも，IT技術の習得は必要不可欠となっているため，専攻医は研修初期にこれらの二次文献の使い方を習得する．そして臨床の疑問にあたったときは，1日5分でも，診療後にそれらの二次文献を用いた振り返りの時間を設けるとよい．

また，診療ログに関しては，日々の忙しい業務のなかで忘れられてしまうおそれがあるため，診療の疑問をこまめに記録（ログづけ）しておく．その際，Web媒体などを使用すると，ノートなどのアナログ媒体に記録するよりも，以下のメリットがある．

- 記録した内容を後で検索することが容易になる
- 振り返りで獲得した学びを追記することができる
- 遠隔の指導医と学びを共有し，フィードバックを得ることが可能になる

日々の診療は多忙なため，指導医との振り返りの時間が取れないことも多い．積極的なIT技術の活用をおすすめする．

地域によって異なるニーズへの対応

また，総合診療専門医の特徴として，その専門性は臓器や性別に規定されるものではないため，地域ニーズによって求められる技能が変化する[*4]．それを的確に見きわめ，必要な技能を明らかにし習得することが，地域に求められる総合診療専門医になるために不可欠なことである．

人的ネットワークの構築

地域で診療を行ううえで，多職種連携は欠かせない能力である．また，現在総合診療専門医の教育において，指導医の数は十分ではない[*5]．生涯学習のうえでも施設を超えて多くの専攻医と交流を深めることは，学びを深め，孤立するのを防ぐ[*6]．人的ネットワーク構築は，地域で活動するためにも重要な能力となる．各地で生涯学習や人的ネットワーク構築のためのコミュニティが形成されていることが多いので，意識的・積極的にそれらに参加する．

リーダーシップと管理運営能力

総合診療専門医は，診療所や病院などさまざまなフィールドで「リーダー」としてその能力が問われる．主に専攻医のときは多職種連携，質改善，組織運営・チームビルディングなどの場面において，その能力を学び実践できる必要がある．

医師は，チームのリーダーとして患者のマネジメントを行ったり，質改善において組織を導いたりとリーダーシップを求められる機会が多い．また，組織運営を担ううえでもリーダーシップを学ぶことが重要である．

[*4] 小外科の処置（縫合など）や，整形外科的処置（骨折の診断・治療など），妊婦の定期検査など，地域によっては，内科，小児科以外にもさまざまなニーズに応える必要がある．

[*5] ▶ Column 指導医の集めかた，リクルートのしかた（p.347）

[*6] ▶ Column 研修中の，組織を越えた仲間づくり（p.123）

実践での注意点は，理論的な学び（off-the-job training：Off-JT）と実践的な学び（on-the-job training：OJT）をバランスよく同時に行っていくことである．特に質改善では，Plan-Do-Study-Actの「PDSAサイクル」を意識して，常に実践したことを反芻して振り返り，改善をしていく．実践の場では，若いリーダーが組織改善を行うと，その経験のなさから人間関係での軋轢や心理的ストレスなど，多くの問題が生じる場合がある．指導医は，専攻医の安全性に十分留意する．

まとめ

　総合診療専門医教育の技能研修に関して，その求められる範囲は多岐にわたる．そのため，研修目標を意識して日々研修を行わないと，研修終了時に目標を達成できなくなる可能性もある．研修初期には，指導医と専攻医が十分に話し合い，目標設定を明確にする．また，その達成状況を定期的に振り返ることで，達成しているところ・していないことを的確に見きわめて，そのつど研修を修正していく必要がある．指導医は専攻医の専門研修でこのあたりを十分に意識して，サポートしていかなければいけない．

文献

1) 日本専門医機構．総合診療専門研修指導医マニュアル　http://www.japan-senmon-i.jp/comprehensive/doc/comprehensive_doc11.pdf［2016年5月最終アクセス］
2) 山﨑康司．入門 考える技術・書く技術 日本人のロジカルシンキング実践法．東京：ダイヤモンド社；2011.
3) 佐藤健太．「型」が身につくカルテの書き方．東京：医学書院；2015.

2 研修をどのように学んでゆくか

3年間を通じた学び方
~さまざまな教育法の活用
シャドウイング

飛松正樹（医療法人文誠会 百瀬病院）

　シャドウイングとは，文字通り「影のようについて学ぶ」ことであり，学習者の役割は積極的な観察である．米国では医学部初期の学生や入学前の学生に対して，医師の仕事や医療のあり方を学び，キャリア探索を目的としたシャドウイングが行われている．また，医学教育の歴史上も，学習者は指導医の背中を見て，医療面接，身体診察，医師という職業そのものについても学んできた．

　近年，卒前教育においては，自らの体験を通して学ぶ，診療参加型実習がより重視されるようになった．そして，このシャドウイングで，教科書や講義などにより知識としては備わっているが，まだこれから経験学習するテーマに関して，実際の現場で行われていることを見ることにより，自らの経験学習へ移行しやすくなると考えられる．

　シャドウイングでは，半日や1日といった時間を指導医につきっきりで同行して過ごす．そのなかで，指導医と患者とのやりとり，他のスタッフとのやりとり，プロフェッショナルとしての言動などを学ぶ．その実践においては，指導医の行動や患者の反応をより詳細に観察できるうえ，学習者の質問を受けたりディスカッションをしたり，個別ニーズに応じやすいため，原則1対1で行うほうがよい．また，通常の診療を妨げないような配慮も必要である（ **1** ）．

総合診療専門研修におけるシャドウイング

　専攻医は研修開始の時点で，すでに2年間の初期臨床研修を修了している．そのため，医師という職業やある程度の疾患についても理解はできている．そこで，総合診療専門研修におけるシャドウイング（指導医への同行）を活用する意

1 シャドウイング実践の流れ

- シャドウイングを行う目的を明確にしておく
- 学習者は，指導者と1対1のペアになり同行して過ごす
- 指導者は，学習者同行について患者の許可を取り，日常同様の診療や活動を行う
- 学習者は，観察者に徹し，指導医の言動，患者や家族の反応を観察する
- 診察後に，学習者が気づいたことや質問を受けディスカッションする

2 指導医シャドウイング　スケジュール例

```
09:00～12:00　外来診療
12:30～13:00　ランチョンカンファレンス（外来症例検討会）
13:00～15:30　病棟診療
16:00～17:00　在宅カンファレンス
17:00～17:30　学生や専攻医のカルテレビュー
17:30～18:00　1日の振り返り
```

義は，総合診療専門医に特徴的な診療や活動への学びを促進することといえる．ここでは，具体的にシャドウイングを教育として活用できる場面をあげて解説する．

研修アウトカムをより鮮明にする

　総合診療専門研修は，まず専攻医自身の目標を明確にすることが第一歩である．各プログラムでは，研修開始時のオリエンテーションの一貫として指導医へのシャドウイングを行うとよい．専攻医は，子ども時代のかかりつけのような医師になりたい，親の診療所を継承したい，なんでも対応できる医師になりたいなど，さまざまな理由で総合診療専門医というキャリアを選択している．しかし，彼らがそれぞれ明確なアウトカムを描けているかというとそうとも限らない．どこで，何を行い，どのような診療や活動をするのか，目標は具体的であるほど達成しやすくなる．

　よいロールモデルでありえる指導医の実践をみて，専攻医自身の医師像や動機，想いなどを合わせて目標を形成することは一つの有効な方法である．このときは，半日や1日など指導医1人に新専攻医1人を同行させる（2）．指導医のかわりに先輩専攻医に同行してもよい．

　専攻医は，あくまで観察者として同行するかたちで，総合診療専門医のリアルな1日を体験し，その診療，対象となる患者層，疾患の幅，診療の場の違いなどを経験する．診療のみではなく，症例検討会やカンファレンスなど他の専攻医やコメディカルとのやり取りも観察すると，さらにイメージが広がる．指導医は，患者の疾患や背景について一言付け加える程度で，診療を妨げないように専攻医からの質問については診察後に受ける．1日のシャドウイングの終了時には，振り返りを行い締めくくる．このとき，たとえばプライマリ・ケアのACCCC[*1]などについても触れると，知識と経験がつながり，総合診療専門医の特徴や役割をイメージしやすい．

総合診療に特徴的な診療や活動を初めて経験する

　専攻医はすでに，初期臨床研修で疾患の治療や診断アプローチについてはある程度経験している．総合診療専門研修では，コモンディジーズについてさらに経験し，指導医からフィードバックを受け，学習を深めていくことができる．しか

[*1] プライマリ・ケアのACCCC
- Accessibility（近接性）
- Continuity（継続性）
- Comprehensiveness（包括性）
- Coordination（協調性）
- Context（文脈性）

❸ 訪問診療でのシャドウイング

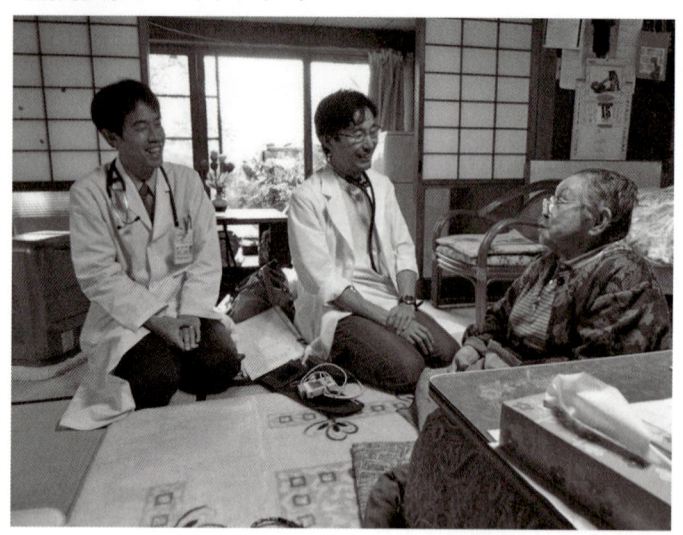

し，総合診療には，通常の診療と異なる，在宅という場や，地域住民を対象としたヘルスプロモーション，家族や多職種とのカンファレンス，組織マネジメントなど特有の学習テーマがある．これらについては知識だけでは実践のイメージが不十分なため，まず具体的な場でシャドウイングすることから始めたほうがよいであろう．

訪問診療でのシャドウイング

　訪問診療を例にすると，訪問して診察するだけでなく，在宅環境や介護者の評価が必要であり，治療方針についても本人や家族のQOL，死生観，多職種チームとしてケアする考えが欠かせない．また，定期の訪問診療のみでなく，研修期間中に指導医や先輩専攻医の往診や在宅看取りの場面があれば，ぜひ同行するとよい．指導医に同行することで，在宅医療のノウハウが，単に疾患を診断し治療する病院医療を在宅に置き換えたものとは異なることを理解するであろう．知識や技術だけでなく，同じ場所，時間を共有することで伝わる在宅医療の感覚や価値もあると思う（❸）．筆者自身も後期研修中に開業医の先生に同行させていただいた．患者や家族と医師との関係，看護師が担う役割，在宅の看取りの場面は，今でも鮮明に覚えている．同行してこそ在宅医療に対するイメージをつくることができたし，在宅医療への自分自身の価値観もぐっと深まったように覚えている．

　訪問診療のように，あるテーマを絞ったシャドウイングは，教科書やレクチャーなどの知識を実際の体験学習へスムーズに移行させるつなぎの役割がある．指導医は，ある程度観察してほしいことを事前に伝えておいたほうがよい．また，終了後は専攻医の気づきについてディスカッションし共有しておく．訪問診療については，移動時の車中などがよいディスカッションの場にもなる．

多職種の役割や連携を理解する

　医師のみならず多職種の人にシャドウイングすることも多くの学びがある．特に地域包括ケアやチーム医療，多職種連携を学習するには効果的である．

ケアマネジャーへのシャドウイング

　筆者のお勧めはケアマネジャーに同行することである．ケアマネジャーという仕事，介護サービス，医療と介護の連携，介護施設の管理，利用者の生活者としての視点，地域の文化など多様なことを学ぶチャンスがある．

　たとえば，小規模多機能施設のケアマネジャーに1日同行する．朝は，施設から利用者の送迎に向かう．施設では，デイサービスの食事や入浴などの介助，レクリエーションなどを見学したり一部体験したり，ケアマネジャーや介護スタッフがどのように利用者と関わっているかを学ぶ．午後からは訪問介護を受けている利用者宅へ同行し様子を確認したり相談を受けている場面を観察したりする．移動中には，介護保険の仕組みなどを学んだり，ケアマネジャーとしてのやりがいや苦労などを聞いたりする．

シャドウイングから連携へ

　普段，良好な連携を意識していても，医療側から介護を見ていると，一方的な見方に陥りがちである．そこを介護の専門家に同行して学ばせてもらい視点を広げる．それは，介護ということをいかに知らなかったかを知るよい機会となり，認知症のある利用者に合わせたコミュニケーションが素晴らしくて勉強になった，など多様な学びとなる．

　研修施設の指導医の役割は，介護施設との調整や専攻医との振り返りを行うことである．ケアマネジャーなど介護関係者からは，医師に何を教えればいいのかわからないといわれることがあるが，「なんでも勉強になるので，普段行っていることをそのまま見せてください」でよいと思う．このような多職種のシャドウイングは，その職種の役割や価値を認識し，相互連携を高めることに有効である．

その他の活用場面

　シャドウイングは，同じ内容を何度も行う必要はないが，機会をつくり専門研修の2年目，3年目の時期にも行うと，1年目のときとまた違った視点での気づきがあるだろう．診療においては，指導医が「どのように良好な患者-医師関係を築いているか」「難しい場面でどのようにコミュニケーションをはかっているか」「日常診療にどのように予防を取り入れるのか」「倫理的な課題にどう取り組んでいるか」など，また，「組織や地域をどのようにみているか」というように，より質の高い総合診療専門医をめざすうえで，一歩も二歩も進んだレベルでの，現在地の把握と今後の課題が明らかになる．

　その他，学生，初期臨床研修医などの見学や研修がある場合，シャドウイングの指導医として専攻医をあてる．実は，このような機会は，目的は学生や初期臨床研修医を対象としたものであるが，専攻医にとっても有意義である．学生や初

期臨床研修医からは，専攻医は憧れの先輩である．学習者から生の診療を観察され，彼らとディスカッションするなかで，自分自身の診療や活動を振り返る，また総合診療専門医としてのアイデンティティを強固にすることができる[*2]．

*2 ▶ Column 研修中に「総合診療医」としてのアイデンティティを維持し続けるために（p.83）

まとめ

今回は，現場での経験をもとに，シャドウイングの具体的な方法を述べた．総合診療専門研修を想定して記載したが，もちろん医学生や初期臨床研修医を対象にもできる．指導医によっては，むしろそういう機会のほうが実際には多いかもしれない．シャドウイングというのは学習者にとっては観察が主であるため，消極的な学習となると受け取られるかもしれないが，指導医のリアルな診療場面を見る機会であるし，実践を前に学習意欲が向上するステップとなる．指導医の活用の仕方によって非常によい教育となるであろう．また，指導医の言動はよい意味でも悪い意味でも学習者に影響を与えやすいものであるので，常に指導医自身も振り返ることを忘れないようにしたい．

文献

1) Kitis EA. Shining a light on shadowing. *JAMA* 2011 ; 305 : 1029-30.
2) Stoeckle JD, et al. The uses of shadowing the doctor--and patient : on seeing and hearing their work of care. *J Gen Intern Med* 1993 ; 8 : 561-3.
3) Kitsis EA, Goldsammler M. Physician shadowing : a review of the literature and proposal for guidelines. *Acad Med* 2013 ; 88 : 102-10.

3年間を通じた学び方
～さまざまな教育法の活用
360°評価

大橋博樹（多摩ファミリークリニック）

　360°評価とは，欧米で生まれた手法であり，元々は軍隊で利用されていたが，1980年代後半になって，企業への導入が始まった．現在では大手企業のほとんどで活用されるほど普及している．

　日本では，他者の評価とりわけ自分より経験の少ない部下や年少者に評価されることに対して根強い抵抗を感じる人も多く，まだまだ普及率が高いとはいえない．しかし，360°評価の本来の目的は，評価にあるのではなく，周囲のさまざまな人たちに日頃の仕事ぶりをみてもらい，優れたところや足りないところを指摘してもらう，フィードバックにある．

　360°評価は「鏡に映してみる」とよくいわれるが，同じ行動をしていても，本人と他者でその受け止め方は異なる．自分では十分に伝えたつもりでも，相手には全く伝わっていなかったり，自分では相手の立場を考え発言したつもりでも相手には高圧的な態度として伝わったりすることは，経験があるだろう．特にマネジメントの場面では，マネジャーがどう思っているかにかかわらず，受け手側にどう受け止められているかが問題なのである．コミュニケーションやマネジメントの場面で，うまく進まないと感じた場合，発信者側と受け手側の感じ方にギャップがある場合が多い．そして，そうしたことに気づく機会は，実はあまり多くないのである．

　360°評価におけるフィードバックによる気づきは，一般研修で得られる知識や技能とは異なり，行動面の改善を促す効果がある．

事例

　高木医師は卒後15年目で，1年前からある診療所に所長として勤務している．レジデント時代には「ベストレジデント」にも選ばれ，臨床技能はもちろんのこと，患者からの信頼も厚く，充実した日々を送っていた．その診療所では，前任者の頃から定期的に患者アンケートを実施して，患者の声を集めている．高木医師が赴任してからというものの，そのアンケートの評価は以前と比べ，低いものであった．

　自分としてはベストの医療を行っている自信はあるし，患者からの反応もよい，なぜアンケートの評価が低いのか，皆目見当がつかなかった．部下であ

1 360°評価のイメージ

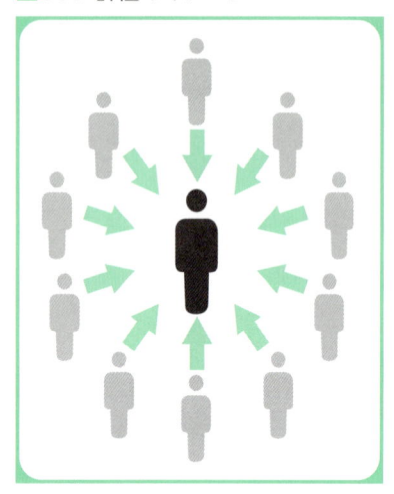

2 360°評価の行動項目の例

①積極的な情報収集に努め，活用しているか
②組織が解決すべき課題を敏感に察知し，積極的な対応を考えているか
③自分の考えやアイディアを率先して提案しているか
④タイムマネジメントを意識して，業務に取り組んでいるか
⑤取り巻く人たちと協力体制を整えて，業務に臨んでいるか
⑥建設的な目標をもち，意欲的に取り組んでいるか
⑦適切な情報に基づいて，合理的な意思決定を行っているか
⑧必要とされるタイミングに意思決定をしているか
⑨客観的な判断をしているか
⑩取り巻く人たちが困ったときに頼りになるふるまいをしているか
⑪周囲からリーダーとして支持されているか
⑫仕事のことで気軽に話しかけやすい雰囲気をつくっているか
⑬取り巻く人たちに対して好意的な態度で接しているか
⑭他者からの意見やアドバイスに対して，素直に耳を傾けているか
⑮組織外（他部署など）の人たちとの関係性を良好に保っているか
⑯他部署への助言ができるか
⑰部下の仕事ぶりを把握し，過不足のないフォローをしているか
⑱部下の能力や性格を理解したうえで，その成長を促しているか
⑲組織のモチベーション向上に努め，チームワークを高めているか
⑳組織のビジョンやミッションをしっかりと理解しているか

る，専攻医や看護師，事務職員に聞いても「先生にはよく指導していただいてます」とか「所長の行動には見習っています」など体裁のよいことしか言ってくれなかった．他の診療所の先輩所長に聞いても「優秀な君なら大丈夫」とか「悩むことが重要なんだ」など具体的な改善をアドバイスされることはなかった．

　そんななか，診療所の母体である医療法人から，360°評価を行うと連絡があった．高木医師は初めて聞く単語であったが，360°評価とは，仕事で関与する複数の評価者によって，対象となる人の職場での行動やふるまい，長所や短所を多面的に評価する能力開発の手法である（ 1 ），という法人の人事部の説明を聞いて「これだ！」と思った．

　高木医師は学生時代にサッカー部に所属していた．コーチからは自分の動きがこれでよいのか，改善点についていつも具体的なアドバイスを受けていた．チームメイトとも，毎晩のように，お互いのプレーやフォームについて，夜な夜な語り合って，自分の改善につなげていた．まさにそのときの感覚である．

　360°評価では，まずは自己評価を行う．配られたシートを見て驚いた．所長としてあるべき重要な行動項目が，20項目程並べられていた（ 2 ）．きわめて具体的で実践的であり，自己評価をつけながら，明日からの改善のポイントを自ら考えたりもしていた．

　数日後，評価の結果が届いた．結果を見た瞬間，また心の底から驚いた．自己評価と他者評価にいくつもの乖離があったのである．また，上司と部下でもその評価に乖離がみられることもあり，自分のことながら，大変興味深かった．自分の行動は，他者からはこうも受け止め方が異なるということを初めて知り，ま

た，フリーコメント欄もスコアを解釈するうえで助けとなった[*1]．

　自分としては重要性に気づいていなかった点もあれば，自分では十分にやっていたと思っていても周囲には伝わっていない点もあった．また，自分が意図してやっていて，それが伝わっていると確認できた部分もあり，嬉しくもなった．自分が改善するためのポイントが具体的に示されており，明日からのアクションをより鮮明にイメージすることができた．やはり，自分一人で悩んでいてもダメなんだと改めて感じることができた．

360°評価の目的

　360°評価は，どのような場面で有効なのだろうか．人材育成の場面が中心ではあるが，その他にもさまざまな活用法がある．

人材育成

　これまでの日本の人材育成の方法は，教育研修が主であった．教育研修は重要であるものの，育成効果の判定は困難であり，それが課題となっていた．

　育成とは，行動変容を促すことであり，行動変容を起こすには気づきが必要となる．気づきを得るためには，他者からのフィードバックは欠かせないと考えると，360°評価は必然的に重要となる．

コンピテンシー評価

　コンピテンシー評価における公平性を考えると，360°評価は最も適したツールであると考えられる．上司一人の評価であると，一方向からの評価しか得られず，また部下へのえこひいきといったバイアスがかかることもある．

　行動評価を適正に行う場合，複数の評価者が必要になる．実際に360°評価では，上司と部下の評価に乖離が生じることが一般的であり，有用性が指摘されている．

コンプライアンスの徹底

　医療安全の視点からも，コンプライアンスに関する意識の高まりは，医療の分野でも日に日に高まっている．しかし，一方では個人情報流出や処方ミスなどの問題が後を絶たない．

　重要なのは，いかに組織の隅々までコンプライアンス意識を高め，正しい行動を徹底できるかである．管理職が徹底的に部下に指導しても限界がある．その一つの解決策として360°評価による行動の定着化があげられる．この場合は，定着させたいコンプライアンス行動をアセスメント項目として定め，周囲からの観察によるフィードバックを行うことで，強力な意識づけをし，実践・反復を促す．一定期間，継続的に監視される状態が続く一種の強制ではあるが，これまで身についていなかった行動を習慣化するには有用な方法といえるだろう．

[*1] たとえば，熊本地震に際し，災害援助活動の対応に追われながら通常診療にあたっていたとき，患者に「先生，ちょっとイライラしているね，疲れてるの？」と苦笑されたことが印象に残っていた．上司にも仕事の抱え込み過ぎを指摘されていたため，取り巻く人への態度や協力体制の構築についての自己評価は低かった．しかし，上司は素直に過失を認めたことを高く評価していて，部下は先輩でも反省することがあるのなら自分はもっと頑張らなくてはと思った，ますます信頼したというフリーコメントを寄せていた．

ミッション・ビジョンの浸透

　ミッションやビジョンの浸透というと，これまでは職場のあちこちにポスターを貼り，研修やワークショップなどを行い，浸透度合いをテストなどで把握するという手法が取られてきた．キャンペーン期間は意識するものの，それを過ぎるとすっかりと冷めてしまうことが往々にあった．いくらミッションやビジョンを暗記して言えたとしても，それが行動として具現化できなければ，何の意味もない．コンプライアンスの徹底と同様，一人ひとりの行動が習慣化しなければならない．360°評価を用いた取り組みがここでも有効となる．

　ミッション・ビジョンの浸透には年数回の360°評価を用いた行動評価が必要であり，それをもとに職場内などで，話し合いなどの取り組みが併せて行われると，より効果的である．

360°評価の本質

360°評価は，コミュニケーションツールである

　360°評価は，周囲の人から当人へのコミュニケーションツールの一つであり，またそのフィードバックをもとに，新たなコミュニケーションが生まれる．特に，部下から上司への評価は組織のヒエラルキー上，あまり行われることはないが，それは上司に問題がないということではない．上司も自己の強みや弱みを知り，改善のための行動を起こすことで，組織全体が人を育てる環境になっていくのである．

360°評価は，職場改善ツールである

　360°評価は，個人を評価するツールであるが，その評価者は対象者1人につき数人となり，結果として職場全体を巻き込むことになる．評価をするということは，評価者自身の気づきを産むことにもつながり，結果として組織全体の意識の高まりを引き起こすことができるのである．

360°評価は，権限移譲のプロセスである

　人事評価は，これまで上司や人事部門のみがもっていた権限である．360°評価では，まさにその権限を組織全体に移譲している．これまでなかった責任を与えられ，評価者も学習し，組織全体のことを考えるようになる．一人ひとりに当事者意識と責任感が芽生え，組織へのコミットメントは増す方向に向かっていく．

360°評価は，情報収集ツールである

　360°評価は，対象者当人の情報収集ツールとなり，自分自身の見える化につながる．また，それを上司をはじめ，組織内の他者と共有することにより，組織にいる一人ひとりの強み・弱みを把握することができる．しかもそれは，多面的

な評価であり，上司にとっても部下を把握する有用な情報となる．ひいては，組織全体の強み・弱みの判断材料にも用いることができる．

導入にあたってのポイント

目的・目標に沿った企画・運営

　目的・目標によって，設問設計の仕方やフィードバックの方法が異なる．たとえば，人事評価を目的にするならば，設問項目は人事評価でカバーする分野を一通り網羅するものになり，その対象者は組織メンバー全員となる．一方，ミッション・ビジョンの浸透を目的とするならば，「患者第一の視点に立っているか」など，ミッションを簡潔に表現した絞り込まれた内容とする．また，対象者も「A病棟チームは一致団結しているか」など個人ではなくチームを評価することにしてもよい．

　その目的が出てきた背景や，特に関心のある対象者や領域があれば，それを共有しておかないと，設問の設定や対象者の選定にブレが生じるので注意が必要である．また，360°評価をどのように活用し，いつまでにどのようなアクションを起こしていくかも同時に計画することで，プログラム全体のゴールがイメージできる．

組織風土への配慮

　360°評価は，関係者に対して大きな心理的影響を与えるアプローチである．組織により，他者からの評価が受け入れやすい風土やそうでない風土など，受け入れ準備度はさまざまである．一般的には，以下が指標となる．

- 普段から多少厳しいフィードバックでもきちんと行われているか
- 360°評価を実施した場合の，部下や同僚の評価に対する信頼度は高いといえるか
- 360°評価に対する職員のニーズ・知識・経験は一定以上あるか

　もし，これらにNoが多い場合は，受け入れ準備度は低い可能性があるため，事前に十分に配慮する．具体的には，回答の匿名性や機密性保持の確保，入念な事前説明，トライアル実施などの段階的導入などがあげられる．

実施しやすく効率的なプロセス設計

　360°評価に割けるマンパワーや予算は組織によって異なる．いくらプログラムが目的に沿っていて，心理的な負担が少なかったとしても，回答そのものの負担が大きかったり，集計の手間が大きすぎることで，十分なフィードバックの効果が得られないことがある．そのためにも事前の予算や事務局のマンパワー，IT活用など自組織のリソースを把握しておく．

導入に向けての具体的な検討項目

回答者

　回答者の数は，3人以上10人くらいまでが妥当な範囲といわれている．回答者には，対象者と仕事上で接点があり，仕事内容や期待されている行動をある程度理解しており，率直なフィードバックを行うことが求められる．また，回答者は，上司のみや特定のグループに偏ることのないように，配慮しなければならない．

設問

　まずは，設問項目数を設定する．設定すべき内容の幅広さや回答者の負担，対象者本人がフィードバックを受け取ることが可能かどうかということを念頭に置く．一般的には，設問数が多すぎると，回答者の集中力が低下して信憑性が低下するといわれている．場合によっては，重視したい分野に絞った設問設定が必要となることもある．設問文章の作成にあたっては，回答者から観察可能な具体的行動を書くことが重要であり，一つの設問はできるだけシンプルにすべきである．また，文章は肯定文で統一したほうが，回答者の混乱を避けることができる．記述式のコメント欄を設定する場合，否定的な内容が多いと，対象者本人の心理的な影響が大きく，360°評価そのものを否定しかねない．「本人の優れた行動を書いてください」など肯定的・建設的コメントが書かれるように工夫する．

まとめ

　360°評価について，その目的から実施にあたって注意すべきポイントについて解説した．人事評価のすべてにあてはまることであるが，評価は，点数化を目的としたものではなく，対象者本人の行動変容を促すコミュニケーションの手段である．個人が変わる，そして組織が変わることで，患者や地域がより幸せになるといった本質をしっかりと心に留めておく必要がある．

　総合診療専門研修では，他科の研修以上に多職種連携やチーム医療が重視される．このような能力を評価するには360°評価が最適である．定期的に360°評価を行うことによって，他者とりわけ他職種からのコメントは，受け手側の行動変容を引き起こすための効果的な動機となる．そして，このフィードバックこそが，チーム医療における最も有用なコミュニケーションとなることも忘れてはならない．

文献

1) 相原孝夫，南雲道朋．チームを活性化し人材を育てる360度フィードバック．東京：日本経済新聞出版社；2009.

3年間を通じた学び方
～さまざまな教育法の活用
mini-CEX

臺野 巧（勤医協中央病院 総合診療センター）

2017年から新専門医制度のもと総合診療専門研修が始まる．2015年度に日本専門医機構は総合診療専門研修プログラム整備基準（以下，プログラム整備基準）を発表した．そのなかの「4 専門研修の評価 ①形成的評価」のところに，「実際の業務に基づいた評価（Workplace-based assessment）として，短縮版臨床評価テスト（Mini-CEX[*1]）等を利用した診療場面の直接観察（中略）を定期的に実施する」[1)]と記載されている．本稿では，mini-CEX（mini-clinical evaluation exercise）についてその全般的な解説および実際の研修場面でどのように運用していくのかについて概説する．

[*1] mini-CEXのmは小文字で表現するのが一般的であるが，プログラム整備基準では大文字のMを用いている．本稿では小文字のmを用いる．

概説

聞き慣れていないかもしれないが，mini-CEXは1995年にAmerican Board of Internal Medicine（ABIM）が提唱した評価方法で，実際の臨床現場でパフォーマンスの評価を行ういわゆるWorkplace-based assessmentの一つに位置づけられている[2)]．専攻医[*2]が的を絞った病歴の聴取とそれに関連した身体診察を15～20分で行い，その後診断と治療プランを述べ，これに対し，指導者は評価表を記入し，さらに建設的なフィードバックを行うという流れになっている．

現在mini-CEXは，世界中のさまざまな国，さまざまな専門領域の評価に採用されている[3)]．日本ではまだ普及しているとはいえないが，今回プログラム整備基準に明記されたのは意義深いことである．

筆者の施設における後期研修を考えても，実際の臨床現場において専攻医の病歴聴取・診察を直接観察する機会は決して多くない．また筆者の施設では，mini-CEXをやや改編した形で初期臨床研修医の評価を行っているが，それまで指導医が認識していなかったフィードバックすべき点が直接観察で初めて明らかになることが多々あり，形成的評価のための非常に強力なツールであることを日々感じている．また，経時的にmini-CEXで評価を行うことで，被評価者の能力が向上することも文献的に示されている[2)]．新専門医制度開始を機に，mini-CEXが普及し，総合診療専門研修を受ける専攻医の能力向上に結びつくことを期待したい．

[*2] mini-CEXは，学生や初期臨床研修医にも活用されている評価法だが，本書は総合診療専門研修を対象にしているため，専攻医という表現を用いている．

mini-CEXの実施法

実施する目的

　mini-CEXを行ううえでは，目的を明確にしておくことが重要である．形成的評価を目的として行われることが一般的であり，プログラム整備基準でも「形成的評価」の方法として例示されている．

　評価というと，評価される側はどうしても構えてしまいがちになるが，専攻医の診療能力を向上させるための評価（つまり形成的評価）であることを評価者および被評価者がまず認識しておくことが必要である．その前提のもと，さらに細かな目的については各研修プログラムで異なっていてもよいと思われるが，一般的に以下にあげるような目的が考えられる．

- フィードバックを通して専攻医の学びを促す
- 病歴聴取，コミュニケーション，身体診察，プロフェッショナリズム，臨床判断といった能力の向上を促す
- 専攻医が自らの診療を振り返り，改善へのプランを考える機会を設ける
- 上級医・指導医の経験や知識を専攻医が共有できる

実施する診療現場

　mini-CEXは，一般外来・病棟・救急外来などさまざまな診療現場で使うことができる．総合診療医は多様な場での診療が求められるので，いつも同じセッティングではなく多彩な診療現場で評価を行うことで，多面的に評価・フィードバックすることができる．

実施頻度

　プログラム整備基準には，「定期的に実施する」と記載されているのみで，具体的な頻度について言及していない[1]．Norciniらの論文では，頻度が増えれば増えるほど評価としての信頼性は高まることが示されており，4回の評価（9段階評価の場合）で95％信頼区間が1以下になる[2]．ちなみに，英国の初期臨床研修では年6回の評価が求められている[3]．

　評価の頻度が少ないと，症例の偏りや専攻医の得手不得手によって，評価の妥当性に疑問が生じる．総括的評価に用いる場合，特に合否のボーダーライン上にいる専攻医には，回数を増やして評価の妥当性を高めるべきだろう．しかし，実際には形成的評価として用いられることが一般的なので，確固たる根拠はないが，施行頻度は年4回かそれ以上が必要と思われる．

評価表

　プログラム整備基準には **1** に示す7項目が記載されており，これらの項目は英国の初期臨床研修の評価項目とほぼ同じである．

1 mini-CEX の評価の基準[4]

1. 病歴	● 現病歴で聞くべきこと（症状の部位・性状・程度・経過・状況・増悪寛解因子・随伴症状・患者の対応）を聞いている ● 最小限聞くべき他の項目（既往歴・アレルギー・内服薬・女性の月経と妊娠）を聞いている ● 状況が許せば聞くべき他の項目（生活状況・家族状況・嗜好など）を聞いている ● 正確で十分な情報を得ている
2. 身体診察	● どんな状況でも取ることが望ましい項目をチェックしている ● 鑑別診断を立てるために取るべき項目をチェックしている ● 患者に何をするかを説明し，不快感や遠慮に配慮している
3. コミュニケーション	● 患者が話しやすいように話を聞いている ● 視線や表情や姿勢などの非言語コミュニケーションで不快感を与えていない ● 患者の解釈モデルや心理社会面についても情報を引き出している ● 患者の理解度を確認している
4. 臨床判断	● 診断的検査を適切に選択し，指示・実施している ● 患者にとっての利益とコスト・リスクを考慮している ● 可能性の高い疾患，見落としてはいけない疾患を考えている
5. プロフェッショナリズム	● 患者に対して敬意，思いやり，共感を示し，信頼関係を形成している ● 患者の不快感，遠慮，守秘義務，個人情報につき注意を払っている ● 自分にできないことを適切に他のスタッフに相談している
6. マネジメント	● 適切な治療方法を選んでいる ● アセスメントとプランを患者が納得いくように説明している ● 患者が何に注意したらいいか，次にどういう行動をとったらいいか（次回受診日など）を説明している
7. 総合	● 優先順序を適切につけている ● タイミングがよい ● 無駄が少なく迅速である ● 患者も評価者も納得でき，有効な判断をしている ● 観察者がいなくてもこの患者を一人で診察できる

　各項目6段階評価となっており，研修修了段階で望まれる能力がある場合4，ボーダーラインが3，能力が明らかにそれ以下のときは2や1，それ以上のときは5，6をつける，と記載されている．

　2にオーストラリアで用いられている評価基準をまとめているので，こちらも参考にしていただきたい．また，mini-CEXのオリジナルであるNorciniらの報告では，9段階（1～3；基準以下，4～6；基準内，7～9；基準以上）で評価を行っており，評価項目は，① interviewing，② physical examination，③ professionalism，④ clinical judgement，⑤ counseling，⑥ organization and efficiency，⑦ overall competenceの7項目となっている[2]．

　評価表を作成する際に注意しなければならないことは，どの時点の能力を基準として評価するかを明示することである．日本専門医機構のホームページに掲載されているmini-CEXの資料は「研修終了段階で望まれる能力」を基準にして評価することになっているが，海外の評価表をみると，その学年終了時に期待される能力を基準として評価表をつくっているところもある．

　同じ専攻医でも，1年目と3年目では臨床能力にかなり差があるので，「研修

2 The Royal Australasian College of Physicians の mini-CEX 評価基準[5]

Medical Interviewing Skills	●患者と交流できる ●鍵となる問題に直接質問できる ●焦点を絞るために二次質問を用いる ●他の情報についての質問から情報を得る ●非言語的な情報を認識し対応できる ●さまざまな診断の選択肢をもっている
Physical Examination Skills	●系統的かつ構造化された身体診察を行うことができる ●患者の苦痛や謙虚さに敏感に振る舞うことができる ●異常所見があるとき，それをみつけて重みづけできる ●患者に説明している ●最も重要な診察に焦点をあてることができる ●診断するために，診察所見とその他の情報を統合することができる
Professional Qualities / Communication	●常に患者に敬意を示している ●尋ねるだけでなく説明もしている ●話すだけではなく傾聴もしている ●患者との関わりがそもそも恥ずかしかったり，苦痛だったりすることを理解している ●信頼に関わる事柄を意識している ●患者の反応に合わせて質問したり診察したりできる
Counselling Skills	●検査，治療の根拠について説明している ●明確で患者のニーズに合った方法で情報を伝える ●患者に返事をしたり，違った方法で言い換えたり繰り返したりできる ●患者自身の思いを認識して，それを優先させている ●個人的な意見や偏見を避けている
Clinical Judgement	●矛盾するデータに重みづけができている ●検査やマネジメントにおいて最善の選択ができている ●患者の自身の思いや置かれている状況に折り合ったマネジメントの選択肢を提示できている ●マネジメントや治療の選択肢について，リスクとベネフィットを考慮している ●利用できるエビデンスに基づいて，確固たる決定に至っている
Organisation / Efficiency	●迅速かつ効率的にデータを収集し，それを統合できている ●適切な判断，統合が実際にできている ●臨床データ，検査データの収集を適切な時間で行っている

修了段階」を基準とした場合，1年目専攻医はかなり低い評価になる可能性があり，モチベーションが低下する懸念がある．その点を考慮すると，個人的には「学年終了段階」を基準にして評価するのがよいと感じている．

評価者

プログラム整備基準の「(指導医層の) フィードバック法の学習 (FD)」[*3] という項目に「1泊2日の日程で開催される指導医講習会や医学教育のテキストを用いて学習を深めていく」と記載されており[1)]，指導医資格をもった指導医が評価者となるのが望ましい．それ以外の上級医を評価者とする場合は，mini-CEX 評価者としての学習機会をプログラム統括責任者が用意すべきであろう．

[*3] 4 専門研修の評価 ①形成的評価 2) (指導医層の) フィードバック法の学習 (FD)

mini-CEXの実際の流れ

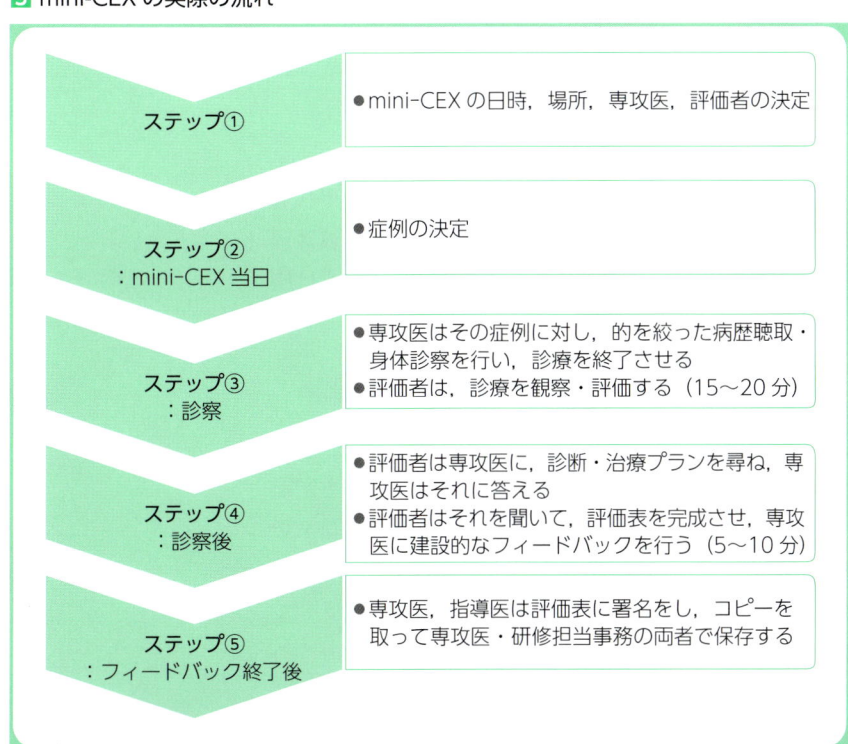

ステップ①

実際の流れを **3** に示した．ステップ①の日時，場所，専攻医，評価者の決定がとても重要である．これを専攻医だけに任せてしまうと，日常業務の忙しさのためいつまで経っても行われないという事態になりがちである．あらかじめどのような頻度で，どの日程で行うか，誰を評価者とするのかなど，そのプログラムに合った形で決めておく．プログラム統括責任者と研修を担当する事務職員がマネジメントすべき課題である．

ステップ②

次のステップ②では，どの症例を選択するかが問題となる．毎回同じ主訴や同じ疾患領域にならないように配慮することが望ましいので，症例の選択は評価者が行うのが望ましいと考える．プログラム整備基準に例示されている評価表には，診療場面と症例の複雑さを3段階（易・普通・難）に分類するようになっているが，主訴や疾患領域について記録する部分はない．また，その専攻医が過去のmini-CEXで経験した症例を評価者が把握したうえで，今回の症例を選択できるとよいかもしれない．各施設で工夫することも重要だろう．

3 mini-CEXの実際の流れ

ステップ①	●mini-CEXの日時，場所，専攻医，評価者の決定
ステップ②：mini-CEX当日	●症例の決定
ステップ③：診察	●専攻医はその症例に対し，的を絞った病歴聴取・身体診察を行い，診療を終了させる ●評価者は，診療を観察・評価する（15～20分）
ステップ④：診察後	●評価者は専攻医に，診断・治療プランを尋ね，専攻医はそれに答える ●評価者はそれを聞いて，評価表を完成させ，専攻医に建設的なフィードバックを行う（5～10分）
ステップ⑤：フィードバック終了後	●専攻医，指導医は評価表に署名をし，コピーを取って専攻医・研修担当事務の両者で保存する

ステップ③

　症例が決まったら実際の診察（ステップ③）に入る．評価者は専攻医と患者のやりとりを直接観察する必要があるので，患者にあらかじめ了承を得たうえで診察に同席する．日本専門医機構のWebサイトに掲載されている「総合診療専門医に関する資料について」の資料3 mini-CEX[4)]には「診察に同席するか，カーテンの影に隠れているかは自由です」という記載があるが，十分な観察・評価を行うためには同席するのが望ましい．

　専攻医は，詳細な病歴聴取・身体診察を網羅的に行うのではなく，実際の診療に即した形で的を絞った病歴聴取・身体診察を行う．専攻医の判断・行動に重大な誤りがあるとき以外，評価者は診療の途中で口をはさむことはなく，専攻医は自らの責任で診療を終了させる．評価者は，診療を観察しながら，できるところは評価表に記載していく．

ステップ④

　診察終了後（ステップ④），専攻医は診断・治療プランを評価者にプレゼンテーションして，評価者はそれを元に評価表を完成させて，建設的なフィードバックをその場で行う．このステップは5～10分で行うので，専攻医のプレゼンテーションは簡潔でなければならない．評価者のフィードバックも簡潔に行う必要があるが，建設的で形成的なフィードバックの原則を踏まえたものでなければならない．すなわち，専攻医から自己評価を引き出し，できているところはポジティブ・フィードバックで強化し，改善点について気づきを与える．さらに，今後の学習課題を専攻医に立てさせることも，自己主導的学習者への成長を促すために重要である．

ステップ⑤

　フィードバックが終了したあと（ステップ⑤），専攻医・評価者はそれぞれ署名を行う．評価表は専攻医本人と研修担当事務で保管するのがよい．評価表は個人情報なので，評価者が個人的に保有しているのは望ましくない．保管場所は施錠し，情報が漏洩しないように配慮する．

まとめ

　mini-CEXに要する時間は約30分程度だが，忙しい臨床のなかでこれを定期的に行うのは容易ではなく，専攻医と評価者の努力だけではなく，事務職員・指導医・プログラム統括責任者，そして患者の協力と同意なしに実行することは不可能である．しかし，冒頭にも述べたようにmini-CEXは，単なる評価ツールではなく，非常に強力な教育ツールでもある．質の高い総合診療専門医の育成のために，より多くの施設で導入されることを期待する．

文献

1) 日本専門医機構. 専門研修プログラム整備基準. http://www.japan-senmon-i.jp/program/doc/comprehensive.pdf［2016年5月最終アクセス］
2) Norcini JJ, et al. The mini-CEX：a method for assessing clinical skills. *Ann Intern Med* 2003；138：476-81.
3) Norcini JJ, Burch V. Workplace-based assessment as an educational tool：AMEE Guide No.31. pp.9-11.
4) 日本専門医機構. 資料3 mini-cex. http://www.japan-senmon-i.jp/comprehensive/doc/comprehensive_doc05.pdf［2016年5月最終アクセス］
5) The Royal Australasian College of Physicians. RACP Advanced Training Mini-Clinical Evaluation Exercise（mini-CEX）Rating Form. https://www.racp.edu.au/docs/default-source/pdfs/mini-clinical-evaluation-exercise-rating-form.pdf?sfvrsn=4［2016年5月最終アクセス］

多様な研修の場に応じた学びの工夫
～総合診療専門研修
診療所における学び

西村真紀（あさお診療所）

　総合診療専門研修Ⅰは総合診療専門研修の中核をなす研修であり，総合診療専門医 専門研修プログラム整備基準では診療所または中小病院で，外来診療（学童期以下が5％以上，後期高齢者が10％以上），訪問診療（在宅療養支援診療所・病院またはこれに準じる施設）および地域包括ケアの研修が可能な施設にて行うものである[1]．

　総合診療専攻医の診療所研修のある1か月（**1**）を例に，どんな学びをしているのか具体的に提示し解説を加えていく．

外来

　総合診療医らしい外来研修は，以下のようなありふれた診療のなかにこそ学びがある．👍に学びのポイントを示した．

●28歳女性　　👍コモンディジーズとred flags

　下腹部痛が主訴の女性．red flags（危険徴候）を意識して急性腹症の鑑別を行った．また，若い女性であり妊娠，性交歴を聴取した．急性虫垂炎の疑いで病院に紹介した．

　【解説】複数の施設において外来で多い主訴に関して2013年に行った我々の調査[2]について2014年第5回日本プライマリ・ケア連合学会学術大会で村田亜紀子医師が発表した．それによると主訴は，咳，発熱，咽頭の症状，頭痛，全身倦怠感／脱力の順であった．上位10位，20位の愁訴がそれぞれ全体の56.8％，74.4％であった．

1 ある1か月のスケジュール

	月	火	水	木	金	土
第1週	外来／特殊外来	外来／訪問診療	皮膚科研修	外来／ピア学習会	外来／訪問診療	外来
第2週	外来／質改善・研究	外来／介護保険審査会	皮膚科研修	外来／振り返り	外来／訪問診療	休日
第3週	外来／特殊外来	外来／訪問診療	皮膚科研修	外来／イベント	外来／訪問診療	医療講演会
第4週	外来／質改善・研究	外来／地域包括ケア学習会	皮膚科研修	外来／職員会議 振り返り	学校医健診／訪問診療	休日

青文字はその他の研修．p.218参照．

よくある訴えに対する鑑別診断を学んでおくことが重要である．

●18歳女性　👉 ヘルスプロモーション*1

主訴は，咽頭痛，発熱，咳．一般的治療を行い急性上気道炎の診断となった．診察の後，「みんなに渡しているのでぜひ読んでください」と言って，STDのパンフレットを渡した．

> *1 ▶総合診療専門医シリーズ②『総合診療専門医 腕の見せどころ症例』p.138参照

2 世代別スクリーニング

世代	項目	チェックポイント
乳幼小児期 （0〜12歳）	乳幼児健診，ワクチン	母子手帳
	乳幼児突然死症候群	うつぶせ寝
	虐待・事故予防	ボタン電池，コンセント，吸い殻など
	交通事故予防	チャイルドシート
	学校生活	友だち，成績，楽しいか
思春期 （13〜20歳）	喫煙，アルコール，薬物	
	STD	クラミジア
	避妊，適正体重	
	暴力・交通事故予防	シートベルト，ヘルメット
	ワクチン	インフルエンザ，定期予防接種
青年期・壮年期 （20歳代〜64歳）	喫煙・アルコール問題	CAGE※
	うつ	
	B／C型肝炎	
	家庭内暴力	
	交通事故予防	シートベルト
	薬物，適正体重，避妊	
	STD	クラミジア
	家族のライフサイクル変化	
40歳〜	特定健診	肥満，脂質異常，耐糖能異常，高血圧
	がん検診	
	ワクチン	インフルエンザ
女性 　20歳〜	子宮頸がん検診	
	妊娠前ケア	葉酸400μg/day摂取，風疹抗体，アルコール，喫煙，体重，STD
	母乳栄養（授乳期の母）	
女性 　閉経期〜	骨粗鬆症	
老年期 （65歳〜）	高齢者総合的機能評価	転倒傾向，うつ，認知能，尿失禁，ADLとIADL
	緑内障	眼科受診歴
	がん検診	
	ワクチン	インフルエンザ，肺炎球菌

※CAGE：アルコール依存症のスクリーニング質問の頭文字
（Cut off, Annoyed by criticism, Guilty feeling, Eye-opener）

【解説】 話の流れで，関心を示し健康教育ができる思春期の人も多い．慢性疾患をもたない人々に「かかりつけの総合診療医にはこんなことも相談できるんだ」と感じさせておくのは重要である．筆者は，年代別のスクリーニングの表（ 2 ）を外来の机に置いてある*2．

● 35歳男性　👍 患者中心の医療の方法 3)

主訴は，頭痛．問診と診察の結果，筋緊張性頭痛が考えられたが，患者の病い体験を聞くと「最近同僚が脳腫瘍で入院した．不安になり仕事が手につかない．MRIを撮ってもらいたくて受診した」とのことであった．
脳腫瘍と筋緊張性頭痛の特徴と違いを説明すると，患者は納得し安心して外来を終えることができた．

【解説】 ここでは患者中心の医療の方法を使って「Feeling：不安」「Idea：脳腫瘍ではないか」「Function：仕事ができない」「Expectation：MRIを撮ってほしい」を聞き出した．患者は納得し，すなわち患者-医師は共通基盤に達した（FCG：finding common ground）．
　このケースでは，患者の病いの体験を聞かずに処方をしても，患者は不安が解消されず，ドクターショッピングをすることになっただろう．

● 45歳女性　👍 BPSモデル，家族志向性アプローチ*3

食事指導を行っても，全く改善のない糖尿病患者の定期受診．今日は，家族構成について聞いてみることにした．義父（85歳）が認知症で誤嚥傾向があり介護が必要で，患者本人は疲れ果てている．夫（50歳）はトラックの運転手で，生活リズムが全く合わない．息子（17歳）は食べ盛り．娘（12歳）は障がい者で，患者が毎日送り迎えをしている．患者は以前に一家心中を考えたこともある．
このような心理・社会的な状況を知ると，この患者が自分の食事中心の料理をつくれるわけがないことがわかった．そこで，医療にかかっていなかった義父に受診を勧めた．その後，義父にはアルツハイマー型認知症の診断，介護保険申請とデイサービスの導入を行った．

【解説】 患者の疾患に注目していてもいっこうに治療がうまくいかないことも多い．こういうときは，心理・社会的な状況（BPS：bio-psycho-social モデル， 3 ）や家族に焦点をあててみる（家族志向性アプローチ）と，「なるほど」という背景がみえてくる．ここでは，患者の家族へのケアを加えることで，患者の治療に効果を示した．

● 9か月男児　👍 ワクチンキャッチアップ／母子支援

主訴は，おむつかぶれ．診察を行うと，ケアが不十分であることがわかった．服も汚く育児放棄も疑われた．母に子育ての不安や困難がないかを訊ねたところ「子どもがかわいくない」との発言がみられた．保健センターのサービスを情報提供し，母子で定期的に受診することを約束した．また，ワクチンが未接種だったため，スケジューリングを行った．

【解説】 乳幼児の外来では必ず母子手帳を見るようにし，健診，ワクチン，母の妊娠中の様子をチェックするとよい．母子の様子から虐待の早期発見，子育

*2 総合診療専門医シリーズ①『総合診療専門医のカルテ』で，各世代別の診療のポイントを押さえておこう．

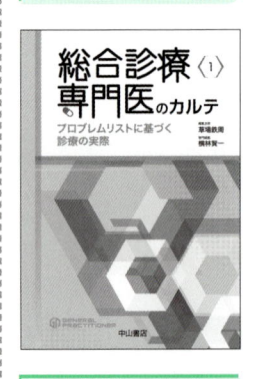

*3 ▶総合診療専門医シリーズ②『総合診療専門医 腕の見せどころ症例』p.2, p.10 参照

3 BPSモデル

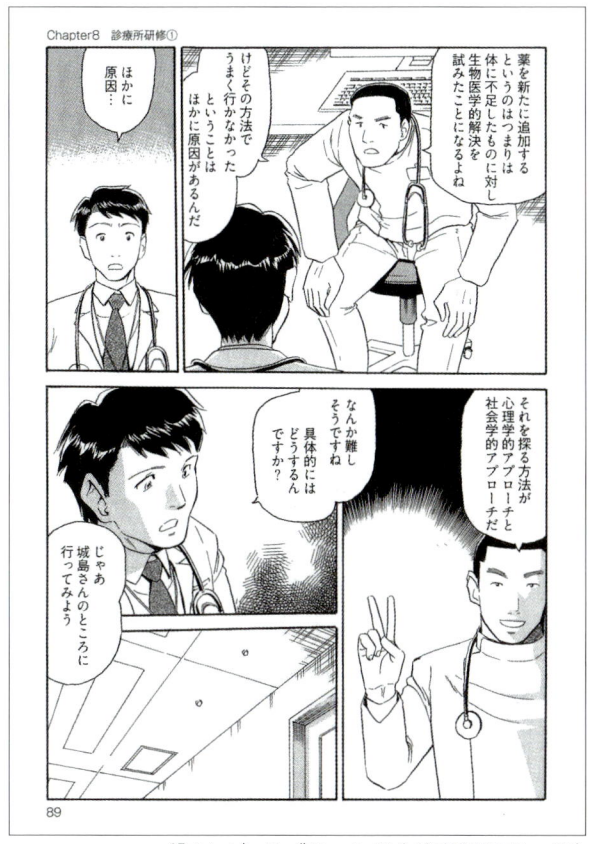

(『まんが めざせっ！ 総合診療専門医』p.89)

て支援につなげることができる．

● **85歳女性**　👉 高齢者総合的機能評価

　転居により，今後の治療を行ってほしい，とのことで各科診療情報提供書を持参し娘と来院．初めて出会う高齢者には高齢者総合的機能評価（CGA：comprehensive geriatric assessment）を行うようにしている．まず，スクリーニングとして老年医学の巨人（Geriatric giants）[4]を問診する．すなわち，「うつ」「尿失禁」「転倒傾向」「もの忘れ」である．

　この女性はもの忘れが疑われたので，専攻医が行うもの忘れ外来を予約した．また，多科受診によるポリファーマシーがあり，少しずつ薬を減らしていくことにした．

　【解説】CGAは，①日常生活動作，②精神心理機能，③社会経済因子，④その他の機能，を評価し，改善できる点をみつけ，適切なケアを計画するためのものである．Geriatric giantsは，高齢者によくある健康問題でCGAのスクリーニングとして使われている．

　最近，高齢者のポリファーマシーが問題になっている．薬の相互作用や副作用で，症状が出ている場合もある．総合診療医は，薬を一括管理しやすい立場

2 研修をどのように学んでゆくか

4 診察室の壁のクリニカルハンドの絵

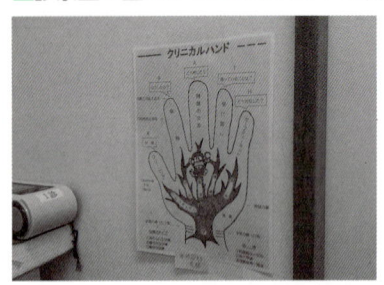

（原　穂高先生寄贈）

5 クリニカルハンド

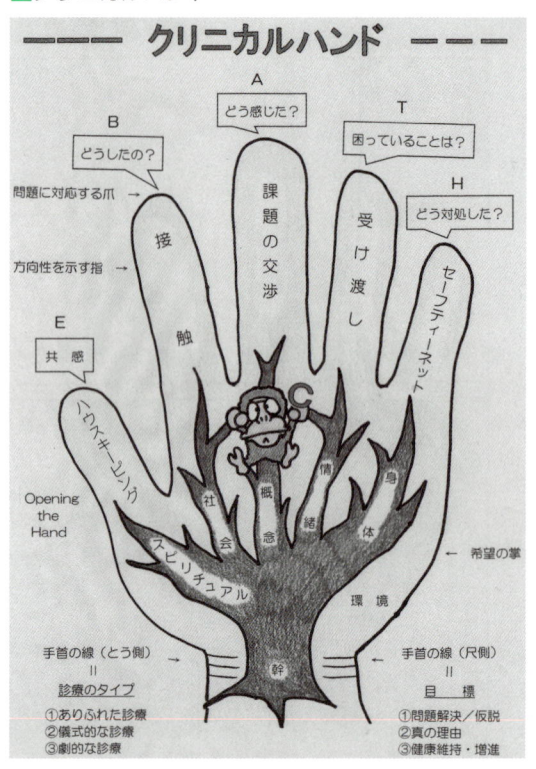

にある．ときには各科と連絡をとり，薬の処方に関して任せていただけないかとお願いをすることもある．

● **32歳女性**　　メンタルヘルス，ウィメンズヘルス[*4]

主訴は，全身倦怠感と精神不安定．問診の結果，うつ病の診断となった．また，月経について問診をして，月経前症候群の合併が考えられた．話が長く患者の期待もわかりにくいため，診察に大変時間がかかってしまった．

患者の退室後，診察室の壁のクリニカルハンド[5]の絵（**4**）を見てお茶を飲んで，House keeping を行い，次の診察に備えた．話が長いメンタル疾患の患者を苦手としているので振り返りで症例提示しようと考えた．

【解説】診療所外来ではメンタルヘルスの症例によく遭遇する．うつ，パニック障害，アルコール依存症など専門医に紹介するべき状態を勉強しておくとよい．

クリニカルハンドは外来における診療の質を簡単に評価するチェックシートである（**5**）．苦手な患者に対しても診療の道筋が提示されているので，できたこととできなかったことの省察にも使える．

ウィメンズヘルスに取り組むためには，まず月経について必ず聞くことから始めてほしい．最終月経を訊ね，「月経は順調か」「困っていることはないか」を聞くだけで，月経困難症，月経前症候群，更年期障害などの問題を発見できることがある．

[*4] ▶ 総合診療専門医シリーズ②『総合診療専門医 腕の見せどころ症例』p.210, p.176参照

● 48歳男性　👍 生活習慣病初診

高血圧を健診で指摘され受診．高血圧の初診なので，二次性高血圧の鑑別を行い食事運動療法の指導を行った．

【解説】生活習慣病の初診外来は，診療所では多く経験できる．しかし，専攻医は何から始めればよいのか，投薬のタイミングや薬剤選択など，結構とまどうものであり，ガイドラインやエビデンスをしっかり勉強しておく必要がある．

また患者背景と患者の意向をふまえ，患者中心の医療の方法，BPSモデルなどを使って，患者それぞれに合わせた治療方針を立てる．

訪問診療

訪問診療では，老年医学，緩和ケア，多職種協働，制度などを学ぶ．

● 96歳女性　老衰　👍 老いを診る

大腿骨頸部骨折以降寝たきりになっていた患者が，だんだんと食べなくなって，寝ている時間が長くなった．血液検査を行ったが低アルブミンであるほかは特に異常所見はなく，老衰と判断し家族に伝えた．

点滴など何もせず自然に診ていく方針となった．

【解説】老衰を診断するのは専攻医にとっては初めてのことも多い．身体的疾患を除外した後，正常な老化の行き着く先に老衰がある．老衰と診断するのは実は容易ではなく，医師，家族，ケアに関わる全員が老衰だと認識する必要がある．その意味で，筆者は老衰は文化・社会的な診断といっている．専攻医も診断には悩み，時間をかけて家族に伝えていく．何も治療をしないことが自然であり患者も苦痛がない，という説明を医師としてきちんとできることが，専攻医には求められる．

● 68歳男性　膵臓がん末期　👍 がんの緩和ケア

どこで最期を迎えたいのか，本人の意向，家族の意向を経過のなかで何回か訊ねてみた（ 6 ）．在宅看取りに向けて，家族には看取りのパンフレット「これからの過ごし方について」[6]を渡した．緩和ケア病棟で学んだオピオイドスイッチも行った．経口摂取が不可能になってきたので，在宅コンフォートセット（在宅で家族や看護師が使いやすい臨時投与薬）も処方して，穏やかな看取りができた．

【解説】在宅看取りに向けて本人の意向，ケアに関わるすべての人の意向を聞き，方針を決める必要がある．そのために，何度もサービス担当者会議（本人，家族，医師，ケアマネジャー，訪問看護，ヘルパーなどケアに関わるチームメンバーの話し合い）を開催することもある．

治療面では経口，持続点滴，座剤など在宅に適した経路の工夫が必要だ．痛み，呼吸器症状，消化器症状，倦怠感，精神症状，スピリチュアルペイン，死にゆく人と家族，などに対する緩和ケアは，多くの知識が必要である．

● 82歳男性　COPD　👍 非がんの緩和ケア

COPDで長く外来通院をしていたが，通院が困難になり在宅療養となった患

6 今後の方針についての意思確認

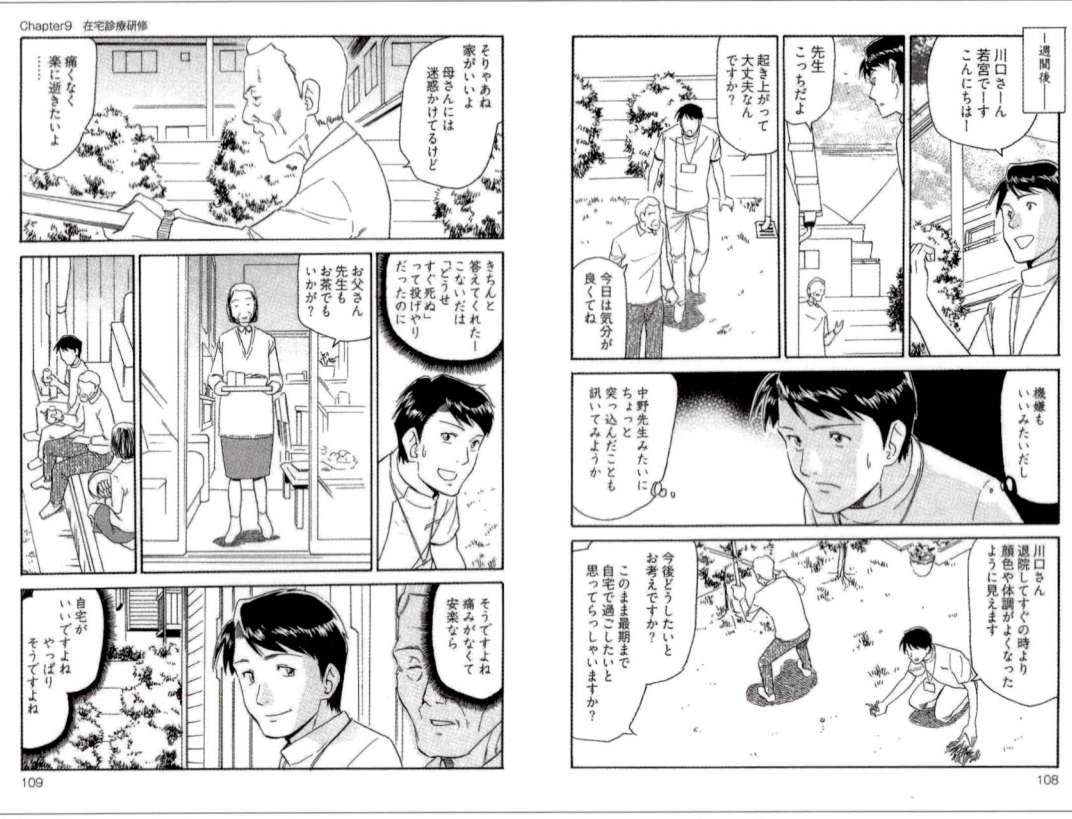

(『まんが　めざせっ！総合診療専門医』pp.108-9)

者．在宅酸素療法，薬物治療で対処していたが，発熱で往診をしたところ肺炎を合併していた．以前から何があっても在宅で診てほしいとの希望があったため，在宅で抗菌薬の投与を行っていたが，数日後に意識レベルが低下し，呼吸が停止した．往診で看取りを行った．

【解説】非がんの終末期はがんよりも治療方針の決定が難しい．慢性呼吸不全，誤嚥を繰り返す高齢者，慢性心不全など，特に在宅看取りに関しては treatable な状態なのかの判断が難しい．この症例では，本人の意向により在宅での治療を続けたが，増悪時には入院を考慮する場合も多い．

制度上，訪問診療は定期的に月に１〜２回患者宅を訪問する診療であり，往診はそれ以外で臨時に訪問する診療である．

その他の研修

特殊外来

禁煙外来，もの忘れ外来，婦人科検診，乳幼児健診など，専攻医は慣れるまで

は予約外来枠で研修するとよい．研修修了時には，一般外来でこれらもこなせるようになるのが理想である．

質改善・研究

　診療所は組織がコンパクトなので質改善に取り組みやすい．また，質改善の前後でのアンケート調査やデータの改善などをまとめると小さな研究にもなるので，ポートフォリオを作成できる．筆者の関わる後期研修プログラムでは，待ち時間調査，Ca/VitD 製剤内服患者の血清 Ca チェック，高齢者への ACP 確認，骨粗鬆症診療のシステム改善（Chronic care model を利用），訪問看護ステーションでの手指衛生改善，ワクチン接種のアクシデント予防，糖尿病患者の定期的な眼科紹介，糖尿病患者の定期的なフットチェック，訪問診療患者の胃瘻交換手順の安全性向上などの質改善を専攻医が行った．

医師会の仕事

　所長に同行して医師会の仕事の見学や手伝いができる．医師会の仕事には介護保険審査会・学校医健診以外に，集団乳幼児健診，学校医や保育園医として学校や保育園での健康教室の講師などもある[*5]．

[*5] ▶保健事業・予防医療（p.113）

地域包括ケア関連

　地域のケアマネジャー，訪問看護師，ヘルパーなどを対象とした学習会の講師を行うことは地域包括ケアを学ぶことにもなり，顔の見える関係づくりに役立つ．地域で行われているセミナーや会議にも積極的に参加するとよい．

　また，地域アセスメント[7]といって，診療所がある地域の特徴を調べるのもユニークな研修である．地域アセスメントでの問題点を抽出して，医師としての役割を考察することは，地域志向性アプローチの学びになる．

医療講演会

　地域住民や診療所の利用者対象の医療講演会は，地域のニーズを知り，医療者として地域の健康増進や予防に関われるチャンスである．

　また，講演，レクチャー，セミナー，ワークショップなどの教育技術を学ぶ場としても将来役に立つ．ニーズ調査とポストアンケートを実施することで，教育技術の成果を振り返ることができる．

イベント

　診療所は地域に密着しており，地域とのつながり，地域で役に立つこと，地域の人と顔の見える関係になることが求められる．季節ごとに診療所でイベントがあることも多い．

　筆者の診療所では，お花見，キッズ診療所（子ども向け勉強会），健康まつり（健康チェック，出店），ランニングイベントなどがあり，専攻医が積極的に関わ

り，地域の人々に顔を見せる機会をつくっている．

振り返り

　診療所は規模が小さく，全職員による360°評価が容易である[*6]．受付の事務員からのコメントで「笑顔で患者さんが帰っていきましたよ」「なんだか納得してない感じでした」などの情報を得ることも多い．

　筆者の診療所では月1回の振り返りを行い，専攻医は「できたこと」「できなかったこと」「感情」「next step」を発表し，職員全員が研修についてコメントしている．

[*6] ▶360°評価（p.199）

文献

1）日本専門医機構．総合診療専門医 専門研修プログラム整備基準．p.5．http://www.japan-senmon-i.jp/program/doc/comprehensive.pdf［2016年5月最終アクセス］
2）平井愛山ほか．地域病院における一般内科外来新患患者の主訴と診断名に関する多施設共同研究の成果とその応用．日本内科学会雑誌 2013；102：246．
3）Stewart M, et al. Patient-Centered Medicine：Transforming the Clinical Method, 3rd ed. London：Radcliffe；2014.
4）日本生活協同組合連合会医療部会家庭医療学開発センター（翻訳）．高齢者にやさしい診療所ツールキット．東京：日本生活協同組合連合会医療部会；2009．
5）Miller WL. The Clinical Hand：A curricular map for relationship-centered care. Fam Med 2004；36：330-5.
6）緩和ケア継続教育プログラム PEACE PROJECT．http://www.jspm-peace.jp/support/pdfdownload.php［2016年5月最終アクセス］
7）金川克子，早川和生（監訳）．地域のアセスメント．コミュニティアズパートナー．第2版．東京：医学書院；2006．pp.147-88．

多様な研修の場に応じた学びの工夫
～総合診療専門研修
中小病院における学び

濱口杉大（江別市立病院 総合内科）

　総合診療専門研修Ⅱの醍醐味は，なんといっても入院医療である．もちろん，外来，在宅，救急医療も行っているが，それらは常に入院医療という後ろ盾によって支えられている．つまり，常に入院医療に移行する可能性があるという意識のなかですべてが行われている．そのため，患者層はクリニックや診療所とはやや異なり，例外はあるものの一般的に重症度が高く，病態が複雑で，在宅対応が困難であるため，コミュニティから病院医療までの一連の流れを経験する場として最適である（**1**）．このような特徴は地域の中核となる中小病院で特に顕著であるため，中小病院における総合診療専門研修はまさに地域包括医療を学ぶ絶好の機会となる．

　一方で，入院医療では，患者は常に病院にいるため何回でも病歴聴取や身体診察ができ，また複数の指導医とさまざまなタイミングで診察を行い，自分のマネ

1 病院の総合診療は「入院」が軸になっている

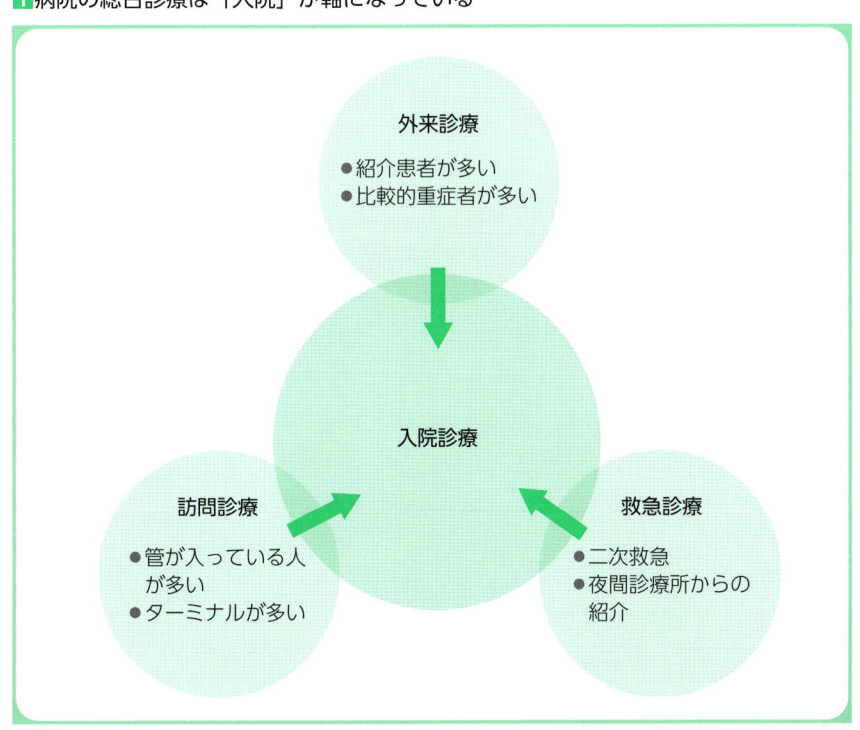

- 外来診療
  - 紹介患者が多い
  - 比較的重症者が多い
- 入院診療
- 訪問診療
  - 管が入っている人が多い
  - ターミナルが多い
- 救急診療
  - 二次救急
  - 夜間診療所からの紹介

ジメントをリアルタイムで確かめたり考察したりするのに適している．また，入院を機にさまざまな医療的整理を行うことができるのも入院医療の強みである．たとえばポリファーマシーへの対応や包括的介護計画なども，入院中に行うことで退院後の状況を安定させることができる．

　中小病院で行う総合診療専門研修の特徴を確かめ，それを生かした研修環境をどのように構築したらよいかを述べる．

中小病院で行う総合診療の特徴と学ぶべきポイント

　中小病院における総合診療部門にはどのような患者が集まるのか，地域ではどのような役割を果たしているのか，などの特徴を理解することにより，そこで学ぶべきポイントを明確にする．

比較的ありふれた疾患による入院患者が多い

　まれな疾患，重症な疾患をもつ患者は，高次医療機関で対応することが多いが，比較的ありふれた疾患をもつ患者は，入院が必要な場合には中小病院に集まることが多い．肺炎，尿路感染症，心不全，腎不全，肝硬変，悪性腫瘍（特に治療手段がなくなった場合）などがその例で，これらの多くは高齢者がかかりやすい疾患でもあり，1人の患者が複数の疾患を有している場合が少なくない．また，ありふれた疾患は，非典型的な症候を呈して我々の前に現れることも多く，重複疾患をもつ高齢者の医療，コモンディジーズの非典型プレゼンテーションという，総合診療専門医にとってきわめて重要な範疇を学ぶ機会となる．

クリニックや診療所からの紹介患者が来院する

　高次医療機関に直接紹介されるようなまれな疾患や緊急度・重症度の高い疾患を除くと，その他は中小病院に紹介される．紹介された患者には入院が必要であり，即日入院となる例がある．また，本来高次医療機関に紹介されるべき疾患であっても，複雑な背景をもつ高齢者や患者家族の希望などさまざまな理由により，中小病院にてマネジメントせざるを得ない場合もある．このように，中小病院の外来はその先に常に入院医療があるために，総合診療専門医にとっては，外来診療からそのまま入院診療への継続したマネジメントをトレーニングできる重要な場となる．その一方で，高次医療機関とは異なり，患者が最初に足を運ぶ場でもあり，コモンディジーズが程よい割合で混在している．したがって，外来診療を継続するのか，入院させるのか，といった臨床判断を経験するのにも，優れた研修環境となる．

大都市よりも地方の中核病院として機能していることが多い

　大都市にも中小病院はあるが，周囲に高次医療機関が多いために病院自体が何かの専門分野に偏った特徴をもっていたり，臓器別でない総合病棟を有していな

かったりする．しかし，地方の中小病院の多くはその地域の医療の中心となっており，特に高次医療機関では行いにくい高齢者医療，複雑な健康問題を抱える患者の包括的マネジメント，終末期医療などを担っている．たとえば，外来診療では対応困難な複雑な問題をもつ患者に対して，入院を機にケア計画を立てることができる．

中小病院という場を生かした研修環境づくり

　ここでは主に指導医向けに具体的な研修環境づくりの方法について述べたい．専攻医は研修環境の向上への取り組みを垣間見ることで，期待される研修環境を理解するとともにその環境をどのように有効利用するかを考えて研修に臨まれるとよい．さらに自分が今後指導医になったときにどのように環境を構築するかというヒントになることを期待する．

　研修環境は医師だけでは構築できない．病院の上層部への働きかけ，他科の医師との協力，メディカルスタッフとの協力，資金調達，他施設との協力関係などを有機的に統合して病院全体で専攻医を育てる意識づくりが大切である．

病院の上層部への働きかけ

　病院上層部へは，総合診療専門研修が病院運営にとって重要で優先順位の高い事項であることを認知してもらい，協力を得るために働きかけていかなければならない．初期臨床研修を終え，ある程度医師として自立し，かつ勉学意欲にあふれる若き専攻医の獲得は，病院の戦力となるばかりか，若い活力に満ちた空気を病院に吹き込み病院全体の活性化につながる．初期臨床研修医の数は少なくても，総合診療系の専攻医の数の多い病院は，さまざまな面で活動力・行動力が高く，研修環境だけでなく病院の労働面・経営面に好影響を及ぼしている．

他科の医師との協力

　専攻医同士で協力関係をつくっていくことも大切であるが，それを支えるべく組織として総合診療専門医をめざす若手医師を育てるために，他科の指導医とも協力し効果的なコンサルテーションができるような環境をあらかじめ構築しておくべきであろう．具体的には，適時のコンサルテーションとは別に，曜日や時間を決めてある診療科とのカンファレンスを行う．敢えて特定の時間を設けることで，その診療科に合わせた適切なプレゼンテーションや複数の医師との議論も可能となる．

メディカルスタッフとの協力

　病院には多くのメディカルスタッフが働いているので，彼らと信頼関係を築き専攻医を一緒に育てる環境をつくる．中小病院は比較的スタッフの数も少ないため，すべてのスタッフと良好な関係を築くことが可能となる．

まず，おすすめは「グラム染色」である．筆者ははじめての病院で研修環境をつくるときには必ず検査部の細菌室に頻繁に出入りし，グラム染色をみせていただくようにしている．毎日頻繁に通うことで，検査技師との良好な関係が生まれる．基本的に検査技師は各部門をローテーションするため，ある程度の期間にはほとんどのスタッフと良好な関係を築くことができる．そのうちグラム染色を自分でさせてもらえ，次に専攻医が細菌室に来たときに指導してもらえるようになる．グラム染色をきっかけに良好な関係が築けたら，次は血液スメア，病理標本というように範囲を広げていけるので，専攻医も指導を仰げるようにする．

　同様に放射線部門，リハビリ部門，薬剤部門，栄養部門とも，できれば電話だけのやりとりではなく直接顔をみせてコミュニケーションをとり，専攻医が足を運びやすい環境をつくっておく．

　そして最も関係の深い看護師については，研修医を受け入れる環境整備として，まずは十分な説明と協議のもとに基本的な事項から整理していく．たとえば，適切なタイミングでの血液培養2セット採取，発熱時の約束指示でアセトアミノフェン1回10 mg/kg，抗菌薬を必要時は6時間ごとに1日4回施行などを実現するところからはじめる．何か異議が生じた場合，「私も知らなくて以前はそう思っていたのですが，最近ガイドラインが変更になったみたいなんです」などという表現を用いると，相手のプライドを傷つけずに物事を変更することができる．

資金調達

　教育を行うためにはある程度資金が必要となる．たとえば外部からの講師を招聘，カンファレンスに必要な物品購入[*1]，臨床研究に必要な物品購入[*1]，などがある．資金は病院自体から予算をとることが多いが，経営面に少なからず影響を与えるため，外部からの調達も可能な限り考慮する．都道府県が行っている総合診療関係の事業に参加したり，教育そのものを研究にしてしまうことで学会から研究費を獲得したりすることもできる．また，大学の特任などのポストを併任することで，大学からの予算の獲得，科学研究費の獲得も可能となる．

他施設との協力関係

　いうまでもなく，他施設や外部医師との協力関係は重要である．中小病院では医療面に関して，患者の紹介やコンサルテーションを「する側とされる側」のどちらの立場にもなる．クリニックや診療所，さらに療養型施設などとの関係を良好にするうえで大切なことは，日頃からそれらの施設からの依頼を断らずに受けることである．高次医療機関との関係を良好にするうえで大切なことは，紹介やコンサルテーション時にしっかりした情報提示を行い，問題が解決した後は要望があれば速やかに紹介した患者を受け取ることである．

[*1] カンファレンスに必要な物品には，ホワイトボード，プロジェクター，ポインターなどがあり，臨床研究に必要な物品には，コンピューター，ソフトなどがある．

中小病院における総合診療専門研修教育の具体例

　入院医療を中心とした教育と中小病院ならではの特徴を踏まえ，中小病院の総合診療部門における学びについて，江別市立病院総合内科で行われている具体的な教育体制を例にあげて考察する．

プレゼンテーションとファシリテーション能力の育成

　専攻医が自分の受けもち症例をどのように把握し考察しているかを見極める最も有効な手段が，プレゼンテーションである．いわゆるNo blame cultureを原則として，建設的なフィードバックを複数の医師から得られるカンファレンスを行う．臨床的な能力だけでなく，人前で発表するということ自体を多く経験することにもなり，自分の考えていることをいかにわかりやすく他人に伝えるかというプレゼンテーション能力の育成にもつながる．一方で，司会進行を行いそのプレゼンターと聴衆の議論をうまく取りまとめるファシリテーション能力も，最終的に専攻医が身につけるべきものである．プレゼンテーションの流れに臨機応変に対応しながら，参加者全員にとってそのカンファレンスを充実したものにする能力は，チーム医療でリーダーとなる医師にとって重要なものの1つと考える．はじめは指導医がファシリテーションを行い，慣れてきた時点で専攻医がやり始めるようにする．1日30分ほどの時間を確保し，1日1人の専攻医がプレゼンテーションを行うカンファレンスをつくるとよい．

屋根瓦式グループ診療・教育

　屋根瓦式とは，グループリーダー，中堅医，専攻医，初期臨床研修医，場合によっては医学生からなるグループを形成し，上が下を教育・管理しながらグループとして診療する方式で，教育を効率的に行い診療できる形といわれている（❷）．従来このような概念が乏しく，主治医制を敷いてきた日本ではなじみの

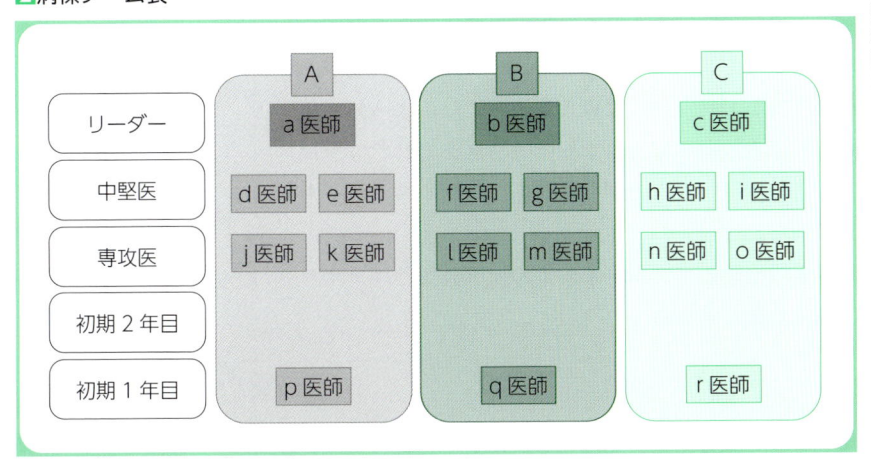

❷ 病棟チーム表

薄い体制かもしれないが，これが可能になると教育の充実だけでなく，診療面でも安全管理面でもプラスの効果をもたらす．マンパワーがなくても，はじめは1グループでもよいので屋根瓦式にすることをおすすめする．グループリーダーは上級医でなくてもかまわない．慣れてきたら，敢えて専攻医の最終学年にある医師に任せることもある．

教育回診と管理回診

　病棟回診は入院診療の主要な行事であるが，効率的に行うために目的をはっきりさせる．その回診が，教育目的なのか管理目的なのかを分けるとよい．教育回診は，ある特定の患者に時間をかけて病歴聴取・身体診察を確かめながら，ベッドサイドで研修医を教育するものである．一方，管理回診は原則としてすべての入院患者に行い，状態確認，現在のマネジメントのチェック，患者−医師関係の構築などを目的とし，患者1人にかける時間は短くなる．

外部講師招聘

　教育目的で，外部から定期または不定期に医師を招聘し，レクチャーやカンファレンスを行うことはさまざまな面で教育的効果をもたらす．分野によっては，自分たちの弱い部分の知識を補うこともできるし，ほどよいアクセントになり，長期的な研修教育で生じるモチベーションのマンネリ化を防ぐ．何よりも外部との重要なネットワークができ，長期的な協力関係が築けることは大切な財産となる．具体的には，2か月に1度くらいの割合で金曜日の夜や土曜日などを使用して講師を招聘し，病棟患者の症例カンファレンス，それとは別に日常診療に役に立つレクチャーなどを依頼する．外部の研修医や医学生などにも声をかけて一緒に勉強できる環境をつくると，その後の人材確保にもつながる．

外来振り返りカンファレンス

　入院医療が中心の研修で，最も難しいのが外来診療に対する教育である．常に入院患者を抱えながら外来診療を行うため外来診療教育に人や時間を割くのが難しいからである．リアルタイムに指導医が専攻医を外来で指導することが望ましいが，経験的に中小病院の現場では困難である．そこで，専攻医と指導医がペアとなって外来診療をした日の夕方などに，その日専攻医が診療したすべての患者についてカルテを使用して振り返る．ペアは毎月ローテーションで替わり，毎月指導医を替えることでさまざまな指導医からの意見を聞くことができ，教育内容の偏りを防ぐ．

　もちろんそれとは別に，外来診療時のリアルタイムでの指導医へのコンサルテーションは随時受けるのは当然のこととなる．

多職種カンファレンス

　特に高齢化が進んだ現在，個々の患者のマネジメントや将来のプランについて

多職種が集まって議論することは必須である．問題となっている患者をピックアップして議論するような多職種カンファレンスを定期的に行うようにする．このとき可能であれば，あらかじめレジュメをつくって話し合うのではなく，その場で臨床倫理4分割法[*2]を用いて，すべての参加者がホワイトボードを見ながらリアルタイムに問題を共有する形が望ましいと考える．

このような取り組みは，スタッフ間のコミュニケーションの向上や患者の問題解決につながるだけでなく，医師という職業は病院という組織のなかの1つの部門であり複数の職種が力を合わせて患者の診療にあたっているという概念を共有し，医師はチーム医療のリーダーとしての役割を果たすという，特に総合診療専門医にとって必須の概念を学ぶ場となる．

> [*2] **臨床倫理4分割法**
> ホワイトボードを使用して，4つの視点（①医学的適応，②患者の意向，③QOL〔quality of life〕，④周囲の状況）を4つの領域として作成し，対象患者の問題を4つの視点別に整理して多職種で議論する方法．

まとめ

教育環境が整った中小病院では，同じ目的をもった複数の指導医，同僚，後輩研修医たちがいつも周りにいて，常に刺激をうけながらお互い教育をしあうという充実した毎日となるだろう．長期的に良好な環境を維持するためには同様のことを続けるだけでは不十分で，指導する側も常に新しい発想をもちながら教育環境をよりよいものに修飾していく必要がある．また，専攻医も研修環境の構築や向上への取り組みを理解することで，与えられた環境をどのように有効利用すべきかを常に考え，充実した研修生活を送ってほしい．

文献

1) 濱口杉大. 総合内科設立と研修教育環境づくりによる崩壊病院再生の方法. ジェネラリスト教育コンソーシアム 2015；7：68-72.
2) 臺野 巧. 倫理的な判断をする. *Modern Physician* 2009；29：192-5.
3) 石丸裕康. 病院総合診療の立場から. 治療 2014；96：1721-5.

多様な研修の場に応じた学びの工夫
～総合診療専門研修
大病院や大学病院における学び

田妻　進（広島大学病院 総合内科・総合診療科）

　日本が直面する医療課題"地域医療体制の危機"の緩和に向けて総合診療専門医の貢献が期待されている．その"総合診療専門医"を大病院や大学病院がどのように育成するのか，提供できる学びにはどのような特性や臨床的・学術的価値があるのか．大学病院が担う医療資源需給と総合診療専門医の役割を考察するとともに，筆者らが実践する大学病院における総合診療の実際と専攻医指導の実状を紹介しつつ，環境整備，経験すべき症例，院外活動などの研修体制構築のあり方を提案した．

プライマリ・ケアと総合診療専門医

　日本の医療水準は世界的にきわめて高いレベルにあり，充実した保険制度が他に類を見ない長寿社会に寄与した．"超"高齢化は高度先進医療や専門分化推進と相まって，医師数の自然増加にもかかわらず診療科偏在と地域偏在（都市部への集中）による相対的医師不足（感）を招来している．その対策としてプライマリ・ケアにおける総合診療専門医の果たす役割が期待される．
　プライマリ・ケアの実態に関する疫学研究の概要とその診療分担（私見）を **1** に示す．プライマリ・ケアの実態は時代や地政学，社会保障制度にさほど左右されることなく，①一般住民に生じる健康問題，②医療機関受診の検討，③実際の受療行動，④救急外来受診・入院診療の要否，⑤大学病院の役割，について2001年に報告された実態[1]は1961年の報告とほぼ同様であった[2]．
　診療分担として，医師への受診を検討する対象には総合診療医・家庭医が対応し，救急外来受診や一般病棟への入院による診療は病院総合診療医，そして高度な医療を必要とする病態には高度専門病院への搬送により高度専門医が担当する連携が効率的である．

大学病院と総合診療医養成

　高度な先進医療を追求する大学病院は高度に分化した専門家集団であり，その基本的役割は診療・教育・研究である．加えて地政学に応じてプライマリ・ケアの実態に対応する地域拠点病院としての機能も担っている．対極的とも受け取れ

① プライマリ・ケアの実態[1]と診療分担

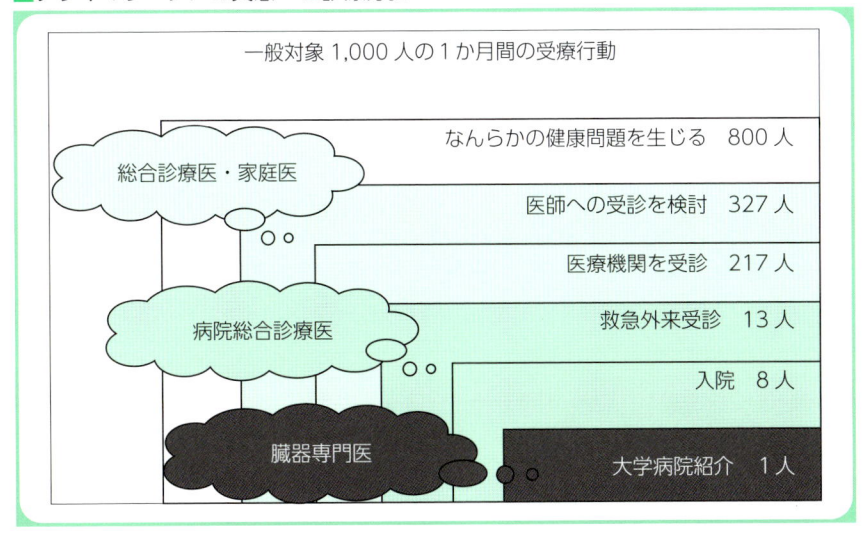

```
一般対象 1,000 人の 1 か月間の受療行動

総合診療医・家庭医        なんらかの健康問題を生じる  800 人
                        医師への受診を検討         327 人
病院総合診療医            医療機関を受診           217 人
                        救急外来受診             13 人
                        入院                   8 人
臓器専門医                大学病院紹介             1 人
```

るミッションのなかに"総合診療専門医"育成に適合する学びの特性がある．

大学病院 walk-in の実態と症候へのアプローチ

広島大学病院 walk-in の実態（広島大学病院総合内科・総合診療科）を ② に示す．受療動機の多様性と頻度は当科プログラムに参画する中小規模病院や診療所でもほぼ同様である．すなわち初期対応すべき症候に医療機関の規模による相違は大きくないといえる．頻度の高い症候（検診異常への二次精査を含む）へのアプローチに必要な診断スキルとして，①医療面接（問診），②身体診察，③臨床推論，④画像診断（内視鏡・超音波検査，CT 読影力），⑤ PIPC[*1] があげられる（③）．特に系統的・戦略的な医療面接が緊急度の臨床推論に結びつく（④）．

[*1] **PIPC（psychiatry in primary care）**
非特異的・非器質的疾患へのメンタルヘルスアプローチ．

高度技能医による確かな指導

各領域の専門家集団である大学病院の指導体制は，指導医数やその指導レベル，保有するモダリティの点で充実している．たとえば，② が示す最も頻度の高い受療動機"腹痛"では急性腹症の的確な診療が求められるが，非観血的な診断スキルとして超音波検査手技（⑤，⑥）と（経鼻）内視鏡検査のスキル（⑦），さらに CT 読影力は有用である．専門研修開始とともに基本的かつ標準的な指導を受けることがその後のキャリアに大きく影響することから大学病院は重要な"学び"を提供する．

非器質的な症状へのアプローチも高度なスキルを求められる．Schneider が提唱する学習プログラムは内科救急に欠かせない教育訓練システムである．その中核をなす MAPSO は，身体内科で遭遇する頻度の高い精神疾患をまとめていて（⑧），そのうちの A：anxiety（不安障害）の分類として井出による GPOPS が

2 広島大学病院における walk-in の実態（広島大学病院 総合内科・総合診療科）
初診患者総数　18,892人，総合診療科受診　1,653人
（15歳以上　1,400人，15歳未満　253人）

受診理由	15歳以上（%）	受診理由	15歳未満（%）
腹痛	209例（15%）	発熱	51例（20%）
検診二次精査	109例（8%）	皮疹	32例（13%）
発熱	83例（6%）	咳	18例（7%）
胸痛	65例（5%）	検診二次精査	14例（6%）
頭痛	63例（5%）	**腹痛**	13例（5%）

3 総合診療医に求められる診療スキル

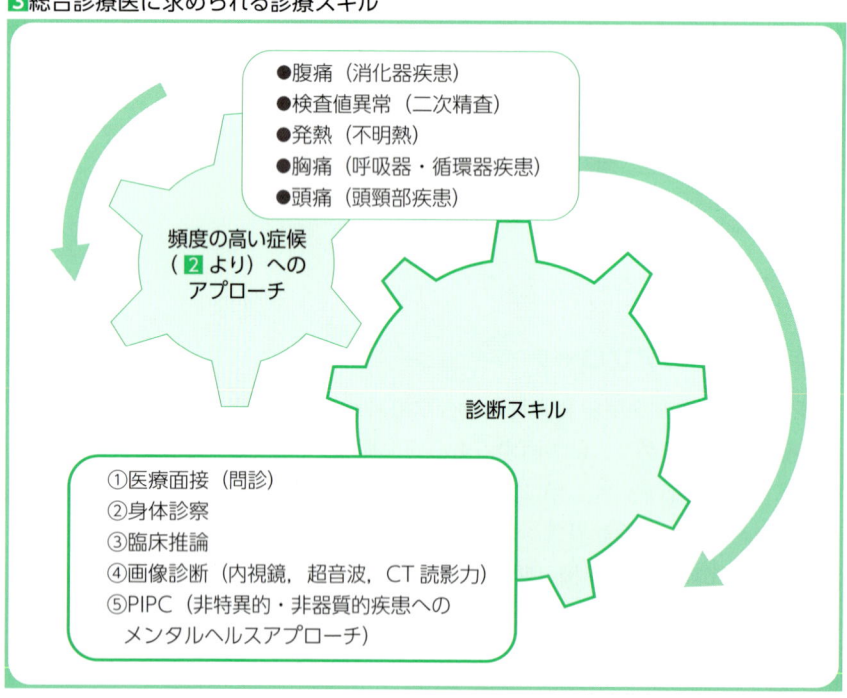

- 腹痛（消化器疾患）
- 検査値異常（二次精査）
- 発熱（不明熱）
- 胸痛（呼吸器・循環器疾患）
- 頭痛（頭頸部疾患）

頻度の高い症候（ 2 より）へのアプローチ

診断スキル

① 医療面接（問診）
② 身体診察
③ 臨床推論
④ 画像診断（内視鏡，超音波，CT 読影力）
⑤ PIPC（非特異的・非器質的疾患へのメンタルヘルスアプローチ）

4 プライマリ・ケアにおける問診のコツ（身体診察・臨床推論から臨床検査まで）

Onset（発症様式）	→突然？　徐々に？	緊急度の推論 (critical or common) ＋ 身体診察 ↓ 臨床推論 ↓ 臨床検査（画像診断を含めて）
Provocation（増悪因子）	→ **P**alliative factor（寛解因子）	
Quality（性質）	→痛みのあり様	
Related symptom（随伴症状）	→ **R**egion（局所），**R**adiation（放散）	
Severity（重症度）	→ **S**cale（程度）：1/10〜10/10	
Temporal factor（時間的要素）	→ **T**ime course（経過）（夜？　朝？　一日中？）	

5 求められる診断スキル（超音波検査①初級～中級）

症状：上腹部痛→→下腹部痛
　前夜に上腹部痛が始まる
　夜間眠れず
　来院時には下腹部に痛みあり

求められるスキル：
①臨床判断力・検査値異常解釈力
②腹部超音波検査・スキル（初級～中級）＋解釈

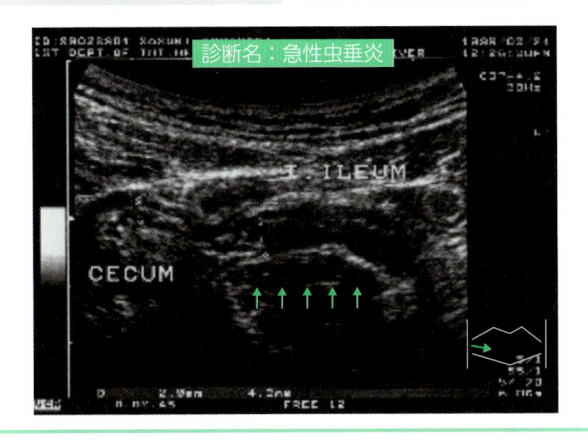

診断名：急性虫垂炎

6 求められる診断スキル（超音波検査②上級）

症状：夜間に始まった腹部全般の激しい痛み

求められるスキル：
①臨床判断力・検査値異常解釈力
②腹部超音波検査・スキル（上級）＋解釈

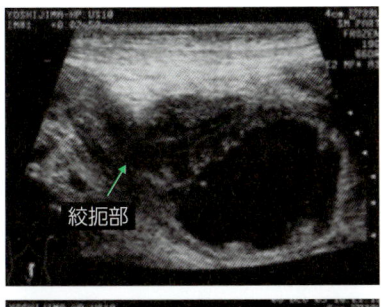

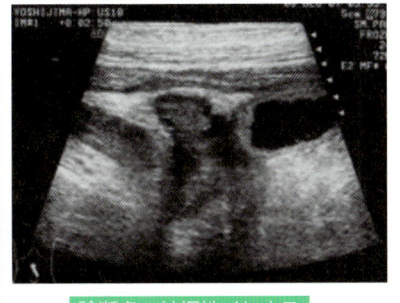

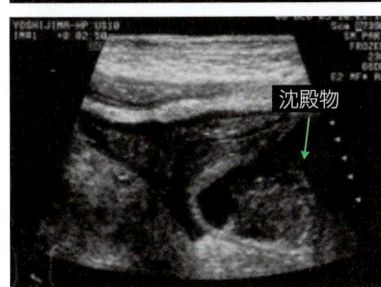

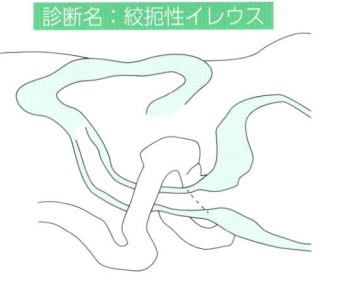

絞扼部

沈殿物

診断名：絞扼性イレウス

7 求められる診断スキル（初級〜中級）（〔経鼻〕内視鏡スキル）

症状：
主訴 "ふらつき・めまい"
副次的症状 "むかつき" で来院
BP102/60, HR100, RR18. Hb5.8

求められるスキル：
①臨床判断力・検査値異常解釈力
②消化器内視鏡検査手技（経鼻）

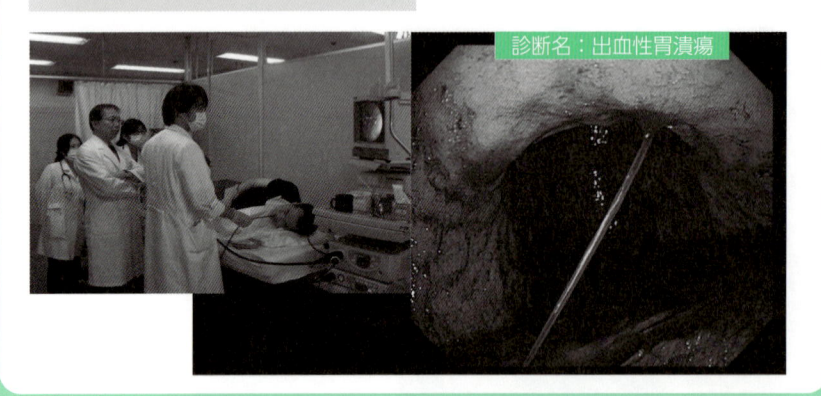

診断名：出血性胃潰瘍

8 MAPSO[3]

Mood disorders	気分障害＝大うつ，気分変調，双極性障害	2大項目法：①抑うつ気分 ②興味，喜びの喪失
Anxiety disorders	不安障害	→ GPOPS（9）
Psychoses	精神病群	会話性幻聴，実況解説幻聴，幻覚，妄想，錯乱
Substance-induced disorders	物質関連障害	アルコール，薬物（覚せい剤，麻薬），ニコチン "くすりもリスク"＝ポリファーマシー
Organic or **O**ther disorders	器質性，その他の障害	認知機能障害，パーソナリティ障害，成人注意欠陥

9 GPOPS

General anxiety disorder	全般性不安障害	心配症か
Panic disorders	パニック障害，パニック発作を反復	突然心臓がドキドキするか 死の恐怖や不安があるか
Obsessive compulsive disorder	強迫性障害	外出の際に施錠・ガス栓が気がかりか 入念に手洗いするか
PTSD	外傷後ストレス障害	瀕死の体験はあるか つらい体験のフラッシュバックはあるか
Society anxiety disorder	社会不安障害	人前でのスピーチは苦手か

ある（9）[3]．現行の広島大学病院における総合診療医養成プログラムにおけるローテーション（10）では初年度から診療スキル修練を開始し，1年次は週1回のワンデイバックで，2年次以降は月1回のレジデントデイにて，習熟度を評価している．

10 広島大学総合診療医養成プログラムローテーション

	4月	5月	6月	7月	8月	9月	10月	11月	12月	1月	2月	3月
1年目	広島大学病院／広島大学大学院											
	総合内科・総合診療科：EBM，臨床推論，全身エコー手技／研究の基盤学習											
	ワンデイバック（教育診療所などの所属医療機関）											
2年目	中規模病院											
	総合内科：コモンディジーズのマネジメント						小児科：外来・入院				救急科※		
3年目	小規模病院						教育サテライト診療所					
	内科・緩和ケア科：コモンディジーズ，緩和ケア						外来・入院・訪問診療					
4年目	広島大学病院／広島大学大学院											
	総合内科・総合診療科：①初期研修指導（EBM，臨床推論，エコー等手技），②フェロー（在宅，リハビリテーション）／基礎研究，臨床研究，MPHコース											

※救急科研修は通年で週1回の場合もある．
●2年目以降，月1回はレジデントデイ：1か月の振り返りと目標設定，学習会，リサーチミーティングを行う．

11 大学病院における病院総合診療医と臓器専門医の役割分担

従来型専門医
- 臓器専門医として先進医療を担う
- 高度な医療の提供（チーム医療）
- 診断をスキップした治療担当医

病院総合診療医
- 総合病院を舞台にプライマリ・ケアを担う
- 質の高いプライマリ・ケアを提供（複合的スキル）
- 臨床判断とコモンディジーズ治療担当医

病院総合診療医と臓器専門医の役割分担

　総合診療専門医と臓器専門医の役割分担のあり方は両者共通の課題である．両者の有効な連携を構築するには次の3点を明確にすることが総合診療専門医にとって重要である[4]．すなわち，①初期診療においてどこまでを担当するのか，②そこに求められる診療スキルとは何か，③専門医への紹介の要否とタイミング，に留意して両者の補完的な役割分担に努めることである．11 に，大学病院において病院総合診療医の複合的スキルを活用するための，臓器専門医との役割分担についてまとめた．最近多数登場しているガイドラインはその円滑な遂行に寄与することが期待される．

12 大学病院が育成をめざす総合診療専門医

- 診療スキル：プライマリ・ケア実態に即した確かなスキル
- 学究的マインド：診断難渋例に向き合う学究的マインド
- 研究志向性：フィールドワークからのシーズ発掘

　具体的には，①多彩な受療動機（たとえば，腹痛，頭痛，発熱など）に対応する初期診療におけるトリアージツールとして該当するガイドラインを実用的に活用すること，さらに，②診療アルゴリズムにおいて担当するべき診療に向けたスキルアップ，たとえば医療面接法や生理的検査・画像診断の習熟をガイドラインから読み取り，完結しうる診療スキル習得に努めながら，③初期診療でのアウトカムから病態を的確に評価して高度医療の要否を判断する際にもガイドラインのフローチャートを有効に活用できる．

　プライマリ・ケアの現場でいかにガイドラインへのアクセスを迅速かつ適切に実践できるかが，総合診療専門医と臓器専門医の効率的な連携に不可欠である．病院という診療現場での実情を踏まえれば，不要不急の専門医への受診を抑制して的確な初期診療を遂行することこそ，病院総合診療医が習熟すべきガイドライン活用の妙である．

まとめ

　以上，大学病院に代表される大病院での総合診療専門医養成について解説した．筆者らが育成をめざす総合診療専門医像を12に示して稿を終える．

文献

1) Green LA, et al. The ecology of medical care revisited. *N Engl J Med* 2001 ; 344 : 2021-5.
2) White KL, et al. The ecology of medical care. *N Engl J Med* 1961 ; 265 : 885-92.
3) Schneider RK, Levenson JL. Update in psychiatry. *Ann Intern Med* 2002 ; 136 : 293-301.
4) 田妻　進．病院総合診療と消化器系スキル〜複合的専門能力を活用する発想〜．日本病院総合診療医学会雑誌 2010；1：6-9.

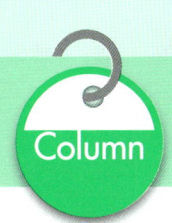

専門医試験対策として行っていること

　総合診療専門医の研修では，その診療範囲の広さから多くの知識量を求められます．試験対策といっても，付け焼き刃ではどうにもならない部分が大きいのです．真面目な話をすれば，一番の専門医試験対策は「日々の診療で出会う目の前の疑問をこつこつ振り返り，その場でできる限り解決していく」ことです．その毎日の積み重ねが最大の専門医試験対策となります．筆者の経験を振り返っても，専攻医終了後診療所管理者に赴任したので試験対策など行う時間がなく，普段通りの診療のみで特別試験対策は行わず試験に挑んだ結果，無事専門医となることができました．とはいえ，いわゆる「試験対策」も知りたいでしょう．

　試験対策として過去に受験した先輩から，試験で問われた内容や経験，注意点を大まかに聞くことはとても参考になります．現在は，その年に試験で問われる内容に関して，学会ホームページに掲載されているので，随時学会のホームページを参考にしながら情報を得る努力は必要です．また，人的ネットワークを利用して，過去に試験で問われた出題範囲を把握することも一つの方法です．そして，過去に問われている範囲・問われていない範囲を吟味して，直前に知識を確認することも一つの方略です．この場合，特に地方で自分以外に専攻医がいないプログラムなどは情報の獲得に苦慮すると思われます．現在はIT（Information Technology），特にSNS（Social Networking Service）が発達しているので，SNSを使って試験情報を交換することも，特に地方で一人専攻医として頑張っている人にとっては有用かもしれません．

　ともあれ，直前にすべてを網羅することは不可能なので，日々誠実に目の前の患者さんに集中して診療することが，試験対策の最大ポイントであることを最後に確認しておきたいと思います．

遠井敬大（埼玉医科大学総合医療センター 救急科）

多様な研修の場に応じた学びの工夫
～必須領域別研修
内科研修

石丸裕康（天理よろづ相談所病院 総合診療教育部）

　総合診療の専門研修においては，内科研修が必修の領域別研修と定められており，内科領域の基本的な診断，治療，手技の修得をする期間として6か月があてられている．内科の知識，技術は，総合診療専門医にとっても中核となるものであり，重要であることは間違いない．多くの専攻医はこの期間，急性期の比較的規模の大きな病院で病棟入院患者の主治医として経験を積むこととなるだろう．内科は初期臨床研修においても相応の経験があり，いってみれば「2巡目」のローテートであることもあって，ある程度"慣れた"研修でありやりやすい半面，流してしまう研修となりがちかもしれない．忙しさのなかで漫然と過ごしてしまうと，本来学ぶべき内容が学べないリスクもある．

　忘れてはならないのは「総合診療専門医」としての内科研修であることであり，意識をもち，工夫を加えることで，何倍もの学習効果が得られ，より深い研修が可能となりうる．ぜひ有意義な期間となるよう，指導医とよく相談し，工夫した研修を行ってほしい．

内科研修の目標

　内科研修を行うにあたって，その目標を明確にしておくことは重要である．短く忙しいローテート期間であるだけに，単に割り当てられた患者をこなす，という姿勢では，浅い学びしか得られない．もちろん総合診療専門医の到達目標は，3年間の研修期間を通じて達成すべきものであるが，特に内科研修においては以下のような項目が，重点的な目標になるだろう．

　初期臨床研修での経験を振り返り，自分が特に重点をおいて学ぶべきと考える目標をローテート開始時に指導医と議論し，共有しておくことが望ましい．

臨床推論能力をブラッシュアップする

　病歴・身体所見などを中心としたていねいな情報収集から，問題点を整理し，診断・治療への道筋を立て，臨床推論能力をより深めたものにしたい．もちろんこれはどの領域の研修でも向上すべき能力であるが，多忙な外来やERに比較して，内科病棟はその過程を最もていねいに訓練できる場である．その基本は初期臨床研修で修得したであろうが，それを基盤として，病歴や身体所見をよ

り重視する，効率性を意識する，複雑なケースでの考え方を学ぶなど，総合診療専門医の研修であることを意識し，より発展させたい．

頻度の高い病気を中心に，広範な症候・疾患を経験する

日本専門医機構より現時点で公表されている総合診療専門医 専門研修カリキュラムの「経験目標」[*1]，さらに目標と研修の場の対応を示した資料[*2]を参考にすると，内科研修では，①一般的な症候及び疾患への評価及び治療に必要な診察及び検査・治療手技，②一般的な症候への適切な対応と問題解決，③一般的な疾患・病態に対する適切なマネジメント，といった項目の大部分が経験すべき目標として設定されている．これらの経験目標は，総合診療専門研修Ⅰ・Ⅱ・内科研修を中心に重複しており，多面的・相補的に経験することが望まれるが，内科研修においては，なかでも③の「疾患・病態のマネジメント」により比重がおかれていることがうかがえる．広範な領域の疾患の経験が求められており，詳細はプログラムを参照していただきたいが，たとえば循環器領域のみあげてみても，［1］心不全，［2］狭心症，心筋梗塞，［3］心筋症，［4］不整脈（心房細動，房室ブロック），［5］弁膜症（僧帽弁膜症，大動脈弁膜症），［6］動脈疾患（動脈硬化症，大動脈瘤），［7］静脈・リンパ管疾患（深部静脈血栓症，下肢静脈瘤，リンパ浮腫），［8］高血圧症（本態性，二次性高血圧症），といった疾患群があげられており，その多くが内科研修を主たる研修の場としている．すべてを内科研修期間に経験するのは容易ではないが，特に頻度の高い入院が必要となるような疾患については，経験しておきたい．

[*1] ▶付録　総合診療専門医 専門研修カリキュラム　経験目標（p.384）

[*2] ▶付録　総合診療専門研修プログラム研修目標及び研修の場（p.390）

高齢者評価，緩和ケア，複雑事例への対応の基本を身につける

高齢者のケア，特に高齢者包括評価（CGA，**1**）などのスキルや，緩和医療のスキルは，総合診療専門医として，あらゆる診療場面で必要とされるものであり，ぜひ修得したい．また多診療科にまたがる多くの問題を有するケースや，倫理的・心理社会的に複雑なケースへの対応は，総合診療専門医の専門性を発揮できる領域であるが，内科研修期間中にそのような事例を経験することもしばしばあり，意識しておきたい．

内科研修の工夫

上記にあげた内容はもちろん内科研修だけでなく，総合診療専門研修Ⅱでの病棟研修期間や，また症候・病態によっては総合診療専門研修Ⅰや救急科研修など，他の領域の研修もあわせてトータルで達成するものではあるが，内科研修の期間でこそ経験できる項目も多い．短い内科研修期間中に学ぶことが求められており，相応の工夫が必要となる．以下にそのポイントについて，述べたい．

2 研修をどのように学んでゆくか

1 『まんが めざせっ！ 総合診療専門医』pp.36-7より

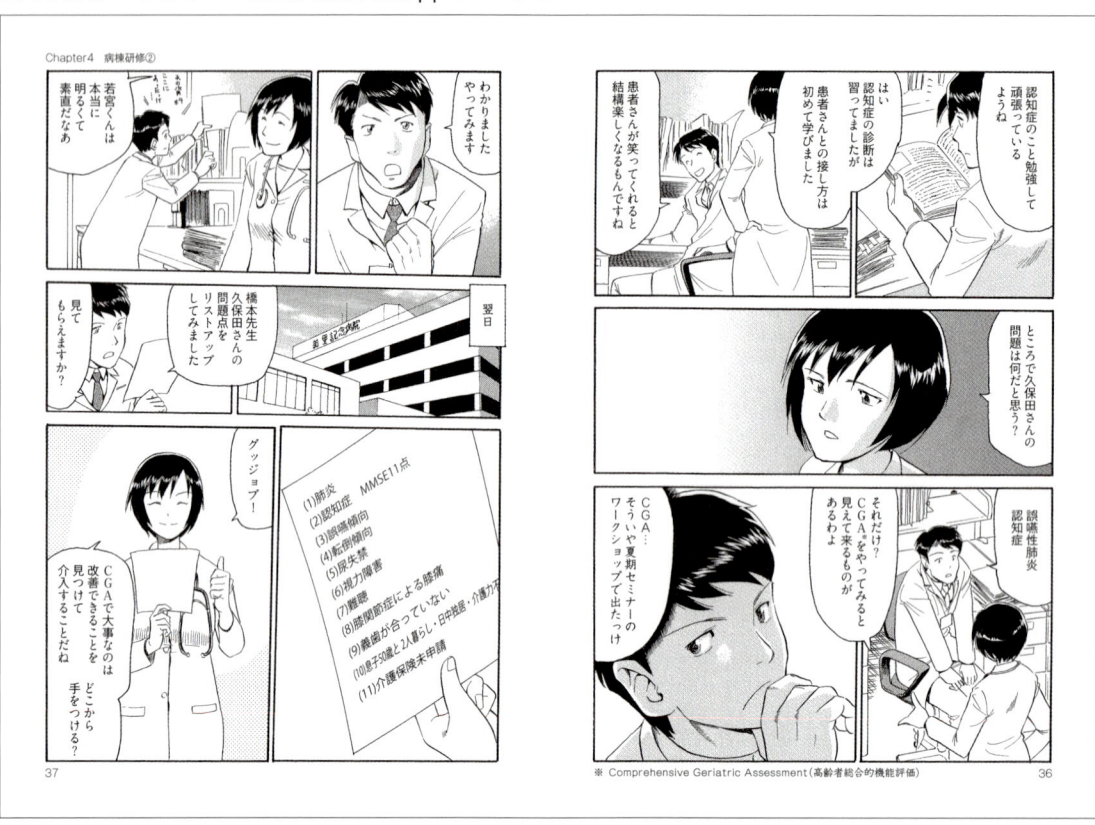

内科研修を行う場の選択

　総合診療専攻医の内科研修については，比較的規模の大きな病院が想定されているが，大規模病院で行うか，中規模の病院で行うのがよいか，という問題はあるだろう．

　総合診療の研修としては比較的小回りのききやすい規模の大きすぎない病院が一般的には好まれるように思う．ただ，現在の通常の医療水準で，どこまでの医療が可能であるのか，といったことを知ることや，臓器別専門医がどういった点に価値をもち，どのような協働を望んでいるのかを理解する，という「連携」の視点でみた場合，大規模病院での研修にも大きな意義はある．

　それぞれに一長一短があり，個人的には，病院の規模というよりどのような内容の研修とするか，また総合診療専門研修ⅠやⅡの研修場所とのバランスがより重要と考える．

経験する症例の選択

　例示したように，総合診療専門研修では，広範な疾患経験が求められているが，内科6か月でそれらをすべて満たす，というのは現実的でない．一方で，内科病棟でこそ学べる疾患・病態があるのも事実である．特に総合診療専門医と

して必須の経験としては，入院を要する頻度の高い疾患群（肺炎，心不全，脳梗塞，急性腎不全など）と思われるが，特に慢性疾患の急性増悪（COPD など）や悪性疾患の急性病態（oncological emergency 等）も，総合診療専門医としてよく経験する症例であり，優先度の高いものかと思われる．内科研修のなかでこのような症例をバランスよく経験するのは容易ではないが，担当を割り当てる指導医と定期的に研修での経験を振り返り，自分の研修に不足の領域について共有しておくなどの工夫をしておくとよい．研修手帳など，いままでの経験をログとして記録し，把握しておくことが重要である．

　一方で注意するべきは，「総合診療専門医が診なくてよい疾患」というものはない，ということである．まれな病気であっても，通院困難となって在宅で診ざるを得ないケースはしばしばある．専門医へのアクセスが悪かったり，また臓器別専門医の管理を要するような疾患をもつ患者のプライマリ・ケアを併診で担当する，ということもよくあり，そのような患者の相談にのることも総合診療専門医の重要な役割である．どのような疾患であっても診療する可能性があることを意識し，これは総合診療専門医が知らなくてよい，というような枠を決めるべきではない．

診療現場での学習

　病棟研修でも，中心となるのは現場での学習（on-the-job training）である．症例を経験するなかで，問題点を整理・分析し，EBM の方法論に則った知識収集とその批判的吟味を踏まえて，診療の計画を立てるプロセスと，それに対するフィードバックを日々繰り返すことが基本となる．指導医とのディスカッションの場や，カンファレンスがその重要な場となる．

　強調したいことは，ベッドサイドで学ぶことを重視することである．限られた資源のなかで判断を迫られる機会の多い総合診療専門医にとって，病歴・身体所見から情報を収集し，その評価を行う能力は決定的に重要であるが，その勘どころを真に学ぶことができるのは，ベッドサイドである．指導医とともに回診し，ベッドサイドで議論する機会を大切にしたい．

　指導医・同僚との議論，特にカンファレンスの機会は重要な学びの場であるが，いくつかポイントがある．まず，主体的に問題解決の姿勢を示すことを基本としたい．初期臨床研修では，ともすれば指導医からの指示を待つ受動的なものになりがちであるが，専門研修では，主治医としてより責任をもった態度で臨むことが学習の効果をあげるうえでも重要である．診療方針について，自分なりのアセスメント，プランをもって議論することで，より自己の課題が明確になる．議論のなかでは EBM の手法に従い，判断の根拠を常に明示するようにしたい．ガイドライン，テキストなどを参照し，必要に応じて個別の文献を参照する．こうした情報については，鵜呑みにするのでなく批判的吟味を行うべきである．

　注意したいことは，臓器別専門内科のカンファレンスなど，カンファレンスに

よっては，総合診療専攻医の視点で学ぶべきポイントが議論されにくい場合があることである．病院の専門内科のカンファレンスで議論されている内容は，基本的な項目については専門医間ですでに共有され，暗黙の前提となっており，より専門的内容に偏りがちになる．たとえば循環器内科のカンファレンスでは，病歴や身体所見，経皮的冠動脈インターベンションの適応の有無の議論なしに，具体的なインターベンションの方法について時間を割く，といった内容になり，総合診療専門医に求められる視点とのギャップを感じる，という場合などである．このようなカンファレンスに参加することが無意味であるとは思わないが，参加するカンファレンスの内容がそのようなものに偏るのであれば，別途教育的なカンファレンスの機会を設けるなどの工夫が望ましい．

手技や検査法の修得

検査や各種手技の修得も内科研修の重要な目標であるが，総合診療専門医に必須のスキルがどのようなものであるかは規定しがたい．自分の将来像と教育資源を組み合わせ，個別に目標を定める必要がある．たとえば上部消化管内視鏡のスキルも，どのレベルまでを目標とするかによって研修の内容はかなり異なる．実施することの多い基本的検査[*3]については，得意とする専門家から基本について系統的に教わる機会があるとその後役立つため，内科研修期間にそのような勉強会を設けるとよい．また超音波検査などは on-the-job の経験で学ぶことも多いであろうが，内科研修の期間を利用して，定期的に系統的に学ぶ機会を設けてもよいと思われる．

[*3] **実施することの多い基本的検査の例**
呼吸器内科の胸部Ｘ線画像等の読影，消化器内科での内視鏡の読み，循環器内科での心電図読影など．

自己学習や off-the-job training

前述のように，短い研修期間で目標をすべて網羅するのは困難であるが，主体的な学習により経験を補うことは可能である．たとえば，自分の担当患者以外にも診療チームの一員として積極的にかかわることで，主治医でない症例も生きた経験とすることができる．また，ACLS や ICLS などの基本的な急変対応の学習に代表されるようなさまざまなシミュレーション教育のコースや，学会のセミナーに積極的に参加することで，あまり経験できなかった領域を補完的・系統的に学習することができる．あらゆる機会を通じて，診療の幅広さを確保する姿勢，努力が望まれる．

指導医の役割とピットフォール

内科研修は，入院が必要な比較的重篤な病態を研修する期間として重要なものであることは確かであるが，必ずしも総合診療の理念に通じた指導医による指導機会があるとは限らない．総合診療専門医の育成について，内科指導医もその骨子を理解し，内科医を育てるのと少し異なった方法が必要であることを意識するようにしたい．たとえば指導においては，病歴，身体所見など，総合診療専門医にとってより比重の高いスキルについて強調するべき点などである．臓器別内科

専門医の得意技や最先端の知識の披露は，指導にあたってどうしても強調してしまいがちであるが，総合診療専攻医のニーズや視点を踏まえ，自分の領域で理解してもらいたいコアな知識・技術を重視するようにしたい．また，内科のサブスペシャリティ領域の専攻医の教育にありがちな「数をこなしているうちに身につくだろう」，という方法論は総合診療専門医にとって有効な学習方法ではないことも理解すべきで，限られた経験から，その疾患の重要なポイントを学ぶことができるような指導上の工夫[*4]も必要である．

今日の病院診療において，特に大学などの施設では，先進的な医療として必ずしもガイドラインに沿った医療とならないこともあり，また専門家の高度な判断でガイドラインなど標準医療とは異なる判断がされる場合も当然あると思う．そのような事例のフィードバックにおいては，標準医療がどのようなものであるのかという基本の確認と，それを踏まえてなぜそれと異なる判断がなされるかのプロセスに焦点をおいて，思考過程を共有することがカギとなる．

[*4] **指導上の工夫の例**
教育資料を作成したり，推薦図書をあげたりするなど．

総合診療専門医としての，より深い学びのために

上記項目では，主として「内科」の教育に焦点をあてて記述したが，内科研修も総合診療専門医の研修目標を達成するための方法の一つなのであって，最終的な目標はよい総合診療専門医を育成することである，ということを専攻医も指導医も忘れてはならない．各領域をローテートする研修のなかでも軸になるものとして意識しておきたいのは，総合診療専門医のコアコンピテンシー[*5]であり，内科研修期間中もそのコンピテンシーと常に関連づけて経験を積み重ねる意識が，総合診療専門医としてのより深い学びにつながる．一方でこれらは意識しておかないと，日々の診療のなかで重要なポイントに気づくことなく過ごしてしまう点でもあり，教育上の意識・工夫が望まれる．すべての目標についての詳述は困難だが，例として下記のようなものがあがるだろう．

[*5] ▶付録　総合診療専門医　専門研修カリキュラム　到達目標：総合診療専門医の6つのコアコンピテンシー（p.376）

人間中心の医療・ケア

患者中心の医療の方法論や，家族志向のケアについては，総合診療指導医から指導を受ける機会の多い総合診療専門研修Ⅰでの学びが中心となるであろうが，病棟診療の場面でもその学びになる局面は数多い．多忙な外来において患者の健康観や解釈モデルの把握を行うにはある程度のスキルを要するが，病棟においては外来よりも多くの時間を割ける利点がある．また治療法の選択や，今後の療養の方針など，家族と面談する機会も多く，家族志向のケアの考え方を応用できる場面である．

複雑な事例のマネジメント

どこの内科でも，「困った事例」はある．診断が難しい事例もあれば，倫理的問題や社会心理的問題で困難となるケースもある．こうしたケースは内科病棟で

はアプローチに行き詰まって迷うことも多いが，このような症例のマネジメントは，総合診療専門医としてその能力を発揮すべき場面といえる．各専門診療科との連携，多職種チーム医療，社会的資源との連携，といったさまざまな手段を駆使して解決の一歩を踏み出すことは総合診療専門医に求められる能力の一つである．これは総合診療専門研修Ⅱの主な研修目標であるが，内科病棟でもそのような事例を経験することはまれではない．

「総合診療」の視点での省察の重要性

これらの学習の工夫について，強く勧めたいことは，どんな方法でもよいし，頻度も問わないけれども，内科研修の期間中も定期的に総合診療指導医とともに研修を振り返る機会をもってほしいということである．距離的に離れていたとしても今はITの環境を利用すれば，指導医とのセッションをもつことはそう困難ではない．上記にあげたような例での研修の視点は，総合診療の概念に通じた指導医との症例の共有・振り返りではじめて気づきが得られたり，深めることができたりすることも多い．

「内科」と「総合診療」は，診療領域が重なる分，意識していないとその違いが理解されにくいが，総合診療に特有のコンピテンシー修得の視点は特に「内科」の視点では難しいポイントである．総合診療専門医からのフィードバックを経てこそ深められるところが大きいと考えられ，ぜひそのような機会を継続的に確保したいし，内科研修指導医もそのようなセッションの重要性をぜひとも理解し，支援してほしい．

まとめ

最後に述べておきたいことは，総合診療専攻医が内科病棟をローテートすることは，単に専攻医の研修の一部である，ということ以上の意味があることである．高齢化や価値観の多様化などを背景として，今日の内科病棟に持ち込まれる問題は複雑化しており，病気を診断して治療する，というシンプルな問題解決の方法では対応できない患者が増加している．総合診療の価値観を基盤とする専攻医は，このような難しい診療の局面で必ず存在感を発揮できると信じる．さらに初期臨床研修医や，看護師などメディカルスタッフとの協働，カンファレンスなどの機会を通じて，そのような価値観を病棟で深めることにより，内科の診療現場もより人間中心の，より包括的かつ統合的なものになることを期待している．

すべての医療の場面において，「総合診療」のコンセプトに基づいた医療・ケアが提供されることと，適切な専門的診療の組み合わせこそが，次世代の医療の質を向上させるものであると信じるし，この領域に進もうとする専攻医のみなさんが，その先頭に立って活躍することを願ってやまない．

多様な研修の場に応じた学びの工夫
～必須領域別研修
小児科研修

横田俊一郎（横田小児科医院）

　専門研修プログラムのなかで，総合診療専門研修Ⅰ・Ⅱにおいても小児の総合診療を学ぶことはいうまでもない．それでは小児科研修において何を学ぶかということになると，「総合診療カリキュラムを基盤としながら各領域での豊富な臨床経験を積むことを目的としている」と専門研修プログラム整備基準[1]には記されている．つまり，総合診療に必要な多様な症候や疾患等に関する豊富な臨床経験を小児科指導医の下で重ね，経験目標に示された知識や技能，さらには各科との連携の方法を深く学ぶことを目標としている．小児に特化した診療を一定期間経験することにより，総合診療専門研修以上に密度の高い，小児の総合診療に関する研修をめざしているといえる．

専門研修後に獲得すべき小児に関するコアコンピテンシー

　総合診療専門医 専門研修カリキュラムには専門研修後の成果として獲得すべき6つのコアコンピテンシーがあげられている[*1]．これらのコンピテンシーを小児に当てはめてみると■1のような内容が考えられる．単に症例経験を積むというだけでなく，ここに示された内容を研修終了後に獲得できているような小児科研修であることが望ましい．
　日本小児科学会は「小児科医は子どもの総合医です」と宣言しており[2]，小児科研修そのものが総合医としてのコンピテンシー獲得に役立つはずである．そして，プログラム統括責任者と小児科指導医が十分な協議を行ったうえで，小児科研修のプログラムを決めることが大切といえる．

[*1] ▶付録　総合診療専門医 専門研修カリキュラム　到達目標：総合診療専門医の6つのコアコンピテンシー（p.376）

小児科研修で学ぶべきこと

　小児科研修においても，総合診療専門医 専門研修カリキュラムに示された到達目標および経験目標をめざして研修を積むことになる．特にプログラム整備基準のなかの「研修目標及び研修の場」で小児科が「主たる研修の場」として推奨された項目については，小児科研修で経験を積むことが求められている．公表されている専門研修プログラムのなかの「研修目標及び研修の場」[*2]において，小児科が主たる研修の場として推奨されている項目を■2に示した．

[*2] ▶付録　総合診療専門研修プログラム 研修目標及び研修の場（p.390）

1 「総合診療専門医の6つのコアコンピテンシー」のうち小児に関するもの

1. 人間中心の医療・ケア
1) 患者中心の医療
 (1) 小児の正常な成長, 発達について十分な知識をもち, それを診療に活かせる.
 (2) 小児の権利を理解し, その権利を尊重して診療ができる.
 (3) 母子健康手帳の内容を理解し活用できる.
2) 家族志向型医療・ケア
 (1) 母子相互作用が理解でき, 母親との関係に配慮しながら診療が行える.
 (2) 小児の健康問題と家族環境との関連性を考慮しながら診療にあたることができる.
3) 患者・家族との協働を促すコミュニケーション
 (1) 年少の小児や思春期の小児ともじょうずに会話できる.
 (2) 養育者が話しやすい環境を作り, 家族や家庭の状況を聴き出すことができる.

2. 包括的統合アプローチ
1) 未分化で多様かつ複雑な健康問題への対応
 (1) 患者や養育者の不安を理解できる.
 (2) よくある心配に関する知識があり, それを説明できる.
2) 効率よく的確な臨床推論
 (1) 病歴と簡単な身体診察から患者の状態を判断できる.
 (2) 年齢に応じた好発疾患, 流行性疾患の地域の状況などを知っている.
3) 健康増進と疾病予防
 (1) 疾病予防, ホームケアが説明できる.
 (2) 予防接種を説明し, 勧奨し, 実施できる.
 (3) 年齢に応じて事故予防や生活習慣のアドバイスを与えることができる.
4) 継続的な医療・ケア
 (1) 慢性疾患, 障害をもった小児に対応できる (喘息, アトピー性皮膚炎など).

3. 連携重視のマネジメント
1) 多職種協働のチーム医療
 (1) 施設内の職員と協働して診療, 育児支援が行える.
 (2) 地域の子育てに関わる職種の人たちと協働することができる.
2) 医療機関連携および医療・介護連携
 (1) 小児の診療が可能な医療機関へ紹介できる (耳鼻咽喉科, 眼科, 整形外科など).
 (2) 地域の保健所, 児童相談所, 保健センター, 子育て支援施設などを紹介できる.
 (3) 在宅医療を行える医療機関を知っている.
3) 組織運営マネジメント
 (1) 小児の安心, 安全に配慮して医療施設を見直すことができる.
 (2) 職員と協力して養育不全家庭, 虐待を発見できる.

4. 地域志向アプローチ
1) 保健・医療・介護・福祉事業への参画
 (1) 地域の子育て支援事業を知っている (支援センター, 病児保育など).
 (2) 地域の療育施設, 障害児通園施設などを知っている.
 (3) 保育, 学校の現場が理解できる.
2) 地域ニーズの把握とアプローチ

5. 公益に資する職業規範
1) 倫理観と説明責任
 (1) 子どもの権利条約について知識がある.
 (2) 受動喫煙防止活動などの小児に対するアドボカシー活動を理解できる.

2）自己研鑽とワークライフバランス
3）研究と教育
　（1）小児に関する勉強会（地域の小児科医会会合等）などに参加する．

6．診療の場の多様性
1）外来医療
　（1）小児特有のありふれた疾患に対応できる．
　（2）紹介のタイミングを認識し適切に紹介できる．
　（3）慢性疾患をもった小児の診療ができる．
　（4）診療の中で，子育て支援に取り組むことができる．
2）救急医療
　（1）見逃してはならない疾患が判断できる．
3）病棟医療
　（1）入院が必要な病気を判断できる．
　（2）子どもの入院が，本人や家族に及ぼす影響を理解できる．
4）在宅医療
　（1）小児の在宅医療を経験することが望ましい．

2 「総合診療専門研修プログラム 研修目標及び研修の場」のうち小児に関する研修目標

I．一般的な症候及び疾患への評価及び治療に必要な診察及び検査・治療手技
以下に示す検査・治療手技のうち，※印の項目は90％以上の経験が必須だが，それ以外についてもできる限り経験することが望ましい．

身体診察
　※①小児の一般的身体診察及び乳幼児の発達スクリーニング診察を実施できる．

（ア）実施すべき手技
　※①各種採血法（静脈血・動脈血）簡易機器による血液検査・簡易血糖測定・簡易凝固能検査
　※②採尿法（導尿法を含む）
　※③注射法（皮内・皮下・筋肉・静脈注射・点滴・成人及び小児静脈確保法，中心静脈確保法）
　※④穿刺法（腰椎・膝関節・肩関節・胸腔・腹腔・骨髄を含む）

（ウ）救急処置
　※①新生児，幼児，小児の心肺蘇生法（PALS）

（エ）薬物治療
　③処方，調剤方法の工夫ができる．

（オ）治療法
　⑰穿刺法（胸腔穿刺・腹腔穿刺・骨髄穿刺等）

（カ）耳鼻咽喉科・眼科・皮膚科の治療手技
　※②耳垢除去，外耳道異物除去

II．一般的な症候への適切な対応と問題解決
以下に示す症候すべてにおいて，臨床推論に基づく鑑別診断及び，初期対応（他の専門医へのコンサルテーションを含む）を適切に実施できる．

　発熱
　けいれん発作
　咳・痰
　咽頭痛
　嘔気・嘔吐
　腹痛

成長・発達の障害（小児科だけが主たる研修の場となっている）

Ⅲ．一般的な疾患・病態に対する適切なマネジメント

（3）皮膚系疾患
　※[1] 湿疹・皮膚炎群（接触皮膚炎，アトピー性皮膚炎，皮脂欠乏性皮膚炎）
　※[2] 蕁麻疹
　※[4] 皮膚感染症（伝染性膿痂疹，蜂窩織炎，白癬症，カンジダ症，尋常性ざ瘡，感染性粉瘤，伝染性軟属腫，疥癬）

（6）呼吸器系疾患
　※[1] 呼吸不全（在宅酸素療法含む）
　※[2] 呼吸器感染症（急性上気道炎，気管支炎，肺炎）
　※[3] 閉塞性・拘束性肺疾患（気管支喘息，気管支拡張症，慢性閉塞性肺疾患，塵肺）

（7）消化器系疾患
　※[6] 横隔膜・腹壁・腹膜（腹膜炎，急性腹症，ヘルニア）

（12）耳鼻・咽喉・口腔系疾患
　※[1] 中耳炎
　※[3] アレルギー性鼻炎

（14）感染症
　※[1] ウイルス感染症（インフルエンザ，麻疹，風疹，水痘，ヘルペス，流行性耳下腺炎，HIV）

（15）免疫・アレルギー疾患
　　[2] アレルギー疾患

（16）物理・化学的因子による疾患
　※[2] アナフィラキシー

（17）小児疾患
　　[1] 小児けいれん性疾患
　※[2] 小児ウイルス感染症（麻疹，流行性耳下腺炎，水痘，突発性発疹，インフルエンザ，RS，ロタ）
　※[3] 小児細菌感染症
　※[4] 小児喘息
　　[5] 先天性心疾患
　　[6] 発達障害（自閉症スペクトラム，学習障害，ダウン症，精神遅滞）

　これらのほぼすべての項目で，総合診療専門研修ⅠおよびⅡ，あるいは救急科研修も研修の場として推奨されていることも知っておかなくてはならない．3か月という短い期間に，主たる研修の場が小児科として提示された項目をすべて経験することは容易ではない．効率的な研修を行うためには，小児科指導医と専攻医の連携が不可欠である．

Ⅰ．一般的な症候及び疾患への評価及び治療に必要な診察及び検査・治療手技

　身体診察については総合診療専門研修Ⅰでも学ぶが，小児科専門医の診察技術を学ぶことは意味がある．また，乳幼児の発達スクリーニング診察は乳幼児健康診査（乳幼児健診）を通じて学ぶのが最適であり，小児科研修の期間に数多くの乳幼児健診を経験できるよう計画を立てる．
　救急処置を経験する機会は救命救急センターなどを除けば多くない．病院内で

のPALS講習会などの機会を逃さず学習しておくのがよい．また，小児への投薬については注意すべき事項が数多くあるので，薬局で調剤の実際を見学し，服薬指導，薬剤の味の確認などを行っておくのがよい．

　小児科研修中に実施すべき手技は主として病棟で学ぶことになるが，救急外来や一般外来でも日常的に行われており，経験を積む機会を逃さないようにする．耳垢除去は鼓膜観察には必要な手技であり身につけておくことが望ましいが，総合病院では耳鼻科で行うことが多いので，耳鼻科外来での研修をプログラムに組み込んでおくと習得しやすいであろう．腰椎穿刺や骨髄穿刺は，地域の総合病院では行われる頻度は少ないが，大学病院などでは体験できる可能性が高い．

Ⅱ．一般的な症候への適切な対応と問題解決

　ここに示された項目は総合診療専門研修Ⅰや小児救急外来でも学習するものであるが，総合病院小児科ではこれらの問題の精査を目的として紹介を受け，外来を受診する小児が少なくない．鑑別診断，必要な検査などをより効率的に学ぶことができるはずである．

　「成長・発達の障害」は小児科だけが主たる研修の場として指定されている．外来診療や乳幼児健診で経験を積むと同時に，小児科に設けられている内分泌外来や神経外来などに立ち会うことにより，研修内容を深めることができる．

Ⅲ．一般的な疾患・病態に対する適切なマネジメント

　小児科研修で学ぶべきものの第一はやはり感染症である．代表的な感染症を一度は診察しておくべきだが，麻疹，風疹はほぼ制圧され，水痘もワクチンの普及で急速に症例が減っている[*3]．また，季節性のある疾患が多いので，研修期間中に経験しない感染症も必ず出てくる．総合診療専門研修Ⅰでの経験も加えて，できるだけ多くの感染症を経験しておきたい．また，感染症は典型例ばかりでなくさまざまなバリエーションがある．それらを学び，診断を誤らないための技能を身につけることも大切であり，繰り返し症例を経験することの必要性を学んでほしい．

[*3] ▶予防接種事業（p.117）

　小児では発疹など目で見て学ぶものが多いので，デジタルカメラをいつも携帯し，患児や保護者の了解を得て画像を撮っておくことが，その後の学習や仲間との情報交換に役立つはずである．

　呼吸器疾患は，入院を要する小児の疾患のなかでは最も多いもので，総合病院では数多く経験することが期待できる．アレルギー疾患，心疾患，発達障害については，一般外来診療で経験することはもちろんであるが，総合病院小児科のそれぞれの専門外来を見学することによって学びを深めることが可能である．

　発達障害は，総合診療のなかでは今後ますます重要性が増大すると考えられるので，十分な研修を積み，将来自分自身で対応できるようになってほしい．耳鼻咽喉科疾患，皮膚疾患も総合診療で対応することが多いので，それぞれの科で研修する，患者の紹介時に付き添って診察を見学するなどの工夫が必要となる．

3 『まんが めざせっ！ 総合診療専門医』pp.48-9より

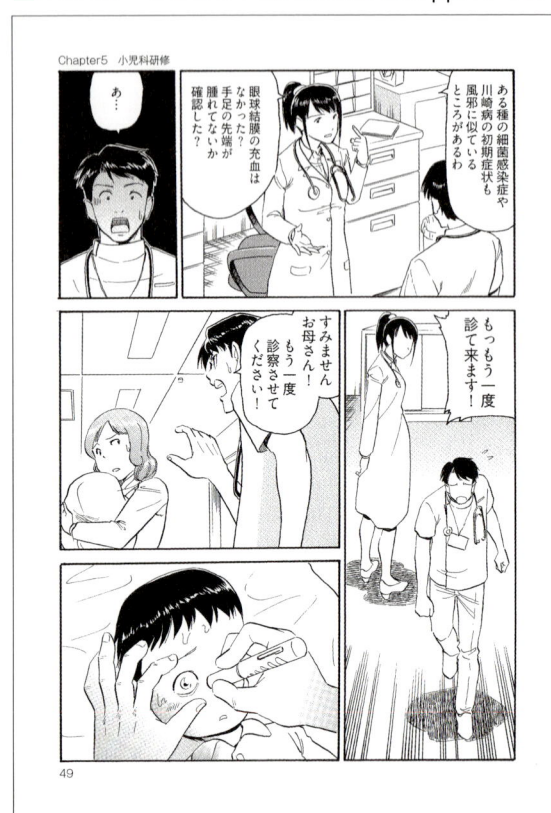

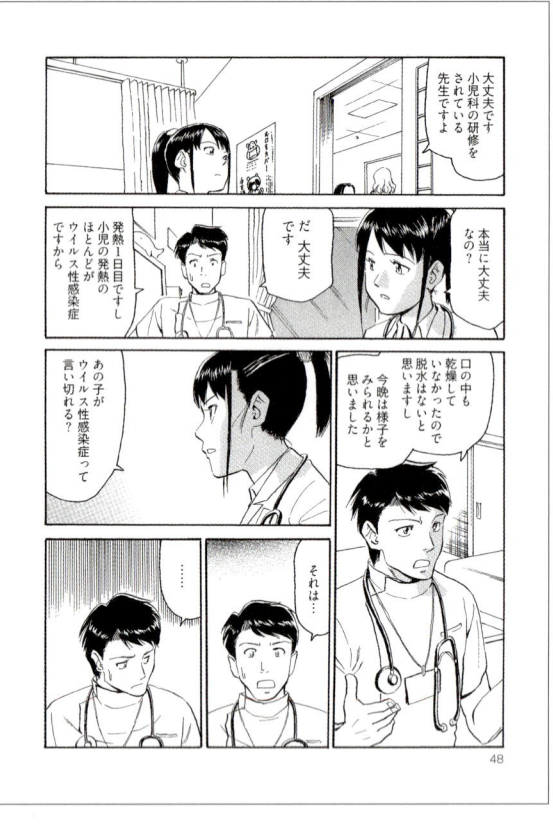

研修の場所

　小児科の研修は，常勤の小児科指導医がいる病院で，外来・救急・病棟の（日常的によく遭遇する疾患を中心とした）研修が行える施設で行う，とプログラム整備基準に決められている．そして，小児科専門医等が指導することになっている．

　『まんが めざせっ！ 総合診療専門医』にも描かれているように（**3**），病棟で研修することは，外来で乗り切れる小児と入院しなければならない小児の区別を勉強することにつながるだけでなく，小児が入院することが小児自身，そして家族に及ぼす影響についても学ぶ機会となる[*4]．また，長期間同じ小児を受け持つことにより，疾患の経過や家族の状況も理解できるようになり，必要なコンピテンシーの獲得に役立つはずである．

　しかし，常勤の小児科指導医がいる総合病院といっても，それぞれの病院で小児科の機能はさまざまである．外来・救急・病棟のバランスが取れている小児科もあれば，病棟が中心で外来は紹介患者や救急患者が中心となっている小児科，外来が中心で入院患者の少ない小児科，救急はほとんど行っていない小児科などさまざまな状況が考えられる．また，たとえば大学病院の小児科であれ

[*4] ▶小児科研修についての One Point Lesson もあわせて読んでみよう（まんが pp.52-53）

ば，入院患者は日常的な疾患より血液腫瘍や循環器疾患，神経疾患などの患者が中心となる場合もあるだろう．さらに，地域によっては小児人口が少なく，小児科の受診者自体が少ないところもあり，このような地域では小児救急の症例を数多く経験することは難しいかもしれない．

　一方，小児科に比較的特化した研修の場として，集団乳幼児健診，保育園・幼稚園の定期健診，学校健診，療育施設，障害児通園施設，子育て支援を行う施設，在宅医療などが考えられる．総合診療専門研修のときには訪れることが少ない場所でもあり，これらを経験できるプログラムを考えるのもよい．研修の構成には多様性が許容されており，プログラム統括責任者と小児科指導医が地域の状況を勘案し，より充実したプログラムをつくることが最も大切である．

多様な学びの場

　いくつかの例をあげて考えてみたい．

地域の総合病院での小児科研修

　一般外来，病棟診療，救急外来がバランスよく配置された地域の総合病院であれば，院内だけでの研修で3か月間で内容の濃い研修ができることが予想される．院内の研修以外にも，集団乳幼児健診，療育施設の健診，在宅医療などに病院が関わっていれば，積極的に付き添って見学に出かけることも有意義である．

　学校健診や保育園・幼稚園健診は，総合病院が関わっていないことが多いので，開業医などに依頼し，体験できる場を設けるのがよい．また，地域の小児科医会の勉強会，症例検討会などが研修期間中に開催されれば，そのような機会を利用する．

　総合病院の外来は，一般開業医の外来に比べ紹介患者など二次的な医療を提供する患者が多く，また医師の数も多いため，継続して同じ患者を診ることが難しい．総合診療専門研修Ⅰ・Ⅱを行う機関での小児の診療が少ない場合には，適当な研修場所があれば，週1回程度小児科クリニックで研修を行うのがよい．ごく普通のよくある疾患や保護者の心配などを体験するよい機会になる．また，小児科診療が担っている子育て支援としての役割を，よりよく理解できるものと思われる．

高度医療を提供する総合病院での小児科研修

　大学病院などの小児科で研修を行う場合を考えてみる．病棟診療で経験する患者も悪性腫瘍や重症心疾患，神経疾患など比較的まれな疾患が多くなるが，感染症や脱水，アレルギーなどでの入院も必ずあるので，病棟診療については問題はないだろう．また，難度の高い手技を経験できる可能性も高い．しかし，一般外来では日常的な疾患での受診者は少なく，紹介患者が中心となることが多い．また，専門外来が必ずあり，慢性疾患のフォローを中心としたものになっているの

で，この点では有意義な研修が期待される．
　このように日常疾患の診察が少ない場合には，小児科クリニックで週1回程度の診療を行うことが望ましい．総合診療専門研修Ⅰ・Ⅱの研修機関に比べ，より一般的な疾患の初期診療にあたることが可能である．

小児科クリニックでの研修

　地域の小児科クリニックは，小児の総合医としての役割を担っている．小児に興味のある専攻医，将来小児の診療を比較的多く行う可能性のある専攻医には，ぜひ活動性の高い小児科クリニックでの研修を勧めたい．しかし，研修を受け入れてくれるクリニックがどこにでもあるわけではない．総合病院の小児科指導医は地域の事情をよく承知しているはずであり，指導医と相談のうえ研修先を探してみるのがよい．

　日本外来小児科学会[3]は1991年に発足し，日本小児科学会の分科会の一つとして活動している学会である．会則にも示されている通り，「小児の総合医療と外来診療に関する研究と教育を促し，もって小児医療の向上をはかること」を目的としており，総合診療とほぼ同じ概念をもって活動している．この学会のなかで1994年に教育検討委員会が立ち上がり，若い世代への総合小児科学の教育に力を注いでいる．この委員会の活動の経緯は学会ホームページ[*5]で知ることができ，『小児プライマリ・ケア龍の巻―卒後臨床研修の手引き』[4]などの発行を行ってきた．日本外来小児科学会の会員，特にこの委員会に参加している小児科医は専攻医の教育にも積極的であり，クリニックで有意義な研修が行える可能性が高い．次項に述べる地域での活動にも積極的で，病児保育を行ったり，院内で育児支援のための会を開催したりしている小児科医もいる．しかし，見学ではなくクリニックで実際に診療をする専攻医を受け入れるとなると，まだ解決すべき問題が残っている．

[*5] トップページから「委員会」へ入り，「教育部会」の中の「教育検討委員会」をクリック．

地域での活動

　総合医として小児に関わるためには，クリニックの中だけの診療では不十分であり，クリニックの外での活動が不可欠となる．総合診療専門研修Ⅰでも研修できるものもあるが，小児科研修中にできるだけ経験しておきたい．考えられる場面を 4 に示した．

　集団乳幼児健診では，数多くの同年齢の小児を診察できるというだけでなく，保健師や心理士など多職種との協働で健診が行われていることを学びたい．また，ブックスタート[5]，離乳食教室など，子育て支援をめざした種々の事業が行われていることについても学ぶことができる．

　保育園や幼稚園，小・中学校での定期健診は主に4～5月に行われており，このときに研修期間が当たれば経験できる可能性がある．また，小児が集団生活においてどのような環境で生活しているかを経験することも有意義である．学校では生徒と父母，教師，学校医などによって開かれる保健委員会も体験できればお

4 地域での小児科研修

- 集団乳幼児健診
- 集団予防接種
- 保育園・幼稚園健診（健診だけでなく見学も）
- 小・中学校（養護学校を含む）健診
- 療育施設
- 障害児通園施設
- 在宅医療
- 妊婦教室，子育て教室
- 子育て支援センター
- 病児保育

もしろい．禁煙授業や性教育を担当している小児科医もあり，そのような機会があればぜひ見学しておきたい．

障害児のための療育施設，通園施設，在宅医療などもできれば経験しておきたい．チャンスは多くないが，健診に同行する，小児科指導医に施設の見学を依頼してもらう，などの方法が考えられる．小児の在宅医療を行っているクリニックはまだ少ないが，総合病院の小児科では在宅医療に関わっているところがあり，病棟でレスパイト入院を受け入れている所もある．

総合診療専門研修全体における小児科研修

繰り返し述べたように，小児科研修は総合診療専門研修全体のなかでのバランスを考えて組み立てるものである．病棟での診療はこの期間にしかできないものであり，まずは充実した病棟での研修を計画したい．外来や救急は総合診療専門研修Ⅰや救急科研修を通じて学ぶこともできるが，他で十分に経験できない領域についてこそ，小児科研修で学ばなくてはならない．プログラム統括責任者と小児科指導医のコラボレーションが非常に大切である．

特に獲得すべきコンピテンシーとして，①小児の診療の多くが子育て支援としての側面をもっていることへの理解，②小児の権利を知り小児のためのアドボカシー活動が重要であることを認識できること，という2つをあげておきたい．

文献

1) 日本専門医機構．総合診療専門医 専門研修プログラム整備基準．http://www.japan-senmon-i.jp/program/doc/comprehensive.pdf ［2016年5月最終アクセス］
2) 日本小児科学会．小児科医は「子どもの総合医」です．http://www.jpeds.or.jp/modules/general/index.php?content_id=14 ［2016年5月最終アクセス］
3) 日本外来小児科学会．http://www.gairai-shounika.jp/ ［2016年5月最終アクセス］
4) 日本外来小児科学会（編）．小児プライマリ・ケア龍の巻—卒後臨床研修の手引き．東京：医学書院；2003．
5) NPOブックスタート．http://www.bookstart.or.jp/ ［2016年5月最終アクセス］

多様な研修の場に応じた学びの工夫
～必須領域別研修
救急科研修

垂水庸子（昭和大学病院 総合診療センター）

　総合診療専門研修では，必須の領域別研修として内科，小児科のほかに救急科での3か月の研修がある．救急科と総合診療の守備範囲はよく似ており，臓器の枠にとらわれないさまざまな年齢の患者の診療に携わる点は両者に共通している．

総合診療専門研修における救急科研修の意義

　では，なぜ救急科で研修するのか．

　初期臨床研修においても，必修として救急科での3か月の研修期間が設けられている．この3か月で救急は十分身についたと思うかもしれない．しかし，これから総合診療専門医となるうえで求められる救急の技術は少し特殊である．

　総合診療専門医に求められるのは，1人，あるいは看護師と2人で行う救命救急の技術かもしれない．あるいは，地域で孤立し，医療との関わりのなかった患者への初期介入に必要なさまざまな手続きや，救急に受診することによってはじめて問題の露出した家族への介入かもしれない．大事故により後遺障害の残る患者であれば，本人だけでなく家族を含めた疾病受容のサポートや，慢性期の管理，社会復帰のための長期的な支援が必要になる．自殺を試みた患者およびその家族と向き合うことや，原因にかかわらず突然死した患者の家族への支援……，機会は多くないかもしれないものの，地域を支える総合診療専門医はこうしたことに向き合わなければならない可能性が必ずある．さらに災害時には，被災地の医療を統括する必要もあるだろう．

　救急を経由する患者は，原因，結果として総合診療のニーズを多く抱える．救急診療にはたくさんのエッセンスが詰まっている．初期臨床研修とは視点の異なる研修を行うことで，総合診療専門医をめざす専攻医に明日から使える大事な技術を提供してくれるに違いない．**1**は救急科研修で学んでほしいことの大まかなリストである[1]．

　総合診療専門医の6つのコアコンピテンシー[*1]に基づく細かな目標は総合診療専門研修指導医マニュアルの「資料3　救急科での研修期間の過ごし方」（以下「過ごし方」）に記されており，ぜひ一度目を通しておくとよい．これらを効率よく身につけるために，救急科の診療の場について整理しながら，10の課題を提案させていただきたい．

[*1] ▶付録　総合診療専門医 専門研修カリキュラム　到達目標：総合診療専門医の6つのコアコンピテンシー（p.376）

1 救急科研修で何を学ぶか[1]

- a）救急患者特有の問題への対処法
- b）緊急度の異なる複数の患者への対応の仕方
- c）緊急性の高い症候に対する初期治療の手順
  （ACLS，PALS，JATEC™ などに基づく1次・2次評価）
- d）頻度の高い救急疾患の診断と初期治療の方法
- e）帰宅判断（disposition）と帰宅指示のしかた（見逃しリスクへの対策）
- f）重症患者の家族に対するサポート
- g）災害時の医療（EMERGO，DMAT など）

救急患者特有の問題についての理解と学びの工夫

来院形態によって異なる患者像の把握

　救急科の診療対象には，重度の疾病や外傷の患者（救急救命），救急車で搬送された患者（二次救急），診療時間外に自家用車等（walk-in）で来院する患者（初期救急）がいる．日本では，医療機関によって初期・二次救急と救命救急とに分けたり，初期救急と二次・救命救急とに分けたり，あるいはER型救急としてすべてを一括して診療したりと，さまざまな形態で救急診療が行われている．これは，walk-inだから軽症，救急車だから中等症以上，という線引きができないためである．多少の<u>例外やオーバーラップはあるとはいえ</u>，それぞれの来院形態の患者に特有の問題を整理しておくことは，専攻医の学習に役立つと思われる．そこで本稿では，患者の来院方法をもとに課題を整理していきたい．

<u>診療時間外に徒歩（walk-in）で来院</u>

　徒歩で来院する患者は，あわてて何も考えずに自家用車に飛び乗って病院に向かった場合もあるが，通常，「自分自身をそれほど重症と思わない」か，「救急車を呼ぶのが嫌だった」患者である．救急の患者のうち最も多くを占め，主に軽症ではあるが，軽症から重症まで，あらゆる可能性を含んでいる．これらの患者の診療にあたっては，緊急度に応じて適切な診療順番を決めるトリアージがきわめて重要であり，トリアージナースとの協働が非常に大事になる．

第1の課題　緊急度に基づくトリアージを理解し実践する．トリアージによって安全な順番で診療を行うとともに，順番を待つ複数の患者や家族の心情にも配慮できるようにする．

「過ごし方」対応：2-1）-①，3-3）-①

　また，医療者が一見して受診の理由に妥当性を感じない患者には，受診理由となっている身体上の問題（疾病・外傷）以外にも解決すべき問題が隠れている．たとえば，「コンビニ受診」すなわち，時間外に医療者からみて些細な理由で来院する患者は，健康でかかりつけ医を必要としていない場合もあるが，ほと

2『まんが　めざせっ！ 総合診療専門医』（p.73）より

んどの場合でかかりつけ医をもっていない（**2**）．不安に基づく動悸や血圧上昇を主訴に受診を繰り返す患者には，かかりつけ医との信頼関係が十分でない，認知症により病状や治療への理解が不十分である，精神的なサポートが必要である，といった問題がありうる．健康番組を見たことをきっかけに何かが心配になった患者は，これまで医療との関わりが希薄であった可能性がある．

こうした状況の患者が，救急の場で専攻医の眼の前に現れた瞬間を，患者にとって最大の転機となるようにしたい．総合診療医ならではの継続性の視点から，このような患者への介入の方法を考えることが必要である．

第2の課題　「コンビニ受診」と決めつけず，隠れた問題を解決する．夜間，たとえ疲れていても冷静さを取り戻し，身体的（医学的），社会的，精神的問題に分けて患者の問題を整理する．

「過ごし方」対応：1-1）-①，2-1）-③，2-3）-①

「二次選定」で救急搬送

救急車で来院する患者は，3〜4割前後が入院し，walk-inと比べより病状の重いことが多い．救急救命センターではなく，「二次救急」が選定されたのは，あくまで救急隊が評価した時点での緊急度がそれに満たなかったからであり，患者が重症でないことを意味しているわけではない．したがって，来院したときに患者の状態が落ち着いているようにみえても，急変する場合もある．

医師としての経験が浅いうちには，患者の重症度を判断する根拠として検査結果を頼りにしがちである．しかし，時間外の診療では，たとえ大規模の病院でも利用できる検査設備に制約がある．また，発症早期の患者の場合には，検査の結果と実際の重症度が食い違うこともある．さらに，緊急性の高い病態であれば，検査の結果を待たずに診療を進めていくことが求められる．したがって，こうした患者の診療では，検査の結果ではなく生理学的徴候を重視した対応が不可欠になる．

検査値のようにわかりやすい根拠ではなく，生理学的徴候を根拠に患者の重症度を判断し，帰宅させることは不安を伴うが，救急搬送された患者をすべて入院させるわけにもいかない．したがって，その時点で妥当といえる帰宅判断ができ

るようにすると同時に，帰宅時の患者の安全を担保するために，患者とその観察者である家族にも，帰宅後の注意を十分に説明する習慣を身につける必要がある．

第3の課題　患者の生理学的徴候に基づき，妥当性のある帰宅判断ができるようにする．帰宅時には見逃しのリスクを踏まえた，適切な説明ができるようにする．

「過ごし方」対応：2-1)-①②，2-2)-①②，3-3)-①，6-①③

一方で，患者のなかには医療者からみて「タクシー代わり」と思えるような救急車の利用もある．また，身体的理由の大小にかかわらず，何か困ったときに頼る手段が救急要請というケースも少なからずある．後者の場合，患者本人が医療の介入を拒否し続け，動けなくなってはじめて家族が救急要請する，介護を必要としながらもどうすればよいのかわからないまま極限状態に至り救急要請する，家族関係が希薄で，介護だけでは療養上の問題が解決できず，介護者が救急要請するなど，パターンはさまざまである．医療者が，救急搬送の必要性に疑問を感じる場合には，救急要請に至った過程をきちんと整理する必要があり，患者の身体的問題だけでなく，社会的問題（特に介護や福祉）に目を向けなければならない．本当に「タクシー代わり」としか考えられない場合でも，救急要請した際の患者の心理状況に目を向け，適切な対応について冷静に指導し，かかりつけ医をもつよう勧めてみると，その場が有益になるだろう．

第4の課題　救急搬送であることに疑問を感じたら，患者の救急要請の背景にある社会的問題に目を向け，医療，介護，福祉の必要性をすくいあげる．救急要請が適切でないならば，適切な指導ができるようになる．

「過ごし方」対応：1-1)-①，2-1)-③

重度の疾病や外傷（救命救急センター，「三次選定」）

バイタルサインが不安定な症例，心肺停止の症例は，救急隊の活動基準と救急隊指導医の助言に基づき，救命救急センターに搬送される．重症患者への対応では，複数の医療者で効率よく診療を行うため，高度なチーム医療が必要であり，共通の概念・やり方（プロトコル）に基づく速やかな対応が求められる．しかし，優れたチームによって手を尽くしても残念ながら患者を救命できないこともある．また，救命救急センターに搬送されたとはいえ，患者に延命の意思がないことや，臓器提供意思表示カードを有していることもある．個々の症例に円滑に対応するには，知識の整理とシミュレーション学習，より多くの経験の積み重ねが必要になる．

第5の課題　緊急度かつ重症度の高い患者の初期治療（初療）をできるだけ多く経験する．可能ならば初療チームのリーダーも経験する．患者のリビングウィルに基づいて，初療後の治療方針を立てる．

「過ごし方」対応：2-1)-①，5-1)-②③，6-②

救命救急センターに搬送される患者のなかには，社会的に孤立し，適切な医療を受けられずに病状が進行して深刻な状態になった者が多くいる．社会的な孤立に至る背景は，貧困や虐待，認知症を含む精神疾患，アルコールをはじめとする物質依存とさまざまある．また，重度の外傷の背景には，不慮の事故だけでなく，本人あるいは加害者の精神疾患を背景とする傷害も多い．患者が最終的に救命されても，大小さまざまな後遺症が残り，社会復帰に課題が生じることも少なくない．したがって，救命救急センターでは，精神科医や医療ソーシャルワーカー（MSW）との協働が不可欠である．

第6の課題 できるだけ多くの救急入院症例に関わり，複雑な問題を解決する経験を積む．

「過ごし方」対応：1-1)-②，3-1)-②，3-2)-③④

救急科全体として

救急科では，患者の全身状態を安定させ，複雑な身体，精神，社会的問題を解決するための一定の方向づけをするところまでを担う．通常，救急科だけですべてが完結することはない．救急科が良好に機能するためには，他の診療科や医療機関（特に，総合診療科）との良好な連携が不可欠といえる．回復期の治療について，どのように他の診療科や医療機関と連携しているのかをみておくとよいだろう．

家族の問題

救急患者の場合，背景にある家族の問題も比較的深刻であることが少なくない．たとえば，育児や介護における不安の強い家族がいれば，患者の救急受診が頻回になる．また，逆に家族が患者の抱えるさまざまな問題に無関心であれば，患者の受診が遅れ，深刻な病状になりかねない．物質依存に走る患者や，受診を拒否する患者に，繰り返し介入を試みてもかなわなかった家族や，患者からの暴力に悩む家族もいるだろう．特に，医療者の意思に反して家族が患者の入院あるいは帰宅を強く求めるときには，こうした家族の問題に注意する必要がある．救急受診という患者にとっての転機を最大限に生かし，背景にある問題の解決を促すためには，家族との接触の機会を単なる問診や病状説明の場に終わらせないことが大切になる．

一方，背景には問題がなくても，特に救急救命センターのかかわる事例に代表されるように患者の疾病や外傷が重度の場合には，患者の受診が家族の人生にも大きな影響を与える．救急科では，家族による死や疾病，重度後遺障害の受容をサポートし，家族が退院後の患者の日常生活を支えていくために必要な準備を手助けしなければならない．家族が，これらの大きな問題に向き合うための第一歩は，主治医の説明にかかっているともいえる（**3**）．

第7の課題 患者およびその家族を対象とした病状説明の場にできるだけ多く立ち会い，自らも説明を行う．

「過ごし方」対応：1-2)-①②，1-3)-①，5-1)-①③

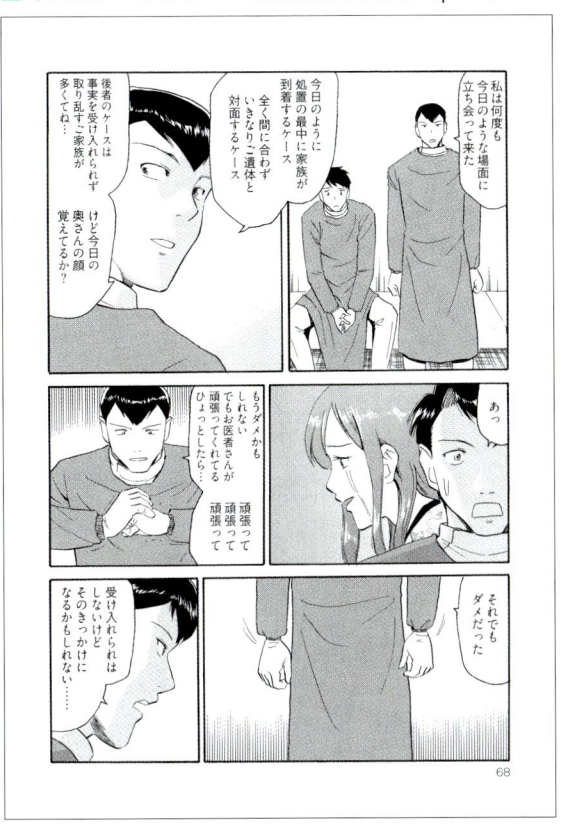

❸『まんが　めざせっ！総合診療専門医』（p.68）より

救急現場の特殊性

　救急医のフィールドは，医療機関だけでなく災害・事故現場（病院前救護）を含む．また，救急医は，地域のメディカルコントロールにも深く関わっている．救急研修を行う病院でその地域の救急患者すべてを応需している場合もあるかもしれないが，院内の診療状況に基づき，症例によっては他の医療機関への搬送を救急隊に依頼している場合もある．このような場合に，受け入れられなかった患者がどうなるのか，また受け入れた患者が自施設で治療を完結できないときにはどうすべきなのか，意識しておくことが重要である．

第8の課題　研修する地域の救急患者がどのような流れで病院に来て（救急要請から病院選定，病院搬送までの流れ，救急電話相談のしくみ），診察室に入ってくるのか（応需，トリアージ）について知る．応需の可否や，他施設への転送の適応，タイミングの判断方法について学ぶ．

　　　　　「過ごし方」対応：3-1)-①，3-2)-①，3-3)-②③，4-1)-①②，4-2)-②

　さらに，院内急変における初期対応においても，救急医の役割は大きい．救急医は，現場の状況を瞬時に判断し，ときに何もないところから短時間で有効な医

療システム，すなわち医療の必要な1人あるいは複数の傷病者へその場で可能な最良の医療を提供するためのシステムを構築する方法を身につけている．これらを3か月間で身につけることは困難だが，その概念を知ることは，地域を支える総合診療専門医に必ず役立つはずである．

第9の課題 院内急変（緊急コール）の場に救急チームの一員として関わる．機会があれば災害訓練に参加してみる．

「過ごし方」対応：3-3)-①，4-2)-①，5-3)-①

研修の場の環境整備

救急科研修を行うことのできる施設は，①救命救急センター，②救急科専門医指定施設（救急科専門研修プログラムの研修基幹／連携施設を中心とする），③救急科専門医等が救急担当として専従する一定規模の医療機関（救急による搬送等の件数1,000件以上／年），となっている．

また，救急科指導医の指導可能な最大専攻医数（3人まで）に総合診療専攻医の数は含まないものの，臨床経験と指導の質を確保するため，ある程度は同時期に研修する専攻医の数を考慮していただく必要がある．

前述のように，日本の病院における救急診療の体制は，施設によってもまちまちである．救急専従医によりER型救急体制をとる施設もあれば，救急科専門医ないし専従医が救命救急センターを担当し，初期・二次救急外来は総合診療医あるいは各科相乗り型で担当する施設もある．いずれにしても上記の課題がクリアできるように，重症度や，疾病・外傷，患者の年齢にかかわらずさまざまな救急症例が経験できるような環境を整えるとよい．近年，救急科ではシフト勤務を行う医療機関も少なくないと思われるが，指導医と専攻医がともに過ごす時間を設け，経験した症例（特に初期・二次救急症例）について定期的に指導医のフィードバックが受けられる体制があるとよいだろう．

その他の工夫やコツ

救急科を回る前に，BLS（Basic Life Support）[*2]，ACLS（Advanced Cardiovascular Life Support）[*3]，JATEC™（Japan Advanced Trauma Evaluation and Care）[*4]，PALS（Pediatric Advanced Life Support）[*5]などのコースを受講しておくと，緊急性の高い患者が来院したときに他のスタッフと統一された概念で迅速な行動をとることができる．救急科研修中に，これらの指導者コースやEMERGO[*6]の受講機会もあればなおよいと思われる．研修医や一般市民へ指導する機会があれば，積極的に参加するとよいだろう．

[*2] **BLS**
一次救命処置

[*3] **ACLS**
二次心肺蘇生法

[*4] **JATEC™**
外傷初期診療ガイドライン日本版

[*5] **PALS**
小児二次救命処置法

[*6] **EMERGO**
エマルゴトレインシステム®（スウェーデンで開発された災害医療机上訓練システム）

第10の課題 救急医療に関係する教育コースや指導者コースに参加し,知識や技術を身につけるとともに,一般市民や研修医への指導を担当してみる.

「過ごし方」対応:5 -2) - ①, 5 -3) - ①

文献

1) 日本専門医機構. 総合診療専門研修指導医マニュアル. http://www.japan-senmon-i.jp/comprehensive/doc/comprehensive_doc11.pdf [2016年5月最終アクセス]

2 研修をどのように学んでゆくか

多様な研修の場に応じた学びの工夫
～他の領域別研修
ブロック研修を行う際の工夫

大島民旗（西淀病院）

　総合診療専門研修のなかで，「他の領域別研修」は日本専門医機構の提供している総合診療専門医プログラム整備基準[1]（以下，単に整備基準と略）上は**プライマリ・ケアと関連の深い診療領域（一般外科・整形外科・精神科・産科婦人科・皮膚科・眼科・耳鼻科など）の研修を行える病院または診療所で行う**こととなっている．専門研修期間を3年間としているプログラムの場合，総合診療専門研修ⅠとⅡで合計18か月以上，必須領域別研修として内科6か月以上，小児科3か月以上，救急科3か月以上と定められているので，他の領域別研修は最長で6か月となる．

　研修の方法は大きく分けると，1か月，2か月と期間を定めてその科の研修に集中的に取り組む「ブロック研修」と，週1～2回の外来研修中心の「パートタイム研修」との2種類がとりうるが，本稿ではブロック研修に焦点を当て，その選択の仕方や注意点について紹介する．

ブロック研修の目標

　ブロック研修の選択にあたっては，総合診療専門研修全体の目標設定がまず必要になる．研修目標の設定については他の稿[*1]で詳述しているが，大きくは整備基準で掲げている総合診療科の専門研修の目標となっている6つのコアコンピテンシーの獲得，具体的には到達目標・経験目標[*2]を達成することになる．さらに，総合診療専門医は将来活躍する場（例：都市部かへき地か，病院か診療所か，周囲にどういう医療機関・福祉施設があるか）によって必要とされる能力の力点も異なるため，将来的な活動の場がある程度定まっている場合には，到達目標・経験目標をクリアするベースになる研修の「弱点補強」に加えて，将来の活動の場にマッチさせた「重点領域」「得意分野」の習得にあてることも可能である．

　日本専門医機構のホームページにある総合診療専門医概要のページの資料7に「研修目標及び研修の場」が提示されており[*3]，そのなかに「その他の領域の研修」の「主たる研修の場」と「研修可能な場」とが推奨されている（**1**）．これらの内容について，専攻医が受けた初期臨床研修によってはすでにある程度習得できていることもあるので，まずプログラム統括責任者は専攻医の専門研

[*1] ▶研修目標と研修の場の適切な組み合わせ（p.132）

[*2] ▶付録　総合診療専門医 専門研修カリキュラム（p.376）

[*3] ▶付録　総合診療専門研修プログラム研修目標及び研修の場（p.390）

1 「総合診療専門研修プログラム 研修目標及び研修の場」のうち他の領域別研修に関する研修目標

I．一般的な症候及び疾患への評価及び治療に必要な診察及び検査・治療手技

以下に示す検査・治療手技のうち，※印の項目は90％以上の経験が必須だが，それ以外についてもできる限り経験することが望ましい．

身体診察

※②成人患者への身体診察（直腸，前立腺，陰茎，精巣，鼠径，乳房，筋骨格系，神経系，皮膚を含む）を実施できる．	○
※④耳鏡・鼻鏡・眼底鏡による診察を実施できる．	○
⑤婦人科的診察（腟鏡診による内診や外陰部の視診など）を実施できる．	◎

（イ）検査の適応の判断と結果の解釈が必要な検査

※⑥オージオメトリーによる聴力評価及び視力検査表による視力評価	○
⑦子宮頸部細胞診	◎

（オ）治療法

※①簡単な切開・異物摘出・ドレナージ	○
※②止血・縫合法及び閉鎖療法	○
※③簡単な脱臼の整復，包帯・副木・ギプス法	○
※④局所麻酔（手指のブロック注射を含む）	○
※⑤トリガーポイント注射	○
※⑥関節注射（膝関節・肩関節等）	○
※⑩褥瘡に対する被覆治療およびデブリードマン	○
⑭各種ブロック注射（仙骨硬膜外ブロック・正中神経ブロック等）	○
※⑯包帯・テーピング・副木・ギプス等による固定法	○

（カ）耳鼻咽喉科・眼科・皮膚科の治療手技

※①鼻出血の一時的止血	○
※②耳垢除去，外耳道異物除去	○
③咽喉頭異物の除去（間接喉頭鏡，上部消化管内視鏡などを使用）	◎
④睫毛抜去	◎

II．一般的な症候への適切な対応と問題解決

以下に示す症候すべてにおいて，臨床推論に基づく鑑別診断及び，初期対応（他の専門医へのコンサルテーションを含む）を適切に実施できる．

発疹	○
視力障害・視野狭窄	○
目の充血	○
聴力障害・耳痛	○
鼻漏・鼻閉	○
鼻出血	○
さ声	○
誤嚥	○
嚥下困難	○
熱傷	○
外傷	◎
褥瘡	○
背部痛	○
腰痛	○
関節痛	○

	歩行障害	○
	四肢のしびれ	○
	肉眼的血尿	○
	排尿障害（尿失禁・排尿困難）	○
	乏尿・尿閉	○
	多尿	○
	精神科領域の救急	◎
	不安	○
	気分の障害（うつ）	○
	流・早産及び満期産	◎
	女性特有の訴え・症状	○
Ⅲ．一般的な疾患・病態に対する適切なマネジメント		
(2) 神経系疾患		
	※［1］脳・脊髄血管障害（脳梗塞，脳内出血，くも膜下出血）	◎
	※［2］脳・脊髄外傷（頭部外傷，急性硬膜外・硬膜下血腫）	◎
(3) 皮膚系疾患		
	※［1］湿疹・皮膚炎群（接触皮膚炎，アトピー性皮膚炎，皮脂欠乏性皮膚炎）	◎
	※［2］蕁麻疹	◎
	※［3］薬疹	◎
	※［4］皮膚感染症（伝染性膿痂疹，蜂窩織炎，白癬症，カンジダ症，尋常性ざ瘡，感染性粉瘤，伝染性軟属腫，疥癬）	◎
(4) 運動器（筋骨格）系疾患		
	※［1］骨折（脊椎圧迫骨折，大腿骨頸部骨折，橈骨骨折）	◎
	※［2］関節・靱帯の損傷及び障害（変形性関節症，捻挫，肘内障，腱板炎）	◎
	※［3］骨粗鬆症	◎
	※［4］脊柱障害（腰痛症，腰椎椎間板ヘルニア，腰部脊柱管狭窄症）	◎
(8) 腎・尿路系（体液・電解質バランスを含む）疾患		
	※［4］泌尿器科的腎・尿路疾患（尿路結石，尿路感染症，過活動膀胱）	◎
(9) 妊娠分娩と生殖器疾患		
	［1］妊娠分娩（正常妊娠，流産，早産，正常分娩，産科出血，産褥）	◎
	※［2］妊婦・授乳婦・褥婦のケア（妊婦・授乳婦への投薬，乳腺炎）	◎
	※［3］女性生殖器及びその関連疾患（月経異常〔無月経を含む〕，不正性器出血，更年期障害，外陰・腟・骨盤内感染症，骨盤内腫瘍，乳腺腫瘍）	◎
	※［4］男性生殖器疾患（前立腺疾患，勃起障害，精巣腫瘍）	◎
(11) 眼・視覚系疾患		
	［1］屈折異常（近視，遠視，乱視）	◎
	※［2］角結膜炎（アレルギー性結膜炎）	◎
	［3］白内障	◎
	［4］緑内障	◎
	［5］糖尿病，高血圧・動脈硬化による眼底変化	◎
(12) 耳鼻・咽喉・口腔系疾患		
	※［1］中耳炎	◎
	※［2］急性・慢性副鼻腔炎	◎
	※［3］アレルギー性鼻炎	◎
	［4］扁桃の急性・慢性炎症性疾患	◎

	[5]	外耳道・鼻腔・咽頭・喉頭・食道の代表的な異物	◎
(13)	精神・神経系疾患		
	[1]	症状精神病	◎
※	[2]	認知症（アルツハイマー型，血管型）	◎
※	[3]	依存症（アルコール依存，ニコチン依存）	◎
※	[4]	気分障害（うつ病，躁うつ病）	◎
	[5]	統合失調症	◎
※	[6]	不安障害（パニック症候群）	◎
※	[7]	身体表現性障害，ストレス関連障害	◎
※	[8]	不眠症	◎
(14)	感染症		
	[4]	真菌感染症	◎
	[5]	性感染症	◎
(16)	物理・化学的因子による疾患		
※	[4]	熱傷	◎
(19)	悪性腫瘍		
※	[1]	維持治療期の悪性腫瘍	◎

（日本専門医機構が推奨する研修の場　◎：主たる研修の場，○：研修可能な場）

開始時点での到達を把握する必要がある．そのうえで，総合診療専門研修Ⅰと Ⅱ，あるいは必須領域の研修のなかでどの程度習得可能かどうかによって，「弱点補強」の内容も異なってくる．総合診療専門研修Ⅰとして複数の診療所・小病院を設定している場合であれば，それぞれの施設のおかれている背景（診療所長の専門科，診療している地域）によって受診する患者の頻度・割合も異なってくるため，プログラム統括責任者は事前にそれらの施設の状況を把握したうえで，専攻医とブロック研修の内容を相談して決定することが望ましい．

ブロック研修の実施時期と内容

ブロック研修を行う時期は上記の理由から，ある程度専門研修の全体像がみわたせる，専門研修期間中の後半から終盤にかけて実施するほうが取り返しがきくと思われる．必ずしも6か月連続して実施する必要はなく，他の研修の合間に実施することも可能であるし，期間も特に決まりはなく，2週間でも可能である．専攻医の移動の負担を考えれば，総合診療専門研修Ⅱの施設で実施できるものはなるべく連続して行うとか，距離的に近い場所での研修をまとめるとかいったスケジューリングでの配慮も心掛ける．

どの科をブロック研修にしてどの科をパートタイム研修とするかについては一概には決められるものではないが，筆者は（**2**）のようなメリット・デメリットがあると考えており，それを念頭に決定するとよい．

参考までに，英国での総合診療研修は36か月行われ，その他にリストAの病院をベースとした3〜6か月の核となる研修，およびリストBの最大6か月の

2 ブロック研修とパートタイム研修のメリット・デメリットの比較

	メリット	デメリット
ブロック研修	・入院患者の主治医が可能である ・その領域の専門医の1日の流れが把握できる ・その領域の夕方のカンファレンスや勉強会にも参加できる ・短期間集中的にその領域の学習が可能である ・短期間集中的に手技の習得が可能である ・指導医との関わりが濃厚で指導を受けやすい	・中長期的な患者の経過をフォローできない ・継続して行っていた総合診療科のワンデイバック，カンファレンスなどへの参加に理解を得る必要があり，場合によっては中断せざるをえない ・入院のセッティングだと総合診療専門医として必要な能力とのずれが生じることがある
パートタイム研修	・中長期的な患者の経過をフォローできる ・総合診療科のワンデイバック，カンファレンスなどに参加しやすい ・外来中心になるので，総合診療専門医に必要な能力に近い	・入院患者の担当は困難になる ・半日だけの関わりで，スケジュールによっては指導医と振り返りの時間の確保が困難である ・他の領域の学習と並行しての研修になるので，専攻医自身でタイムマネジメントが必要になる

3 英国総合診療研修の構成[2]

リストA 専門分野	・Accident & Emergency（A&E：救急外来） ・小児科またはコミュニティ小児科 ・総合医学，老人医学，皮膚科，泌尿器科，またはリハビリ医療 ・婦人科または産科（単一のポストに統合されている場合が多い） ・精神科または老人精神科 ・緩和医療
リストB 専門分野	・循環器学，腫瘍内科学，臨床腫瘍学，胃腸病学，内分泌学，糖尿病学，血液学，腎臓病学，呼吸器学，リウマチ学，神経学，または感染症 ・児童・思春期の精神医学，または学習障害の精神医学 ・眼科学，耳鼻咽喉科，一般外科，小児外科，泌尿器科，外傷，整形外科または外傷整形 ・集中治療 ・公衆衛生学

研修が承認されるとのことである（ 3 ）．

ブロック研修として推奨する診療科

具体的な研修科の選択はさまざまな条件もあるが，日本の一般的なセッティングで総合診療専門医として全年齢層を対象にした非選択的医療を行うとすれば，筆者は以下の科はできればブロック研修で経験しておいたほうがよいと考える．いずれも1〜2か月程度のブロック研修を念頭に入れている．

整形外科

今日の日本で高齢者診療を行ううえで欠かせない診療科である．外来研修は

X線像の読影やMRI適応の判断，変形性疾患の生活指導などの学びがあるが，病棟も含めてブロック研修で行う意義は，手術そのものを見学するより術前術後の状態をモニターすることによる手術適応の判断，術後のADL向上の流れなどを把握できること，脊椎圧迫骨折の評価，安静度や併存する骨粗鬆症の治療などに習熟できる利点がある．

精神科

統合失調症やうつ病といった精神疾患は病状の変化が月単位のため，継続した外来研修のほうが変化をとらえやすいが，せん妄，混迷といった精神科急性症状の初期治療とその後の経過の把握は，外来のみでなく病棟の入院患者を診ることで理解できる．また，認知症診療に積極的に取り組んでいる精神科の場合は，鑑別診断やBPSDの対応，コミュニケーションの取り方，家族へのかかわり方の指導なども学習できる．

リハビリテーション科

多くの病院で回復期リハビリテーション病棟が運営されているが，初期評価やリハビリテーションスタッフの実際の対応場面などを研修することは，有用である．脳血管疾患の患者の退院指導などは，総合診療専門医が退院後の患者に関わるうえでも重要である．

緩和ケア

近年大規模急性期病院は在宅復帰率と在院日数の影響もあり，終末期ケアの必要な患者が在宅移行・退院することが多くなっている．また，病院勤務の総合診療専門医も，非がんも含めた緩和ケアの力量は非常に重要で，研修の条件があれば候補としてあげておきたい．麻薬の開始と副作用対策（薬物療法だけでなく非薬物療法も），増量や投与経路の変更などの経験は貴重と思われる．

多職種研修

診療科ではないが，筆者の運営している大阪家庭医療センターでは，ときどき希望する専攻医に多職種研修を提供している．実際には，病院の医療ソーシャルワーカー（MSW），退院調整看護師，地域のケアマネジャーの仕事を，1週間単位で経験するものである．患者が在宅生活を送るにあたって，必要な情報や公的援助の活用の仕方および調整を実体験するもので，医師の一般的な医療面接とは違った視点での情報収集能力を研修することが可能である．ただし，いわゆる医師の仕事はその期間行わないことになるので，所属している基幹施設もしくは連携施設の理解を得る必要がある．

まとめ

ブロック研修の期間中は，専攻医がプログラム統括責任者や総合診療研修の指導医と離れて研修することになる．したがって，普段指導にあたっている指導医と当該科の指導医とのあいだで研修目標を設定したり実施中の状況を確認したりするだけでなく，専攻医にも直接連絡を取り，必要であれば研修内容の調整を行うことが，より実りの多いブロック研修となるカギになる．

文献

1）日本専門医機構．総合診療専門医 専門研修プログラム整備基準．htttp://www.japan-senmon-i.jp/program/doc/comprehensive.pdf［2016年5月最終アクセス］
2）地域医療振興協会診療所委員会（監訳）．英国に学ぶ家庭医への道．東京：メディカルサイエンス社；2013．pp.37-9．

多様な研修の場に応じた学びの工夫
～他の領域別研修
パートタイム研修を行う際の工夫

木村琢磨（北里大学医学部 総合診療医学・地域総合医療学）

　総合診療専門研修においては，地域の臨床現場で必要であるが必修の研修（病院・診療所における総合診療研修および内科・小児科・小外科を含む救急研修）では十分な研修が困難なさまざまな症候・疾患についても経験し，研修目標を達成する必要がある．そのため，必修の研修を補完するために他の領域別研修が定められたおり，その方略の一つとして"パートタイム研修"が想定されている．

　本稿では"パートタイム研修"について，「なぜ必要か」「どのような診療科で行うか」「行う際の注意点と工夫」の観点から，筆者が後期研修を行った「都会における病院を基盤にした成人対象の総合内科型の診療体系に基づく研修施設」である旧国立東京第二病院総合診療科（現東京医療センター総合内科）での経験を踏まえ述べたい．

なぜ他の領域別研修が必要か

　総合診療専門医は，内科系以外の症候・疾患についても一次（外来）レベルを扱える診療能力を習得したうえで，地域の診療所や病院において診療することが求められる．

　初診外来においては，内科系以外の診療科で処置が必要な，扁桃周囲膿瘍などの患者が受診したり，common problemsの仮面を被ったしびれを主訴とした椎間板ヘルニアなど他科領域の疾患が含まれていることがありうる．現実には旧国立東京第二病院総合診療科では，後期研修医は初診外来の8.2％で他科へコンサルテーションを行い，その内訳は耳鼻咽喉科，眼科，産婦人科，外科，整形外科，皮膚科の順であった[1]．

　地域で継続的に患者を診療する際には，総合病院では内科系以外で行われる処置を総合診療専門医が行わねばならないことがあり得る．たとえば，膝関節注射を整形外科医ではなく総合診療専門医が行うなどが考えられる．

　以上より，総合診療専門医には他の領域別研修が必要である．そして，各々の診療科に特有で比較的侵襲が少ない耳鏡検査などのような診察法や，トリガーポイント注射などの処置法（ 1 ）を研修で習得し実際の診療で駆使することは，総合診療専門医が初期対応を行い患者を適切な診療科へ導くことや，専門医がい

1 "パートタイム研修"で効率よく経験できると考えられる症候・疾患・他科領域に特有の診察・処置

診療科	症候	疾患	他科領域に特有の診察・処置
眼科	・目のかすみ ・物が見づらい ・赤目	・屈折異常 ・角結膜炎 ・白内障 ・網膜の疾患 ・眼のゴミ ・麦粒腫 ・緑内障 ・糖尿病，高血圧・動脈硬化による眼底変化	・眼底鏡による診察 ・睫毛抜去
耳鼻咽喉科	・めまい ・耳鳴り ・難聴 ・鼻漏・鼻閉 ・耳痛 ・鼻出血 ・さ声	・外耳炎 ・中耳炎 ・副鼻腔炎 ・鼻炎 ・扁桃炎（扁桃周囲膿瘍）	・耳鏡による診察 ・鼻鏡による診察 ・耳垢除去，外耳道異物除去 ・鼻出血の一時的止血
皮膚科	・発疹 ・かゆみ	・湿疹・皮膚炎 ・皮膚感染症 ・蕁麻疹 ・薬疹・中毒疹 ・口唇ヘルペス・口内炎 ・帯状疱疹 ・虫刺傷 ・褥瘡 ・胼胝 ・しもやけ	・皮膚科的診察 ・真菌検査（KOH）
整形外科	・腰痛 ・肩こり ・関節痛 ・四肢のしびれ	・骨折・捻挫・脱臼 ・変形性関節症 ・関節リウマチ ・凍結肩・腱板炎 ・頸椎症 ・骨粗鬆症 ・脊柱管狭窄症 ・肘内障 ・椎間板ヘルニア	・関節穿刺 ・トリガーポイント注射 ・関節注射 ・包帯，テーピング，副木，ギプス等による固定法
産婦人科	・月経不順・月経痛 ・不正性器出血 ・妊婦・授乳婦・褥婦のケア	・更年期障害 ・乳腺炎 ・外陰・腟・骨盤内感染症	・乳房触診 ・内診
泌尿器科	・排尿障害（尿失禁・排尿困難） ・頻尿 ・乏尿・尿閉 ・肉眼的血尿	・前立腺肥大症 ・尿道炎 ・尿路結石 ・過活動膀胱 ・精巣腫瘍 ・勃起障害	・前立腺触診
精神科	・不眠 ・不安 ・イライラ ・物忘れ ・抑うつ	・アルコール依存 ・認知症 ・ストレス関連障害 ・身体表現性障害 ・不安障害 ・統合失調症 ・気分障害	

（日本専門医機構の総合診療専門医概要を参考に作成）

ない状況で一定以上のケアを患者へ提供するうえで有用と考えられる[2]．

他の領域別研修をどのような診療科で行うか

　他の領域別研修は，必修の研修での"経験不足"を補完することが目的である．そのため，「必修の研修で"経験不足"となる症候・疾患とは何であるか」について明らかにしたうえで，"ブロック研修"や"パートタイム研修"をどのような診療科で行うかについて検討する．

　第一に「必修の研修で"経験不足"となる症候・疾患」は，「必修の研修がどの程度の規模の研修施設（病院）で行われるか」によって異なるであろう．一般に病床数が増えるに伴って専門分化が生じ，"内科"や総合診療部門があっても，いわゆる"中小"病院に比べれば，内科系以外の症候・疾患を経験することは少なくなると考えられる．

　たとえば，旧国立東京第二病院総合診療科の後期研修医が1年間に外来研修で経験した疾患は，東京都の通院有病率調査の内容の年齢分布，男女比，通院有病率の高い健康問題を反映していたが，眼の病気，耳の病気の経験は少なかった．また旧厚生省のICD-9に基づく患者調査における外来患者の疾患のうち，歯および歯の支持組織の疾患を除く頻度の高い40位以内の疾患のうち視器の疾患，皮膚および皮下組織の疾患，聴器の疾患，自動車交通事故，骨折，乳房および女性生殖器の疾患，妊娠や周産期に発生した主要病態の経験は少なかった[1-3]．

　第二に「必修の研修で"経験不足"となる症候・疾患」は，「必修の研修がなされる施設の地域における専門診療科へのアクセスがどの程度であるか」によっても異なるであろう．日本では患者自らが該当する診療科を直接受診することも多いため[1,2]，一般に専門診療科へのアクセスが良好な地域では，包括的な診療へのニーズは多くはないと考えられ，内科以外の症候・疾患を経験することは少なくなるであろう．

　たとえば，旧国立東京第二病院総合診療科の後期研修医が1年間に外来研修で経験した症候・疾患は，自治医科大学地域医療学教室による立地条件の異なる都市型，都市近郊型，山間僻地型の各々の研修施設における外来での健康問題の調査結果と比べると，その多くを経験していたが，裂傷，外傷，接触性皮膚炎，急性中耳炎，皮膚真菌症，関節炎，変形性関節症の経験は少なかった[1-4]．

　以上より，旧国立東京第二病院総合診療科の後期研修では，内科以外の診療科の一次レベルの能力の習得を目標に，中耳炎，結膜炎，前立腺肥大症，腰痛などの症候・疾患の経験，耳鏡，鼻鏡など他科領域に特有の診察や一部処置を経験する研修プログラムがあり，諸先輩に倣って筆者個人も行った[5,6]．これらの研修には，現在の日本の病院事情を考えると既存の診療科ごとに研修することが効率的と考えられ，眼科，耳鼻咽喉科，皮膚科，整形外科，婦人科，泌尿器科，精神科などの専門科外来において行った．さらに検査手技として，地域の医療現場においてニーズの高い上部消化管内視鏡や，非侵襲的かつ頻度が高い検査である腹

部超音波のトレーニングも行った[2,3]．

　将来，各々の総合診療専門医が活躍する勤務地はさまざまであり，求められる内科以外の診療科の一次レベルの能力も異なるであろうと思われるが，総合診療専門研修で一通りの経験をすることには一定の意義があり，筆者は多くの診療科で他の領域別研修を行うことをお勧めしたい．その一方で，すべての専攻医が上記のような診療科の多くにおいて他の領域別研修を行うことは現実的ではない面もある．そのため，少なくとも臨床現場で経験する頻度が高い健康問題，つまり皮膚の問題，腰痛，抑うつなどを扱う，皮膚科，整形外科，精神科の優先順位が高いように思う．

"パートタイム研修"を行う際の注意点と工夫

　第一に，併行して行っている本来の研修（業務）の妨げにならないようにする必要がある．専門研修は，on-the-job training であり，"パートタイム研修"を重視しすぎれば，本来の研修（業務）に支障が生じる可能性がある．その一方で，"パートタイム研修"が少なすぎれば，研修効果は少なくなってしまうことが懸念される．これらのバランスを保つためには，筆者の経験では"パートタイム研修"を週に2回，半日程度か，週に1回，丸1日で行うことがよいように思う．基幹施設ではない施設で研修を行う際にはハーフデイバックやワンデイバックをうまく利用したい．なお，症例を経験する研修効率の観点から，定められた"パートタイム研修"の時間枠以外にも，「他の領域別研修の指導医が特定の疾患や処置をする際に，声をかけてもらうようにお願いしておくこと」は有益であり，"パートタイム研修"を基幹施設で行うことの利点であろう．

　第二に，"パートタイム研修"は，プログラム統括責任者などがマネジメントしなければスムーズには行えない．まず他の領域別研修を指導する科の責任者と実務者に，他科領域に特有の診察や一部処置を経験することを目的とした研修であることを十分に伝える必要がある．これは研修の質を高めるとともに，ときにありうる「業務中に他科の外来で研修するなんて，総合診療科の専攻医は呑気なものだ」などという誤解を防ぎ，総合診療科の専攻医が研修として他科で"パートタイム研修"を行うという"文化"を院内でつくるうえでも必要である．

　しばしば"パートタイム研修"の支障となるのは，研修中に本来の研修（業務）に関するコールが鳴ってしまうことである．専攻医間で，その間はオフコールにする協力体制が得られれば理想的で，プログラム統括責任者はそれを実現するための体制を構築する必要もある．

　第三に，他の領域別研修を行う各々の診療科において，総合診療専門医に求められる臨床能力を研修目標として掲げておくことができれば理想的である．ただし，これを各専門診療科の指導医に求めることには限界があり，先輩の専攻医がいれば大いに参考になる[5,6]．最も重要なことは，あくまで専攻医自身が主体的に研修に取り組むことであり，「専門診療科を受診している患者は，総合診療専

門医が診療する際と疾患名が同じであっても，より重症・進行像である可能性があること」「地域の一般診療所や，病院の内科からの紹介で来院した患者は，自らが将来，専門診療科へ紹介した際のシミュレーションとなりうること」を自覚して研修することは大いに役立つように思う．

　第四に，あらゆる教育プログラムがそうであるようにプログラムの評価と改善が必要であり，"パートタイム研修"で，専攻医にとって研修効果が十分であるかのみならず，専門診療科の指導医やスタッフの負担，最も重要である患者への精神的・肉体的負担を慎重にアセスメントする．

まとめ

　筆者の経験では，"パートタイム研修"は，文字通り日常の診療の合間に行い，あまりシステマティックにできていたわけではなかったが，これからはこのような研修もシステムとして構築されている．総合診療専門研修修了後に総合診療専門医として診療を始めると，皮膚科，整形外科，精神科などの外来で診療を経験する機会は皆無に近いといえよう．各々の研修施設によって，状況は異なり，あくまで可能な範囲で他の領域別研修の場やそれをパートタイムで行う機会を設ければよいであろう．どのような研修環境でも，専門医の適切な指導のもとで症例を経験する研修は貴重であり，その積み重ねは総合診療専門医としての糧となることに疑いはない．

文献

1) 青木　誠，伊藤澄信．総合診療の外来．千田彰一ほか（編）．最新内科学体系プログレスシリーズ1 総合診療．東京：中山書店；1998．pp116-28．
2) 木村琢磨，伊藤澄信．総合診療部門と医師教育．医療 2001；55：138-43．
3) 青木　誠ほか．総合診療と卒後研修．JIM 1993；3：346-51．
4) 白石由里ほか．プライマリ・ケア医の取り扱う健康問題．日公衛誌 1992；39：848-57．
5) 松村真司．総合診療ウォッチング 国立東京第二病院総合診療科．JIM 1997；7：696-7．
6) 北西史直ほか．他科外来研修の有用性と問題点．総合診療研究会誌 1997；2：63．

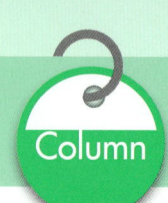

Column ❷ 産婦人科研修の実際

 "妊婦"と聞くと，診療にあたる前に身構える医師は多いかもしれません．しかし，直接妊婦の診察をしなくても，定期通院している患者から家族の妊娠・出産の相談を受けることもあれば，「生理痛がつらい」「陰部がかゆい」など婦人科領域で関わることもあります．

 亀田ファミリークリニック館山（以下，当施設）は，総合周産期母子医療センターでもある亀田総合病院（以下，本院）のサテライトクリニックで，産婦人科医のバックアップのもと，家庭医がローリスクの妊婦健診を34週まで行っています．産後2週間と1か月のタイミングで，乳児健診と産褥健診を兼ねた「産後ファミリー外来」もあるため，産前から産後という継続性を味わうことができ，家庭医として大きなやりがいを感じます．

 妊婦健診を行っている影響なのか，妊娠反応陽性，緊急を含めた避妊の相談，不正性器出血，無月経，月経困難症状など，いわゆる産婦人科領域の主訴での患者の来院は日常的です．したがって，当施設の専攻医のローテーションで産婦人科研修は必須となっています．

 ローテーションの目標は，産婦人科疾患と婦人科的主訴の扱いに慣れ，基本的手技を習得すること，妊婦健診から産褥までの一般的な流れを知ることです．2015年度は，研修2年目に本院で4週間，3年目には同じ市内の産院で2週間の研修を行いました．

 本院では，妊婦健診を産婦人科医と並列で行い，指導を受けながら，基本的な胎児計測を行い，外来での主訴に対応するなかで，「妊婦への処方の実際」を経験することができます．お産の取り上げまでは目標にしていませんが，分娩や帝王切開術の見学をすることで，その後の経過を理解することができ，患者指導がより具体化します．人工妊娠中絶の見学もします．

 婦人科外来でも，産婦人科医と並列で診察にあたります．最初は見学から，慣れたら実際に問診，診察から説明，処方までの流れを学びます．診察（クスコ診，内診，経腟エコーなど）は，産婦人科医から指導を受けてダブルチェックすることで，有意な所見を確認することができます．

 市内の産院では，比較的リスクが低い妊婦の対応を学びます．本院は総合周産期医療センターという立場上，ハイリスク患者の割合が多くなります．そこで，産院での研修を組み合わせることで，当施設で対応しうるローリスクの妊婦の診療や婦人科外来症例を，多く経験することができます．同じ地域を診ている利点として，定期通院している患者紹介も行いやすいこともあげられます．

 研修を終えて当施設に戻ったあとは，当施設に来院する婦人科的主訴の対応のみならず，定期通院している患者に対しても，子宮頸がん検診受診の推奨や，産科・婦人科的な相談，あるいは家族が妊娠した場合などの助言がしやすくなります．

 当院へ受診する方たちを診ていると，妊婦健診を行っていない施設へ通院する方のなかにも，潜在的なニーズは多いと思われます．また，婦人科診察をしなくても，外来で対応可能な主訴はたくさんあります．多くの総合診療医が，産婦人科領域のコモンプロブレムに対応できるようになることが望ましいでしょう．

吉澤瑛子（鉄蕉会 亀田ファミリークリニック館山）

3

さまざまなプログラムでの学び方の実例

ここでご紹介するプログラムの詳細は,執筆時点(2016年5月末)での状況ですので,実際とは異なる場合がございます.

多様な現場で
タテ・ヨコ・ナナメのメンバーと学ぶ
——北海道家庭医療学センター

安藤高志（国民健康保険 上川医療センター）

　北海道家庭医療学センターは，1996年に開設し，1999年から全国に先駆けて家庭医療専門研修プログラムを立ち上げている．そして，2016年度末までに総勢46人の専攻医を輩出してきた．その長年の歴史のなかで，当センター内外から教育のあり方に関する多くの知見を取り入れ，現在のプログラムに至っている．ここでは，その実態，プログラム運営をするうえでの創意工夫，今後の課題などを紹介する．

北海道家庭医療学センターのミッションと専門研修プログラムの到達目標

　専門研修プログラムを考えるうえで，家庭医として世の中にどのような役割を果たすべきかを示した組織自体のミッション，そしてそれを体現するために専攻医がどこをめざすべきかを示した到達目標がしっかりと確立されているかが重要である．それにより，組織全体としてどのような専門医を育成していくかの共通認識をもちながら，複数の指導医や多職種のスタッフが専攻医教育に携わることができるからである．

　1に示したように，当センターのミッションは家庭医療の診療・教育・発展への貢献であり，そのうち診療と発展への貢献を専門研修プログラムの到達目標としている．当センターは，専攻医がここに到達するためにはどのような研修を

1 北海道家庭医療学センターのミッションと専門研修プログラムの到達目標

- ●ミッション
  1. 良質な家庭医療の実践
  2. 良質な家庭医の育成
  3. 北海道および日本の家庭医療の発展への貢献
- ●専門研修プログラムの到達目標
  1. 都市部・郡部を問わず，地域の診療所や中小病院で第一線の医療を担うために必要とされる基本的能力と専門的知識を身につけた医師
  2. 北海道・日本国内における家庭医療・地域医療の発展のために努力することができる医師

提供すればよいかを常に考え，プログラム改革を行ってきた．その実際を次項から紹介していく．

研修の場

当センターの専門研修における最大の特徴は，研修の場の多様性である．前述の到達目標にあるように，"都市部・郡部を問わず"あらゆるセッティングで家庭医療の実践を行えるよう，都市部と郡部に診療所をもち，双方で研修を行っている．また，「診療所や中小病院」でコモンディジーズの入院診療の実践を行えるよう，家庭医療に精通する総合診療科・総合内科にて病棟研修を行っている．各研修の場の特徴は以下の通りである．

診療所[*1]

都市部

道内の札幌市・旭川市・室蘭市にそれぞれ無床診療所をもち，主に外来と訪問診療を行っている．特に訪問診療は在宅・施設ともに件数が多く，その知識・技術を学ぶことができる．また，外来件数は無理のない範囲であり，家庭医療学の考え方に照らし合わせて一例一例を深めることができる．

郡部

道内の更別村・寿都町・上川町と提携し，有床診療所で外来・入院・訪問診療を行っている．特に外来や救急の件数が多く，またコモンディジーズの入院診療も行っている．地域の診療所における疾患管理の知識・技術を学ぶことができる．また，各地域は人口3,000〜4,000人であり，顔の見える多職種連携を学ぶことができる．

病棟[*2]

当センターでは，江別市立病院 総合内科，勤医協中央病院 総合診療センター，札幌徳洲会病院 プライマリー科と提携し，教育を提供していただいている．また，2016年4月からは帯広協会病院にて，当センターの指導医が総合診療科を立ち上げている．

病棟・救急におけるコモンディジーズについての疾患管理の知識・技術を学び，有床診療所や地域の中小病院での実践の基礎を習得することができる．また，近隣にある当センターの都市部診療所で定期的に家庭医療研修を行い，診療所研修にも継続性をもたせている．

研修スケジュール

前述の多様な研修の場をどのようにローテーションしていくかは，研修目標を到達するカギになる．当センターでは，「都市部・郡部を問わず，地域の診療所

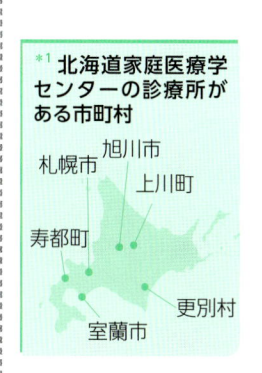

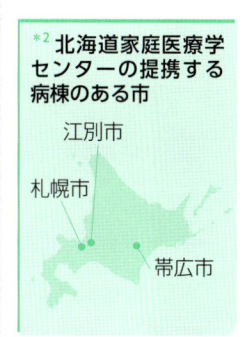

[*1] 北海道家庭医療学センターの診療所がある市町村
旭川市
札幌市
上川町
寿都町
更別村
室蘭市

[*2] 北海道家庭医療学センターの提携する病棟のある市
江別市
札幌市
帯広市

や中小病院で活躍できる医師」を育成するため，都市部と郡部の診療を必ず1か所ずつローテートするよう規定している．

　2015年度までは計3年間で修了するプログラムとしてきたため，日本プライマリ・ケア連合学会のプログラム認定要綱に合わせ，学会家庭医療後期研修プログラム改訂前（Ver.1.0）は診療所研修2年と病棟研修1年，改訂後（Ver.2.0）は診療所研修と病棟研修をそれぞれ1年半としていた．詳細は**2**の通りである．

　しかし，これまでの家庭医育成の経験から，診療所の都市部・郡部それぞれのセッティングで家庭医として学びを深めるためには各1年間の研修が好ましいこと，各研修医が苦手分野を補完したり興味のある分野の経験を深めたりするためには選択研修が必要なことを踏まえ，2016年度からは診療所研修と病棟研修をそれぞれ2年へと変更し，計4年間のプログラムとした．研修スケジュール例は**3**の通りである．

　このプログラムでは，基本的には前半2年間は病棟研修にて家庭医として必

2 2015年度までの研修スケジュール

学会プログラム改訂前（Ver.1.0）	診療所	2年	都市部と郡部を1年ずつ
	病棟	11か月	内科8か月，小児科3か月
	選択研修	1か月	国内外問わず，自身の希望する学びの場で研修
学会プログラム改訂後（Ver.2.0）	診療所	18か月	都市部1年と郡部6か月，または都市部6か月と郡部1年
	病棟	計18か月	総合内科6か月，内科6か月，小児科3か月・救急科3か月
	選択研修	なし	

3 2016年度からの研修スケジュール例

	4月	5月	6月	7月	8月	9月	10月	11月	12月	1月	2月	3月
1年目	病棟											
	総合診療専門研修Ⅱ（総合診療科）						必須領域別研修（内科）					
	ハーフデイバック（週半日の診療所研修）											
2年目	病棟											
	必須領域別研修（救急科)			必須領域別研修（小児科）					他の領域別研修			
3年目	都市部診療所（本輪西，栄町，北星）											
	総合診療専門研修Ⅰ											
4年目	郡部診療所（更別，寿都，上川）											
	総合診療専門研修Ⅰ											

要とされる医学的な知識・技術を学び，後半2年間は診療所研修にて家庭医療学の考え方や家庭医療の実践を学ぶ流れとなっている．また，前半2年間の病棟研修中にも家庭医療の基礎を学びつつモチベーションを保持する機会が必要と考え，週に半日は診療所研修（ハーフデイバック）を行うこととしている．

また当センターは，以前から北海道の地域枠医師の育成にも携わりたいと考えてきた．この4年間のプログラムに変更した後は道の地域枠制度の要綱を満たすスケジュールとなるため，積極的に地域枠医師を受け入れていく予定である．

このように，研修スケジュールは，各プログラムの地域の状況や育成したい医師像（到達目標）を踏まえて検討されている．

指導体制

この項では，当センターの指導体制……，というより学びのメンバーを紹介する．

学びのメンバーは，「タテ・ヨコ・ナナメ」に存在する．タテとは現場の指導医を，ヨコとは他の医療機関で研修する専攻医を，ナナメとは他の医療機関の指導医を指す．診療所研修・病棟研修を通して，このメンバーから常に学びを得ることができる（**4**）．

タテ

診療所研修中は各診療所に2〜3人常駐する家庭医療指導医から，また病棟研修中は各提携先病棟の家庭医療に精通した指導医から，現場指導医として日々の診療に関するフィードバックを受ける．これにより家庭医としての成長が促進される．

4 学びのイメージ図

現場のタテ
On-lineのナナメ
仲間とのヨコ

ヨコ

普段は別々の医療機関で研修を行っている専攻医が，週に1回はテレビ会議で，3か月に1回は1か所に集まって，勉強会を開催する．これにより，お互いの家庭医としての成長や悩みを共有し，今後の成長への気づきを得ることができる．

ナナメ

現場指導医とは異なる指導医が，タテとヨコではカバーできないキャリアやプライベート面も含め，さまざまな視点から専攻医のバックアップを行う．テレビ会議システムを用いて遠隔での対話を行うため，「On-line指導」と呼んでいる．家庭医の学びをフォローし促進する「On-line指導医」と，キャリアやプライベート面をフォローする「メンター」，1人ずつ計2人の指導医が1人の専攻医に対するOn-line指導にあたっている．

研修目標

当プログラムの到達目標は前述の通りであるが，そこに到達するための研修目標を独自に定めている．主要な骨格は **5** の5項目である．

つまり，当センターの専攻医は，「家庭医として必須な知識・技術を土台にもち（0），全ての患者へ継続性・包括性・協調性を兼ね備えたケアを提供し（1），さらにそこから個々の患者への個別性を高めていく（2）．その過程においては，医師としてのプロフェッショナリズムを意識し（3），また自身の言動や感情を振り返る（4）」ことを求められている．

指導医や他の専攻医とともに，専攻医自身がこの5項目を繰り返しみつめ，フィードバックを受け高めていくことで，家庭医としての成長が促進される．次項では，その方略について記載する．

研修方略

研修スケジュールや各研修場所での診療内容は，これまでに示した通りである．ここでは特に，当センターが行っている家庭医としての成長を促す方略を **6** に紹介する．なお，ビデオレビューやCBDはそのまま評価にも用いている．

5 北海道家庭医療学センターの専門研修プログラムの研修目標

- 0. 家庭医に必要な知識・技術の習得
- 1. 統合ケアの実践
- 2. 患者中心の医療の方法の実践
- 3. プロフェッショナルとしての成長
- 4. 省察的実践家としての成熟

6 研修方略

方略	開催場所	開催頻度	内容
ビデオレビュー	各診療所	月1〜2回	専攻医が医療面接の様子をカメラで撮影し，診察終了後に指導医とともにチェックし，面接内容に関してディスカッションを行う． 指導医は主に医療面接技法に関してフィードバックを行う．
CBD（Case-based discussion：症例基盤型ディスカッション）	各診療所	適宜	専攻医または指導医が最近診察した1人の患者の診療録を選び，診療内容についてディスカッションを行う． 指導医は疾患マネジメントや家庭医療のコアとなる考え方に関してフィードバックを行う．
FMカンファレンス（Family Medicine）	各診療所	月1〜2回	専攻医が診療に苦慮した事例を1例選び，専攻医の疑問点や苦慮したポイントに関してディスカッションを行う． 指導医はファシリテートしながら家庭医としての学びを抽出する．
SEA（Significant Event Analysis）	各診療所	適宜	医療ミスやスタッフとの衝突など，専攻医自身が感情を揺さぶられた経験をもとに，感情を共有し，家庭医としての成長のきっかけを指導医とともに探索する．
On-line 講義	テレビ会議システム	週1回	テレビ会議システムを用いて，指導医が家庭医療の概念やコモンディジーズに関するレクチャーを行う．
On-site FaMReF（FaMReF：Family Medicine Resident Forum）	札幌または郡部診療所	年4回	全専攻医が1か所に集合．家庭医としての学びを各専攻医が発表し，相互にフィードバックを行う． 指導医はアドバイザーとして家庭医の学びのポイントを抽出する．
ポートフォリオ発表会	札幌	年1回	全専攻医が1か所に集合．作成したポートフォリオを各専攻医が発表し，相互にフィードバックを行う．

ビデオレビュー

ビデオレビューは総合診療専門研修の研修方略としても推奨されており[*3]，当センターでの実施方法も紹介しておく．当センターでは，「医療面接技法の習得」「患者中心の医療の方法の質向上」を目標として設定し，次のように実施・評価を行っている．

- ●実施

自分が評価を受けていない事項または困難を感じる内容に，面接中に遭遇するであろう患者を，専攻医自身が選び，依頼する．撮影はウェブカメラで行い，データを保存する．

- ●評価

数日以内に専攻医と指導医とで面接を振り返る．指導医は面接内容を視聴しつつ，チェックリストと評価スケールを用いて到達レベルを評価し，フィードバックを行う．

①専攻医の面接実施前の自己目標の発表，②面接内容の視聴，③専攻医の自己評価の発表，④指導医からのフィードバック，の順に行うと，指導医は専攻医の学習ニーズにも踏まえたフィードバックができる．

[*3] ▶ビデオレビュー（p.171）

評価とフィードバック

　当センターでは，5 に記載した5項目についての到達段階を評価する．実際には，各項目に対して下位小項目を設定し，それぞれにつき用いるべき評価方法を定めている．評価方法には，ビデオレビュー，CBD，360°評価，指導医によるGlobal Rating，ポートフォリオなどがある．

　Global Ratingは，研修目標の各項目に対して目標到達レベルを記述した評価レポートであり，当センターで独自に作成している．現場指導医が定期的に評価していき，研修修了までにそのレベルに達することを求めている．また，ポートフォリオは経験事例に対する深い省察を促すツールとして重視しており，計3人の指導医で評価しフィードバックを行っている．

　ポートフォリオ以外は，研修途中に形成的評価としても用いている．ビデオレビューやCBDなど，日々の診療で評価可能な項目は随時行い，360°評価やGlobal Ratingは6か月に一度ほど行っている．

　専攻医へは評価ごとにフィードバックを行い，その後の研修において重点をおくとよい学習ポイントを伝えている．これにより家庭医としての成長を促進し，その過程を追跡していく．すべての目標の基本となる考え方は，「当プログラムの卒業後も，指導医の監視下でなくとも質の高い家庭医として振る舞い，自ら成長し続けられる医師をめざす」ことである．

今後の課題

　以上のような内容の研修プログラムを17年ほど提供してきたが，常にいくつかの課題を抱えてきた．なかでも共通していた課題は，教育内容の継続性と評価の煩雑さである．

教育の継続性

　当センターは特に外部の病棟研修機関や都市部・郡部の診療所など半年～1年単位で各研修先をローテーションするため，各研修先の指導医の教育内容や評価内容を他の指導医が把握することが困難となることが多い．現在，前述の「On-line指導」にて全研修期間を通じて同じ指導医がフォローし継続性をもたせるよう試みており，今後も改良していく予定である．

評価の煩雑さ

　「評価とフィードバック」で記載したように，当センターでは研修目標の下位小項目を作成し，それぞれに評価方法を定めている．全研修期間を通じて全評価を計画的に実施していく必要があるが，各研修先の指導医が日々の業務の中にそれを組み込んでいくことに困難を感じることも多い．そのため，日々のカルテチェックやカンファレンスのなかで，簡便に評価しストックしていくことができる

ようなシステムを現在作成中である．

まとめ

今後，総合診療医は新しい専門医として各地域住民・行政・国などさまざまな方面から注目される立場にある．総合診療医が「専門医」として認められるか否かは，専門研修プログラムで育った医師の質にかかっているともいえるだろう．専攻医の成長の先にある，総合診療医の日本の医療への貢献を見据え，専門研修プログラムを構築していきたい．

3 さまざまなプログラムでの学び方の実例

圧倒的臨床力と診療領域の広さ，そして仲間の存在
——亀田家庭医・総合診療専門医プログラム

菅長麗依（鉄蕉会 亀田ファミリークリニック館山）

亀田ファミリークリニック館山（**1**）は人口約5万人の館山市に位置する．館山市は館山湾を望む南房総のリゾート地であり，東京には日帰りで気軽に往復が可能な，住環境のよい街である．組織としては，鉄蕉会亀田メディカルセンターグループに所属する一診療科であり，一医施設である．家庭医研修プログラムは2000年から亀田総合病院内の家庭医診療科で開始され，米国での家庭医療研修を修了した岡田唯男を2002年に部長に迎えた．2006年には亀田総合病院から35km離れた館山市に現在の「亀田ファミリークリニック館山」として診療所を開設し，2007年に日本家庭医療学会認定を取得した．「気軽に立ち寄れるクリニックであり，徹底的に"質"にこだわった，テーラーメイドな医療を提供すること」を理念としている．当院プログラム修了生は16年間で37人に及び，院外研修生約30人を輩出してきた歴史あるプログラムである．

亀田ファミリークリニック館山の研修プログラムの強み

国内随一の診療領域の広さと多様性

当院の最大の特徴は，"単一施設（診療所）でカバーできる診療領域の広さと

1 施設紹介

亀田ファミリークリニック館山（Kameda Family Clinic Tateyama，以下KFCT）
【開設時期】2006年6月　【施設基準】機能強化型在宅緩和ケア充実診療所（無床）
【診察室など】診察室：11室，婦人科診察室（内診台あり）：2室，感染隔離室：2室，処置室：2室
【技師】診療放射線技師：1人（常駐），血液検査技師：1人（常駐）
【標榜科】内科，小児科，産婦人科，皮膚科，リハビリテーション科，歯科，歯科口腔外科，小児歯科，矯正歯科（9科）
【職員数】約90人（および同一建物内に運営母体の異なる約150人）
【関連施設（すべて同一建物内）】透析センター，リハビリテーションセンター，歯科センター，訪問看護ステーション，総合相談室（および運営母体の異なるヘルパーステーション）

2 2014年度業績

【外来受診者数】平均4,000〜5,000人/月
【予防接種】9,168本/年（平均764本/月）
【在宅診療】年間新規導入59件　【在宅看取り率】がん：60%，非がん：76%
【透析患者数】47人（月〜土の午前・午後：計9クール）
【子宮頸がん施設検診（館山市・鋸南町・南房総市・鴨川市）】204件
【産後ファミリー外来】42件
【助産師による取り組み】産後訪問：6件，母乳外来：154件
【健康教室（地域の小中学校や高校での講義など）】12件

(文献[1])より作成)

多様性"といえるだろう．全国でも他施設や近隣のサイト（病院・診療所）をローテーションすることで，さまざまな研修領域をカバーすることはあっても，一施設内でみられる診療範囲は限られていることが多い．しかし，当院は当診療所"内"で外来，在宅診療のみならず，透析診療，妊産婦ケアおよび婦人科診療がバランスよく経験でき，その他，予防接種，乳児健診，小児発達障害・思春期診療，整形・スポーツ医学診療，地域ケア，ヘルスプロモーションなどあらゆるフィールドをカバーしている（2）．外来では，受診者の母数の大きさから，レアケースに遭遇する機会にも恵まれる．

また，リハビリテーションセンターや訪問看護ステーション，ヘルパーステーションがすべて同一建物内に併設されているため，総合診療専門医として必要不可欠な多職種連携も非常にスムーズである．加えて，コメディカルと共有する事案や時間が増え，互いに学び合うなかで，自ずとマネジメントの質も高くなっていく．

連携施設に恵まれた理想の研修環境

当院の研修プログラムにおける千葉県内の連携施設を 3 にまとめた．

当院を受診する患者のほとんどは，二次医療機関である安房地域医療センターや，三次医療機関である亀田総合病院で入院となる．また，連携している全医療施設のカルテ閲覧が可能であることから，医療の継続性も担保され，有機的なフィードバックがかかりやすい研修環境である．いずれの施設も中堅医師が中心となり，エビデンスに基づく世界標準の医療および教育を提供しているため，研修の量・質ともに申し分ない．研修体制は屋根瓦式のチーム診療で，専攻医はその経歴に応じた研修目標設定やチーム編成がなされている．

2013年度からは森の里病院，2014年度からはさんむ医療センターでも研修を開始している．特にさんむ医療センターでは，2016年度から産婦人科研修と内科診療（病棟・外来・在宅）とを両立させたプログラムを始動する予定であるほか，当法人内の施設にはない緩和ケア病棟（20床）が併設されているのも特色の一つとなっている．亀田グループ外の病院で「地域のニーズに応える力」を身につける外部研修は，総合診療専門医にとって大きな力となるだろう．

3 当院の千葉県内の連携施設

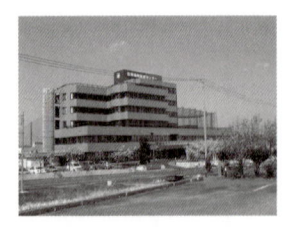

- 安房地域医療センター（149床）
  館山市内（KFCTから車で15分）
- さんむ医療センター（350床）
  千葉県山武市
- 亀田ファミリークリニック館山（KFCT）
  （無床診療所）
- ファミール産院（12床）
  館山市内
- 亀田総合病院（865床）
  千葉県鴨川市（KFCTから35km）

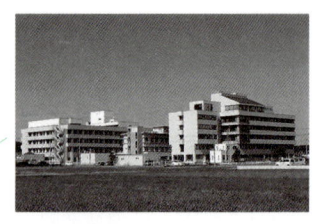

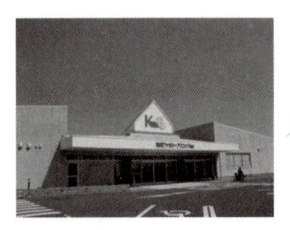

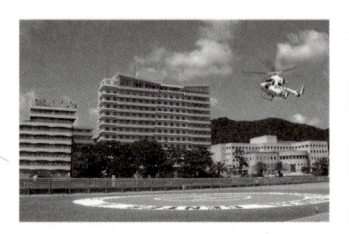

大勢の仲間との豊富な勉強会と生涯学習のネットワーク

　当院の常勤医師は2016年度現在，19人（指導医6人，専攻医13人）在籍しており，関連施設へローテートする専攻医が多くても，院内には常に6～8人の医師が診療に携わっている．アウェイで行う心細くなりがちな専門研修中も，身近に相談できる多くの仲間と先輩がいるため，非常に心強い．また，研修に伴うさまざまな業務を分担制にすることで，勉強会や多職種カンファレンスを充実させ，かつ継続させることが可能になっている．まさに，自ら学んだ内容を互いにシェアして学ぶ，生涯学習の姿勢が根づいた理想の環境である．

　たくさんの修了生が参加しているメーリングリストでは，診療のTipsや各分野のUpdate情報などが数多く発信され，活発なディスカッションが行われている．研修修了後も学び続けるネットワークに身をおくことができるのも大きな魅力である．

当院の研修目標と研修スケジュール

　当院では，専攻医1年目：患者を診る，2年目：家族を診る，3年目：地域を診る（community medicine 研修を含む），4年目：クリニックの運営・経営，教育・指導を研修目標とし，どのような地域・立場でも臨機応変に対応できる家庭医・総合診療専門医養成をめざしている．4年目在籍中に，専門医取得のため

4 ローテーションスケジュール簡易表（2016年度 ver. 暫定案）

	4月	5月	6月	7月	8月	9月	10月	11月	12月	1月	2月	3月
1年目	KFCT		亀田				安房		亀田	亀田		安房
	★	総診Ⅰ	小児科				総診Ⅱ		腎内	内科		救急科
2年目	KFCT			さんむ医療センター			亀田	亀田／安房	亀田	亀田		安房
	総診Ⅰ			総診Ⅱ			緩和	内科	在宅	産婦		救急科
3年目	KFCT								産院	亀田	※	安房
	総診Ⅰ								産婦	ス	選	救急科
4年目	KFCT											※
	総診Ⅰ											選

新専門医制度整備基準に伴い随時変更の可能性あり．
【施設名】KFCT：亀田ファミリークリニック館山　亀田：亀田総合病院　安房＝安房地域医療センター　産院：ファミール産院　※院外
【領域】総合診療専門研修…総診Ⅰ：総合診療専門研修Ⅰ　総診Ⅱ：総合診療専門研修Ⅱ
　　　必須領域別研修……腎内：腎臓高血圧内科　緩和：緩和ケア科　内科：総合内科を含む各専門内科のなかから選択制
　　　他の領域別研修……★：オリエンテーション　在宅：在宅診療部　産婦：産婦人科　ス：スポーツ医学科　選：選択

のサポートが受けられ，フェローシップ（後述）先取りができるのも4年制としている魅力である．

日本プライマリ・ケア連合学会後期研修プログラムとしては，Ver.1.0で申請しているが，実際は2012年度頃からはVer.2.0に沿ったローテーションで構成している（4）．プログラム開始当初から，ローテート先にかかわらず，週1日のワンデイバックを設け，専攻医は4年間通じて当院での外来を継続できる．

総合診療専門研修

総合診療専門研修Ⅰ

約2年強，当院（KFCT）で研修を行う．キャリアプランに応じてKFCT研修の一部をその他のローテーションに置き換えることも可能である．

総合診療専門研修Ⅱ

安房地域医療センター 総合診療科，およびさんむ医療センターで各3か月研修を行う．

必須領域別研修

内科研修

内科研修6か月のうち，2か月を当院プログラム独自ローテ（腎臓高血圧内科〔透析〕，緩和ケア科を各1か月）．残りの4か月は，亀田総合病院および安房地

3 さまざまなプログラムでの学び方の実例

5 2015年度のコアレクチャーの単元
毎年専攻医がスタッフのサポートを受けて単元の内容・数を調整する．

> 糖尿病，高血圧，脂質代謝異常症，急性上気道炎，中耳炎，胃腸炎，気管支喘息，うつ病，行動変容（禁煙外来含む），アレルギー疾患，高齢者総合機能評価（認知症），介護保険，整形領域（肩・腰・膝），予防接種，発達障害，思春期患者の対応，家庭医／KFCTとは（総論），ヘルスメンテナンス，EBMおよびガイドライン　など

域医療センターの総合内科を含む各専門内科領域からの選択制としている．

救急科研修
毎月1,500例の救急患者を診ている安房地域医療センターで，一次〜三次救急を経験する．1〜3年次に分けてローテートすることで，継続性のあるスキルアップが可能である．症例が多彩かつ豊富なため，4年次でもほとんどの専攻医が希望しローテートしている．

小児科研修
亀田総合病院の小児科にて外来診療から病棟の高度医療まで研修が可能である．

その他の領域別研修

コアレクチャー
専攻医1年目は，4月のオリエンテーション月間に約20単元のコアレクチャー（コアレク）を受ける（**5**）．コアレクとは外来診療に最低限必要な知識を得るためのレクチャーで，2年目以上の専攻医と指導医が毎年分担し作成する．のちの外来診療では，プリセプターとの共通言語やガイドラインがあるため指導も行いやすい．当院の臨床力の高さを担保している当院伝統の強みである．

generalist ARK
コアレクの一環で2010年から行っている「患者中心の医療の方法」についての体験型ワークショップは，2年目の専攻医が主導する．上述の連携施設の各科専攻医も交えた学びとなっており，よい交流となるだけでなく他院ジェネラリストに総合診療専門医のプレゼンスを示すよい機会となっている．

産婦人科，在宅診療部，スポーツ医学科
当院の家庭医として診療を行うにあたり，上記のスキル獲得は必須となる．いずれも亀田総合病院の当該科ローテ後，当院で上級医のバックアップ指導期間を経て独り立ちをめざす．産婦人科については，近隣の産院（ファミール産院）で1か月追加研修することで，よりプライマリ・ケア医に必要な症例を経験でき，診診連携としても非常に有益である[*1]．

院外研修
3，4年目に2週間ずつ院外研修を設けている．国内外の研修環境を経験するなど，プログラム修了後のキャリアプランに応じて活用できる．

[*1] ▶ Column 産婦人科研修の実際（p. 272）

専攻医への教育

　当院10年以上にわたる歴史のなかで生まれた勉強会は，じつに多岐にわたり充実している．専門性が要求される透析・マタニティカンファ，また4月のコアレクやポートフォリオ勉強会については指導医の発案であるが，それ以外のほとんどが，現在までの当院専攻医がつくり上げてきた．昼食時間などを活用するが，数も多いため，過剰にならないよう，専攻医3～4年目の担当者が毎月調整・計画する．その一部をご紹介する．

ポートフォリオ勉強会

　ポートフォリオになりそうな事例を専攻医がパワーポイントで発表し，実際のポートフォリオに仕上げるためにはどうすればよいか，皆でディスカッションを行う．専門医試験対策になる以上に，院長から発信される家庭医療の理論的基盤やシステム理論などさまざまな知見・学びがシェアされ，全国的にみても稀有な，非常に価値の高い勉強会である．

レジデントデイ

　レジデントデイ（ 6 ）は，4年目専攻医による発案で2015年11月に初めて開催された教育の場である．院外ローテート中でも参加しやすい土曜午後の時間を利用している．20人以上の参加者は小グループに分かれ，各グループで上級医がファシリテートし，学年を超えた学びを共有する．第1回の内容は院長のレクチャー，2年目専攻医による拡大ポートフォリオ1例および外来ビデオレビュー2例を主とし，終了後は希望者で懇親会を行った．今後も4年目専攻医主導で，年2～3回のペースで開催予定である．

その他勉強会　 7

　在宅や透析・リハビリ関連の多職種カンファのみならず，近隣の小中学校養護

6 レジデントデイの光景

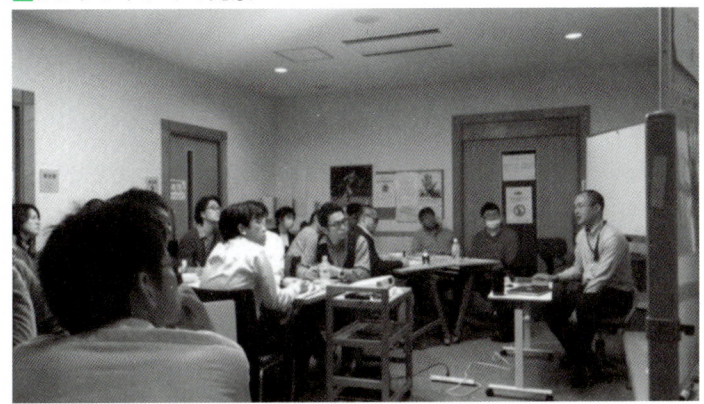

拡大版ポートフォリオ勉強会で4年目の専攻医が発表している．

7 当院の勉強会・カンファ（一部）

勉強会	頻度	内容
モーニングカンファ	月1（昼）	疾患テーマ毎に専攻医が最新のエビデンスをまとめて発表する（1〜4年目専攻医で分担）
スタッフレクチャー	月1（昼）	指導医による各分野のレクチャー
入院症例カンファ	月1（昼）	当院から関連病院へ入院した患者のレビュー．紹介患者以外も含むため学びが多い
小テスト	月1（昼）	米国家庭医療専門医試験をもとに作成した小テスト（専攻医4年目が担当）を皆で解く．年1回の中間テストで学びの達成度を確認する
緩和ケアカンファ	週1（夕方）	亀田総合病院 疼痛・緩和ケア科・在宅医療部医師へ症例相談（遠隔通信手段を利用）
透析・マタニティカンファ	週1（昼）	透析・妊産婦に関する勉強および患者についての情報を共有する
在宅患者シェア・デスカンファ	月2（昼）	患者の情報共有や，ある課題に対する方針について多職種で話し合う
思春期勉強会	月1（朝）	小中学校養護教諭，心理カウンセラー，医師で行う症例検討や勉強会

教諭との発達障害児や思春期に抱える問題について学ぶ「思春期勉強会」や，当院妊婦健診利用者の産後経過について助産師と振り返る「バースレビュー」などは，家庭医・総合診療専門医養成にとって，非常に学びの深い機会となっている．

フェローシッププログラム

主に4年目専攻医を対象に，院内外で指導医養成のエッセンスについて学ぶ機会が与えられる．院内FD（指導医養成：Faculty Development）プログラム[*2]またはGPwSI（General Practitioner with Special Interest）プログラム[*3]のいずれかを受けることで，各専攻医に応じたスキルアップが可能である[*4]．当院プログラム修了生でない院外からの医師が当院指導医になる場合も，上記いずれかの研修を経ており，「プログラム修了・年次が上＝指導医」ではないのが当院"指導医"の強みの一つである．

研修のサポート体制

勉強会やカンファが非常に豊富であるうえ，診療範囲も多岐にわたるため，専攻医が疲弊しないようさまざまなサポート体制が構築されてきた（**8**）．その一つとして，KFCTグラウンドルール（10か条）を医局に掲げ，タイムマネジメントや業務改善意識などをもたせる工夫を行っている[*5]．2011年度からは当院オリジナルの研修手帳を用いて，ポートフォリオ事例や経験すべき手技一覧をチェックするように試みているほか，ADMや振り返りの会，メンター制度を利用して研修医のサポートや研修達成度の確認などを行っている．

[*2] **FD**
受講者は概ね毎月2コマのデューティーフリーの時間が与えられ，院長と指導医が指導に当たる．内容は家庭医療の理論的基盤のみならずリーダーシップやチームビルディング，経営学や研究手法など幅広い分野をカバーする．

[*3] **GpwSI**
専門医取得レベルに達した後，個人のニーズに合わせて行う追加研修．サブスペシャリティやスペシャルインタレストといった，得意分野を深めるための個別化されたプログラムである．フェローシップ終了後は当院指導医として2年間勤務することを条件としている．
過去の実績：プライマリケアスポーツ医学，ウイメンズヘルス，エコー，在宅診療など

[*4] 一部の医師は院外でFDを行うこともある

[*5] 内容を知りたい方はぜひ当院の見学へ！

8 サポート体制

	頻度	内容
ADM （Adviser Meeting）	年3回 （計12回／4年間）	指導医と専攻医が1対1で長期的な研修目標やキャリアプランについて振り返る
通年メンター	随時（最低月1回）	上級医が通年固定メンターとなりポートフォリオ作成のサポート，臨床疑問の相談や研修手帳を用いた定期的フィードバックなどを行う
振り返りの会	週1回（約30分）	各学年を交えた少人数チームで，ポートフォリオのケース選定や作成方法の相談を行う
レジデントミーティング	月1回	専攻医「全員」が集合し，研修の情報共有，ワークショップ提案など行う．専攻医のための，専攻医による会

レジデントミーティング

月1回夜，19時頃から当院専攻医が"全員集合"する会である．専門研修1，2年目は他科・他施設ローテーションが主で，家庭医・総合診療医としてのアイデンティティを喪失しやすい年次である[*6]．そのため，他科研修中でもこの日ばかりはレジデント全員が顔を合わせ，各自の学びや悩みを共有し，当科の今後としての方向性について語り合える時間となっている．

ここでは，主に研修先での学びやコツ，内部事情などを共有し，次にそのセッティングで研修する専攻医へと引き継ぐ．それ以外にも，専攻医から新たな活動や勉強会の提起，指導医から専門医制度の進捗状況の共有，他科から当院への専攻医の情報共有，年度末には新年度の役割分担など，じつにさまざまな議論の場となっている．議題に要する時間を提議者が決め，3年目専攻医がファシリテートとタイムマネジメントを行う．終了後は各学年で食事に行くなど，公私双方の面でよい機会となっている．

[*6] ▶ Column 研修中に「総合診療医」としてのアイデンティティを維持し続けるために（p.83）

医局秘書

医局秘書は，医師の勤務表や申請書類の作成業務などに加え，専攻医のローテーションスケジュール作成を1人で担っている．当院研修プログラムにも精通している必要があり，積極的にその理解に努めるだけでなく，専攻医の話を聞くなどじつに多彩な役回りを果たしている．

指導およびフィードバック体制

医局規模が大きいため，細やかな目が行き届きにくくなりがちである．そのため指導医間での情報共有のみならず，360°評価[*7]として看護師からも意見をもらい，包括的なフィードバックを行うよう工夫している．

[*7] ▶ 360°評価（p.199）

プリセプティングシステム

全日"プリセプター"という指導医を常時1人設け，外来診療全般，透析，在宅診療，妊婦健診，婦人科診療など幅広い指導に応じている．常勤指導医6

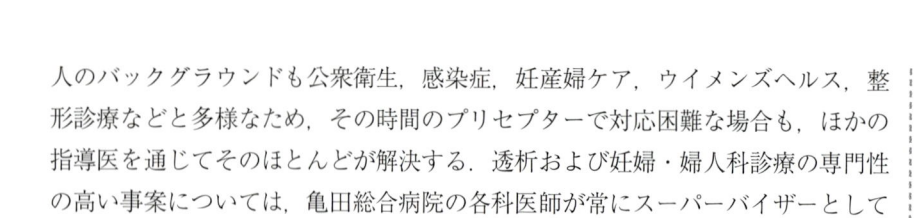

人のバックグラウンドも公衆衛生，感染症，妊産婦ケア，ウイメンズヘルス，整形診療などと多様なため，その時間のプリセプターで対応困難な場合も，ほかの指導医を通じてそのほとんどが解決する．透析および妊婦・婦人科診療の専門性の高い事案については，亀田総合病院の各科医師が常にスーパーバイザーとして相談に応じてくれるため，電話相談のハードルも非常に低い．

スタッフミーティング

主に指導を担当する指導医，4年目専攻医と医局秘書が集まり，毎週月曜朝に30分間のスタッフミーティングを行う．専攻医についての情報交換や，新専門医制度の進捗・懸案事項，各部署で起きた問題提起や共有，その他もろもろの事案を検討する．複雑かつ重要な案件などについてはさらに時間を設けて合同スタッフミーティングを行う．

看護ミーティング

月1回看護部とのミーティングに指導医1～2人が持ち回りで参加し，双方向にフィードバックを行う．事案によっては指導医から専攻医へフィードバックする．専攻医の診療を常日頃から近くでみている看護ならではの視点は，プリセプターでは見抜けない態度領域のフィードバックに非常に有効であると感じている．

まとめ

当プログラムの専攻医数や診療領域は，いずれも一診療所としては国内最大規模である．したがって，知識や勉強内容の分担および共有がしやすく，また医師のキャリアプランに応じた研修内容のテーラーメイドの幅が広い．逆に，大規模ゆえの課題が生じることもあるため，それを察知し，工夫と対策を続けられるかどうかが，研修施設の力量を反映する．専攻医の自主性を生かし，伸ばし，生き生きとした研修環境を担保することが研修施設のポテンシャルを決定づけると考える．

文献

1) 岡田唯男．亀田ファミリークリニック館山（KFCT）．http://www.kameda.com/files/kameda_portal/about/report/files/8.pdf ［2016年5月最終アクセス］
2) KFCT 家庭医のためのフェローシッププログラム．http://www.kameda-resident.jp/senior/program/internal07_fellowship.pdf ［2016年5月最終アクセス］

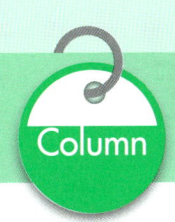

新しいプログラムのつくりかた

　アメリカの家庭医療の黎明期には，第一世代の家庭医，第二世代の家庭医，第三世代の家庭医といういい方がなされていました．第一世代の家庭医は，家庭医療プログラムのない時代に実地で研修した家庭医，第二世代は，第一世代の家庭医を指導医として研修プログラムを終了した家庭医療専門医，第三世代の家庭医は，第二世代の家庭医療専門医を指導医として研修プログラムを終了した家庭医療専門医のことをいいました．

　現在，日本には第一世代，第二世代，第三世代の総合診療医（家庭医）が混在しています．第二世代，第三世代の方も新しくプログラムを立ち上げておられます．彼ら，彼女らは，自分たちが経験してきたプログラムを，よい面，悪い面とも参考にして構成すればよく，協力してくれる院内，院外の仲間づくりと研修場所を考えれば先はおのずとみえてきます．彼ら，彼女らの能力と行動力は，すでに多くの方々が認めるものとなっているからです．

　第一世代の方や，これまで家庭医療・総合診療を生業としてきていない方が，新しいプログラムを立ち上げるのには，多くの困難があると思われます．「診療所と病院があって必修ローテーションができたら，それだけで総合診療の研修プログラム」などと真顔で言われる方があります．形状はプログラムにはなるかもしれませんが，「仏作って魂入れず」ということでしかありません．総合診療専門研修プログラムの運営，教育方法，ポートフォリオの作成などを今まで経験したことがないからです．そんな甘い考えは，自分の将来のことを真剣に考えている若い先生方には簡単に見透かされます．

　「先達は，あらまほしきことなり」と申します．実際に研修している専攻医の数よりはるかに多い研修プログラムがすでに存在します．そのなかで新しくプログラムを立ち上げるためには，必ず，第二世代・第三世代の方や，第一世代でこれまでプログラムの運営・指導に携わってこられた方の助言と協力を得ながら，ほかにはない新しい魅力的なものをつくっていただきたいと思います．

雨森正記（弓削メディカルクリニック 滋賀家庭医療学センター）

都市型診療所を基盤とした家庭医を育てる
――CFMD家庭医療学レジデンシー・東京

喜瀬守人（家庭医療学開発センター（CFMD）/ 久地診療所）

　CFMD家庭医療学レジデンシー・東京（以下，CFMD東京）は，南関東における都市部，かつ診療所ベースで構築されたユニークな専門研修プログラムである．CFMD東京内で家庭医療専門医の所属している診療所は東京・神奈川・埼玉の1都2県で10か所以上あり，すべての診療所に家庭医療専門医が指導医として在籍している．専攻医は研修期間を通して1つの教育診療所に所属し，総合診療専門研修Ⅰ以外の研修期間中も1日だけ所属診療所で研修するワンデイバックを保証している．プログラム開始当初より振り返りとポートフォリオ作成に力を入れており，月1回のレジデントデイ，レジデントセミナーなど，OJT（off-the-job training）の機会を確保している．在宅医療，リサーチ，リーダーシップなど専門研修修了後のフェローシップも充実している．

歴史

　CFMD（Centre for Family Medicine Development：家庭医療学開発センター）は，医療生協の全国組織である日本医療福祉生活協同組合連合会が運営する組織で，旧日本家庭医療学会による後期研修プログラム認定制度の開始に先立って2005年に設立された．CFMDの名を冠した最初の後期研修プログラムとして2006年にCMFD・東京が開始されたのを皮切りに，2007年に東海，2010年にせとうち，2013年に近畿，2014年に東北と山陰がそれぞれプログラムとして名乗りをあげた．CFMD東京は，振り返り（リフレクション）の重視，ポートフォリオ基盤型学習，case-based discussion（CbD）導入など，家庭医療専門医の後期研修におけるスタンダードな学習方略・評価にいち早く取り組みその確立と普及に貢献するなど，先進的なプログラムとして現在も挑戦を続けている．

診療所基盤型研修

　総合診療専門研修プログラムのなかで，診療所をベースとしたものはじつは少ない．これは，研修システムの構築・維持に必要なさまざまなコスト，あるいは従来型の大学・大病院中心の医師養成システムの流れからいってやむを得ないことであるが，CFMDは設立当初から家庭医療学にこだわり，その実践の場とし

1 CFMD家庭医療学レジデンシー・東京の構成

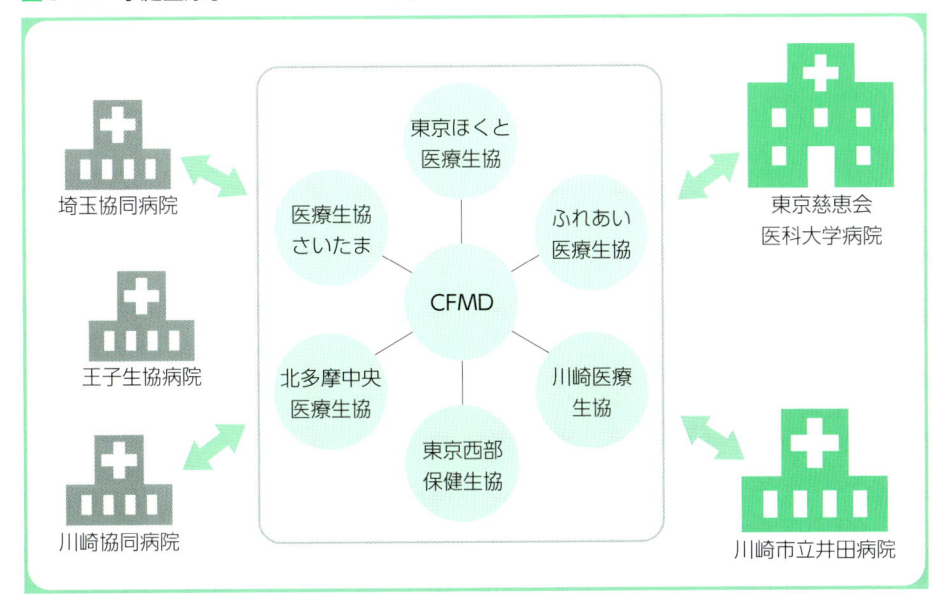

[図：CFMDを中心に、医療生協さいたま、東京ほくと医療生協、ふれあい医療生協、川崎医療生協、東京西部保健生協、北多摩中央医療生協の6つの教育診療所が配置され、埼玉協同病院、王子生協病院、川崎協同病院、東京慈恵会医科大学病院、川崎市立井田病院と連携している]

ての診療所を重視，診療所基盤型の専門研修プログラムを構築してきた．

レジデンシーを構成するのは複数の教育診療所である（ 1 ）．各科ブロックローテーション研修は各協力施設で行う．専攻医は研修期間を通して1つの教育診療所に所属し，総合診療専門研修Ⅰでは所属診療所に最低1年フィックスで在籍するほか，その他の研修期間中も週1日の診療所研修を保証するワンデイバック制度をプログラム設立当初より採用している．ワンデイバック制度は，コモンディジーズに遭遇する機会をつくることのほか，総合診療医にとって重要な継続性の実践，病院ローテーション中に陥りやすいアイデンティティ・クライシスの予防[*1]，診療所が一体となって専攻医を育てる環境づくりなど，研修そのものの質を向上させるうえで利点が多い．

[*1] ▶研修中に「総合診療医」としてのアイデンティティを維持し続けるために（p.83）

総合診療専門研修

総合診療専門研修Ⅰ

当プログラムの総合診療専門研修Ⅰは，前述の通り各専攻医が所属する教育診療所で行う．診療所における総合診療専門研修Ⅰの特徴として，以下の点があげられる．

- 診療所の外来で遭遇しうる頻度の高い健康問題を一通り経験できる．
- 虚弱高齢者，多併存疾患（multimorbidity），心理社会倫理的複雑事例など，診療所における対応困難ケースを十分経験できる．
- 小児診療について，急性期対応，紹介などの適切なトリアージ，ワクチンや乳幼児健診などの予防分野，アレルギー疾患や思春期への対応，家

族を含めたケアなど，総合診療医として必要な小児の健康問題を一通り経験できる．
- 在宅ケアにおいて，がんや非がんの緩和ケア，救急対応，在宅導入など，在宅ケアの質を高めるために必要な事例を経験することができる．
- 患者や医療生協の組合員，診療所スタッフとの関係を構築できる．
- 診療の質の改善やスタッフ教育など，職場内でのプロジェクトワークを企画運営できる．
- 地域住民や診療所外の医療介護職などと連携し，地域ケア活動を実践することができる．
- 診療所をベースとした研究に取り組むことができる．

都市部診療所において総合診療医として独り立ちできるだけの基礎体力を養うために，最低1年間という期間を確保している．また，都市部特有の問題として，ケアの分断やクネビンフレームワーク[*2]でいうところのcomplex/chaos事例の多さ，地域にもよるが外国人診療などの課題もある．これらに積極的に取り組むことも，都市部における総合診療医の重要な役割である．

総合診療専門研修Ⅱ

当プログラムの総合診療専門研修Ⅱは，100～200床クラスの中小規模の病院で行っている．基幹病院クラスと比べて重症・緊急疾患の頻度は少ないが，以下の点で総合診療の実践力を高めることができる．
- 外来，在宅などとのシームレスな連携が必要な虚弱高齢者の入院ケアができる．
- 併存疾患の多い事例の主治医機能をはたすことができる．
- 心理社会倫理的複雑事例への対応とマネジメントができる．
- 地域連携を生かして退院支援ができる．
- がんおよび非がん患者の緩和ケアができる．
- 診断困難事例への対応ができる．
- 安全管理，診療の質改善など，病院運営に関わるマネジメントができる．
- 病院内医療者への教育活動ができる．

一般的に大規模病院では，入院と外来における医療の連続性は断ち切られやすい．疾病が複数ある場合，それぞれの専門職が1人の入院患者を担当することになり，専攻医が包括的に診る機会も相対的に少なくなる．一方の中小病院では，複数疾患のマネジメントや退院調整も含めて入院主治医の役割が大きく，患者層も診療所と重なる部分が多い．この研修が，総合診療専門医としての基礎体力になっていくのである．

領域別研修

当プログラムでは，内科・小児科研修を医療生協内の中規模病院で，救急科研

[*2] **クネビンフレームワーク**
複雑性の度合いを示すフレームワークで，simple，complicated，complex，chaosの順に複雑性が高い．疾患そのものの重症度はあくまで一要素に過ぎず，症状による苦痛や生活の困難さ，家庭や社会との関係性，医療や介護の介入程度，方針への合意など，さまざまな要因が影響する．

修を医療生協外の基幹病院で行っている．また，必修ではないが，緩和ケア病棟での研修も推奨している．**2**にローテーション例を示す．

内科研修

内科では，総合診療専門研修Ⅱが上記のような総合診療専門医としての包括的な診療能力向上の場であるのに対して，循環器内科や消化器内科など各サブスペシャリティの研修を行うことを目的としている．

小児科研修

都市部においては，小児の専門診療へのアクセスは良好であり，患者（保護者）も上手に使い分けていることが多い．したがって，都市部プライマリ・ケアにおける小児診療の主な役割は，一般外来における「元気な子ども」の診療，ワクチン接種や乳幼児健診などの予防医療が中心になっているという考えのもと，専攻医の小児科ローテーション中の研修目標を，①一般外来における急性疾患の重症度・緊急度の判別が適切にできること，②病棟主治医として入院する病児の経過を把握すること，③ワクチン接種や乳幼児健診の集中的な経験，においている．

救急科研修

救急科研修は医療生協内の病院ではなく，外部の病院に依頼している．ここでの主な目標は，特に二次救急レベルの基本的対応ができるようになること，都市部の診療所では経験が不足しがちな外傷・小外科の経験を積むことである．

緩和ケア

緩和ケアはプログラムの必須ローテーションではないが，CFMD東京として

2 ローテーション例

	4月	5月	6月	7月	8月	9月	10月	11月	12月	1月	2月	3月
1年目	王子生協病院						埼玉協同病院					
	総合診療専門研修Ⅱ						内科					
2年目	慈恵医大病院			埼玉協同病院			王子生協病院			川崎協同病院		
	救急科研修			小児科研修			緩和ケア（エレクティブ）			産婦人科（エレクティブ）		
3年目	生協浮間診療所											
	総合診療専門研修Ⅰ											

研修を推奨している．これは，都市部では今後，高齢者の急激な増加に伴い在宅ケアの需要が高まると考えられることから，総合診療医として高いレベルの在宅ケアを提供する知識・スキルが求められるという考えに基づいている．がん・非がんを含めた幅広い緩和ケア，臨時往診などの急性期対応，複雑事例の在宅導入，家族や多職種とのケア調整などの基本的スキルを獲得することが研修目標である．

教育機会の確保

当プログラムでは，集中的な教育を提供する機会として，レジデントデイ，レジデントセミナーをそれぞれ月1回実施している．

レジデントデイ

レジデントデイは月1回行われる，振り返りを中心とした教育カンファレンスであるが，その内容の濃さから CFMD 東京を象徴する教育イベントとなっている．レジデントデイ中の半日はコール対応などで中断されることがないように，完全な診療フリーを保証している．以下に内容をまとめる．

- **振り返り** 1か月の研修について，前回の next step の達成状況，月間スケジュール，できたこと，できなかったこと，感情，next step を各専攻医が発表する．
- **学習ログのチェック** 専攻医は研修中に生じた疑問について調べた内容をログとして記録し，指導医がこれをチェックして研修の到達段階を判断すると同時に，自己学習の習慣づけを図っている．
- **クリニカルジャズ** ケースカンファレンスであるが，エビデンスとナラティブの統合を図ること，臨床医学の研究のみならず看護学や社会学など周辺領域の研究も含めたエビデンスの探索を行うことを特徴としている．
- **ビデオレビュー** 実際の診療場面をビデオ撮影し，専攻医のコミュニケーションや診療の構造についてピアレビューを行う．
- **CbD（case-based discussion）** 英国で導入されている口頭試問の形式で，コンピテンシーや診療の場をまんべんなくカバーできること，診療内容のチェックではなく診療の構造や考え方を探索的に問うていくことが特徴である．

レジデントセミナー

レジデントセミナーは月1回実施される（**3**）．病院や診療所での OJT やレジデントデイでは十分にカバーできない，あるいは知識・スキル習得のために集中的な学習が必要な内容がテーマとなっている．外部から講師を招聘することもある．

また，普段はそれぞれ離れた場所で研修している専攻医が一堂に会する貴重な機会でもある．

3 レジデントセミナーの様子

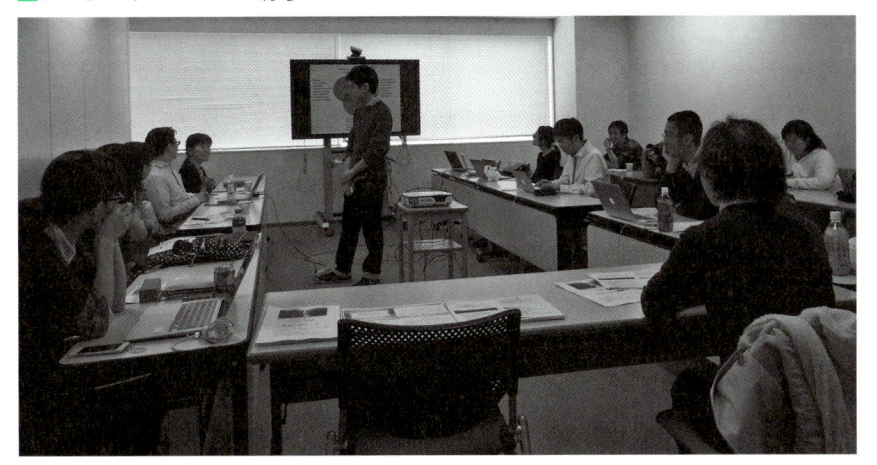

ポートフォリオ基盤型学習

　ポートフォリオ作成の支援を，研修期間中一貫して行っていることも，当プログラムの開始以来の伝統である．振り返り，学習ログ，クリニカルジャズなどの内容から，ポートフォリオエントリーとなりうる事例を探すように習慣づけを行っている．

　また，当プログラムの修了要件となっているポートフォリオ発表会は，いわゆる「最良作品型」のショーケース・ポートフォリオ10枚をポスター形式で発表するもので，毎年100人以上が参加する一大イベントとなっている．

キャリア支援としてのフェローシップ

　専攻医は研修を終え，専門医を無事に取得すれば社会的には一人前と認められるのであるが，診療所が基盤となっている当プログラムの場合，スタッフ残留＝管理職であることが多く，なかには修了後すぐに診療所長に就任する強者もいるが，研修を修了した専攻医のニーズの多くは「もう少し学びたい，成長したい」というものである．そのために，CFMDではフェローシップのコースを複数設置している．

- ●**在宅**　在宅中心の診療に1年間従事し，在宅専門医の取得をめざす．
- ●**リサーチ**　東京慈恵会医科大学臨床疫学講座の社会人大学院に所属し，同時にCFMD Practice-Based Research Networkのメンバーとなり，診療所発の臨床研究を4年間かけて行い学位取得をめざす．
- ●**リーダーシップ**　総合診療専門医の専門研修プログラム，および法人診療所（非開業）の管理者として，必要な知識・スキルを2年間で獲得することをめざす．

コミュニティとしてのCFMD東京

　CFMD東京の大きな特徴の一つは，指導医，フェロー，専攻医などのメンバーがコミュニティのなかでゆるくつながっていることである．これは，CFMD東京が複数法人の連合体であるため業務上の利害がもち込まれにくいこと，首都圏という特性から人的流動性が高いこと，などが要因としてあげられる．そのような集団をまとめあげる共通の因子が，家庭医療というプライマリ・ケアを実践するうえで基礎となる理論であり，プライマリ・ケアの現場で役に立つ生涯学習に対するモチベーションである[*3]．

[*3] 必ずしも家庭医として実臨床に携わっていなくてもよい．

地域の最適な研修の場に大学の教育機能を展開
──筑波大学プログラム（つくば家庭医・病院総合医プログラム）

横谷省治（筑波大学医学医療系 北茨城地域医療教育ステーション）

筑波総合診療グループと後期研修プログラム

　筑波大学附属病院の後期専門研修コースの一つである総合診療コースは，すでに20年以上の歴史がある．当初は，レジデント自身が必要な研修先を開拓しながら，専門研修の形をつくっていった．現在のプログラムの基本形が整ったのは2002年からである．これまでに25人の家庭医療専門医を輩出した．

　プログラムの最大の特徴は，「大学であり，大学でない」ことである．大学の教育機関としての充実したハードとソフト，研修コーディネート機能，研究指導能力を生かしたうえで，期間の7/8を大学以外の最適の場で研修する．

　このプログラムを支えるのは，県内各所で研修指導や学生教育に取り組む，大学の総合診療科を組織上の核とした総合診療医のグループである．これを我々は「筑波総合診療グループ」と呼んでいる．2016年4月現在でグループの指導医は40人，専攻医は26人である．

　本稿で述べる専門研修プログラムは，執筆時点では「つくば家庭医・病院総合医プログラム」として日本プライマリ・ケア連合学会に認定されたものである．2017年度からの新しい総合診療専門研修プログラムでも，ほぼ同様のものとなる見込みである．本稿では便宜上，「筑波大学プログラム」と呼ぶことにする．

　なお紛らわしいが，筑波大学総合診療グループという場合は，筑波大学附属病院の診療グループのことである．筑波大学は日本で初めて医局講座制を廃し，附属病院は領域別にチームを編成した診療グループ制をとっている．総合診療グループは，大学附属病院で総合診療科外来と緩和ケア外来を行っている．

ミッション，ビジョン，行動指針

　筑波総合診療グループでは，2015年にグループの理念と目標を再定義した．スタッフもレジデントも少人数の頃は，総合診療の核となる考えが一致したなか，各自のめざすものを探求していくことで，組織に多様性が生まれ発展してきた．しかし，十数年のあいだにグループは大きくなり，組織としての社会的使命や存在意義は何かについて，改めてメンバーの共通認識をもつことが重要となった．現在，筑波総合診療グループが掲げているミッション（めざすべき方向

性・使命），ビジョン（具体的な目標），行動指針（拠りどころとする行動の基準）を **1** に示す．

このように，組織の理念と目標を明確に示すことは，数多の総合診療専門研修プログラムがあるなかで，専攻医が筑波大学プログラムを選び，ここで育つことの意義にもつながる大切なものと考える．

1 筑波総合診療グループのミッション・ビジョン・行動指針[1]

【ミッション】
地域に生きる人々の豊かで健やかな暮らしに貢献します．
そのために，
高い専門性を備えた「人びとの健康を支えるオールラウンダー」として生涯にわたり研鑽を積み，周囲と協働しながら質の高い地域医療を提供します．
さらに，それを実践できる人材を養成し，学術活動・社会活動に積極的に取り組むことで，地域医療の維持・発展に努めます．

【ビジョン】
あらゆる健康問題に真摯に向き合い，最善のケアを提供します．
そのために，
- 生涯にわたり自らの能力向上に努め，最新・最善のエビデンスに基づくケアを提供します．
- 他科の専門医，保健・医療・福祉専門職，行政・住民と緊密に連携・協働します．
- 医療のみならず，健康増進や生活支援を含めてあらゆる角度から人びとの健康を支えます．

「人びとの健康を支えるオールラウンダー」を育成します．
そのために，
- 臨床医としての確かな能力を基盤とし，プライマリ・ケアで日常的に遭遇する健康問題にまんべんなく高いレベルで対応できる専門医を養成します．
- 臨床能力のみならず，教育・研究能力および地域でリーダーシップを発揮できる能力（ノンテクニカルスキル）について体系的な教育を行います．
- 一貫した指導体制の下でさまざまな「場」を経験できる大学－地域循環型のキャリアパスを提供し，地域医療に貢献する意欲と能力を醸成します．

地域医療・総合診療・医学教育領域のさらなる発展に貢献します．
そのために，
- 現場の視点を生かした研究を推進してその成果を広く発信するとともに，当該領域における学会等の学術活動に積極的に取り組みます．
- 地域包括ケアシステムの構築・運用に関する活動ならびに地域医療教育の実践を通して，地域医療の向上に貢献します．
- 総合診療の専門性を生かして，卒前・卒後・生涯にわたり，すべての医療職の養成に積極的に関わります．

【行動指針】
教育　常に教育マインドを忘れず，次世代を担う人材を養成します．
卓越　常にトップレベルのクオリティと先進性を追求します．
学術　アカデミックな視点を忘れず，その発展に貢献します．
多様　広い視野と柔軟な発想のもとで，多様性を尊重します．
利他　人のため，地域のため，社会のために全力を尽くします．

2 筑波大学プログラムが養成する総合診療医

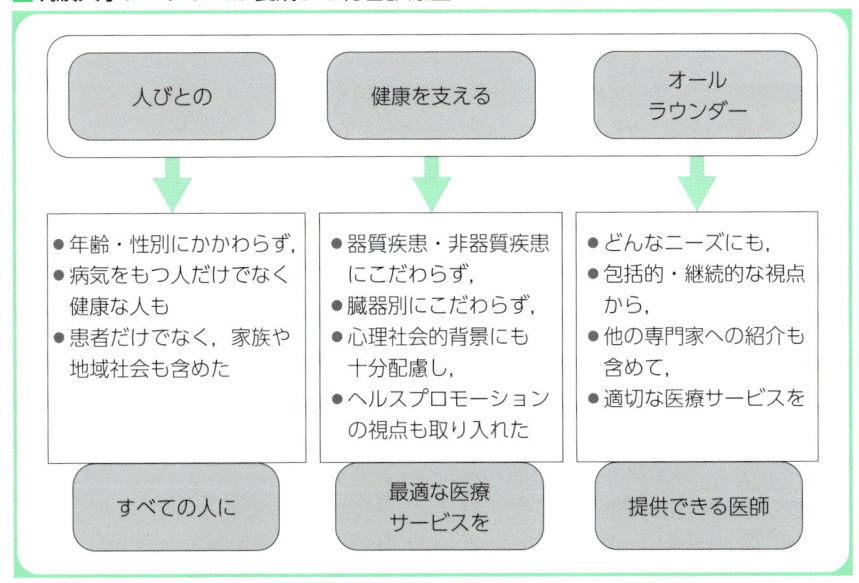

```
┌─────────────────────────────────────────────────────┐
│   [人びとの]      [健康を支える]    [オール        │
│                                    ラウンダー]      │
│      ↓               ↓                ↓             │
│ ●年齢・性別に    ●器質疾患・非器質疾患  ●どんなニーズにも，│
│  かかわらず，     にこだわらず，        ●包括的・継続的な視点│
│ ●病気をもつ人    ●臓器別にこだわらず，   から，              │
│  だけでなく健    ●心理社会的背景にも    ●他の専門家への紹介も│
│  康な人も         十分配慮し，          含めて，              │
│ ●患者だけでな    ●ヘルスプロモーション ●適切な医療サービスを │
│  く，家族や       の視点も取り入れた                          │
│  地域社会も含めた                                             │
│                                                               │
│  [すべての人に]    [最適な医療          [提供できる医師]      │
│                    サービスを]                                │
└─────────────────────────────────────────────────────┘
```

めざす総合診療医の姿

　筑波大学プログラムでは，めざす総合診療医を，「人びとの健康を支えるオールラウンダー」ということばで表している．このことばに込められている意味を **2** に示す．

　オールラウンダーは，なんでも完全にできることを意味するオールマイティとは異なる．一人が修得できる臨床能力には限界があるためオールマイティな医師はいない．オールラウンダーは，手術手技など個別のスキルではそれを専門とするスペシャリストに及ばないが，大きな穴はなく，どこからでもアプローチできるという特徴をもつ．

　「人びとの健康を支えるオールラウンダー」はいい換えれば，「すべての人に最適な医療サービスを提供できる医師」である．

研修プログラムの組み立て

　筑波大学プログラムは，大学病院がコーディネートするプログラムでありながら，期間の7/8は大学外の医療機関で研修を行う．これは総合診療の特徴である包括性，継続性，近接性，地域志向性，診療の場の多様性などを重視して，最適な研修の場を選んだ結果である．

　総合診療医としての確かな基盤をつくるため，筑波大学プログラムは，標準的な年限の3年ではなく，敢えて4年の研修期間をとっている（**3**）．

　前半の2年間はシニア課程で，総合診療医としての基盤をつくるための研修を行う．後半の2年間はチーフ課程で，専攻医の希望に応じて関連領域の幅を

3 ローテーションおよび修了後のキャリアパスの例

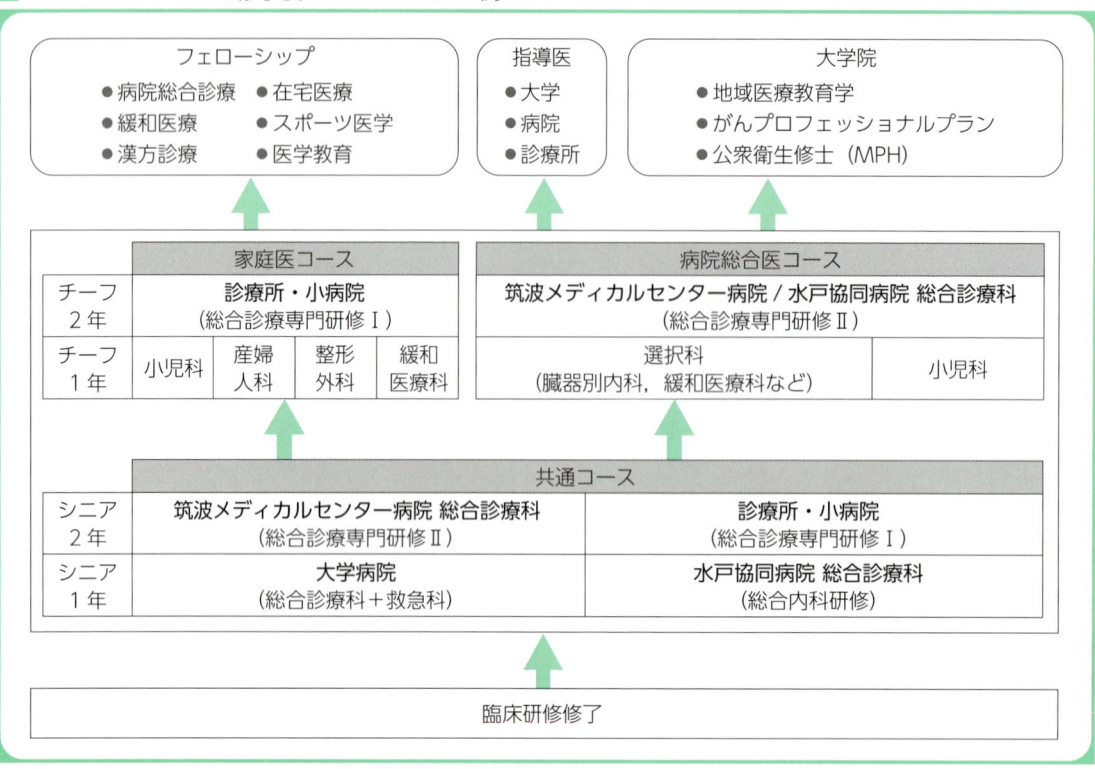

```
┌─────────────────────┐  ┌──────┐  ┌──────────────────┐
│    フェローシップ      │  │ 指導医 │  │      大学院        │
│ ●病院総合診療 ●在宅医療 │  │ ●大学  │  │ ●地域医療教育学     │
│ ●緩和医療  ●スポーツ医学 │  │ ●病院  │  │ ●がんプロフェッショナルプラン │
│ ●漢方診療  ●医学教育    │  │ ●診療所 │  │ ●公衆衛生修士（MPH） │
└─────────────────────┘  └──────┘  └──────────────────┘
          ↑                 ↑                ↑
```

	家庭医コース	病院総合医コース	
チーフ2年	診療所・小病院（総合診療専門研修Ⅰ）	筑波メディカルセンター病院／水戸協同病院 総合診療科（総合診療専門研修Ⅱ）	
チーフ1年	小児科／産婦人科／整形外科／緩和医療科	選択科（臓器別内科，緩和医療科など）	小児科

↑

	共通コース	
シニア2年	筑波メディカルセンター病院 総合診療科（総合診療専門研修Ⅱ）	診療所・小病院（総合診療専門研修Ⅰ）
シニア1年	大学病院（総合診療科＋救急科）	水戸協同病院 総合診療科（総合内科研修）

↑

臨床研修修了

拡げたり，総合診療のなかでも家庭医あるいは病院総合医の志向があれば，その領域を深めたりすることができる．便宜的に家庭医コースと病院総合医コースとに分けているが，中間的な選択も可能である（**3**）．

総合診療専門研修においては多科ローテーションが必要となるのが，他の領域の研修と大きく異なるところである．筑波大学プログラムでは，専攻医一人ひとりの希望にかなう最適のローテート研修先をコーディネートしてきた歴史がある．学会や日本専門医機構の研修制度が整備されて自由選択の幅は狭くなったが，これまでに培った研修先との信頼関係や大学のもつネットワークを生かして，研修目標を達成するために最適な研修を，複数の選択肢から組み立てることができる．

OJT（on-the-job training）

最適の場で最適の教育

実践の場での学習は，単なる知識の習得やスキルの練習ではなく，実践共同体への参加によって他者と協同し，先輩や後輩などを含む社会的な関係性のなかで価値や意義を見出し，メンバーとしてのアイデンティティを形成していく過程で

あるという．

　筑波大学プログラムでは，「最適の場で最適の教育をする」という方針を重視してローテートを組み立て，人材配置をしている．総合診療専門医が活躍する実践の場はさまざまあるが，総合診療専門研修Ⅰである診療所および地域密着型の小病院，総合診療専門研修Ⅱである非選択的な外来，病棟，救急を担う病院総合診療部門，そして教育機関である大学附属病院の総合診療科が，コアな研修の場となる．

診療所・小病院には大学スタッフを指導医として派遣

　総合診療専門研修Ⅰを行う施設は，無床診療所3施設，有床診療所1施設，小病院1施設の5施設である．このうち2施設では，筑波大学プログラムを修了して家庭医療専門医を取得した指導医が所長を務め，他の3施設では長く所長・院長として地域医療に取り組んでいるベテラン医師が指導を行っている．そしてすべての施設に大学の総合診療科スタッフが週に2～4日，正規の業務として派遣され，所長・院長や他の常勤指導医とともに研修指導にあたっている（**4**）．これによって，専攻医の研修の相談にのることや，研修の振り返り，ポートフォリオ作成支援が実現できている．

　どの施設も，訪問診療，地域ケア会議，住民向け健康教室といった地域へのア

4 総合診療専門研修Ⅰを行う施設（2016年4月現在）

医療機関名称	病床数	指導医数 （家庭医療専門医数）	特徴
北茨城市民病院附属家庭医療センター	0	常勤　1（1） 非常勤3（2）	市民病院との密接な病診連携と市内の地域包括ケアの要としての役割．
大森医院	19	常勤　1 非常勤1（1）	院長の祖父の代から地域の医療を担ってきた．地域唯一の医療機関としてさまざまな地域連携．
大和クリニック	0	常勤　2（2） 非常勤3（3）	指導医は全員家庭医療専門医．難度の高い在宅医療にも積極的に対応．
笠間市立病院	30	常勤　3（1） 非常勤1（1）	全年齢の総合診療．小規模病院の特徴を生かした小回りの利く在宅医療．
利根町国保診療所	0	常勤　1 非常勤1（1）	院長は長年この地域に根ざしてきた，まさにプライマリ・ケア医のロールモデル．

5 総合診療専門研修Ⅱを行う施設（2016年4月現在）

医療機関名称 診療科	病床数 診療科／全体	指導医数 （家庭医療専門医数）	特徴
水戸協同病院 総合診療科	200/401	常勤6（1）	内科系各科の垣根を取り払い，複数の総合診療チームを編成．総合診療指導医6人と専門内科指導医が各チームをサポート．市中病院のなかに大学病院の教育機能．
筑波メディカルセンター病院 総合診療科	25/453	常勤4（4）	県内屈指のアクティビティを誇るER型救命救急センターでの診療や，病棟診療，外来診療をバランスよく経験．毎日，外来症例検討会を行い疑問点を残さない．

ウトリーチが盛んである．施設によっては，行政の保健・医療・福祉政策への参与や，住民のコミュニティづくりへの参与もある．専攻医がこれらのさまざまな活動を主体的に，多職種と連携して行うなかで，地域の健康を支えることに価値を見出し，その一員となることを期待している．

病院総合診療では手厚い指導体制

　総合診療専門研修Ⅱ，すなわち病院総合診療研修を行う施設は，5 に示した2施設である．

　筑波メディカルセンター病院は，筑波における総合診療のパイオニアであり，大学の総合診療科発足当初から密接な協力関係をもっている．茨城県内でも屈指のアクティビティを誇るER型救命救急センターでの診療や，病棟診療，外来診療をバランスよく経験できる．診療科長以下4人の指導医は，すべて筑波大学プログラムの修了者である．

　水戸協同病院には2009年に筑波大学附属病院水戸地域医療教育センターが設置され，全国で初めて民間病院のなかに国立大学の教育システムが導入された．内科系入院患者は原則としてすべて総合診療科が担当し，屋根瓦式の診療チームに総合診療科スタッフが指導医としてつき，さらに各科専門医がコンサルタントとしてつく体制をとっている．したがって，ここでは総合診療専門研修Ⅱとしてばかりでなく，総合内科研修としても優れた場となる．6人の総合診療科指導医のうち2人が筑波大学教員（教授，講師），3人が筑波大学プログラム修了者である．

大学総合診療科では臨床推論のトレーニングを重視

　筑波大学の総合診療科は病棟をもっていないため，総合診療専門研修Ⅱの研修施設にはなれない．それでも筑波大学プログラムでは，大学総合診療科での研修を3か月程度必修としている．これには2つの目的がある．

　1つは，外来診療のプロセスを丹念に掘り下げる研修をすることである．大学総合診療科では，市中医療機関と比べると，1例1例に時間をかけられるのが利点である．外来診察室では，プリセプターとディスカッションして診療方針を決定する．さらにその日の夕方に行うケースレビューで，臨床推論と最良の治療法の検討を深める．

　もう1つの目的は，大学を専攻医のホーム（家）にすることである．専門研修開始後，早い時期に大学総合診療科をローテートするようにして，家庭医療のコアとなるレクチャーを行い，研修の振り返りを毎週行って省察の習慣をつける．こうしたオリエンテーションとなる研修を大学で行うことで，その後もホームとしてなんとなくほっとする場所となる．専攻医たちはレジデントデイを行うときも，セミナーの企画・準備などを行うときも，大学に集まっている．

学生を教えること

　大学はもちろんのこと，総合診療専門研修Ⅰ，Ⅱを行うすべての診療所，病院で，医学生が臨床実習をしている．専攻医は自らの研修をすると同時に医学生の指導を通じて，教育スキルのトレーニングを行う．さらに医学生に自分の活躍の場をどうみせるか考えることが，自らのアイデンティティ形成にも役立つと思われる．

領域別研修も最適な場で

　必修の内科，小児科，救急科のほか，緩和医療科，産婦人科，整形外科，リハビリテーション科，皮膚科など，総合診療医にとっても，最適な必要度が高く，その診療科で指導を受けるほうが効果的と考えられる領域についても，最適な研修の場を用意している．

　救急科，リハビリテーション科を除けば，いずれも大学病院等の三次医療機関ではなく，コモンディジーズを中心に幅広い疾患の診断・治療経験ができる市中病院を研修先としている．内科はコモンディジーズのみならず比較的まれな疾患や高度な専門医療も経験可能な市中病院を選び，専攻医の希望によっては大学の専門内科でも追加研修を可能としている．

　救急科の研修先は，大学病院を含む救命救急センターか日本救急医学会救急科専門医指定施設としているが，いずれもER型救急であるため幅広い救急疾患に対応できる．

　継続的な医療を行う総合診療医にとって，緩和ケアはきわめて重要であると我々は認識している．幸い筑波は緩和ケアでも全国で有数の研修拠点である．緩和医療科研修は緩和ケア病棟を中心に行い，研修の振り返りは緩和医療指導医に総合診療指導医が加わって行っている．

Off-JT(off-the-job training)

家庭医療のコアレクチャー

　大学総合診療科をローテートしているあいだに，生物心理社会モデル，患者中心の医療の方法，家族志向のケア，地域志向のケア，行動変容，EBMなど，家庭医療のコアとなる理論についての学習を行っている．理論を知ることは，すなわち家庭医療の共通言語をもつことになる．実践の場での症例検討や学習の振り返り，ポートフォリオの作成などにおいて，共通言語を用いて表現できることが重要である．

ノンテクニカルスキル研修

　総合診療医としての臨床能力や研究能力などのテクニカルスキルに対して，ノンテクニカルスキルは，コミュニケーション，チームワーク，リーダーシップな

6 ノンテクニカルスキル研修

研修会名	研修時間 （休憩時間を含む）
MBTI（Myers Briggs Type Indicator）：自分の心を理解する	5時間
TEAMS[*1]-BI（Better Instruction）：仕事の教え方	8.5時間
TEAMS[*1]-BP（Better Process）：業務の改善の仕方	8.5時間
TEAMS[*1]-BR（Better Relations）：人との接し方	8.5時間
リーダーシップ＆チームビルディング研修 ＋ミーティングファシリテーション研修	17時間
コーチング研修＋人材育成研修	9時間
コンフリクトマネジメント＆交渉術研修	9.5時間
問題解決力トレーニング研修	17時間
忙しい人のための仕事術	3時間

[*1] **TEAMS：Traning for Effective & efficient Action in Medical Service**
チームのマネジメント力を養成する訓練体系として産業界で確立しているTWI（Training Within Industry）を筑波大学で医療用に改変した研修．

ど，チームとしての働きを円滑にするための，人と人の関係に焦点をあてたスキルである．

総合診療医に求められる能力を明確にし，それらを身につけるためのノンテクニカルスキル研修プログラムを，大学で構築した．研修会は休日に開催し，多職種とともに受講できるようにしている（ 6 ）．

レジデントデイで学びの振り返り

2か月に1回の頻度で，研修開始年次毎に専攻医が集まり，現在のローテートでの経験や学びの振り返りを共有するとともに，ポートフォリオのエントリー項目に関する学習と作成中のポートフォリオのピアレビューを行っている．従来は休日に開催していたが，なるべく正規の時間内に研修が行えるようにするため，2016年度からは平日午前中に開催することにした．各年次に担任と副担任をおき，レジデントデイのコーディネートをするほか，身近な相談相手となる体制をとった．

専攻医数が30人近いため，年次毎に分けて開催せざるを得ないが，少人数なら全専攻医が一堂に会すると先輩から学ぶことができ，よい学びの機会となると考える．

教育セミナー等

年に2～3回，全専攻医・スタッフが集合して教育セミナーを開催している．年度初めは新専攻医のオリエンテーションも兼ね，年度終わりには修了する専攻医の修了プレゼンテーションと，全専攻医のClinical Skills Assessment（CSA）を行っている．このCSAは形成的評価を目的としている．

そのほかにも専攻医の自主的な勉強会などを多数開催しており，Web会議システムを利用することで，遠隔地で研修している専攻医もリアルタイムで参加したり，収録したものを時間のあるときに視聴したりして学ぶことができる．

まとめ

　筑波大学プログラムは，大学の教育資源とコーディネート能力を存分に生かしつつ，総合診療のトレーニングに最適の場で研修を行う仕組みを整えたことに最大の特徴がある．これは大学が総合診療専門研修プログラムを構築する際の，モデルの一つとなるであろう．グループの社会的使命を明確にし，ミッション，ビジョン，行動指針として共通認識をもつことで，専攻医がこのプログラムを選び，ここで育つ意義を認識できるようにした．総合診療専門研修ⅠとⅡの研修施設には指導医を手厚く配置していること，高い臨床能力をつけるために十分な研修年限をとっていることも特徴である．OJT の充実のみならず，日常業務を離れて学ぶ Off-JT の充実も図っている．

　専門研修プログラムの最低基準を満たせばよいのではなく，常にトップレベルをめざす気概でプログラムの改善を行っており，専攻医は「めざすなら，本気で」をスローガンに日々研修に励んでいる．

文献

1） 筑波大学附属病院総合診療グループ．理念と目標．http://soshin.pcmed-tsukuba.jp/about/principle.php［2016 年 5 月最終アクセス］

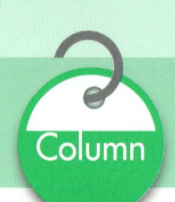

3 さまざまなプログラムでの学び方の実例

Column 研修期間中の出産・育児体験談

　男性医師は子どもの有無が医師としての労働時間に影響することは少ないですが，女性医師は子どもがいることで医師としての労働時間が著しく減少することがいわれています[1]．

　私は，家庭医療後期研修1年目の10月に第2子を出産し，半年の産休・育休を経て，翌年4月より研修に復帰しました．一番大変だったのは，通常業務に加えて，研修プログラムの学習ノルマや+αの仕事（原稿執筆や前職時代に行っていた研究の継続）を行う時間を確保する"タイムマネジメント"でした．特に育休復帰後の9か月は，自宅から満員電車と満員バスを乗り継いで片道1時間20分ほどかかる病院での研修であったため，毎朝3〜4時に起きて家事や+αの仕事を行い，朝7時前後に家を出て職場に行き，定時に仕事を終わらせるべくひたすら働き，17時過ぎのバスに飛び乗って家に帰り，ご飯を作り，2人の子どもの世話をして，21時頃に子どもを寝かしつけるも，夜中は授乳に起こされる……という，今思い出しても大変な時期でした．この困難な状況を何とか乗り切れたのは，夫，同僚，上司，友人，保育園，ファミリーサポート，シルバー人材センター，病児保育などを含めた周囲からのサポートのお陰にほかなりません．特に，夫婦そろって両親が遠方にいるため，子どもの世話も家事もすべて，とにかく夫の協力なしには成り立ちませんでした．幸い，夫は裁量労働制の研究職であり，自宅と職場も近く，子どもの呼び出しなどには率先して対応してくれたため，非常に助かりました．

　以下に，『ワーキングカップルの人生戦略』[2]や『「時間がない」から，なんでもできる！』[3]などの書籍を参考に，私が行ったタイムマネジメントの取り組みを紹介します．

---

1. **家事に従事する時間を減らす：時短家電，アウトソーシングの活用**
   1) 食器洗い機，乾燥機付きドラム式洗濯機，お掃除ロボット，圧力鍋など，家事時間を短縮できる家電をそろえて活用した．
   2) 夜間診や研修で遅くなる日の夕食作りを週1〜2日依頼した．加えて，2週に1回は家の掃除をお願いした．その結果，月3万円弱で家事負担がずいぶんと軽減された．

2. **育児/家事をできる限り夫と分担する**
   「出産と授乳以外は男でもできる」という前職男性上司の言葉を引用したり，『ワーキングカップルの人生戦略』[2]，『忙しいパパのための子育てハッピーアドバイス』[4]などの本を紹介することで，夫に「男性も育児をするのは当然」「育児をする男性はカッコイイ！」という意識をもってもらうようにした．

3. **スキマ時間で80％をめざす**
   1) To Do List，手帳の活用
   2) 診療・通勤のスキマ時間の活用
      診療ログに疑問に思ったことをメモするように心がけ，診療のスキマ時間を利用して調べるようにした．通勤のスキマ時間には，読書やネットでの情報収集を行ったり，To Do Listの作成，振り返りの時間にあてたりした．
   3) 完璧をめざさない
      Facebookの創始者ザッカーバーグの"Done is better than perfect."や，パレートの法則を

応用した「20％の時間で80％の成果を」という言葉を常に自分に言い聞かせた．また，自分自身のキャパシティを把握するよう努力し，「大丈夫」と感じた場合は積極的に仕事を引き受ける一方で，「キャパシティを超えている」と感じた場合にはできる限り断るようにした．

4．自分の心身のメンテナンスを意識して行う

1）自分時間の確保

　週末ヨガや，月末のご褒美エステ・マッサージなど，リラックスする時間を確保した．

2）ピアサポートの場を活用

　月1回のレジデントデイやカトレア外来塾（ママドクターもたくさん参加する，休職経験がある人たちの勉強会）での振り返りを活用した．

3）今・ココに集中

　子どもといるときは子育てに集中して，その時間を楽しむように心がけた．

研修期間中の妊娠・出産のストレス因子として，長時間労働，予測不可能な仕事量，同僚や上司の態度，保育園探しなどが挙げられています[5]．また，女性の社会進出で先をいく欧米でさえも，女性医師のロールモデルの欠如や，女性に対する差別（とくに妊娠中や産後），産休や育休を取得することへの罪悪感などが報告されています[6]．

私自身の研修環境を振り返ると，上司は子育てしながらの研修に理解があり，同僚や指導医にはロールモデルとなる女性医師もたくさんいたうえ，一緒に子育てしながら仕事も勉強も頑張ろう！と励まし合える仲間もいたため，非常に恵まれた環境にあったと思います．そういった環境で，さまざまな情報源を夫と共有し，そこに書かれてある Tips を実践し，不具合があった場合には，その原因を分析して，改良を加え，また実践する，といった PDCA サイクルを回しながら，タイムマネジメントを行うことで，3年間の研修を何とかサバイブすることができました．その結果，家族の絆もより深まったと考えます．

以上，簡単ではありますが，私の研修期間中の出産・育児体験談でした．少しでも皆様の参考になるところがあれば幸いです．

　　　　　　　　　　　　　　　森屋淳子（家庭医療学開発センター（CFMD）/久地診療所）

文献

1） Woodward CA, et al. Time spent on professional activities and unwaged domestic work. Is it different for male and female primary care physicians who have children at home? Can Fam Physician 1996；42：1928-35.
2） 小室淑恵，駒崎弘樹．2人が「最高のチーム」になる　ワーキングカップルの人生戦略．東京：英治出版；2011.
3） 吉田穂波．「時間がない」から，なんでもできる！　東京：サンマーク出版；2013.
4） 明橋大二．忙しいパパのための子育てハッピーアドバイス．東京：1万年堂出版；2007.
5） 西村真紀，村田亜紀子（編）．ライフキャリア・サバイバル　女性医師が生きやすい社会を目指して．東京：南山堂；2015.
6） Walsh A, et al. Motherhood during residency training: challenges and strategies. Can Fam Physician 2005；51：990-1.

「地域医療のススメ」
——地域医療振興協会家庭医療専門研修

井上陽介（湯沢町保健医療センター）

井　上：A先生ご無沙汰していました．今日はわざわざお越しいただきすみません．

A先生：いえいえ，こちらこそお忙しいのに，「地域医療のススメ」について伺いたいというお願いをお聞き届けいただきありがとうございます．じつは我々の施設でも来年度から総合診療専門医の研修プログラムを立ち上げようと思っていまして，ぜひどのようにプログラムを運営されているのかを伺いたかったんです．

井　上：了解しました．参考になるかはわかりませんが，ご説明させていただきます．それでは，まずは我々の協会のことからお話しさせていただきますね．

地域医療振興協会とは

井　上：地域医療振興協会（以下JADECOM[*1]）は，へき地医療の諸問題を解決し，へき地医療の確保と質の向上をめざし，それをもって地域の振興を図ることを目的として，自治医科大学の卒業生が中心となって1986年につくられた社団法人で，2009年から公益社団法人になっています．今は自治医大以外の大学出身の医師も多く勤務しているんですよ．

A先生：そうなんですね．自治医大卒の先生ばかりなのかと思っていました．

井　上：よくそういわれますが，違うんですよ．私も自治医大の卒業生ではないんですよ．えぇっと，JADECOMには3つの大きな事業の枠組みがあります．

　1つ目は施設運営事業で，日本全国の自治体からの委託などを受けて病院，診療所，老健などを運営しています．

　2つ目は医師派遣・診療支援事業で，無料職業紹介事業を通しての医師の斡旋，へき地などにおける医療施設の運営や代診医の派遣を行っています．また，沖縄の離島を支える「ゆいまーるプロジェクト」や，長崎の離島にヘリを使って医師を派遣する「長崎離島医師搬送システム（NIMAS[*2]）」などの事業も行っています．

　3つ目が医師研修事業です．地域医療では，一つの専門的な知識技能をも

[*1] JADECOM
Japan Association for Development of Community Medicine

[*2] NIMAS
Nagasaki Islands Medical Air System

つ専門医だけでなく，地域ニーズに応え，求められる役割に応じて協調，変容でき，あらゆる問題に対応できる総合診療医の役割が重要であるという考えのもとに，研修事業を行っています．

A先生：なるほど，いろいろな事業を行っておられるんですね．「地域医療のススメ」は3つ目の研修事業にあたるんですね．

井　上：そうなんです．JADECOMには現在9つの初期臨床研修基幹病院[*3]で行う初期臨床研修，それぞれの基幹病院を中心に行われている後期研修，そしてキャリアチェンジなどに対応する医師再研修事業を行っています．「地域医療のススメ」はJADECOMにおける唯一の家庭医療専門医後期研修プログラムで，JADECOMのなかでも最も古くからある後期研修プログラムなんです．

[*3] 2016年4月1日現在

「地域医療のススメ」の沿革

A先生：「地域医療のススメ」はいつ頃から研修プログラムとして始められたんですか？

井　上：JADECOMでは2003年に地域医療研修センターを設置して，地域医療をめざす研修医の受け入れを開始しました．当時の研修センター長は名郷直樹先生で，JADECOMと長年交流を行ってきたオレゴン健康科学大学の家庭医療学 Robert Taylor 教授（当時）に国際顧問になっていただいていました．

2005年8月，「後期研修プログラムに関するワークショップ」で，地域医療の現場の指導医，将来地域医療の現場で働こうと考える研修医，地域医療研修センター指導医が一堂に会して意見を出し合い，議論の結果「地域医療のススメ」ができたんです．初代プログラム責任者には名郷先生が就任されました．

A先生：なるほど．プログラムができてからはどうなったんですか？

井　上：2007年「地域医療のススメ」は日本家庭医療学会が認定した家庭医療後期研修プログラム Ver.1.0として認定されました．それから，家庭医療専門医をめざす専攻医の受け入れを始めています．

2010年に日本プライマリ・ケア連合学会が設立されてからは，「地域医療のススメ」はそのまま学会認定の後期研修プログラムになっています．

2011年，プログラム責任者が名郷先生から私に代わり，2014年度にはVer.1.0を改訂したVer.2.0も新たにプログラムとして認定されました．じつは，現在Ver.1.0とVer.2.0の2つの「地域医療のススメ」を同時に運営しているんです．

A先生：違いはなんですか？

井　上：プログラムの必須研修内容の違いと，研修期間が3年（Ver.1.0）と4年（Ver.2.0）という違いがあります．基本的に初期臨床研修が終わっ

てすぐ研修を始める専攻医，内科系の臨床経験の全くない他科から転向希望の専攻医は Ver.2.0，内科系研修歴や内科系臨床経験のある転向希望の専攻医は Ver.1.0 での研修としています．

「地域医療のススメ」の研修の特徴

A 先生：なるほど．それでは，具体的に「地域医療のススメ」の研修の特徴というかウリはなんですか？

井　上：そうですね，先ほどもお話ししましたが，「地域医療のススメ」は JADECOM 設立の目的である「へき地等の医療の確保と質の向上をめざし，もって地域の振興を図る」を達成するのに必要な家庭医療専門医，これからは総合診療専門医を養成するためのプログラムだということです．

　私自身，田舎の小病院で勤務しているわけですが，高齢化の進む日本では，都市部でも田舎でも老若男女にかかわらず，1 人の人をトータルで診ることのできる医師が求められていると思います．医療や介護の制度も複雑になっていますし，また個人の生活・ニーズも多様化してきているなかで，異なるニーズに的確に対応するだけでなく，患者それぞれの背景を考えて診療にあたることが必要だと思います．

　また，診察室の自分の目の前に来ない，地域の人々をみる目をもち，地域全体のために自分の知識や技術を提供することのできる「地域を診る視点をもつ医師」は新専門医制度における総合診療医に求められていることは先生もご存知のとおりです．

A 先生：そうですよね．私も現場で働いていて，そのようなニーズを感じますね．

井　上：そこで，「地域医療のススメ」は，そのようなニーズに応えることができ，「地域医療の 5 の軸」を意識した診療を行い，自分の働く地域で楽しみながら「求められる役割に応じて協調，変容でき，あらゆる問題に対応できる能力をもった総合診療医」を育成することを目的としているんです．

A 先生：「地域医療の 5 の軸」って何ですか？

井　上：**1** に書かれている，「地域医療のススメ」が目標とする総合診療医の能力です．

　「地域医療のススメ」の研修の特徴として，
　　① 地域の多様な施設群を利用していること
　　② Ver.2.0 および英国家庭医療学会（RCGP）[*4] のプログラムに準拠して一貫した指導を行い，サポート体制を充実させていること
　　③ 指導医，プログラム修了生，専攻医が一体となって研修を考えていくこと

の 3 点をお話ししています．

[*4] **RCGP**
Royal College of General Practitioners

1 地域医療の5の軸（名郷による）

1. 患者によって自分を変える
2. 患者や問題の種類により差別をしない
3. 生物学的問題だけでなく心理社会的問題も重視する
4. 臓器，人にとどまらず，家庭・地域も視点とする
5. 診察室に来ない人のことも考慮する

地域の多様な施設群を利用

A先生：たしか研修施設は全国にあるんですよね．

井　上：そうなんです．JADECOMには北は北海道から，南は沖縄の離島まで，また初期臨床研修基幹病院のような大病院から診療所まで非常にさまざまな規模・セッティングの施設があります．

　専攻医は都市部の教育病院で，内科・救急・小児科などの基礎的な知識・手技を学びます．一方で，「地域で働く医師は，地域で育てられる」という言葉があるのですが，そういう意味で「地域医療のススメ」では，地方の小病院や有床診療所といった地域医療を実践する第一線の医療機関で学ぶことが非常に重要だと考えています．地方の施設で，今までに学んだ知識や技術を利用して診療を行い，地域を診る視点や地域での医療・保健・福祉の関わり，少ない医療資源のなかでのいろいろな状況の患者への対応方法などを学んでいます．

　JADECOMの地方の施設は，自治体と一体になって活動を行っているため，地域包括ケアなどを学ぶにはうってつけなんですよ．

A先生：都会と地方で学ぶ内容を変えているんですね．自治体と一体となって活動を行っている施設での研修は，楽しそうですし，非常に多くの学びを得ることができそうですね．

井　上：おっしゃる通りです．地方の施設で働くと専攻医が成長するのがわかりますね．地域が変わると，地域の特性も違うし，必要とされることが変わってきますよね．いろいろな地域を経験することで，その違いを専攻医のうちから理解し，どんな地域に行っても対応できる総合診療専門医に成長できるように，研修してもらっています．

　ただ，デメリットではないのですが，一つの基幹病院とその周辺施設で研修を行うプログラムに比較すると，研修中いろいろな施設に行くので，必然的に引っ越しが多くなります．引っ越しがないほうがいいとか，地方に行くことに抵抗を感じる専攻医には，「地域医療のススメ」はちょっと相性が悪いかもしれないですね．

A先生：若いうちの短い期間なので，私はいろいろな地域を経験するのはすごくいいと思いますね．

一貫した指導とサポート体制の充実

A 先生：それじゃあ，実際にどのように専攻医には指導しておられるんですか？

井　上：JADECOM では，2011年に RCGP の視察のためロンドンに行ったんです．私も行かせていただきました．その折に RCGP のカリキュラムについて説明を受け，文書の使用許可をいただきました．

　そこで，日本プライマリ・ケア連合学会の Ver.2.0 プログラム，RCGP の研修カリキュラム文書を参考にして，研修内容や評価方法の設定を行いました．

　現在指導要綱や参考文書などをまとめた「青本」，RCGP カリキュラム文書を訳した「黒本」，過去の専攻医のポートフォリオ集である「赤本」の3つの資料を，専攻医，指導医で共有し，さらに 2015 年度からは日本プライマリ・ケア連合学会の研修手帳を活用して指導を行っています．

A 先生：その資料はいいですね．我々も何か考えないといけないですね．

井　上：何か拠りどころがあるとやりやすいと思います．日本プライマリ・ケア連合学会の出版している『基本研修ハンドブック』[1] などもいいと思います．

A 先生：なるほど．ところで，専攻医には何か特別なサポートなどはされているんですか？

井　上：専攻医のサポートは，事務的な部分を本部研修センターが，研修の個別の指導的部分はプログラム責任者，研修施設指導医が行うことにしています．

　加えて，専攻医1人に修了生のスーパーバイザーを1人つけています．私たち指導医クラスだと，専攻医とは年齢的にも差があるんですよね．スーパーバイザーは，専攻医と年齢が近いこともあり，研修・ポートフォリオについての相談だけでなく，ライフサイクルの相談なども行ってもらっています．直接会ったり，テレビ会議システムやメールなどの手段を使ったりして，だいたい月に1度のペースで面談や相談を行ってもらっています．

A 先生：それはいいシステムですね！　ただ，スーパーバイザーになるような人が我々のところはまだいないから，最初は指導医がやるしかないですね．

　あと，先ほど，施設は全国にあるとのことでした．つまり，スーパーバイザーと専攻医が直接会う機会が難しいから，テレビ会議システムやメールを使われるんですよね．実際に face to face で会う機会はどれくらいあるんですか？

井　上：全体で集まる機会は，指導医，専攻医とも全国に散らばっているため，先生が想像された通りなかなかもてないのが現状です．4月に行うオリエンテーション，9月の中間振り返り，1月のポートフォリオ発表会

の3回は全体ミーティングの機会として顔を合わせ，全体での研修進度のチェックや専攻医同士の交流ができるようにしています．

指導医，プログラム修了生，専攻医の一体感

A先生：なるほどね．運営はプログラム責任者の井上先生がメインで行われているんですか？

井　上：当初は，プログラムの運営をプログラム責任者と指導医のみで行っていました．

2015年度からは，レジデント部，教育企画部，広報部の3部で業務を分担し，全体会議でプログラムの運営についての最終決定を行うようにしています．そして，レジデント部をまとめるチーフレジデントを，研修修了後1～2年目の修了生のなかから立候補，立候補がないときは互選した結果から，プログラム責任者が指名しています．チーフレジデントの任期は1年で，先ほどお話しした全体ミーティングでの企画立案などを行っています．専攻医も本人の希望に応じてそれぞれの部会に参加していて，自分たちの研修について意見がいえる環境になっています．

「地域医療のススメ」研修の実際

A先生：年間のスケジュールはどうなっているんですか？

井　上：**2**のような感じですね．

4月のオリエンテーションとしては，新規参加の専攻医へのオリエンテーション，全体でのレクチャー，ワークショップなどを行っています．9月の中間振り返りミーティングでは，中間振り返り，それぞれの専攻医とスーパーバイザーのミーティングやプログラム責任者との面談，指導医への企画などを行います．また，次年度の研修やローテーションについての希望を聞いています．1月のポートフォリオ発表会では，専攻医がそれぞれ1つ以上のポートフォリオを持参し，それぞれ発表を行っています．併せて，修了生のミーティングも行っています．

日本プライマリ・ケア連合学会には，専攻医にも修了生にもできる限り

2 年間スケジュール

4月	オリエンテーション
6月	日本プライマリ・ケア連合学会
8月	日本プライマリ・ケア連合学会学生部会夏季セミナー
9月	中間振り返りミーティング
11月	日本プライマリ・ケア連合学会秋季セミナー
1月	ポートフォリオ発表会
2月	日本プライマリ・ケア連合学会冬季セミナー
3月	修了判定

参加・発表するように促しています．学生部会夏季セミナーには，修了生および専攻医がメインで企画を出し，参加するようにしています．冬季セミナーにも，修了生，専攻医がメインで参加するようにしています．

3月の修了判定は，その年度に研修を修了する専攻医を対象に行います．ポートフォリオ5つ，OSCE，研修履歴や自己評価，指導医からの評価などで総合的に評価します．

A 先生：修了評価もされるんですね．大変そうだなぁ．
　研修のローテーションはどうやって決めておられるんですか？

井　上：日本プライマリ・ケア連合学会の求める必須研修を満たすようにローテーションを組みます．Ver.2.0は研修期間が4年なので，選択研修を選ぶ余裕があります．研修中の専攻医は中間振り返りのとき，次年度から研修を始める新人についてはプログラムに応募があったときの面談で希望を聞き，できるだけニーズに合うようにローテーションを組んでいます．

A 先生：選択はどんな科目があるんですか？

井　上：選択研修は，整形外科，皮膚科，リハビリテーション，緩和ケアなどを選択する専攻医が多いですね．「地域医療のススメ」独自のものとして，オレゴン健康科学大学家庭医療学，ハワイ大学への短期留学も選択で可能です．アメリカの家庭医の診療，研修医への教育，医療事情などを知ることができ，今まで経験した専攻医は一皮むけて帰って来る感じがしているので，積極的に勧めています．

　最近の専攻医は，2年目までに総合診療専門研修Ⅱ，内科研修，小児科研修，救急科研修を終え，その後総合診療専門研修Ⅰを選択するパターンが多いですね．もちろんローテーションの順番は固定ではないので，それぞれの専攻医の個別の事情に合わせて変わります．病棟での経験は総合診療専門研修Ⅱと内科研修で少なくとも12か月は経験するので，総合診療専門研修Ⅰはできるだけ12か月以上経験することを勧めています．ローテーション例は❸のような感じです．

❸ ローテーション例

	4月	5月	6月	7月	8月	9月	10月	11月	12月	1月	2月	3月
1年目	総合診療専門研修Ⅱ						内科研修						
2年目	救急科研修			小児科研修			産婦人科研修		選択研修			
3年目	総合診療専門研修Ⅰ											
4年目	選択研修											★
5年目				○								

★：修了評価，○：専門医試験

A先生：ローテーションを組むのは大変じゃないですか？

井　上：そうなんです．最近は総合診療専門研修Ⅱや内科研修，小児科研修のローテーションの調整がなかなか難しいです．今後の新専門医制度になると，調整はさらに難しくなるのかなと感じています．

A先生：ローテーション中の研修内容はどうやってチェックしているんですか？

井　上：それぞれの施設での実地の臨床については，施設指導医に一任しています．地方の総合診療専門研修Ⅰを担当する指導医は，長年現場での診療に携わっている医師が多く，また各施設には十分なリソースがあるので，指導医にお任せして，実際にサイトビジット[*5]に行って研修状況の確認をしています．病院の専門診療科研修においても専攻医の満足度は高いので，よい研修ができていると考えています．ただし専門診療科の指導医に研修の目的を十分に話せていないこともあり，今後の課題だと考えています．

それ以外には，全体ミーティングで企画されるレクチャー，テレビ会議システムを利用した月に1度のWeb振り返り・Web勉強会を行っています．

A先生：全国に散らばっているので，テレビ会議システムを使われるんですね．

井　上：そうなんです．Web振り返りは，専攻医とスーパーバイザーで行われるものとは別に，全体で行う振り返りです．専攻医の経験した事例をもとにレビューすることが多いですね．

Web勉強会は，レジデント部でテーマを決めて行っています．指導医によるレクチャーや，ポートフォリオ記載に必要な家庭医療の知識についての専攻医によるレクチャーなどです．

A先生：臨床の知識は何かチェックをされていますか？

井　上：2015年度には，それぞれの専攻医の知識の不足している部分を発見するきっかけとして，試験的に家庭医療に関する知識試験を行ってみました．これについては，今後も継続していきます．

A先生：評価についてどうしようかなと思っているんですが，どうされているんですか？

井　上：プログラム責任者の私やスーパーバイザーが，定期的にサイトビジットに行っています．そこで，面談での自己評価や施設指導医の評価，ポートフォリオをチェックすることで研修中の評価としています．以前は，手技などについての独自のチェックリストを使っていましたが，2015年度からは研修手帳が配られるようになったため，それを用いています．知識評価は先ほどの知識試験も考えています．あとすでにお話ししたように，最終年度の3月には修了評価を行います．

[*5] **サイトビジット**
研修を行っている施設を指導医が訪問すること．見学するだけでなく，専攻医の現状の確認や施設指導医との意見交換なども行う．

今後の課題

A先生：お話を伺うとすごくうまくやっておられるようですけど，悩みなどあるんですか？

井　上：もちろんですよ！　現在の「地域医療のススメ」の課題は，
　①専攻医から研修施設・指導医へのフィードバックがシステムとして行われていない
　②複数の専攻医のスーパーバイザーとなることはスーパーバイザーの負担が大きい
　③テレビ会議システムでの振り返りやレクチャーは，年度後半になると徐々に参加者が少なくなる傾向がある

などなど，ほかにもいろいろありますね．②について，スーパーバイザーの負担軽減を検討すると同時に，③について，各指導医に専攻医の当直などのdutyを減らしていただくようにお願いをしています．③についてはさらに，各専攻医の参加の動機づけをどのように行っていくかも検討する必要があります．新専門医制度に向けてまだまだ改善するところは多いと思っています．

A先生：いや，すごく参考になりました．先生のお話を振り返りながら，我々もプログラムを考えていきたいと思います．何かわからないことがあったらまた質問させてください．

井　上：はい，もちろんです!!　一緒にプログラム同士の交流もできるといいですね．これからもよろしくお願いします．

文献

1）日本プライマリ・ケア連合学会（編）．日本プライマリ・ケア連合学会 基本研修ハンドブック．東京：南山堂；2012．

「子宮の中から天国まで」地域を診る視点を学ぶ
——静岡家庭医養成プログラム

井上真智子（浜松医科大学 地域家庭医療学講座）
鳴本敬一郎（浜松医科大学 産婦人科家庭医療学講座）

　静岡家庭医養成プログラム（以下，SFM）は，静岡県の中東遠地域[*1]を拠点とし，3市1町（磐田市，菊川市，森町，御前崎市）からなる静岡家庭医養成協議会によって運営されている研修プログラムである．2010年，静岡県の地域医療再生計画に基づき，地域医療再生基金の支援を受け，静岡家庭医養成プロジェクト（磐田市，菊川市，森町の2市1町による）として，米国ミシガン大学家庭医療学講座，一般財団法人家庭医療学研究所，浜松医科大学産婦人科家庭医療学講座の協力のもとスタートした．後に2014年より御前崎市が加入，また，浜松医科大学地域家庭医療学講座との連携も始まった．

　2010年度より第1期生研修の受け入れが始まり，総合診療の教育研修の場として，2011年8月には菊川市家庭医療センター，同年12月には森町家庭医療クリニックの2か所の公立診療所が開設された．2014年度までに専攻医は3期11人，フェロー3人[*2]が研修を修了している．2015年度は専攻医6人，フェロー1人が在籍し，家庭医療指導医5人，および連携研修先の多数の指導医のもと，専門研修を行っている．

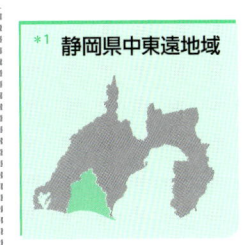

[*1] 静岡県中東遠地域

[*2] フェロー
専門研修了後，関心の分野を中心にさらなる研修を行った医師．卒後年数は問わない．

静岡家庭医養成プログラムの研修の特徴

　SFMでは，「子宮の中から天国まで」をモットーに，ライフコースに沿ってあらゆる年齢層の患者・家族を診ることのできる総合診療専門医（家庭医）の育成をめざしている．主たる目標として **1** の6つを掲げている．

　ローテーションスケジュールは，**2** のように日本プライマリ・ケア連合学会の研修プログラム（Ver.2.0）と日本専門医機構のプログラム整備基準に沿ったものとなっている．特徴として，産婦人科・整形外科・緩和ケア科・外科を必修とし，さらに十分な選択研修期間を設けたことから計4年間のプログラムとなっている．各科の研修は多様な研修施設から選択できるようになっており，当プログラムの研修目標をふまえつつ，個人の志向性に応じた柔軟な研修スケジュールを組むことが可能である．

　まず，1年目の4月は，オリエンテーションとして1か月，3年目は選択（選択①）で最大7か月，4年目は必修で12か月かけて，診療所をベースとした総合診療専門研修Ⅰを行う．総合診療専門研修Ⅱとしては，1年目に3か月，2年

1 静岡家庭医養成プログラムの研修目標

1. **包括的全科診療**
   家族ぐるみのかかりつけ医（家庭医）として，全科診療（小児・成人・女性・高齢者のケアを含む）ができる．
2. **患者中心性の追求**
   患者中心の医療の方法論をふまえ，誰もが安心してかかれる満足度の高い診療ができる．
3. **地域のニーズに応える在宅診療**
   最期まで患者・家族の人生に寄り添う在宅ケア・在宅ホスピスケアができる．
4. **ハイレベルな家庭医療チーム**
   グループ診療，協同学習，多職種協働により，ハイレベルなチーム医療ができる．
5. **ヘルスメンテナンスと Population health**
   地域住民全体の健康状態の向上のため，すべての年齢に応じたヘルスメンテナンスができる．
6. **活発なリサーチ活動**
   家庭医療学の発展のため，リサーチマインドをもって研さんできる．

2 ローテーションスケジュール（2017年度以降）

	4月	5月	6月	7月	8月	9月	10月	11月	12月	1月	2月	3月
1年目	総合診療専門研修Ⅰ※	総合診療専門研修Ⅱ			小児科研修		救急科研修			内科研修		
	ハーフデイバック											
2年目	産婦人科		総合診療専門研修Ⅱ			小児科		整形外科			内科研修	
	ワンデイバック											
3年目	外科	緩和ケア	選択①									
	ワンデイバック											
4年目	総合診療専門研修Ⅰ											
	精神科（週2コマ）			皮膚科（週2コマ）			泌尿器科（週2コマ）			選択②※※			

※1年目4月の総合診療専門研修Ⅰは，オリエンテーション．
※※選択②は，放射線科，眼科，耳鼻科，形成外科，リウマチ科，エコー，内視鏡，小児科外来，外科外来，整形外科外来，産婦人科外来，その他から選ぶことができる．

目に3か月学ぶ．また，研修1年目は週半日（ハーフデイバック），2年目・3年目は週1日（ワンデイバック），ローテーション先から診療所に戻って継続診

療（外来・在宅）を行う．

　当プログラムでは開始当初よりウィメンズヘルスを重点の一つとし，産婦人科研修を Ver.1.0 では必修で計 4 か月取り入れてきたが，Ver.2.0 および新プログラム以降においても必修で 2 か月，希望者はさらに長期間行うことができる．なお，これについては後述する．ウィメンズヘルスのほかにも，在宅・老年医学の研修にも力を入れている．

　3 年目の 9 か月間（選択①）は，各自が強化したい分野に応じて，総合診療専門研修Ⅰ・Ⅱあるいは各科の月単位でのブロック研修を選ぶことができる．総合診療専門研修を選択した場合は選択②として，週 2 コマを限度に，専門科外来などを行う．

　当プログラムの特徴としては，日常の教育方法として外来教育（プリセプティング）とグランドラウンド（定期勉強会）がある．また，研修サポートや家庭医（総合診療医）としてのアイデンティティとキャリアを意識するため，研修アドバイザー制度およびミシガン大学家庭医療科短期研修を設けている．加えて，ミシガン大学，浜松医科大学との連携により，専攻医独自の研究プロジェクトにも力を入れている．

　以下の項で，これらの内容それぞれにつき概説し，最後に，我々の経験をふまえて，これから研修プログラムを構築しようとする方へのメッセージを述べる．

外来教育

　SFM の外来教育では，プリセプティング[*3] を充実させている．専攻医の外来診察時には，指導医がプリセプターとして待機しており，診療の最中や合間にディスカッションを行って，治療やマネジメントの方針を決めている．1 年目は全例，2 年目以降は初診患者および相談したい患者のみ，プリセプティングを受ける．プリセプター室の本棚には，洋書も含めてあらゆる分野の医学書，ガイドラインが配置されている．専攻医は UpToDate® や DynaMed® などの二次資料も活用しながら，指導医とともにエビデンスを確認する．

　また，症例ベースのディスカッションでは，患者の心理社会的な背景を探り，患者中心の医療の実践，ヘルスメンテナンスなど家庭医の視点を学ぶことを重視している．

　限られた時間を有効に使うため，プリセプターは 5 マイクロスキル等の技法を用いて効率的にフィードバックを行うようにしている．そして，一日の外来終了後に「振り返り」として，その日に診療した症例をレビューし，シェアしたい症例やより議論を深めたい症例を提示し，プリセプター以外の医師も交えて複数名でディスカッションする．この時間に文献の読み合わせをすることもある．

　このように SFM では，北米の外来教育システムと同様，外来ティーチングに長けたプリセプターを配置することで，教育の質の向上を図っている．

[*3] ▶プリセプティング（p.160）

グランドラウンド

SFMでは毎週木曜日の午後はグランドラウンドと称して，学習会や研究，会議を行っている．

第1週：レクチャー，ワークショップなどの学習会

専攻医と指導医が森町サイトに集合し，さまざまなテーマのレクチャー，ワークショップなど学習会を行っている．このグランドラウンドは，SFM指導医，ミシガン大学講師ほか外部講師が担当し，ときに専攻医も担当する．疾患や症候についての知識や，整形外科診察・固定などのスキルの実習，また，組織マネジメントや教育技法といった指導医養成（FD）に関するテーマを扱う場合もある．

第2週：研究日

専攻医がリサーチを進めるため，文献検索やデータ収集・整理，個人的なメンタリングなどに時間を使うことができる．

第3週：1か月の振り返り

菊川サイトに集合し，1か月の振り返りを行っている．専攻医が，その月に立てた研修目標，できたこと，できなかったこと，ローテーション先やクリニックで経験した症例，それについて調べたこと，今後の目標などをパワーポイントにまとめて発表し，皆で共有する．専攻医が何を学び，何に喜びを感じ何に悩んでいるかを知るよい機会となっている．

第4週：サイト別グランドラウンド／
　　　　合同で学ぶスペシャルグランドラウンド

各サイトで，診療所の運営会議や多職種での症例検討会，学習会などを行い，多職種でのチームビルディングに役立てている．

年に数回は，サイトを越えて合同で学ぶスペシャルグランドラウンドも実施している．スペシャルグランドラウンドは，外部から，その道の第一線で活躍している講師を招き，看護師や事務職員など多職種を対象とした企画や，他プログラムの専攻医，指導医，近隣の開業医などの参加も可能なオープン学習会として，実施している．2015年は，「認知行動療法」「コーチング」「家族療法」のワークショップや，ミシガン大学家庭医療科看護師による家庭医療看護のワークショップなどを行った．

ウィメンズヘルス研修

現在，産婦人科研修をカリキュラムに取り入れている国内の総合診療専門研修プログラムはおよそ1割といわれている．SFMでは，プログラム開設時より，

家庭医の守備範囲として妊婦健診および分娩を視野に入れた研修目標を掲げ，研修カリキュラムを考案してきた．総合診療専門医を取得した後，周産期医療に関わるかどうかは個々の決定によるが，国際標準的な家庭医療を研修のコアとして立ち上げる総合診療専門研修プログラムにとって，総合診療専門医が地域で必要とされているあらゆる診療へスムーズに移行できるように，多彩なポテンシャル（周産期医療を含めた多領域にわたる知識・技術・態度・思考・統合など）を獲得できる研修環境を整備することは一つの目標である．

　当プログラムにおいて，どのような視点でウィメンズヘルス研修を発展させてきたかを以下に記載する．

　これからの新専門医制度の研修カリキュラムにおいてウィメンズヘルス研修を発展させていくうえで，

　　①総合診療におけるウィメンズヘルスのあり方
　　②総合診療専門研修プログラムにおけるウィメンズヘルス研修のあり方

について指導医間およびプログラム内で統一させ，次いで，産婦人科専門医およびスタッフとのあいだでそれらの共通認識を構築していくことが重要である．

総合診療専門研修プログラムが検討・用意する内容

- 産婦人科領域を含む総合診療を実践する際に，既存の医療体系から社会的および法的整合性のとれた診療のあり方について検討する．
- 総合診療を理解・支持してもらえる産婦人科プロバイダーからの教育を要請し，Win-Winの関係性を模索する．
- 産婦人科研修の学習目標を明確化したオリエンテーション資料と，学習状況および研修目標の再設定のためのチェックリストを作成する．
- 産婦人科研修での知識・技術を総合診療の場で生かせるように産婦人科研修と総合診療専門研修との連続性を維持できる研修環境の整備を行う．
- 総合診療の場において，ウィメンズヘルスの観点を積極的にとり入れた教育を構築する．
- 修了生が，総合診療専門医としてウィメンズヘルスをどのように実践していくのかについて，指導医およびプログラムからのサポート体制を整える．
- 総合診療専門医でウィメンズヘルスを強化したい修了生や指導医を，提携する産婦人科チームの一員として配置し，専攻医に対する教育を充実させる．

専攻医の経験する内容

産婦人科研修：ウィメンズヘルスの症例および実技の集中的な曝露

- 産婦人科チームにおける総合診療専門医の役割を意識する．
- 腟鏡診，双合診などの実技は，フィードバックを受けながら適切に繰り返し訓練する．
- 主訴に焦点をおいた不正性器出血，月経痛などの病歴だけでなく，ウィメンズヘルス全般的な，骨粗鬆症スクリーニング，心血管系リスクの同定，予防

接種推奨といった病歴も聴取し，それらの重要性および関連性を理解する．
- 産婦人科専門医からみたピットフォールを意識した病歴聴取を行う．
- 鑑別診断をもとに，注目すべき診察所見を明確にしてから，指導医と身体診察を行う．
- 診察後，臨床推論をとり入れたアセスメントとプランを指導医と議論する．

総合診療科外来研修：ウィメンズヘルスのケアの統合
- 産婦人科研修で習得した知識・技術を，総合診療科に来院する女性患者のケアに統合する．
- 来院理由によらず，ライフステージに沿った健康に関する症状（高齢女性に対する排尿問題，中年女性に対する更年期症状など）や，婦人科がん検診，風疹やパピローマウイルスの予防接種などのヘルスメンテナンスに関する情報を意識する．
- 耐糖能異常と多囊胞性卵巣症候群，うつと月経異常などといった複数の健康問題にみられる関連性を説明する．
- 現在の健康問題から将来起こりうる問題をカウンセリングする（多囊胞性卵巣症候群から将来の糖尿病や肥満へ，子宮内膜症から将来の不妊症へなど）．
- 産婦人科専門医へコンサルトする基準と理由を患者に述べる．

在宅・老年医学研修

在宅・老年医学の特徴

　この領域は，複数の問題を抱えた複雑な高齢患者が対象となり，疾患の厳格な管理がゴールではないことが多いため，予後予測や本人のQOLに注目する．また，治療方針の決定には自己決定や代理意思決定など，患者・家族の価値観の理解と調整が大切であり，実際のケアには多職種連携が不可欠である．こういった特性を理解して実践するための個々のアプローチ方法は確立しており，研修中に一つずつ身につけていく．

　当プログラムでは，以下のような研修目標を定め，それに対応した研修の場を構築し，指導方法を工夫している．

研修アウトカム

　主に診療所での外来や訪問診療を実践と教育の場として，以下5つのアウトカムを設けている．
　①老年症候群や多剤内服，転倒予防など高齢者にありふれた問題に対応し，複数の慢性疾患の統合的な管理ができる
　②認知症の診断とステージアプローチによる管理ができる
　③訪問診療で，ケアコーディネートや多職種連携を活用して，患者ケア・介護者のケアを効果的に実践できる

④がん・非がん患者の治療方針を明確にして，入院−外来−在宅でシームレスな緩和ケアを実践できる
　⑤倫理的な配慮や俯瞰的な視点から，自己決定・代理意思決定の支援ができる

実際の指導方法

　それぞれのアウトカムに対する教育の実践について述べる（**3**）．

　老年期の common problem については，日々の外来プリセプティングや振り返り，レクチャーなどでカバーしている．認知症の診断とステージアプローチについては，2015年現在，認知症支援外来を設置して，介護者支援プログラムを作成しているところである．その支援外来を専攻医が経験して，振り返り等で指導を受ける．

　包括的な在宅ケアについては，訪問診療を2年目に開始する．在宅ホスピスケアでは若年者のがん末期など難しいケースも多いため，最初は指導医と一緒に訪問し，徐々に独り立ちするシステムとしている．週1回の院内カンファと，月1回の市内の訪問看護師やケアマネジャー，薬局薬剤師等も集まる合同カンファを開催し，必要なケアや連携について学ぶ機会としている．

　シームレスな緩和ケアについては，入院や在宅患者のカンファにおいて，症状緩和の薬物療法だけでなく，トータルペインの把握と対応，臨床倫理の四分割表を利用した治療方針についての検討などを行って指導を受けている．意思決定支援については，アドバンス・ケア・プランニング（ACP）外来プログラムが準備され，その利用方法やコミュニケーションについてワークショップで指導を受けた後に，外来で実践できるように学んでいる．

研修アドバイザー制度

　当プログラムでは，ミシガン大学家庭医療科の研修プログラムに倣って，2014年から研修アドバイザー制度を導入している．これは，各レジデントに指

3 在宅・老年医学研修のアウトカムごとの経験の場と指導方法

アウトカム	経験の場	指導方法
老年期の common problem	外来	外来指導，振り返り，レクチャー
認知症の診断とステージアプローチ	認知症支援外来プログラム	認知症支援外来の概要説明，振り返り
包括的な在宅ケア	訪問診療	指導医の訪問同行，院内カンファ（週1回），合同カンファ（月1回）
シームレスな緩和ケア	病棟，外来，訪問診療	トータルペインの概念や臨床倫理の四分割表などを用いたカンファ
意思決定支援	ACP外来プログラム	ACP外来の概要説明やコミュニケーションのワークショップ，外来振り返り

4 アドバイザー面談実施報告書

> **＜アドバイザー・アドバイジー面談実施報告書＞**
> 日時：　　年　月　日　　ローテーション先：
> 使用した資料：
> ●クリニック外来患者人数集計表
> ●ローテーション先・レジデント本人からのフィードバック
> 面談内容：
> ●研修目標の作成・振り返りについて
> ●ローテ先からのフィードバックの内容について
> ●翌月の課題（短期・中期・長期など）について
> ●研修環境の問題把握について
> ●家庭医としてのアイデンティティ確立について
> ●その他

導医1人をアドバイザーとして割りあて，ともに定期的にミーティングを行って，専攻医が総合診療専門医へと着実に成長していくことを支援する制度である．おおむね月に1回のペースで，プライバシーの保護された環境で約30分のミーティングを行う．

アドバイザーは専攻医の研修状況や研修のうえで困っていることがないかなどを聞き，専攻医と一緒にローテーション先での目標の到達達合い，学びの振り返りや次の目標設定，各ローテーション先からの360°評価[*4]をもとにしたフィードバック，家庭療指導医からのフィードバックを行い，キャリアパスなどの相談に応じる．アドバイザーはこの内容について報告書に記載し，事務局で保管し，研修修了時に他の資料と一緒にファイルしたものを専攻医に渡している．4にアドバイザーによる面談実施報告書の内容を示す．アドバイザーとなる指導医は，事前にアドバイジングに関して，FDにおいて一定の研修を受けている．FDにおけるアドバイジング研修はメンタリングの研修と共通する部分もあるが，プログラムの指導医としての立場で研修に関することが中心となる．

この制度により，指導医が専攻医の研修状況についてタイムリーに把握し，困っていることを早期に認識して，大きな問題に発展する前に支援することを心がけることができる．また，指導医会議で専攻医の抱える課題や必要な支援等について共有認識をもち，プログラムの改善に関する話し合いに役立てることができる．研修アドバイザー制度は総合診療専門医志望者が，脱落することなく一人前の総合診療専門医としてプログラムを修了することができるよう支援する方法の一つとして有用といえる．

[*4] 360°評価（p.199）

米国ミシガン大学との連携および専攻医の家庭医療科短期研修

当プログラムは，「静岡－ミシガン大学家庭医療後期研修，教育及び研究

（SMARTER FM：Shizuoka-University of Michigan Advanced Residency Training, Education and Research in Family Medicine）プロジェクト」[*5] として，ミシガン大学家庭医療科との連携を，プログラム立ち上げ時より行っている．

その一環として，全専攻医が研修期間中に2週間，ミシガン大学家庭医療科で米国の家庭医療の現場を体験している．日本では多様な形態の総合診療，家庭医療があり，日本独自のあり方を模索するうえでも，「家庭医療学」が一つの専門分野として歴史をもつ米国での実際を体験することは意義がある．これまで海外の医療について体験したことのない専攻医にも貴重な経験となっている．

2週間の研修中に，専攻医は，家庭医療クリニックにおける外来および指導（プリセプティング[*6]）だけでなく，ホスピス，家庭医療病棟（産科を含む）なども見学する．家庭医療クリニックの一つでは Japan Family Health Program として，現地に住む日本人のための日本語による診療も行っており，バイリンガルの家庭医・スタッフがいるため，日本からの専攻医の研修がスムーズに行えている．特徴的なセッションとして，男性・女性の性器診察法について，レクチャーおよび模擬患者教員（standardized patient instructor：SPI）による実践指導を通訳つきで受けるものがある．これは日本ではまず体験できない教育手法であり，例年，専攻医に大変好評である．ほかには，ミシガン大学のレジデントのためのグランドラウンドにも参加することで，レジデント生活の実際について知ることができる．

このほか，SMARTER FM プロジェクトでは，ミシガン大学を中心とした指導医や研究者が静岡を訪問し，グランドラウンドでのレクチャー，ワークショップや研究プロジェクトの指導を行っている．年に3，4回開催する研究やFDに関するワークショップは，外部にもオープンにしており，日本全体における家庭医療の研究およびFDの推進をめざすものである．

研究プロジェクト

当プログラムでは，3年間の研修中に，専攻医が一人またはチームで，オリジナルの研究プロジェクトを計画・実施・結果発表することとしている．研究指導・メンタリングは，ミシガン大学指導医の来日時およびプログラム指導医が，定期的または必要に応じ随時行っている．

研究プロジェクトに重点をおいている理由として，家庭医療/総合診療においては，生涯学習と成長を続けていくうえで，診療，教育，診療所運営に関して，リサーチマインドをもって研究活動を行うことによりその推進力が生まれる．3年間の研修期間中のゴールとしては「総合診療専門医としてのリサーチマインドを涵養し，修了時点で，指導者やチームのサポートのもと，研究を実施していくことができるようになること」としている．

大まかなタイムスケジュールとして，1年目には研究デザインや文献の読み方

[*5] 詳細は https://medicine.umich.edu/dept/jfhp/smarter-fm-project/smarter-fm-Japanese [2016年5月最終アクセス] を参照

[*6] プリセプティング（p.160）

5 専攻医・フェローの研究テーマおよび論文

<専攻医の研究テーマ（抜粋）>
- 日本にとってのアメリカ式診療スタイル―日本 vs アメリカ―
- 患者満足度や不安経験等に対する事前指示書作成グループセッション導入の評価
- 我々のクリニックにおけるヘルスリテラシーの現状と，糖尿病コントロールとの関連
- 外来診察中に医師が肺炎球菌ワクチンを推奨することと高齢者の接種行動は関連しているのか？
- 初期研修医はどのようにキャリア選択をしていくのか
- 日本の中学生に対するHPVワクチンおよびその母親に対する子宮頸がん検診を促進するための地域に根ざした介入

<専攻医・フェローによる論文>
- Shinji Tsunawaki, Machiko Inoue and Michael D. Fetters. "An empirical assessment of cases experienced during inpatient family medicine resident training in a rural community hospital of the Shizuoka Family Medicine Training Program in Japan." *Journal of General and Family Medicine* 2015, 16：177-186.
- Tomoko Ito, Remi Takenoshita, Keiichiro Narumoto, Melissa Plegue, Ananda Sen, Benjamin Franklin Crabtree and Michael D. Fetters. "A community-based intervention in middle schools to improve HPV vaccination and cervical cancer screening in Japan." *Asia Pacific Family Medicine* 2014, 13：13.
- Mariko Yokota, Shinji Tsunawaki, Keiichiro Narumoto and Michael D Fetters. "Women's Impressions of their Inpatient Birth Care as Provided by Family Physicians in the Shizuoka Family Medicine Training Program in Japan." *Asia Pacific Family Medicine* 2013, 12：1-5.
- 津田修治，マイク D. フェターズ．外来プリセプティングに関する文献レビュー．日本プライマリ・ケア連合学会誌 2013, 36：318-323.

について学び，2年目に研究計画を立て，2年目から3年目にかけてデータ収集・分析を行い，3年目の修了時にはまとめて発表を行う．また，同時に学会発表や論文作成に向けて準備を進めるようにしている．

研究プロジェクト体制としては，専攻医を中心とし，2～3人のチームを組んで研究デザイン・計画を考える．1～2か月ごとに進捗を確認しながら，約半年に一度，グランドラウンドの場で中間報告を行う．その場では，ミシガン大学講師や指導医，専攻医でディスカッションを行い，フィードバックを受ける．5 に，専攻医の研究テーマおよびSFM関連の論文について主要なものを示す．

まとめ

新専門医制度に向け，我々のプログラムも改善・発展を要する点が多々ある．特に，FDや研修評価に関しては，改善について検討段階であるため本稿で

は割愛した．プログラムに完成形はなく，当プログラムも今後改良を重ね，あらゆるリソースを用いてより効果的な教育のあり方を今後も模索し続けることになるだろう[*7]．

　また，専門医教育では，標準的な研修内容に加え，各プログラムで強みや特色を出すことになるだろう．プログラム内で「どのような医師を養成するのか」「それによりどのように日本の地域医療に資することができるか」といったビジョンを明確にすることが重要と考える．たとえば，当プログラムにおいて重要視したいのは，「地域を診る」視点である．総合診療専門医の6つのコンピテンシーのなかで「地域志向アプローチ」があるが，これは「連携」を指すのみでない．地域住民の健康の向上のためにいかに貢献できるか，臨床に加えて保健・予防やコミュニティづくりなどの観点から，地域ポピュレーション全体の健康を考える視点が，総合診療専門医に特異的なものであると考えられる．地域の特徴や課題を意識し，超高齢社会の現状と将来を見据えながら，リサーチマインドをもってチームで質向上に向けて研鑽し続ける総合診療専門医の育成をめざし，さらなるブラッシュアップを図っていきたいと考えている．

　あらゆるプログラムで，総合診療専門医としての知識・技術の習得のみならず，日本の医療全体のなかでの意義や役割についても検討されることをお勧めする．

　本稿の執筆には，静岡家庭医養成プログラムの指導医である堀江典克氏，津田修治氏，綱分信二氏の協力を得た．

[*7] これからプログラムを構築しようとする方は，他のプログラムのリソースもぜひ有効活用されるとよいと思う．

アカデミック・キャリアを含む多様なセッティングで学ぶ
——三重大学総合診療科における総合診療(家庭医療)プログラム

北村　大（三重大学医学部附属病院 総合診療科）

　三重県は南北に長く（県南の熊野市から名古屋まで特急で約3時間），県北の愛知県境から県央の松阪市付近までの沿岸に沿って病院・診療所が多い．一方で，県西部の伊賀地域や県南部の東紀州地域は医療資源が不足しており，医師数については診療所の医師（全国平均比97％，全都道府県中23位）よりも病院の医師（同79％，同43位）のほうが，不足が深刻である．特に伊賀地域は，大阪，京都，滋賀，奈良とも近く人口が一定数いるために医師の不足割合は顕著であり，病院の医師数にあたっては人口10万人あたり53人（全国平均比39％）と著しい（厚生労働省，医師・歯科医師・薬剤師調査，2008年）．

　これらの背景から，三重県では，①伊賀・東紀州など医療資源の少ない地域で活躍できる病院勤務医の絶対数が増えることが最優先で求められ，②さらに，これらの地域内の僻地診療を担う診療所の医師の確立が喫緊の課題とされている．

三重大学の家庭医療プログラムとその特徴

　三重大学は，他の多くの都道府県と同じく県で唯一の医学部を抱えた国立大学で，三重県内の医療体制の中核を担っている．当学に据えられた総合診療科／家庭医療学講座は，前述の背景から，診療所で全科的な診療ができるだけでなく，地域の中規模病院で急性期医療から診療所との病診連携までまかなう総合診療もできる医師の育成が求められてきた．

　設立当時の三重大学の総合診療部（現在は総合診療科）は，大学病院内での外来診療を主としていた．一時期，病院のニーズもあり病棟診療も担っていた．新設の講座であったため当初は大学単独の施設であったが，後に家庭医を育成するために，大学から約1時間の郡部にある三重県立一志病院でも診療を担うようになった．同院で家庭医療診療を中心に据えるようになってから，教育上も重要な位置を占めるようになり，当科の研修プログラムは発展した．一方で，同院の診療圏は高齢化率50％に迫る地域も含む高齢者の多い地域であったため，患者層・診療内容の多様性を求め，さらなる施設の追加が望まれた．

　その後，スタッフ数の増加に伴い，高茶屋診療所，亀山市立医療センターへと施設数が広げられ，2012年より名張市立病院での診療・教育も始まった．名張市立病院はこれまでの施設と異なり，地域の急性期医療の中核病院であり，そし

て初期臨床研修も担う施設であった．これにより，初期臨床研修からの総合診療教育と，病院総合医を育成するニーズにも応えられるようになった．なお，三重大学病院で初期臨床研修を受ける者は，附属病院総合診療科のローテーションが必須であり，県内の研修提携施設からは選択研修として選択可能であることも追記しておく．

ローテーション

日本プライマリ・ケア連合学会における家庭医療後期研修プログラム Ver.2.0 のプログラム・ローテーション例を **1** に示す．ローテーションの枠組みは他の施設と大きな違いはないと思われる．

本稿執筆時の Ver.2.0 プログラムの総合診療部門の主教育施設は，三重県立一志病院，亀山市立医療センター，名張市立病院，高茶屋診療所，津ファミリークリニックの5施設である．**2** をご覧になれば，施設の多様さがご理解いただけると思うが，これらには当科のスタッフが指導医として派遣されている．病院・医院の規模，市中・郊外などのセッティングの多様性は，最たる特徴といえる．なお基幹施設としての三重大学病院総合診療科は大学病院の外来診療機能のみのため，当プログラムでは選択研修になっている．

また，当プログラムは，レジデント会というレジデントが集まるピアサポートの場で各人のローテーションを決めることを尊重している．指導医の意見を通すのではなく，専攻医の意見を尊重する姿勢を大事にしている．

研修内容

家庭医療専門研修施設の特記すべきものとしては，地域における予防活動としてケーブルテレビなど地元メディアを通じた発信をしている点，高校生への定期的な授業の担当をする点，公的機関の場合は行政との連携をとる点などがあげられる．地域でのワールド・カフェ，顔のみえる会，各地でのタウン・ミーティングなど，診療場面以外でも患者および地域とふれあう機会を大事にしている．

内科・病院総合診療研修は，臓器別ではない総合内科としての鑑別診断や臨床決断などのマネジメントと家庭医療にとっても基本的な手技や処置のスキル習得を行っているが，指導医が診療所での勤務経験を有しているため，急性期病院で

1 日本プライマリ・ケア連合学会の家庭医療後期研修プログラム Ver.2.0 におけるローテーション例

	4月	5月	6月	7月	8月	9月	10月	11月	12月	1月	2月	3月
1年目	家庭医療専門研修			(総合) 内科・病院総合診療研修								
2年目	家庭医療専門研修						小児科研修			救急医療研修		
3年目	家庭医療専門研修						選択研修					

❷日本プライマリ・ケア連合学会の家庭医療後期研修プログラム Ver.2.0 での研修施設

①三重県立一志病院	46床	公立	家庭医療単科として機能
②亀山市立医療センター	100床	公立	単科としての内科として機能 ほかに外科，整形外科などを有する
③名張市立病院	200床	公立	専門内科と併存する（総合）内科として機能 ほかに消化器内科，循環器内科，外科，小児科など多専門科を有する
④高茶屋診療所	無床	私立	（継承）
⑤津ファミリークリニック	無床	私立	（新設）
◎《基幹病院》三重大学病院総合診療科			外来診療機能のみ（選択研修）

あっても地域の医療機関，保健福祉施設，行政等とのつながりを重視し，退院後の通院・在宅医療を見据え，病診連携を重視した診療を行い教育している点が，一般的な急性期病院と異なる．

プログラムの特徴

当プログラム全体としての特徴に，①専攻医を対象としたプログラム内で統一された教育カンファレンス，②多施設間での毎月の指導医会議，③医学生・初期臨床研修医の教育への関わり，④大学院・フェローシップへの継続的な学習機会の設置とリサーチ・カンファレンスの充実，⑤メンタリング制度の充実，⑥指導医の多様性がある．

教育カンファレンス

当プログラムは多施設にわたっているが，家庭医療の核となる研修施設にはビデオ会議システムを導入している．頻回となる勉強会はビデオ会議を通じて行うほうが移動時間を節約でき有効である．内容によっては，レクチャー自体を録画し，後日見ることができるシステムを設けている．ここでは，家庭医にとって必須となる概念・コモンディジーズの診療については，プログラム内で考え方を統一するために勉強会を実施している．

なお，ポートフォリオを全体で共有する発表会や，スキルを中心とした勉強については，年に数回の全員が集う場を用いている．

指導医会議

多施設の指導医が研修内容・個々の研修医の状況を話し合う会議の場を毎月設け，情報を共有している．ここには専攻医は参加していない．テレビ会議を用いても声が漏れない環境をつくること，テレビ会議システムでは共有しづらいニュアンスのくみ取りに課題が残る．

医学教育および初期臨床研修への関わり

三重大学では，医学科の学生全員がクラークシップで総合診療科を4週間ローテートすることが必須となっている．当プログラムの専門研修施設は医学科の学生の教育施設になっており，指導医のもと，専攻医も屋根瓦体制で医学生教育に携わっているため，早期から教育者としての意識づけがされている．なお当プログラムの指導医には教育に関するFD（Faculty Development）を修了している者も多いが，内部で独自にFDの勉強会も実施している．

大学院，フェローシップ

当学では，社会人大学院としての入学が可能である．地域医療学講座として大学院が設置されており，医師や医師以外の研究の専門家から指導を受け，研究を進めることが可能である．

また，当学では，総合診療のためのコース（PhD，マスター），アカデミックGP教育コース（PhD，マスター）を設置している．通年の授業では，海外も含めた学外の院外講師も積極的に招聘している．さらに，家庭医療学講座，地域医療学講座として，リサーチ・カンファレンスを定期的に実施している．

フェローシップも後述のスタッフの多様性に応じて複数設置している．

メンタリング制度

プログラム内に配置されているコーチングの専門家を中心としたメンタリングを，全専攻医に向けて継続的に実施している．利害関係のある指導医とは別の立場で面談が入り，（本人の了承を得た）情報を共有することが，専攻医のサポートに役立っている．

指導医の多様性

指導者の多様性は最たる特徴の1つである．当プログラムの卒業生は，創設初期から関わる旧日本家庭医療学会時代の修了生から現在の年度ごとの修了生まで幅広い年代でいる．それに加えて，国内のさまざまな家庭医療後期研修プログラムを終えた修了生，外科・小児科・感染症科・整形外科・老年医療・緩和医療・救急・在宅医療など総合診療との関わりの強い分野を専門家として診療に従事してきた経験のある指導医，海外で家庭医療研修を終えた指導医もいて，指導医数は23人にのぼる（留学中・プログラム施設外への出向者は除く）．さらに，医師以外の文化人類学，統計学のエキスパートも指導・教育・研究（後期研修に研究は必須）に携わっていることも，プログラムの質・量の向上に大きく寄与している．

三重大学の総合診療専門研修プログラムとその特徴

新専門医制度の実施に際し，三重県では全県で一丸となって専門研修に取り組むこととなり，大学を中心にプログラムが組まれることとなった．科によっては県内に複数のプログラムを設けた分野もあるが，総合診療部門はこれまでのVer.2.0と比べ大きく変化し，施設基準が厳しくなったこともあり，これまで複

数あったプログラムが，大学病院総合診療科を中心（基幹施設）とし，単独のプログラムとして取り組むこととなった．既存のプログラムから全く異なるものへと変更されたが，その主たる変更点を以下に示し，今後の課題と検討中の対策案について記す．

4年の研修期間とハーフデイバック

プログラムの設置にあたって，既存の当科のプログラム修了者の多くが3年間の研修期間では不足していたという背景，プログラム期間内の施設異動では異動時に所属を変更しなければならない点，総合診療の特質を学ぶ機会を充実させる目的などから，3年間の研修を4年間に変更した．

同時に将来的に診療所での研修を希望する者にとって，これまで全員を必須とはしていなかったハーフデイバック（週半日の診療所外来研修）を必須化した．

施設・スタッフの体制

県で1つのプログラムであることは，県に必要とされる総合診療医の人数を全部当プログラムで育成することになる．そのため，参加施設数・総定員数を増やすことは必然となった．

そこで，全県（一部隣県も含む）の病院・主たる診療所に声をかけアンケート，説明会を繰り返し行い，三重県としての総合診療専門研修プログラムを作成してきた．結果的に，総合診療専攻医の内科研修が，内科指導医と内科専攻医の人数比率に関わる点など直前の調整を要した．

プログラム申請時の参加施設数は，総合診療専門研修Ⅰ，総合診療専門研修Ⅱがそれぞれ12施設，プログラム全体では34施設になり，これまでのプログラムから大幅に増えた（執筆時，承認待ち）．研修の場が全県にまたがるようになり，今後増加する地域枠出身の医学部卒業生のニーズにも柔軟に対応できるようになった．

産婦人科研修

今回，専門医制度の変更に伴い，産婦人科研修は明確に強化にされた．三重県には離島のほか，交通のアクセスが限られ産婦人科への受診が容易でない地域も多い．産婦人科医がいないから住めないという住民側の不安を解消するためにも，こういった場での総合診療医への産婦人科診療のニーズはあると思われる．

新専門医制度では，三重大学産婦人科学教室とその関連施設の協力を得て，当プログラムでは産婦人科を1か月の「必修」扱いの研修とした．選択研修と期間を連続すること，産婦人科施設数を増やすことにより，専攻医の産婦人科研修のニーズに柔軟に対応できるよう配慮した．当プログラムは研修施設が非常に多いため，産婦人科研修の形式は，別ローテーション研修中に週半日〜1日程度，継続的に外来研修を行うスタイルでなく，ブロック研修とした．技術習得の要素もあり，集学的な研修のほうが望ましいと考える．当科のスタッフには海外の家

庭医療専門研修で産婦人科を研修し，帰国後も総合診療医でありながら産婦人科診療を実践している者がいること，過去の当プログラム修了生にも産婦人科研修を経験している者がいることから，産婦人科医と総合診療医が，お互いに求められる研修内容を把握しながら，一緒に研修目標・方略を具現化していけると思われる．

こういった総合診療専攻医による産婦人科研修が継続されることで，産婦人科医と総合診療医の顔のみえる関係で連携できることが，地域の産婦人科診療の発展につながるであろう．

将来を見据えたプログラム

これらを踏まえた申請予定のプログラムを示す（**3**）．これまで，いわゆる病院総合医になりたい医師へのキャリアパスに，新しい専門医制度のカリキュラムでは対応できていないという声をよく聞いた．当科では総合診療専門研修Ⅰ，総合診療専門研修Ⅱの期間を延ばし，研修4年目での選択を柔軟にすることで，総合診療専門研修Ⅰ，総合診療専門研修Ⅱの期間について，最大24か月（一方は6か月）と幅をもたせて対応しようとしている．

総合診療専門研修プログラムを立ち上げる施設にとって，既存のプログラムのマイナーチェンジで終わるものでなければ，課題は多いであろう．とりわけ，新規に加わる施設での研修サポートをいかに行うか，が難しい．プログラム全体としての教育方針や総合診療の特徴となる考え方については，指導医に対しては指導医講習会を，専攻医に対してはプログラム内で定期的に施設を超えて集まる研修振り返りの場を設け，（特に新規の）施設の指導医にも参加してもらえる場をつくることが，組織としての底上げにつながると思われる．

研修ローテーションの組みかた，そこで発生する課題については次に述べる．

新専門医制度が確立され，総合診療部門の役割が再度大きくなった．求められる研修制度に応えるだけの，自施設の指導体制が整わないのが実状だと思われるが，プログラムの理念・考え方，指導法などを，焦らずに徐々に広げていくことが現実的であろうと思われる．

ローテーションの組みかた

これまでの日本プライマリ・ケア連合学会の家庭医療後期研修プログラムVer.2.0では，先述したようにチーフレジデントを取りまとめとしたレジデント会で各人の研修ローテーションを組んでもらった．これは，事前に各施設からまとめられた施設ごとの条件を基盤としていて，レジデント会で決まったローテーションは，指導医陣の会議に提出され承認されることで決定となる流れであった．専攻医同士はピアサポートとして各施設の情報を共有していたが，直接の利害関係にない指導医がメンターとなり，彼らもローテーションの相談にのっていた．個人の志向性の変化には変更前の期限を決め，できるだけ柔軟に対応をして

3 新専門医制度の総合診療専門研修プログラムにおけるローテーション例

将来，病院の総合診療医として活躍する場合の例

	4月	5月	6月	7月	8月	9月	10月	11月	12月	1月	2月	3月
1年目	総合診療専門研修Ⅱ											
2年目	総合診療専門研修Ⅰ						内科研修					
3年目	小児科研修			救急科研修			産婦人科	選択研修				
4年目	総合診療専門研修Ⅱ											

将来，診療所の総合診療医として活躍する場合の例

	4月	5月	6月	7月	8月	9月	10月	11月	12月	1月	2月	3月
1年目	総合診療専門研修Ⅰ											
2年目	総合診療専門研修Ⅱ						内科研修					
	ハーフデイバック（総合診療専門研修Ⅰ）											
3年目	小児科研修			救急科研修			産婦人科	選択研修				
	ハーフデイバック（総合診療専門研修Ⅰ）											
4年目	総合診療専門研修Ⅰ											

きた.

　新専門医制度ではローテーションの組みかたは大きく変わる．事前に4年間の枠組みを提示し，4年間分を最初の段階で決める方向で現在は検討している．指導医と研修医の人数比の上限が規定されたことで，特に総合診療医の活躍する機会の多い規模の小さな施設（部門）では，他専門科の専攻医数も踏まえて人数設定を事前に決めていかねばならない．

　また，当科における新専門医制度のプログラムでは，施設の増加，研修施設所在地が全県域に広がり広域化したことにより，研修カリキュラムの構築がさらに難しくなった．同一医療圏内において，規模や立場の異なる施設での経験をすることは望ましいが，施設の定員および指導医・研修医の比率，あるいは研修内容を踏まえると，必ずしも実行可能とは限らない．実際に応募が始まり採用が決まらないとわからない点も多いと思われるが，その場その場での現実的な対応が必要となる．新専門医制度では研修管理委員会の設置が重視されているが，規模が大きくなることで役割が飛躍的に増すことも，基幹施設としては大きな課題ではある．

　また，当プログラムのように同一法人内で研修を完結できない場合は，雇用条

件の検討が常に課題となる．専攻医の世代は，世帯をもっていることも多く，家族としての事情も考慮しながら，雇用・引っ越し回数等が少なくなることもローテーションを検討する要因となる．

いずれも，希望するローテーションを組めない，引っ越しが多い，所得の問題がある，といった理由から，希望してきた総合診療専門医を諦める，という不幸なことが起きないようにしたい．

指導医の配置のしかた

既存のVer.2.0のプログラムでは，適性，（仕事・家庭の双方の）希望をくみながら指導医を配置してきた．しかしこれもまた，100％満足のいくものではない．プログラム統括責任者は，指導医のリクルーティング[*1]のみならず，指導医自身のライフサイクル，キャリアパスについても常に念頭においておくことが，指導医の配置への最大の作戦になると思われる．

[*1] ▶ Column 指導医の集めかた，リクルートのしかた（p.347）

新専門医制度では，施設数が増えるが，新規の施設に対して既存のプログラムからの指導医を新たに配置することは我々は検討していない．新規施設数と当科の指導医数のアンバランスは要因の1つではあるが，主に基幹施設の大学病院の指導医が定期的に新規施設へサポートを行うことで，自立的に各施設が研修プログラムを軌道にのせられるようにしたい．

まとめ

大学のつくる総合診療専門研修プログラムとして紹介させていただいた．ネットワークを取りやすい，大学院などのアカデミック・キャリアを提示しやすい点は強みにはなる．また大学内の他科とのつながりも，プライマリ・ケア部門を担う総合診療とは離れるという見向きもあるが，生かせる点も多い．俗にいう「入局」ではなく，個人の志向に対して多くの選択肢を提示できる点で，長期間を見据えたキャリアプランを専攻医とともにつくっていけることこそ，大きな強みととるべきであろう．

多様な研修の場を行き来しながら学ぶ
——岡山家庭医療センター

佐古篤謙（岡山家庭医療センター 湯郷ファミリークリニック）

　岡山家庭医療センターの中核である奈義ファミリークリニックは1995年より診療所研修を提供してきた．2006年度からは地域基幹病院である津山中央病院と連携して3年間の家庭医療後期研修プログラム（岡山家庭医療センター／津山中央病院家庭医療後期研修プログラム）を立ち上げ，本稿執筆時でちょうど10年が経過した．奈義ファミリークリニックのみで研修を行っていた時代から合わせると，33人の卒業生を輩出してきた実績（2015年12月現在）をもち，卒業生はそれぞれ全国のプライマリ・ケアの第一線で活躍している．

　当プログラムでは，教育理念・教育方針を **1** のように定めている．当プログラムの概観を **2**，**3** に示す．

研修に関わる主な資源

●**津山中央病院：第三次医療機関**
　岡山県北部全域の中核となる地域の基幹病院（救命救急センター30床を含め535床）であり当プログラムの診療所群からの紹介先としても件数が最も多い．専門研修1年目はこの病院での研修が中心となる．

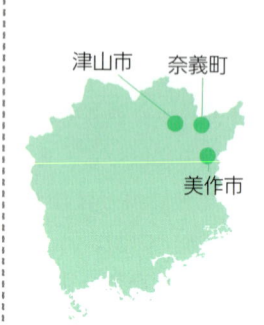

●**日本原病院：在宅復帰支援型小病院（地域包括ケア病棟）**
　地域包括ケア病棟60床をもち在宅復帰支援やリハビリテーションに力を入れている地域密着型の病院である．当プログラムの診療所群の母体病院でもあり，専門研修2年目に病棟研修を行うほか，在籍期間を通して日当直勤務を担い，時間外の外来・病棟対応の経験を継続する．

●**奈義ファミリークリニック**
　周囲に医療機関の少ない人口約6,000人の奈義町において，1995年に奈義町・医療法人清風会（日本原病院）・川崎医科大学総合診療部の三者合意によって開設した診療所である．年齢・性別・疾患に制限なく，あらゆる健康問題に対し，保健行政・福祉とも連携をとりながら患者とその家族に継続的に関わっていく家庭医療を展開している．

●**湯郷ファミリークリニック**
　1964年より湯郷温泉街で内科・皮膚科を中心とした診療を行ってきた．2009年4月から当プログラム修了生が所長として赴任し，人口約3万人の美作市で

1 当プログラムの教育理念・教育方針

教育理念
　心やさしく，頼りになる家庭医を育てます．

教育方針
　1. 家族志向のプライマリ・ケアを本気で実践できる家庭医を育てます．
　2. 共感能力に優れ，診立てのよい家庭医を育てます．
　3. 地域から信頼される家庭医を育てます．

2 プログラムの特徴

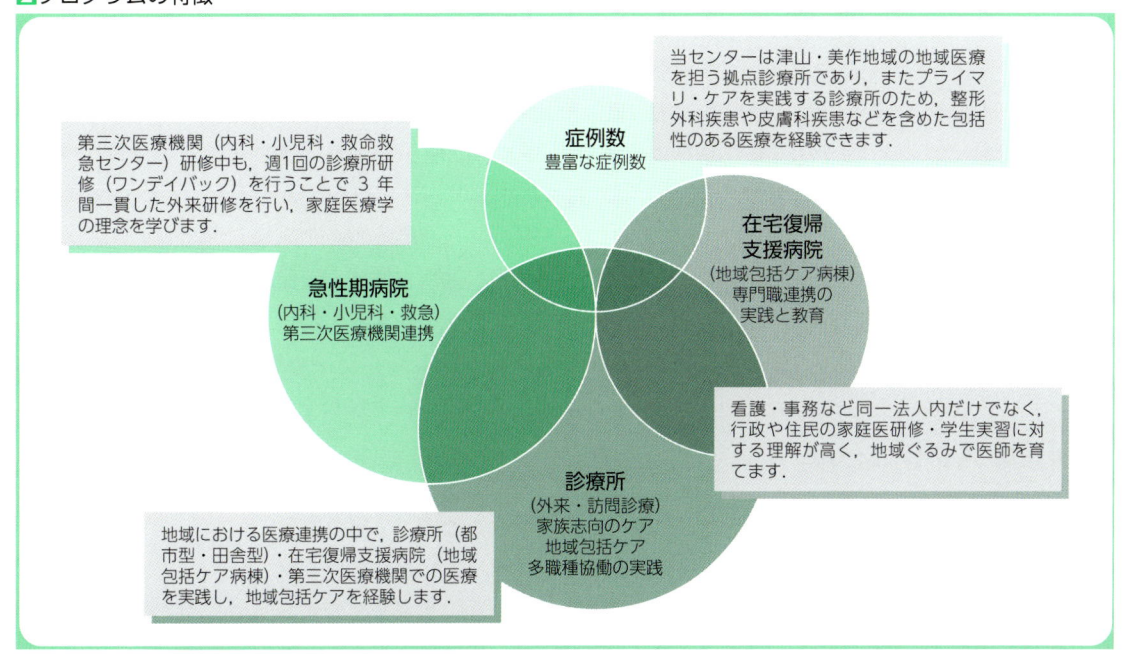

第三次医療機関（内科・小児科・救命救急センター）研修中も，週1回の診療所研修（ワンデイバック）を行うことで3年間一貫した外来研修を行い，家庭医療学の理念を学びます．

急性期病院（内科・小児科・救急）第三次医療機関連携

症例数 豊富な症例数

当センターは津山・美作地域の地域医療を担う拠点診療所であり，またプライマリ・ケアを実践する診療所のため，整形外科疾患や皮膚科疾患などを含めた包括性のある医療を経験できます．

在宅復帰支援病院（地域包括ケア病棟）専門職連携の実践と教育

診療所（外来・訪問診療）家族志向のケア　地域包括ケア　多職種協働の実践

看護・事務など同一法人内だけでなく，行政や住民の家庭医研修・学生実習に対する理解が高く，地域ぐるみで医師を育てます．

地域における医療連携の中で，診療所（都市型・田舎型）・在宅復帰支援病院（地域包括ケア病棟）・第三次医療機関での医療を実践し，地域包括ケアを経験します．

3 ローテーションの概要

	4月	5月	6月	7月	8月	9月	10月	11月	12月	1月	2月	3月
1年目	津山中央病院											
	救急科				内科					小児科		
	ワンデイバック（週1回の所属診療所〔4か月ごと3か所〕での研修）											
2年目	日本原病院						奈義ファミリークリニック					
	総合診療専門研修Ⅱ						総合診療専門研修Ⅰ					
							院外専門科研修（週1コマ×1～3か月単位）					
3年目	湯郷／津山ファミリークリニック（どちらか）											
	総合診療専門研修Ⅰ											
	院外専門科研修（週1コマ）											
	地域活動（週1コマ）											

外来診療と在宅診療を核とした家庭医療を展開している．外来診療では，乳児を含めた小児診療のニーズが特に高いのと同時に，働き盛りの世代から高齢者にかけての総合的な診療へのニーズや在宅診療のニーズが高い．診療圏が広範囲にまたがっており，多数の地域資源との連携が求められるため，外来・在宅診療のみならず，積極的に地域での活動を展開できるフィールドとなっている．

● 津山ファミリークリニック

人口約10万人の津山市に，2007年に開業し，当プログラム修了生が所長として赴任した．周辺に医療機関が乱立する当クリニックでは，小児とその親世代の外来診療ニーズが高く，高齢者は在宅訪問診療のニーズが高い．患者の専門医指向はあるが，はじめの相談窓口として多様な疾患に対応しており，そのまま治療を行うケースも多い．医療機関の乱立を逆手に取り，地域包括ケアにおいて福祉との連携だけではなく周辺の医療資源をよく理解して上手に使うスキル（連携・協働）を学習できるのが特徴である．

● その他

診療圏域内の訪問看護ステーション，居宅介護支援事業所，通所・訪問介護保険事業所，各市町村保健行政担当部署・地域包括支援センター，保育園・幼稚園・小中学校・高校なども，このプログラムでの研修を支えている．

研修のスケジュール

当プログラムの最大の特徴として，地域における医療連携のなかで，専攻医がさまざまなセッティングの研修の場を行ったり来たりして家庭医になっていくプロセスを重視していることがあげられる．このプロセスのなかで患者を紹介する側とされる側を同時に体験でき，地域のよりよい医療連携を促す側面もあると考えている．

実際の専攻医と指導医の配置について紹介する．当センターの本稿執筆時点での週間スケジュールを 4 に示す．

専攻医のローテーション

1年目専攻医（PGY 3）

地域基幹病院で第三次医療機関である津山中央病院にて内科研修6か月・小児科研修3か月・救急科研修3か月をローテーションしながら，1年を通して週1日は診療所研修（ワンデイバック）を継続する．1年目の年間のローテーションは 5 のようになっているが，各人の希望や研修目標を考慮してローテーションを組んでいる．たとえば，小児診療を集中的に強化したい専攻医の場合，小児患者が比較的多い診療所での研修と病院での小児科研修を，小児科受診の多い時期に行き来するという工夫をしている．

また，この時期には4か月毎に3つの診療所の所属となり，ワンデイバックの日の午前は所属診療所での外来研修，午後はセンター全体で行っている勉強会[*1]

[*1] 木曜日午後の勉強会の詳細は p.342.

4 専攻医と指導医の週間スケジュール

	月 AM	月 PM	火 AM	火 PM	水 AM	水 PM	木 AM	木 PM	金 AM	金 PM	土 AM
PGY4-1 総診Ⅱ 日本原病院	外来	特養/ 病棟	病棟	外来	病棟	奈義 訪問/ 外来	病棟	勉強会・ カンファ	病棟	奈義 訪問/ 外来	外来
PGY4-2 総診Ⅰ 奈義	外来	外来	外来	訪問/ 外来	外来	訪問/ 外来	院外 研修	勉強会・ カンファ	外来	外来	外来
PGY5 総診Ⅰ 湯郷・津山	外来	訪問/ 外来	院外 研修	地域 活動	外来	外来	外来	勉強会・ カンファ	外来	訪問/ 外来	外来
指導医（例）	（指導）	外来	外来	訪問/ 外来	（管理 業務）	（指導）	外来	勉強会・ カンファ	（指導）	訪問	外来

5 2015年度1年目専攻医（PGY3）3人のローテーション

	4月	5月	6月	7月	8月	9月	10月	11月	12月	1月	2月	3月
PGY3-1	\multicolumn{12}{c}{津山中央病院}											
	小児科			救急/ICU			内科				循環器	
	湯郷ファミリークリニック				津山ファミリークリニック				奈義ファミリークリニック			
	ワンデイバック											
PGY3-2	津山中央病院											
	救急/ICU	内科				循環器			小児科		救急/ICU	
	奈義ファミリークリニック				湯郷ファミリークリニック				津山ファミリークリニック			
	ワンデイバック											
PGY3-3	津山中央病院											
	救急/ICU			内科				循環器			小児科	
	津山ファミリークリニック				奈義ファミリークリニック				湯郷ファミリークリニック			
	ワンデイバック											

に参加する．

2年目専攻医（PGY 4）

地域の在宅復帰支援型小病院（地域包括ケア病棟）である日本原病院と，同一地域にある診療所（奈義ファミリークリニック）を中心に研修する．診療所で訪問診療の研修を行いながら，小病院では急性期から在宅診療へ至る流れを経験したり，入院が必要となった在宅患者のケアについて，継続的に主治医として関わりながら経験したりすることができる．また診療所研修中は，週に1コマの院外専門科研修[*2]を継続する（4 PGY4-1，PGY4-2）．

[*2] 院外専門科研修の詳細はp.343．

3年目専攻医（PGY 5）[*3]

主となる所属診療所を決め，診療所のスタッフの一員として，1・2年目よりもさらに継続性や家族・地域志向ケアを重視した外来・在宅診療の経験を重ねる．それと同時に，「地域枠」を活用した地域でのプロジェクトワーク[*4]や，診療所のマネジメントについても経験し，診療所の家庭医として独り立ちできるレベルをめざしている．

指導医の配置

2015年度は，診療所指導医は，奈義：常勤3人＋非常勤1人，湯郷：常勤3人，津山：常勤2人＋非常勤1人という体制で，原則として専攻医に1対1で実地指導とカルテチェックができる．なお，常勤・非常勤とも全員が家庭医療専門医および日本プライマリ・ケア連合学会認定指導医である．

地域基幹病院である津山中央病院と在宅復帰支援型小病院である日本原病院でも，それぞれ指導医が担当する体制となっている．

教育方略

次に，当プログラムの具体的な教育方略について述べる．ポートフォリオ，家庭医療カンファレンス，教育レクチャー，ワークショップ，ITE（In Training Examination），ロールプレイ，ビデオレビュー，院内活動は，主に木曜日午後の研修の時間を利用して行っている．

外来・訪問診療

3つの診療所での外来診療は，立地条件により患者層には各々の特徴があるものの，共通しているのは，乳幼児から高齢者までの幅広い年齢層の，あらゆる相談ごとに応じていることである．従来の専門領域でいえば，内科・小児科・整形外科・皮膚科・精神科領域での受診が比較的多い．これはプライマリ・ケアの特徴でもあるが，健康問題が未分化な段階でもち込まれることが多く，また，simpleな健康問題に限らず，多数の健康問題を複雑に合わせもったケースや，心理社会的背景が問題に大きく関与しているケースも多い．

1年目から2年目の初期にかけては，専攻医自身がアセスメントをして，自分なりのプランを考えた段階で指導医にプレゼンテーションを行い，フィードバックを受けてから患者の診察を終了する．その後，年次が進んだ専攻医の場合も，診察途中でわからないことがあれば，そのつど指導医に相談できるような体制をとっており，状況に応じて，指導医が一緒に病歴や身体所見をとって，その場で指導を行うこともある．指導医と専攻医はなるべく隣の診察室にして，診察の様子が伝わるようにしている．

看護師にも専攻医に目配りをしてもらい，専攻医が1人で患者と対峙して悩んでしまうという状況を避ける．こうした配慮により，重大な問題や受診に際す

[*3] 4のPGY5.

[*4] 地域活動の詳細はp.343.

る患者の希望を見落とすリスクも減らすことができる．

　訪問診療には，一部の例外的なケースを除き，当初より専攻医と看護師だけで出かける．現地で判断に悩むようなケースがあれば，電話で指導医に相談する．夜間や休日の緊急呼び出しの対応は，最初の1か月程度は指導医の当番時に同行したうえで独り立ちする．

カルテチェック

　1日あるいは半日の診療がすんだら，その日に経験したケースについて，あらためて一通りレビュー（カルテチェック）を行う．ここでは主に遭遇したproblemの一般的なマネジメントについて取り扱い，経験と知識を統合させていく．診療中に解決できなかった疑問については，Google，Dynamed®，参考書などを使って，指導医と一緒に調べる．

　また，指導医は，その診療所のおかれた地域や患者の家族背景などの情報も踏まえて，医学的な側面だけでなく心理社会的な側面からのフィードバックを行い，常に生物心理社会モデルや患者中心の医療の方法を意識した振り返りを促している．個々の専攻医が自分に合った方法で学習記録の蓄積を行って学習を深めているが，原則的に診療したケースのログ（記録）をつけることを勧めており，これがポートフォリオ作成の際にも非常に有用となる．

院外専門科研修

　2年目，3年目の診療所研修中は，地域内の開業医や基幹病院の各専門科の医師の協力を得て，週に1コマの院外専門科研修を行っている．整形外科・皮膚科・精神科・眼科・産婦人科・泌尿器科はほぼ全員が研修するが，希望によりこれ以外の領域についても研修を行っている実績がある[*5]．

[*5] 具体的には，耳鼻科，歯科口腔外科，小児心身症など．

地域活動

　専攻医が主体となって地域の健康増進に携わる活動を行う．特に研修3年目には週に1コマ，地域活動を行うための時間を確保しており，地域のさまざまな関連資源に出向いて活動を行っている．

　これまでの例としては，ワクチン接種率向上のための介入，介護予防健診受診率向上のための介入，地域支援サポーター育成などのプロジェクトワークや，乳幼児クラブでの座談会，小・中学校での授業，老人会での講演などの活動実績がある．

ポートフォリオ

　日々の診療やカルテチェックをもとにポートフォリオを作成することで，専攻医自身の省察や振り返りを行う．年4回のポートフォリオデイでは，ポートフォリオの作成について個別に指導を行う．また，年3回のポートフォリオ発表会では，実際に作成したポートフォリオを発表し，専攻医同士や指導医とのあい

だで議論をすることで，さらに学びを深めている．

家庭医療カンファレンス

年7回実施している．専攻医が省察を深めたいケースを選んで発表し，ディスカッションを通じて家庭医療の視点や考え方を学ぶ場としている．

教育レクチャー，ワークショップ

家庭医を特徴づける能力や，家庭医が習得すべき診療技術・知識をレクチャー，ワークショップ，OSCEなどで学ぶ．これまでに扱っている具体的なテーマとしては，**6**のようなものがある．

ITE（In Training Examination）

年3回は1回2分野について，年に1回は全分野にわたる試験を行っている[*6]．筆記試験で，知識を確認するとともに自身の到達度を確認してもらう．また解説の時間を設け，効果的な学習をサポートしている．

> [*6] 家庭医療専門医試験の形式に準じて，「在宅・主治医意見書」「行動変容」「心理社会」「EBM」「小児」「高齢者」「慢性疾患」の7領域から出題している．

ロールプレイ，ビデオレビュー

ロールプレイは当プログラムの特徴の1つである．専攻医自身が医師，患者，家族役となり，それぞれの立場の感情面を疑似体験することを目的としている．年に1回は看護師・医療事務スタッフも参加して，模擬患者とのロールプレイを実施している．

また，患者の了解を得て，普段の診療をビデオ撮影し，互いにフィードバックするビデオレビューも行う．

院内活動

月に3回は「クリニックデイ」と称して，病院・クリニックの質を高めるための活動を行う時間を設けている．年に数回は専攻医がリーダーシップをとって活動を展開する．具体的には，BLS，職員向けのレクチャー，中断患者への対策プロジェクトなどを行ってきた．

---

6 これまでの教育レクチャー，ワークショップで扱ったテーマの例

- 家庭医療総論　●健診（小学・中学・成人・入職前・特定健診）　●レセプト総論
- 整形 mini-OSCE　●乳幼児健診 mini-OSCE　●BPSモデル　●地域包括ケア
- 患者中心の医療　●家族志向のケア　●EBM　●行動変容と患者教育
- 複数の健康問題　●個人への健康増進と疾病予防　●プロフェッショナリズム
- 継続性　●アルコール問題　●精神科（人格障害・専門家との連携など）
- 業務改善　●チームマネジメント

医学生・初期臨床研修医向け教育活動

日本プライマリ・ケア連合学会の夏期セミナーや冬期セミナーで，専攻医がリーダーとして「家族志向のケア」のワークショップを開催できることを目標にしている．また，医学生対象のワークショップについても，専攻医が中心になって，全国各地の大学などで積極的に行っている．

また，当施設に見学・研修に訪れる医学生・初期臨床研修医が，長期滞在する場合には専攻医が教育活動を担当し，目標設定や振り返りを行うことで，教育の理論を学び実践する機会としている．

全国行脚

見識を広めるために，専門研修3年目に2週間，全国のさまざまな他施設を見学させていただく機会を設けている．この全国行脚によって専攻医が得るものは非常に大きく，専門研修修了後のキャリアについて考える絶好の機会となっている．

研修のサポートのための取り組み

メンター制度

メンター制度により研修中の悩みなどを相談しやすくし，ストレスを一人で抱え込まずに研修を続ける工夫を行っている．

レジデント会議

専攻医で集まる時間を月1回設け，日々の診療の振り返りや困ったことの共有を行い，研修プログラムの改善点について話し合っている．必要時には，研修をよりよくするための提案を研修プログラム担当の指導医に行うことができる．

研修の評価

以下の評価を通して，研修が順調に進んでいるかの確認と研修修了の可否判定を行っている．

形成的評価

- カルテチェック
  診療を一緒に振り返ることで診療能力を評価する．
- ポートフォリオ
  研修の到達目標に達する知識や経験，態度を身につけているか評価する．
- 個別面談：年2回

研修の進行具合の確認をするとともに，今後の課題の確認を行う．
- **ITE**
家庭医がもつべき医学的な知識について試験を行う．
- **外来直接観察：年1回**
指導医が実際の外来に立ち会い，診療を直接観察して評価する．
- **360°評価：年1回**
診療に関わった施設の全職種に対してアンケートを行い，研修態度やスタッフとのコミュニケーションなどについて評価を受ける．

総括的評価

- **筆記試験**
家庭医がもつべき医学的な知識について試験を行う．
- **外来直接観察：年1回**
指導医が実際の外来に立ち会い，診療を直接観察して評価する．
- **360°評価：年1回**
診療に関わった施設の全職種に対してアンケートを行い，研修態度やスタッフとのコミュニケーションなどについて評価を受ける．

まとめ

　以上，当プログラムの概要について紹介させていただいた．当プログラムは，全国でも数少ない，診療所での研修を中心に据えたプログラムであるが，診療所での家庭医療の実践ができるこのフィールドは，何にも代え難い最大の強みであると感じている．

　「研修に関わる主な資源」の項では，主にハード面を中心に記載したが，実は最大の研修資源は，我々の診療所を真の意味での（ありとあらゆることを相談してくださるという意味での）かかりつけ医として利用いただいている地域住民の皆様や関連多職種の皆様であり，それによって我々は家庭医療を実践することができているわけである．

　また，診療所に複数の指導医を配置しグループ診療を行っていることのメリットは非常に大きい．プログラム発足後，この体制に至るまでには数年の時間を要したが，今後質の高い家庭医療の実践と教育の体制が全国に広がっていくためには，このようなグループ診療体制の構築は必須ではないかと感じている．

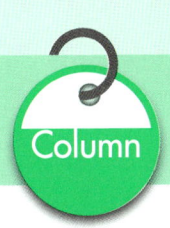

指導医の集めかた，リクルートのしかた

　新専門医制度を間近に迎え，どのプログラムでも指導医を増やすことが喫緊の課題でしょう．もっとも指導医が十二分に充足している施設はおそらくないので，「パイの取り合い」となっているのが現状ではないかと思われます．ここでは，指導医を集める方略を自分なりにいくつか述べます．指導医を勧誘するということは自施設にとっての Win だけでなく，相手の状況に関心をもち期待することも踏まえてお互いに Win-Win の関係を築こうとする，「患者中心の医療の方法」そのものである，ということが根本的な考え方になります．

①修了生を確実にスタッフとして残す

　専門研修を終えた働き盛りの修了生は，自施設のことを知り尽くした素晴らしい人材です．施設に残ることで自身の成長がみられないのではないか，と危惧する声もときに聞かれます．フェローシップや大学院といったキャリアパスの設置は，そういう修了生自身の成長にもつながるよい機会となります．フェローシップまでとても余裕のない施設でも，指導医もともに学びつくりあげる姿勢で対応していきたいものです．診療の幅を広げる目的で他施設で学ぶことを希望する場合は，短期国内留学として積極的に派遣し，得たものをもち帰ってもらうというスタンスが結局成功するのではないでしょうか．

②他専門科出身の専門医を味方にする

　総合診療にサポーティブな医師や，施設ですでに総合診療をしている医師を味方につけ，一緒に学んでいきます．彼らは言語化していなくても総合診療のコアとなる診療姿勢の多くを身につけていることが多いものです．私たちの総合診療のカリキュラムは優れた臨床医のエッセンスを凝縮したもので，教科書的に学ぶものがすべてではないと考えます．教科書的に学んでいないからこそ実践できている強みも多々あると思われ，指導医自身も情報を共有し学び合えることがプラスになると思われます．

③他の施設の指導医に来てもらう

　ヘッドハンティングとまではいわないものの，筆者自身はこれを比較的得意にしています．指導医自身を誘うには臨床的な強み・関心に興味をもつだけではうまくいかないと思われます．出身地，家族のこと，ライフサイクル，将来の目標など，その人自身に関心をもち，これらの話をできるようになる関係性の構築が大事でしょう．そして，自身のプログラムが何を寄与できるか，そして自身のプログラムに何を提供してほしいかを相談していくと，お互い Win-Win となる点がみえてくることがあると思います．もし，同業者に異動をお願いする場合は，この異動を機に施設間で遺恨が残らないように配慮したいものです．

北村　大（三重大学医学部附属病院 総合診療科）

地方都市の小病院で学ぶ
――飯塚・頴田家庭医療プログラム

吉田　伸（頴田病院 臨床教育部）

　本稿では，地方都市の小病院における研修プログラムの運営について，当院での実例をもとに紹介する．なお，本文中では，我々が現在実践している専門医研修として，総合診療専門医ではなく家庭医を使わせていただく．

頴田病院の概要とプログラムの誕生

　頴田病院は96床のケアミックス型の小病院で，福岡県の内陸に位置する飯塚市（人口約13万人，高齢化率29.2％，〔2016年4月〕[1]）の北端にある頴田地区（人口約5,800人，高齢化率36.6％〔2015年1月〕[2]）に位置している．頴田病院から7km離れた市の中心部には飯塚病院（1,120床，医師275人）が位置し，地域の基幹病院の役割を担っている．頴田病院は，旧頴田町の町立病院として開設され2008年に飯塚病院が所属する麻生グループの医療法人の一つ，博愛会に経営移譲された．その際，飯塚病院の呼吸器科医であった本田宣久医師を院長に招聘し，総合診療科の井村　洋部長が同科の地域医療・家庭医療志向の若手医師に呼びかけるかたちで，飯塚・頴田家庭医療プログラムが誕生した．

飯塚病院における総合内科研修

　飯塚病院は1989年より研修医教育を続けており，総合診療科はその教育の一翼を担ってきた．総合診療科のスタッフは，初期臨床研修医に対して2年間で最低3か月の総合内科病棟ローテーションでの診療と，最初の半年の内科救急外来での診療を一から指導する．小児の診療は原則として行わない．我々は飯塚病院の総合診療科チームを総合内科（General Internal Medicine：GIM）と呼称している．

　飯塚・頴田家庭医療プログラムの設立当時，初期メンバーがこのGIMからの出向であったこともあり，"内科に強い家庭医"をスローガンとして掲げていた．今でもこの流れは続いており，当プログラムのローテーションスケジュール（[1]）にあるように，当プログラムの専攻医（以下専攻医）たちは3年間で最低6か月を総合診療科で過ごし，指導を受ける．その診療フィールドは，診断に特化した総合診療科外来や，研修医教育を行う病棟一般チーム，敗血症性ショック

1 当プログラムのローテーションスケジュール（2015年度）

	4月	5月	6月	7月	8月	9月	10月	11月	12月	1月	2月	3月
1年目	飯塚病院 ER 救急科研修			頴田病院 （外来＋病棟）			飯塚病院 総合診療科 （一般チーム）			飯塚病院 小児科 小児科研修		
	ハーフデイバック（週1回の頴田病院研修〔継続外来〕）											
2年目	飯塚病院 内科 内科研修			頴田病院 （外来＋病棟／在宅）			飯塚病院 総合診療科 （外来／教育／重症）			飯塚病院 皮膚科／整形外科		
	ワンデイバック（週1回の頴田病院研修〔午前：継続外来，午後：訪問診療〕）											
3年目	頴田病院 （外来＋病棟／在宅）						頴田病院 緩和ケア科			飯塚病院 産婦人科		選択
	ワンデイバック（週1回の頴田病院研修〔午前：継続外来，午後：訪問診療〕）											

※ハーフデイバック：頴田病院のプライマリ・ケア継続外来．再診患者を中心に3年間通した診療を実施
※ワンデイバック：午前は頴田病院のプライマリ・ケア継続外来，午後は頴田病院の訪問診療を実施

などの内科的集中治療を扱う重症チームと多岐にわたっている．専攻医たちは初期研修先がどこであっても，豊富な症例経験とともに on-the-job で内科の病歴聴取，診断推論，治療戦略，そして症例プレゼン，病状説明を含むコミュニケーション技法の指導を受けることができる．

GIMは飯塚病院内部で内科専門医プログラムとしての研修を行っているが，その指導医のうちの3人は日本プライマリ・ケア連合学会の家庭医療専門医ないしはプライマリ・ケア認定医資格を保持しており，家庭医らしいGIMカリキュラムの開発や改善，飯塚病院が得意とするTQM（Total Quality Management）指導などのリエゾンパーソンとなっている．

頴田病院における継続的ケアの提供

当プログラムの家庭医たちは，小病院ならではの専門性というアイデンティティを頴田病院のなかに求めることになる．

地方都市の小病院ということもあり，2008年の経営移譲の際には，頴田病院にも廃用により退院困難となった高齢者が多く入院していた．診断設備も，治療設備も，専門家へのアクセスも飯塚病院ほど充実はしておらず，何よりそのような特殊な診断・治療が必要な患者は救急車で10分の飯塚病院に紹介することができてしまう．医学の実践という点だけでは，我々は頴田病院の患者にどんな価値を提供できるのかうまく表現できなかった．経営的にも病棟患者の平均在院日数は長く，療養型病床の運営しか選択肢がなかった．

そこで大きな転機が訪れる．それは2010年以降の診療報酬改定により，200床

以下の病院でも24時間対応の在宅医療サービス（在宅時医学総合管理料）の算定が可能になった．当プログラムの最初の修了生であり，後に初代家庭医療センター長に就任した大杉泰弘医師は，本田院長や麻生グループの医療開発事業部と綿密な協議を重ね，家庭医による訪問診療を拡大する方針を打ち立てた．これにより当時の家庭医たちは，居宅および施設への訪問診療によって病とともに生活する患者のイメージをつかんだだけでなく，病棟から外来・在宅まで一貫して患者の主治医であり続けることで，より長期的な展望に立った慢性疾患の治療方針を患者家族と話し合うスタイルを体得した．そして，高齢者施設のスタッフ，ケアマネジャー，訪問看護師，訪問薬剤師といった地域の医療介護リソースを活用することで長期入院高齢者の在宅導入を実現させ，在院日数の短縮と在宅医療からの収入によって医業経営に貢献できるようになった．これが，GIMチームからFamily Medecine（FM）チームが誕生する転回点である．

当院を訪れた英国の家庭医は，当院の診療スタイルを，"我が国にはないワンストップサービス"と評している．確かに当院の家庭医は，外来も病棟も在宅も一人で行い，厳格な定義でいうところのプライマリ／セカンダリ・ケアの境界を踏み越えている．しかし，そのことが，かかりつけの患者にとっては「診療の場が変わっても同じ主治医が継続性に基づいたケアを提供してくれる」という満足につながることを実感し始めていた（**2**）．

今では，頴田病院の在宅部門は，迅速柔軟な意思決定のためセンター化しており，総登録患者270人，在医総管患者230人，年間看取り98人（2014年度）を数える大規模な在宅医療施設となった．病棟は，かつての療養型から，急性期の

2 当プログラムにおける垂直統合型ケアモデル

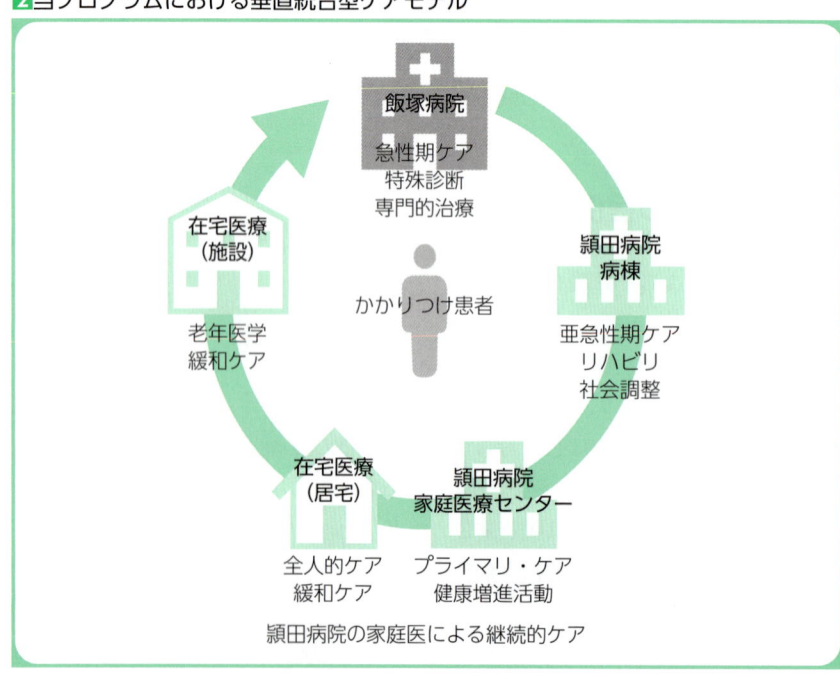

かかりつけ患者に医学的介入を行う10対1の一般病床（32床）と，患者のニーズを把握しながらリハビリテーションおよび社会調整を期限内に行う地域包括ケア病床（36床）へと再編された．

そして，飯塚病院や近隣の病院から多くの終末期がん患者を受け入れ，当院のかかりつけ患者の急性期医療を飯塚病院に短期的に依頼し，逆紹介で受ける事例が増えてきている．当院の本田院長の言葉を借りれば，これは当プログラムの家庭医たちにとって，小病院が"老人の送られる後方病院"から，"患者の希望を叶える医療の最前線"にパラダイム・シフトしたできごとであった．このように，私たちは総合診療/家庭医療のプログラム運営において，専攻医たちの提供する医療サービスが時代や現場のニーズと合致し続けるというアイデンティティの確立が非常に大切だと考えている．

ピッツバーグ大学との教育連携

当プログラムの家庭医たちは，その初期段階において内科病棟を中心とした診療・治療の型をもっていたが，プライマリ・ケア外来には型がなかった．それを教えてくれたのが，プログラム設立当時から飯塚病院と教育連携を締結した米国ピッツバーグ大学メディカルセンター家庭医療学講座の指導医たち（以下，ピッツバーグ指導医）であった．当時彼らは1年に6回，1回10日にわたって当院を訪問し，家庭医たちは彼らの指導を独占した．最初は英会話に頭痛がしていたが，自分たちの症例プレゼンテーションをもとに，「外来高血圧患者に対する減塩治療のアドバイス」「終末期認知症患者における人工栄養療法の意思決定」といった，具体的で明確な彼らのメッセージを受け取るにつけ，自分たちの診療が深化し，患者へより筋の通った医療を提供できる実感を得はじめた．最初の3年，我々はひたすらピッツバーグ指導医を自分たちの診療現場に連れて行き，患者をともに診察し，たどたどしい英語で忌憚のない議論を交わし，彼らのプライマリ・ケア診療における幅広い思考過程と患者に対するプロとしての姿勢を吸収しようとした[*1]．

やがて，診療各論の議論を重ねるうち，医師としての診療スタイルの違いを生む，医療システムや研修体制全体の相違が顕在化してきた．そこで，ピッツバーグの薫陶を受けた当プログラムの専攻医が修了して指導医になるころから，ピッツバーグプロジェクトのフォーカスを各論から総論へ，個々の学習者からその研修を支える指導体制へ広げていった．

具体的には，指導医養成（Faculty Development：FD）の教育セッションに多くの時間を割くようにし，飯塚病院に指導のため来てもらうだけでなく，GIM，FMの指導医をピッツバーグ大学のFDコースに短期派遣して，教育のリーダーを内部に養成した．リーダーたちは，カリキュラム開発，指導医ミーティング，チーフレジデント制，リクルート手法，研修アドバイザー，構造的フィードバック，そしてレジデンシーサポートグループなど，多くのノウハウを

[*1] 初期のピッツバーグ指導医から学んだ内容は，メールマガジン『ピッツだより』として，当院ホームページに掲載しておりますのでご覧ください[3]．

GIMとFMに持ち帰り，1年に2～3個ずつのペースで日常の指導体制に組み込んでいった．また，英語のディスカッションを通して，多くの指導医や専攻医が海外学会で発表する現在の下地が形成された．これにより，この連携プロジェクトは，ピッツバーグ大学を手本にしながらも，「日本の，筑豊地域の，飯塚病院および頴田病院の文脈における総合内科医，家庭医の養成とその活動の海外発信」という新たなミッションを得るに至った．

カリキュラムは運用改善による公平な学習機会の提供

前述の内容から，特にカリキュラムを抜き出して当プログラムの運営について紹介する．TQMには，"標準化なくして改善なし"という名言があるが，臨床教育も理想を現実に落とし込んだ標準プロセスと妥当な効果指標がなければ，教育の改善はみえないし，担当する指導医により質のばらつきが生じた状態になる．その必須能力，教育方策，評価指標をセットにした教育の設計図がカリキュラムであり，当プログラムでは2009年ごろからピッツバーグ指導医の手ほどきを受けて，6コンピテンシーに沿った当院での家庭医療カリキュラムを開発してきた．ところが，カリキュラムを研修のなかで実践しようとしても，何か月も専攻医に対して適用できない事態が発生した．その最大の原因は"忙しさ"である．当院は，外来・病棟・在宅を，一人の専攻医がモザイク状にコマ配置されてローテーション研修を行う．そのため，常勤換算で約4人の専攻医たちは各現場からひっきりなしにコールがかかり，病院内外を駆けまわることで一日が過ぎていく．初期臨床研修医の頃から大病院の医学中心アプローチを学んできた専攻医が，小病院における3つの現場を突然体験することで，情報の飽和を起こしてしまうこともあった．また指導医も，現在常勤3人，非常勤3人の編成であるが，同様の診療スタイルに教育と管理業務，さらにライフイベントが加わるため，担当する専攻医と会えずに夜を迎えることもあった．したがって，まずは2代目の家庭医療センター長である一ノ瀬英史医師と私で，労務管理とタイムマネジメントから調整を始めた．

専攻医には，当院での家庭医療研修を，A：病棟＋外来と，B：在宅＋外来の2タイプに分けて割り当てることにした．これにより，3つの診療現場のうち2つに集中することができ，専攻医の診療に対する不全感は軽減した．

また，指導医も上記のタイプのいずれかに特化することとした．午前の新患外来では，全体を見わたせる位置に移動式の電子カルテを置いて，なるべく診療はせずに，専攻医に対するフィードバックに特化するプリセプター制度を採用した．午後は担当専攻医の病棟または在宅のフィードバックに時間を割く．

最近では，指導医と専攻医はローテーションの初め，中間，終了時に予定を合わせ，30分～1時間程度，カリキュラムを一緒に記載する．初めの回は必須能力と学習方策の説明および自己評価に時間をあて，中間の回で未経験症例および能力の同定を行い，終了時に全体の省察と次回への課題を言語化する．カリキュ

ラムの，実状や未来像と合わない文言や学習方策は定期的に修正する．これら全体の運用改善プロセスこそがカリキュラムの肝要であり，これを経ないとカリキュラムはただの言葉，ただの紙切れとして終わっていくであろうというのが我々の実感である．

さらに，ピッツバーグ指導医に教えを乞いながら，最終学年の専攻医たちが中心となってオリジナルの在宅研修カリキュラムを開発した．自分たちが討議を重ねて選んできた文言を用いることにより，実臨床での妥当性が増し，教材も含めた適切な学習方策を選びやすくなっている実感がある．

まとめ

いかがであったであろうか．当プログラムの家庭医たちは，小病院が提供する医療サービスの価値について国外にも意見を求めながら，ひたすら診療を重ねつつ家庭医療の専門性を探求してきた．まだ，まだまだ道半ば．診療情報と医学知識のチーム共有，指導医の確保と指導の標準化，教育目標と経営指標のすり合わせ，そして何より我々のスローガン"地域から世界へ．外来・病棟・在宅のプロを目指すあなたに"を目に留めて人生の一時期を懸けてくれた専攻医たちに言葉通りの成長を約束するために，やらなければいけないことは山程ある．ここまででも多くの失敗をしてきたし，今後もすると思う．そんなときに役立つ，ウチの井村部長の言葉を届ける．

今，日本には約8,500の病院があり，そのうち約6,000が200床以下の病院，そして約3,000が100床以下の小病院ですが，その多くが業務量の増加に対し医師数が伸び悩み[4]，我々のように提供する医療の価値を模索しています．小病院での医療の専門性を追求すること，その専門医を育成するということは，病院から日本の医療に貢献することにほかなりません．いつまでもベンチャー精神を忘れずに，時間と現場と仲間のリソースをフル活用して一緒に頑張りましょう．「総合診療医よ，いつもベンチャーたれ！」．

文献

1) 飯塚市．飯塚市の人口と世帯数．https://www.city.iizuka.lg.jp/shiminkanri/jinko27-01.html［2016年5月最終アクセス］
2) 飯塚市．地区別及び外国人年齢別人口．統計いいづか2015．p9．https://www.city.iizuka.lg.jp/somutoke/toukei/documents/toukeiiizuka2015.pdf［2016年5月最終アクセス］
2) 頴田病院．ピッツだより．http://www.kaita-hospital.jp/learning-from-pittsburgh/［2016年5月最終アクセス］
3) 厚生労働省．医療法人経営統合の背景，平成22年．http://www.mhlw.go.jp/topics/bukyoku/isei/igyou/igyoukeiei/dl/houkokusho_h22_gappei_01.pdf［2016年5月最終アクセス］

歴史を背景に急性期基幹病院から離島診療所までの特性を生かして学ぶ
——沖縄県立中部病院での研修

本村和久（沖縄県立中部病院 総合診療科）

　日本一過酷な研修，「ボロ雑巾のようにこき使われる」などと評価（？）される沖縄県立中部病院だが，その実態はどのようなものであろうか．歴史的な背景を含め，500床を超える規模の病院で総合診療専門研修をどのように行っていくのか，実践の反省とともに考えてみたい．

病院での研修

　沖縄県立中部病院での医療を語る際に，歴史を抜きにしては語れないところがある．現状を説明する前に，沖縄県立中部病院の歴史を簡単に振り返ってみたい．

沖縄県立中部病院の歴史

　沖縄県立中部病院の歴史は，医師不足のなかでの医師確保，医師養成の歴史と重なる．医師不足が顕著となったのは，凄惨を極めた1945年の第二次世界大戦の沖縄戦のあとである．戦後直後は，戦争に招集された医師のうち，沖縄にいた医師はわずか6人，その1年後の1946年には64人しかいない状況であった[1]．
　そこで，沖縄県は優秀な高校卒業生を本土の医学部に送る留学制度を立ち上げ，医師の確保を試みた．しかし，留学した医学生が沖縄で十分な研修を受ける施設がないこともあり，沖縄に帰る率は，1965年で44％と低かった．このころにハワイ太平洋軍司令部から派遣されたDr.Yamauchiは，沖縄住民の劣悪な医療環境をみて，医師育成のために，臨床研修病院や医学図書館の設置などを提案した．そこで，琉球政府立として中部病院が旧具志川市に設立され，ハワイ大学から指導医を招き，1967年に4人の日本人研修医を採用，北米型の臨床研修制度が発足することとなった[2]．当時まず必要とされた医師は，一次から三次までの急性疾患やコモンディジーズに的確に対応できる医師であり，少ない設備・医療従事者で医療を完結させなければならない離島医療機関で働く医師であった．研修も，内科・外科・産婦人科・小児科・麻酔科・救急科などの多科をローテーションしながら，初期臨床研修医から救急医療に最前線で関わるものであった．北米型救急医療や総合診療を行う伝統はこのときから培われていたが，沖縄の地域医療のニーズに応えたものであったと考える．
　研修開始から半世紀近く経ち，沖縄県立中部病院で研修を受けた医師は既に

1 現在の内科体制と総合内科の位置づけ

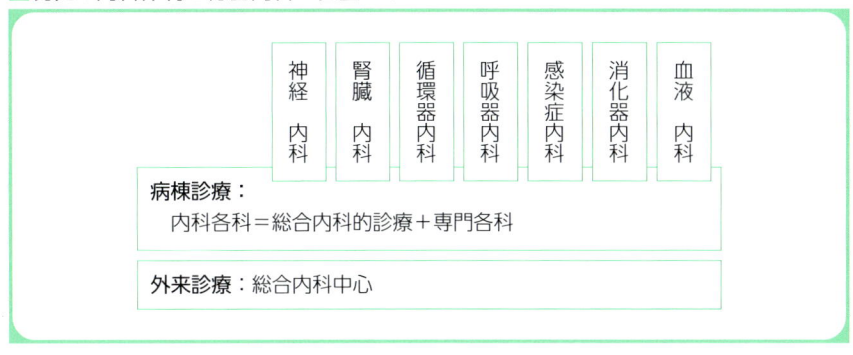

| 神経内科 | 腎臓内科 | 循環器内科 | 呼吸器内科 | 感染症内科 | 消化器内科 | 血液内科 |

病棟診療：
　内科各科＝総合内科的診療＋専門各科

外来診療：総合内科中心

1,000人を超えている．研修終了後，半数以上の医師は沖縄の地域医療を支えている．また，国内外問わず活躍している医師も多い．

沖縄県立中部病院の総合内科の歴史

　沖縄県立中部病院が卒後臨床研修をはじめた1967年からの総合内科の歴史について，駆け足で振り返ってみたい．沖縄県立中部病院の内科はもともと臓器別ではない単なる内科しかなく，総合内科としての役割を担っていた．グループには，たとえばWillisグループというように，指導医の名前がついていた．その後，多様な疾患に対応してきた内科の重要性は揺るぎないものであったが，内視鏡，カテーテル検査といったさまざまな手技も行われるようになった結果，臓器別グループ分けのニーズが高まっていった．臓器別に分けることでの総合力の低下を危惧する声もあったが，1982年，臓器別グループに分かれることになった．このことは，臓器別に分けることのできない患者対応についての問題を抱えることになったが，内科学の発展により，専門分化する時代のニーズに応えるシステムであった．

　その後，患者の問題を幅広く扱うことのできる総合内科の重要性の認識から，1996年に臓器別グループとは別に，入院患者を管理する総合内科が立ち上がった．病院内で大きな役割を担うようになったが，他科が診ない入院患者を引き受ける総合内科の負担が問題となった．そこで，充実が必要とされた教育・外来業務に比重を置く総合内科体制が議論され，現在の総合内科の主な役割は外来での業務・研修指導となっている．病棟業務は他科のサポートを行う形で関わっており，診断のつかないケースなどのコンサルテーションもある．総合内科の位置づけを 1 に表してみた．内科各科の高い入院患者管理能力があり，外来中心の総合内科が成り立っているといえる．

総合内科における外来研修

　外来中心の医療を提供している沖縄県立中部病院の総合内科であるが，ここで外来での研修状況について説明したい．沖縄県立中部病院総合内科の基本方針は 2 の4つである．

2 沖縄県立中部病院総合内科の基本方針

1 臓器別の枠に縛られずに，患者さんのニーズに合わせて総合的な医療を提供します
2 各臓器別専門医と連携しながら，適切な医療を受けていただけるようにお手伝いします
3 地域のかかりつけ医の先生たちとうまく連携をとりながら診療していきます
4 沖縄の離島医療を担う医師の育成を行います

3 沖縄県立中部病院総合内科を受診する患者層

- 中部病院の内科を初めて受診した患者
- 内科以外に通院中で内科受診が必要と思われる患者
- 普段内科に通院中で，予約外に受診を希望している患者
- かかりつけ医に紹介されて受診した患者や検診結果の精密検査を勧められた患者
- 当院救急センターを受診した後に内科外来を予約している患者
- 予約をしている患者
- 当院救急センターを受診した後に外来を予約している患者

　沖縄県立中部病院の内科外来には，年間のべ約7万人程度の受診者があり，うち新患は年間約3,500人である．その多くを総合内科が対応している．内科・総合内科への紹介状だけでなく，臓器専門外来宛ての場合でも，専門外来が対応できないときなどに紹介状の内容をみて総合内科で十分対応できると判断したときには，診療を行っている．臓器にとらわれない幅広い観点から診療できることは，患者への医療提供上重要なことと考えており，研修上も大きなメリットであると考えている．主に総合内科外来で，3 のような患者の診療を行っている．

　受付は午前中のみで，3 の患者で1日30人程度の受診者数となる．また，単に新患をトリアージするのではなく，治療方針が決まり病状が安定するまでフォローしているため，1日に60人程度の患者を総合内科で診ていることになる．この受診者を，指導医が，内科ローテーションしている研修医4人前後に振り分けることとしている．内科をローテーションしているのは，初期臨床研修では2年目の研修医，専門研修であれば，家庭医療，救急，内科など内科系の研修が必要な専攻医である．内科ローテーション中は，少なくとも週に1回午前の外来研修が義務づけられている．また，総合診療専門研修の専攻医は，1か月の外来研修のみのローテーションがある（4）．また，医学生が実際に患者診察を指導医とともに行う実習も行っている（5）．

　指導医は，他科の兼任を含めて8人，少なくとも3人がその日の外来指導にあたる．受診者の背景は，健診で高血圧を指摘された元気な中年の患者から，ここまでよく受診することを我慢されていたと思うような患者（たとえば1か月で10kgの体重減少を主訴にするショックバイタルの高齢者〔最終診断は，悪性腫瘍や結核の場合もある〕）まで多様である．患者のトリアージを行いながら，研修医の経験値を考えて，患者を割り振る．

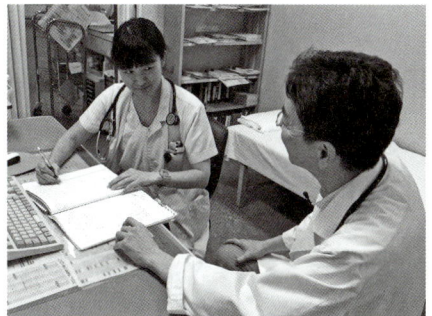

4 外来指導の様子（専攻医） 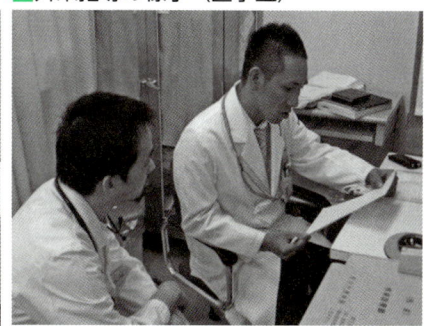　　**5** 外来指導の様子（医学生）

　普段，救急外来ばかりの研修なので，総合内科では時間をかけて診察できるように午前中で5人前後の新患を割り振ることが多い．新患ばかりでなく，救急外来で診た患者のフォローも行っており，入院適応となるような重症患者も毎日のようにあり，午前中だけの患者受付にもかかわらず，診療終了は午後遅くなることがある．患者の待ち時間が長くなることも日常化しており，効率的な患者ケアという点では大きな問題を抱えている．研修医だけでは上記の受診者を診ることはできないため，指導医の1人は，できる限り指導に専念するような配慮を行うが，他の指導医は指導と患者診察を同時に行うことになる．

　外来指導は，基本的には全例，研修医は指導医との1対1の相談を行ったうえで，治療方針を決定し，次回の外来を決めることになる．指導医が研修医と，すべての患者の問診を行い身体所見をとることは時間的に難しく，研修医からのプレゼンテーションだけで治療方針を決める場合もある．研修医からは，研修上のメリットとして，幅広く疾患を診ることができること，救急外来で診た患者をフォローし転帰がわかること，研修医の意見を聞いたうえで治療方針が修正・決定されていることなどがあげられている．デメリットとしては，昼ごはんを食べる暇がないこと，外来診療が長くなると病棟業務に影響が出ることなどがあげられている．

離島診療所での研修

　沖縄県には有人離島が39ある．人口が少ないことなどから診療所が設置されていない島が16あり，医師が配置されているのは23島となる．そのうち，複数の医師が配置されているのは5島，医師が1人しか配置されていないのは18島，そのうち16島にある診療所が県立である．いままで病院での診療および研修について説明を行ってきたが，沖縄県立中部病院の家庭医療後期研修プログラムとしての最も大きな特徴は，離島診療所での研修と考えている．この研修システムも沖縄の歴史と密接な関わりがある．まず歴史から説明したい．

⑥ かつての研修プログラム

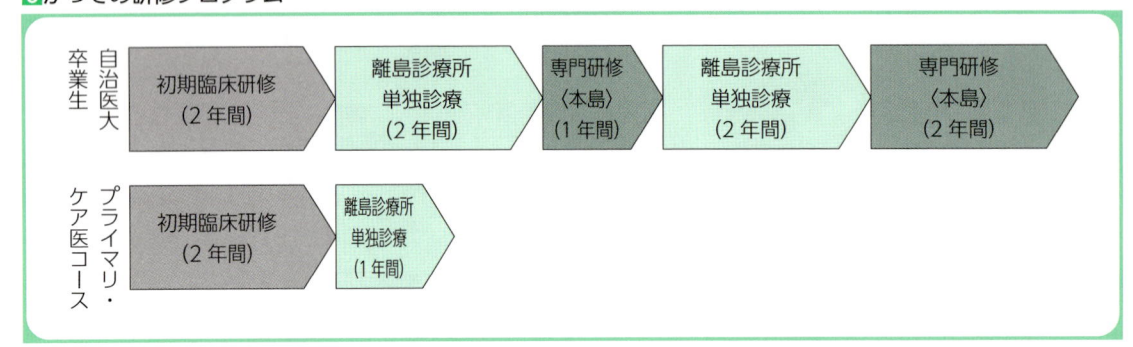

自治医大卒業生：初期臨床研修（2年間）→ 離島診療所単独診療（2年間）→ 専門研修〈本島〉（1年間）→ 離島診療所単独診療（2年間）→ 専門研修〈本島〉（2年間）

プライマリ・ケア医コース：初期臨床研修（2年間）→ 離島診療所単独診療（1年間）

沖縄県の離島保健医療の歴史

　第二次世界大戦の沖縄戦後，保健医療が崩壊していた沖縄で，有人離島に医師が配置される前に離島住民の健康問題に関わったのは，公衆衛生看護婦[3]であった．1951年，保健所開設と同時に40人の公衆衛生看護婦が配置され，同時に駐在制度が実施された．この地域駐在制度では，医療や交通事情の悪い沖縄県の広い海域の小さい島々にも公衆衛生看護婦が配置され，効果的な活動を推進する手段となった．

　また，離島診療所設置に伴い，1951年，琉球政府は医師助手や衛生兵経験者を対象に医学講習会を実施，その結果誕生した医介輔を配置した．医師としての役割を十二分に発揮し，離島医療に貢献したが，資格には「一代限り」，「現地開業」などの条件があり，2008年に，医介輔の宮里善昌が廃業，介輔制度は消滅した[4]．

　公衆衛生看護婦，医介輔によって主に支えられてきた離島保健医療だが，徐々に医師が赴任するようになった．1978年に自治医科大学1期生が誕生すると，離島診療所で合計4年単独診療にあたる自治医大卒業生研修プログラムが開始された（⑥）．その後，1996年には，離島診療所で1年間単独診療にあたるプライマリ・ケア医コースが，自治医大卒業生以外の研修プログラムとしても開始された（⑥）．

　1989年は医介輔7人，韓国人医師4人が離島診療所を支えていた状況であったが，2015年には16離島診療所の医師すべてが沖縄県立中部病院の家庭医療後期研修プログラムの研修医か卒業生となった．

　初期2年間の臨床研修のみで卒後3年目にして離島診療所での単独診療を行うことに関しては，内科・小児科以外，特に超音波，内視鏡技術の習得，整形外科，皮膚科等離島で高いニーズのある専門科の研修に関して不十分ではないかとの議論があった．そこで，1999年から，自治医大卒業生研修プログラム[*1]は3年間の研修後・卒後4年目で，離島診療所単独診療を行うこととした．続いて，自治医大卒業生以外の研修プログラムは，県の予算を確保した2004年から3年間研修後・卒後4年目で離島診療所単独診療のプログラムとなった．2008年には日本家庭医療学会（現在は日本プライマリ・ケア連合学会）認定のプログ

[*1] 研修期間の身分が県の正職員として確保されているために変更しやすかった．

ラムとなっている．

　沖縄県立中部病院で研修および離島赴任した自治医大卒業生の医師は60人以上にのぼり，沖縄県立中部病院の，自治医大卒業生以外のプライマリ・ケア医コースのプログラム修了者は40人以上である．

一人離島診療所での勤務を行うまで

　専門研修1年目は，総合内科，内科各科，小児科，外科，産婦人科，救急科，整形外科，皮膚科など，沖縄県立中部病院で10か月の研修にあたるほか，院外研修として2か月，宮古・八重山病院などの地域基幹病院での研修，離島診療所研修，県外で地域医療を積極的に行っている施設での研修[*2]を行っている．特に離島診療所研修は，専門研修2年目での単独診療が可能かどうか離島診療所医師に評価を問う重要な研修になっている．

　16県立の離島診療所すべてが一人診療所であり，1年を通して勤務できる医師は，その臨床能力のみならず，健康状態，医師の家族の状況，モチベーション，離島住民との関係などさまざまな問題をクリアしていることが条件となる．赴任後に一人診療所での勤務が安全でないと判断された場合は，迅速に代診医を派遣するシステムとなっている．また，どこの島に赴任するかについては，次期赴任予定の研修医と県の担当者とプログラム責任者で決定している．研修医の希望はもちろんだが，島の規模，外来患者数，緊急コールの数，基幹病院へのアクセス，ヘリコプター搬送での距離，自治体の協力体制といった16離島診療所の特性と，専攻医の特性を鑑みたうえ，数回の面談をもって決定する．1年間の継続勤務が難しい状況になると，年度途中で代診を探すこと自体に大きな困難を伴うため，ここでの決定は非常に慎重な決定となる．

一人離島診療所での勤務のなかでのサポート

　実際の診療では，島で一人で判断しないとならないことばかりではあるが，一人での判断が難しいケースも当然ある．指導医への相談体制について説明したい．

7 整形外科へのコンサルテーション

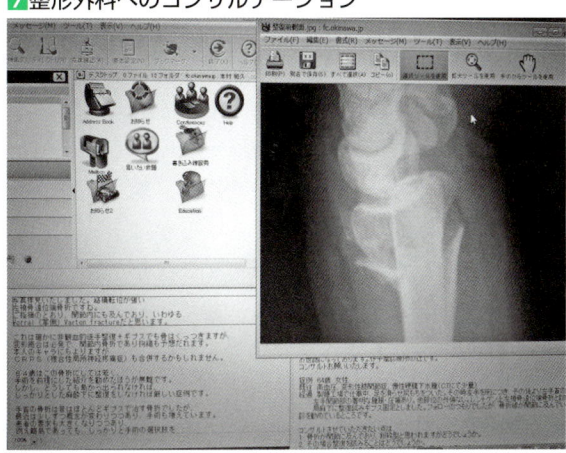

[*2] CFMD家庭医療学レジデンシー・東京（▶p.292），揖斐郡北西部地域医療センター 山びこの郷（岐阜県），北海道家庭医療学センター（▶p.274）など

グループウェアを用いたコンサルテーション

1995年からグループウェア First Class® を用いたインターネット上でのコンサルテーションシステムが活用されている．もっとも活用されているのが，整形外科（ 7 ），皮膚科で，離島診療所の医師が X 線像や皮膚の所見などをデジタルカメラで撮影して相談すると，沖縄県立中部病院の整形外科，皮膚科専門医がボランティアで回答するというものである．その他，文字情報だけのコンサルテーションも行われている．加えて，離島診療所運営や日々のできごとなど多くの話題がこのソフトを用いてやりとりされ，1 年間で約1,000 件の情報交換がなされている．

遠隔でのリアルタイム教育

テレビ会議システムもあり，初期臨床研修医向けの講義（コアレクチャー）が離島にも配信されており，1 年間で約100 回の配信がある．家庭医療を特徴づける指導については，テレビ会議システム，Facebook，Google，Skype を用いて下記が行われている．

● ポートフォリオ

月に 1 回，日本プライマリ・ケア連合学会専門医認定の要件のポートフォリオの作成についての勉強会が開催されている．ポートフォリオ作成に関しては，離島診療所医師が作成したものをクラウドで共有し，指導医が添削を行っている．

● 振り返り

離島診療所医師との振り返りについても，テレビ会議システムを使っている．各離島に赴任している医師を 2〜3 人のグループに分け，定期的に指導医と，①できたこと，②できなかったこと・失敗，③感情，④next step の 4 項目での振り返りを行っている．そのなかで，医学的な問題に関するニーズが高い場合や，離島診療所医師の感情に焦点をあてたほうがよい場合，また総合診療専門医試験に必要なポートフォリオ作成指導が重要な場合など，離島診療所医師によって学習ニーズの違いがある．そのため，診療所医師による学習ニーズの違いに合わせた指導を行っている．

● その他

月に 1 回開催されている臨床研究勉強会があり，「ヘリ搬送は医学的適応だけなのか？『ヘリ搬送は島医者が決める』の検討」というリサーチが行われている．

代診システム

沖縄県立中部病院に地域医療科という代診を多く行う医師グループがあり，離島診療所医師は，少なくとも 2 週間，研修目的での島外研修を受けることができる．その他，離島診療所医師の休暇や会議出席については，県立病院勤務医がもち回りで代診にあたっている．さらに地域医療振興協会が請け負う，離島・へき地ドクターバンク等支援事業においても代診医の派遣を行っている．島に 1 人しかいない離島診療所医師は，休日・夜間の救急診療も任されているため，休日・夜間に島外へ出る場合は代診を頼むことになり，代診日数も多くなる．研

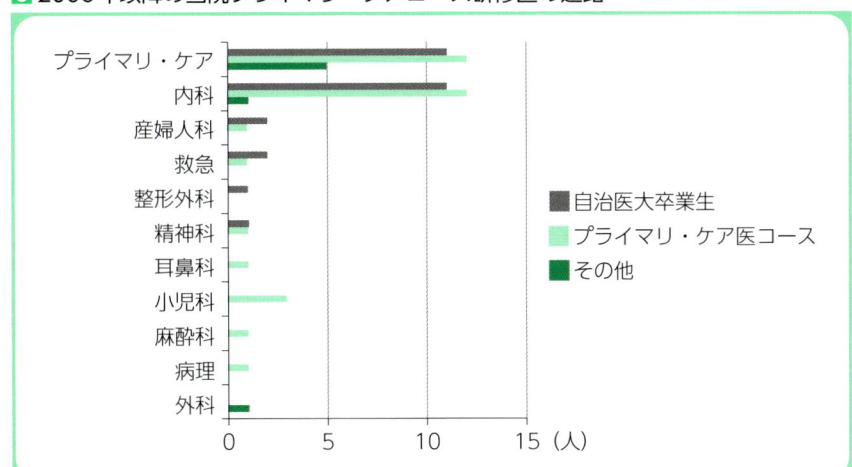

8 2006年以降の当院プライマリ・ケアコース研修医の進路

修・休暇を含めた16離島診療所すべての代診日数はのべ400日前後である．

離島診療所医師が，健康上の問題（主に医師本人からの申し出による）を抱えたり，住民からの申し出などによって業務遂行に問題が生じたりした場合，速やかに県の離島診療所担当医師が医師本人に事情を聞き，対策を立てることになる．また，離島医師の超過勤務が増加したことで，時間外のいわゆるコンビニ受診の増加がわかった離島のケースでは，離島医師の休暇を確保しつつ，離島の村役場と県の担当者（地域医療科医師，基幹病院管理者など）が協議したうえで，島民への時間内受診の周知徹底がはかられたこともあった．

離島診療所勤務後の進路

離島診療所の継続勤務年数は2～4年が一般的である．その後の進路は，各専門領域のスペシャリストをめざす医師や，大学院などでアカデミックなキャリアを積む医師などさまざまである．近年は，プライマリ・ケア，家庭医療といった総合診療系に進む医師が増えている（**8**）．沖縄県にとどまる割合は，90％以上が沖縄に残っている自治医大卒業生の高い残留率もあり，全体でも50％以上となっている．

まとめ

歴史的に，専攻医教育を行いながら，離島診療所医師の人材確保を行ってきた沖縄県立中部病院のプログラムであるが，今後は新しい専門医制度下での総合診療専門医の要件を満たすものとして適合させる必要がある．総合診療専門医に期待される役割の一つとして，へき地離島といった場所での地域医療への貢献があると思っており，今後もこのプログラムの教育体制を充実させることで，離島住民が安心して島で生活できる医療体制を維持発展させていきたいと考えている．

文献

1) Maeshiro M, et al. A History of the University of Hawai'i Postgraduate Medical Education Program at Okinawa Chubu Hospital, 1966-2012. *Hawaii J Med Public Health* 2014 ; 73 : 191-4. http://www.ncbi.nlm.nih.gov/pmc/articles/PMC4064344/ ［2016年5月最終アクセス］
2) 遠藤和郎. 沖縄の医師不足にどう対応するか？. 沖縄県医師会報 2009 ; 45. http://www.okinawa.med.or.jp/old201402/activities/kaiho/kaiho_data/ 2009/ 200907/034.html ［2016年5月最終アクセス］
3) 大嶺千枝子. 報告 占領期に行われた保健婦駐在の制度比較に関する史的考察. 沖縄県立看護大学紀要 2001 ; 2. http://www.okinawa-nurs.ac.jp/c1/siryo/2_14.pdf ［2016年5月最終アクセス］
4) 崎原盛造. 戦後沖縄における「医師助手」と医介輔制度について. 沖縄国際大学人間福祉研究 2004.

地方都市の単一医療機関で
どこででも活躍できるように学ぶ
——赤穂市民病院

一瀬直日（赤穂市民病院 内科・在宅医療部）

　赤穂市民病院は2013年度に日本プライマリ・ケア連合学会より家庭医療後期研修プログラムVer.1.0の認定を受けた．2014年度に1人，2015年度に2人の専攻医を受け入れ家庭医療教育を開始した．総合診療専門医制度の開始に合わせ基幹型プログラムを申請する予定だが，2015年3月医学部卒業以前の方を対象としたVer.2.0プログラムについても2017年度認定に向け準備中である[*1]．学習内容自体はVer.1.0申請時よりVer.2.0を意識して，差のないカリキュラムをめざしてきた[*2]．しかしVer.2.0では選択科目の期間が短いこともあり，赤穂市民病院でのプログラム策定にあたり，すぐにはVer.2.0を申請せず総合診療専門医制度の概要の公表を待っていた．ようやく総合診療専門医制度の全容が明らかとなり，それに伴ってVer.1.0からVer.2.0への速やかな移行を学会が推奨し始めたが，こういった経緯のため，今回紹介する家庭医療教育はプログラムとしてはVer.1.0に則っていることを予めご了承いただきたい．

[*1] Ver.1.0とVer.2.0の最大の違いは，後者が総合診療専門医制度のカリキュラムとほぼ同じであることである．しかし，取得できる資格は，ともに家庭医療専門医である．

[*2] 筆者は1999年5月から2003年4月まで北海道家庭医療学センターで家庭医療研修を受けたが，自らの研修経験として，家庭医療教育のなかで産婦人科は是非学んでほしい領域と考えてきた．

赤穂市民病院がめざす「総合診療専門医像」，「家庭医療専門医像」

　赤穂市は兵庫県のなかでも人口当たりの医師数が最も少ない西播磨地域に位置する[1]．人口に占める65歳以上の割合は2014年度で28.4％にのぼり，2016年度以降は30％台が見込まれている[2]．この急速な高齢化と医師不足にまず必要とされているのが，総合診療専門医，家庭医療専門医である．その役割は，病院でも，診療所でも，在宅でも，施設でも，医療管理と予防・健康増進活動ができることを期待されている．さらに，人口減にただ甘んじるのではなく，地方自治体の存続と活性化のために，若者をはじめとする人口の定住定着は欠くことができない[3]．もちろん子育てしやすい環境づくりの土台として，産婦人科医療および小児科医療の維持と充実も強く期待されている．ゆえに，赤穂市民病院では，どの医療場面であっても必要とされる医療を提供できる総合診療専門医，家庭医療専門医を育成し，地域の健康増進に向けたリーダーシップを発揮できる医師を理想像と掲げた教育を行っている．家庭医療指導医は筆者1人であったが，大学総合診療部出身の医師1人が認定医に合格し，2016年春からは指導医2人体制となる．

赤穂市民病院における研修プログラムの特色

2013年度の認定時より下記①〜④を実践してきている．この魅力により，田舎の地方都市でありながら研修を希望する専攻医との出会いに恵まれてきた．
　①総合病院の強み──1つの医療機関で多くの専門医療を学べる環境
　②家庭医療専門医からマンツーマンで学べる環境
　③3つの学習柱で年間通したステップアップ教育
　④他病院との交流で一緒にレベルアップ

総合病院の強み──1つの医療機関で多くの専門医療を学べる環境

赤穂市民病院は，病床数396（うち4床が感染症病床）のなかに21科（内科，呼吸器科，消化器内科，消化器外科，外科，循環器科，小児科，整形外科，脳神経外科，皮膚科，泌尿器科，乳腺外科，産婦人科，眼科，耳鼻科，放射線科，麻酔科，心臓血管外科，歯科口腔外科，形成外科，心療内科）を有する．2015年7月現在，常勤医師58人（うち後期研修医10人），初期臨床研修医9人の合計67人が勤務する．三次救急病院は約40 km東の姫路市内に2か所あるものの，西播磨の山々に囲まれていることもあり，実質上は周辺地域の三次救急相当の患者も含めて搬送されてくる，急性期医療主体の総合病院である．

各専門医療を学べる機会に恵まれるのは，多数の科があることだけが理由ではない．医師数としてちょうどお互いの顔をよく知っていられる規模の病院であることや，複数科が1つの病棟を利用する体制をとっていること，科を横断するチーム医療が多数存在することにより，正式な他科コンサルテーションなしでも気軽に普段から相談できることも大きく影響している．

他科をローテーションする専攻医の学習計画を明確にするために，筆者が指導医として配慮していることが2つある．1つは，ローテーション1〜2か月前に各科指導医と希望学習内容を確認し，正式な文書として依頼することである（ 1 ， 2 ）．漠然と「家庭医療研修」「総合診療研修」といっても各科指導医には何を実際に教えたらよいのか理解しにくいのが現状である．2つ目は，各科指導医とは別に，筆者自身が毎月必ず振り返りの時間を専攻医1人1人に確保して，そのときに各科での学習進捗状況を確認することである．日本プライマリ・ケア連合学会で推奨されている研修項目を1つずつ確認していく作業は，最初は膨大な作業量に思えたが，毎月この表を眺めているとどんな項目が書かれているか案外覚えてくるものなので，負担感は軽減し作業時間は短縮していった．何よりも，専攻医がこの振り返りの時間を大変楽しみにしてくれていることが指導医として実は嬉しい．赤紫色の研修手帳の空欄を埋めながら膨大な学習カリキュラムを少しずつこなせていることがともに確認でき，専攻医が毎月自信を深めていく姿を見ることは，逆にこちらにとって励みとなる．

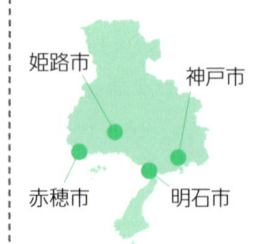

1 整形外科への依頼文書例

平成 27 年 7 月 17 日

整形外科部長
○○　○○　先生

赤穂市民病院家庭医療後期研修プログラム
プログラム責任者　一瀬直日

赤穂市民病院　家庭医療後期研修プログラム
整形外科研修のお願い

平素より研修実施にあたり格別のご指導とご支援を賜り誠にありがとうございます．
下記日程にて，○○　○○（□□　□□[*3]）先生の研修をよろしくお願いいたします．

記

1. 期間　　平成 27 年 9 月 1 日〜平成 27 年 11 月 30 日
2. 時間　　下記時間帯を除く（家庭医療研修時間帯のため，訪問診療・診療所外来・老健・地域包括支援センター・妊産婦外来等での活動や講義・実習となります）
3. 内容　　日本プライマリ・ケア連合学会で推奨されている研修項目（整形外科編）を別紙添付いたします．

	月	火	水	木	金
10：00〜13：30				第1, 3, 5週	
13：30〜17：00		毎週		第2, 4週	

以上

[*3] 氏名の読みがなが入る．

家庭医療専門医からマンツーマンで学べる環境

専攻医は卒後 3 年目以降ということもあり，初期臨床研修を経ているため，ある程度の外来診療や入院診療は行える．そのため，この 2 つの現場では完全にマンツーマンで指導しなくとも成長を導けている．ところが，全く診療経験のない可能性があるのが在宅医療，入所施設の医療管理，保健センター等での健康増進活動である．各場面での工夫について分けて解説する．

在宅医療

赤穂市民病院が在宅医療を担っているのは，慢性疾患では筋萎縮性側索硬化症やパーキンソン病といった神経難病や筋ジストロフィーなど，医療依存度の高い患者が多く，また，がん末期患者も年々増加して，進行性疾患の割合が高い．専攻医にとっては医学生での臨床実習以来となるような疾患に数多く出会うこととなり，しかもその経過中に行うことは，単に日々を無事に過ごす医療を提供するだけでなく，今後起きうる病態を予測しながら患者本人や家族の理解を助けなければならないことが数多い．気管切開や人工呼吸器の導入，胃瘻造設を行うかに

2 整形外科への依頼文書例

整形外科	実施日	内容コメント
Ⅰ．一般的な症候への適切な対応と問題解決 以下に示す症候において，臨床推論に基づく鑑別診断および，初期対応（専門医へのコンサルテーションを含む）を適切に実施できる．		
◎外傷		
○褥瘡		
○背部痛		
○腰痛		
○関節痛		
○歩行障害		
○四肢のしびれ		
Ⅱ．一般的な疾患・病態に対する適切なマネジメント 必要に応じて他の専門医・医療職と連携をとりながら，適切なマネジメントができる． （　　）内は主たる疾患であるが例示である ＊の疾患・病態群は90％以上の経験が必須である		
(4) 運動器（筋骨格系）疾患		
＊[1] 骨折（脊椎圧迫骨折，大腿骨頸部骨折，橈骨骨折）		
＊[2] 関節・靱帯の損傷および障害（変形性関節症，捻挫，肘内障，腱板炎）		
＊[3] 骨粗鬆症		
＊[4] 脊柱障害（腰痛症，腰椎椎間板ヘルニア，腰部脊柱管狭窄症）		

ついて議論を尽くすのはもちろんのこと，コミュニケーション方法の確立と変更・更新，リハビリテーションの内容変更を随時考案していかなければならない．何よりも生活の質を重んじ，生きる意欲を高めながら本人，家族，ケアするスタッフ皆が満足できる環境を整えなければならない．これは机上の学習では決して学べず，また専攻医一人では到底こなすことができない重い責任と大きな役割から成っている．そのため，Ver.1.0のプログラムでは，訪問診療を3年間継続するカリキュラムとし，最低1年間は専攻医と同行して訪問診療を行っている．これらの経験は専攻医たちにとって，ポートフォリオとして記述するのに十分適した題材であるが，あまりに多くの課題を取り扱っていることもあり，2ページの提出ポートフォリオにまとめきるのは困難なようである．

「在宅医療の導入」は研修手帳にも記載されているように必須のカリキュラムであるため，新規患者の依頼があるときは，訪問診療開始前から専攻医も一緒に関わる形をとっている．具体的には，専攻医が指導医と一緒に，訪問看護スタッフと情報を交換し，入院患者の場合は病棟へ赴いて患者・家族や病棟スタッフやリハビリスタッフからも情報収集し，医療的問題で未解決のことがあれば病院主治医と相談して，投薬調節等を退院前から開始している．驚くかもしれない

が，長い入院中に一度も入浴していない患者は少なくなく，退院後自宅での訪問入浴で心不全が悪化してしまうようなケースも過去にあったため，入浴の「練習」は入院中に行ってもらっている．患者が退院直後に状態悪化し再入院となると，患者だけでなく家族も在宅での介護への自信を失ってしまうことがあるため，できるだけ万全の状態で退院するためのコツを専攻医に教えている．

介護老人保健施設での医療管理

赤穂市民病院に併設する介護老人保健施設には長期入所者42人，短期入所者6人のほか，デイケアに通所する利用者がいる．骨折や脳血管障害の急性期治療を終えて，在宅復帰リハビリ目的に赤穂市民病院から入所してくる利用者のほか，慢性疾患や認知症等を有しながら家庭で生活していて，介護者の介護負担軽減目的で長期入所してくる利用者が多い．兵庫県内の介護老人保健施設のなかでも約70％という高い在宅復帰率を実現しており，在宅生活へ向けた医療管理を専攻医に学んでもらっている．長期入所利用者の平均年齢は80歳代後半であり，ひとたび何らかの急性期疾患（肺炎，尿路感染，骨折など）を起こすとたちまちADL（activities of daily living）が低下してしまう虚弱高齢（frail elderly）がほとんどである．複数の医療機関から重複した内服薬を処方されているケースも入所時に判明することがよくあるため，専攻医がエビデンスを吟味して本当に必要な治療薬を入所中に整理する機会にもなる．介護施設の入所者・利用者の症例に専攻医が学ぶことは潤沢にある．

一方で，こういった施設はスタッフ教育を学ぶ場としても活用できる．医療者とともに利用者のケアにあたる介護士が医療の知識をもつことは，大変重要である．1日24時間のケアを完全に医師・看護師常駐で行える施設はまずないため，介護士が利用者の体調変化を適切にアセスメントし速やかに医療者に報告できるような訓練が日頃から必要である．そこで，指導医によるレクチャーを参考にしながら，専攻医が，施設内でのインフルエンザウイルス感染，ノロウイルス感染を防ぐためのスタッフ教育を行っている．指導医は，専攻医が何の参考資料を基にどのように準備し，どれくらい現場で役に立つスタッフ教育を行えているかを評価・フィードバックしている．

保健センターでの健康増進活動

小児科での研修期間中に小児科指導医とともに保健センターで乳幼児健診を行っているが，それ以外に専攻医が保健センターに足を運ぶことがある．

成人の生活習慣病健診がどれくらい有効性をもって市内で行えているのか調べてみたくなった専攻医がいたため，保健センターへ指導医も同行した．専攻医一人で慣れない場所へ初めていくのは敷居が高いことが考えられ，最初のきっかけづくりは指導医が一緒に行うようにしている．初回時，保健師に資料を見せながら話を聞いていた専攻医だったが，2回目からは保健センターに電話をかけて自分から話を聞けるようになっている．

加えて，筆者自身は西播磨圏内の保健センターで10回以上の講演をしてきており，保健師の名前や顔をわりとよく知っている．また，難病患者の診療を普段

から行っていることもあり，とくに在宅患者について保健師と情報交換する機会がよくある．赤穂市民病院の初期臨床研修医には，地域医療研修期間中に保健師とともに保健センターでの体操教室や介護予防事業訪問に同行させているが，このように保健センターへは敢えて出向かなければ知ることができないことが多々あり，その機会をつくる責任が指導医にはあると考えている．

3つの学習柱で年間通したステップアップ教育

　これは当院での学習の自慢でもあり，ホームページに掲載した内容をもう少し詳しく紹介する[4]．大事なのは，年間計画として学習する日時を決めておくことである．当院では，週2回（火曜日と木曜日）30分から1時間を，この時間としてあてている（**3**）．日時が決まっているため，指導医自身もそれまでにスライドや資料を準備しなければならないが，締切が明確なほうが，どれだけ忙しくても確実に準備できる．専攻医も，課題図書の該当ページをいつまでに読んでおいたらよいか，先に把握しておくことができる．これは，時間管理方法を学ぶきっかけづくりにもなっている．

ポートフォリオ作成支援

　提出ポートフォリオの各エントリー項目については，『日本プライマリ・ケア連合学会基本研修ハンドブック』に解説されている[5]．しかし，それを読むだけでは，ポートフォリオの題材を何にしたらよいか決めることは難しい．そこで，スライド資料を使用しながら理解を助け，毎回約1週間の期限で提出課題を設定している（**4**，**5**）．これにより，題材となる事例をほぼ決定できるこ

3 年間スケジュールの一部

A：ポートフォリオ学習　B：家庭医療学　C：指導医養成講座
立：立花医師　大：大沢医師　松：松田医師
Pはポートフォリオ

月	日	曜日		内容	対象者	場所
7	9	木前	A6	管理運営	大	4
		後				
	14	火	C4	効果的なフィードバック	立・大・松	4
	16	木前				
		後	A6	管理運営	立・松	4
	21	火	A6	課題発表/ミニP発表	立・大・松	4
	23	木前	A7	チームワーク	大	4
		後	A7	チームワーク	立・松	4
	28	火	A7	課題発表/領域学習	立・大・松	4
	30	木前	7月振り返り	大	4
		後	7月振り返り	立・松	4
8	4	火	B5	病体験と癒し	立・大・松	4
	6	木前	A8	コミュニケーション	大	4
		後	A8	コミュニケーション	立・松	4

とが多く，毎月の振り返りの時間に進捗状況をチェックし，研修手帳に記載していっている．なお，『総合診療専門医 腕の見せどころ症例』は，ポートフォリオの題材を決めるために指導医や専攻医が知っておくべき知識や手がかりを詳細に解説してあるので，あわせて活用していきたいと考えている．

家庭医療学の学び

家庭医療学の成り立ちや理論を知ることは，家庭医療の学習になぜこれだけ多くの領域にまたがる項目が必要とされているかを理解することに大変役立つ．Ian R. McWhinney と Thomas Freeman の共著による "Textbook of Family Medicine" の翻訳本『マクウィニー 家庭医療学 上巻・下巻』（ぱーそん書房）を予習として読んできてもらい，スライドで解説を加えている．翻訳者の葛西龍樹先生には，北海道家庭医療学センター在職中に原書第1部の抄読会で，McWhinney 先生がどういう思いをこめて各章を執筆していたか，触れていただいた[*4]．原書は難解な表現が一部みられるが，McWhinney 先生から直接教えを受けた葛西先生に解説を受けると，不思議と家庭医療学とは何であるかをすんなりと理解することができた．そのときのメモ書きを参考にしながら，スライドを作成している．

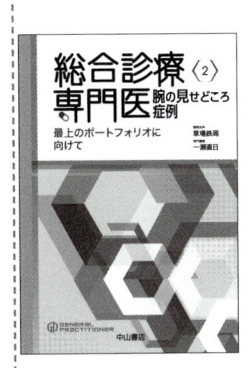

[*4] 葛西龍樹先生（現 福島県立医科大学地域家庭医療学講座主任教授）は，北海道家庭医療学センターの開設者である．筆者はそこで3期生として4年間学んだ．

4 「管理運営」のスライドの一部

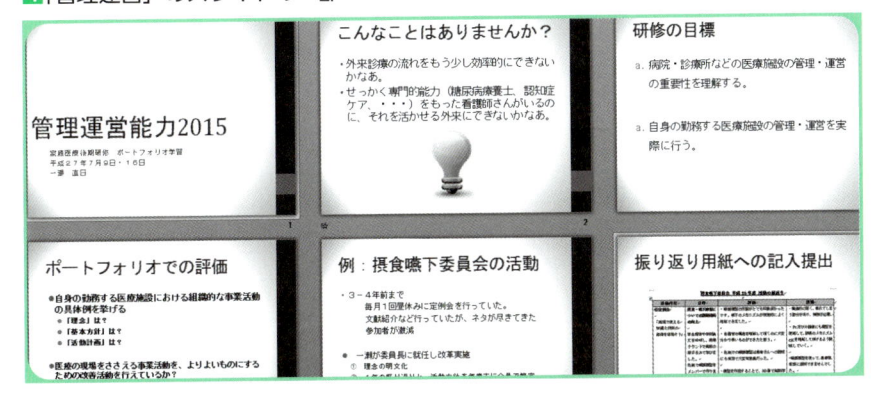

5 「管理運営」の提出課題

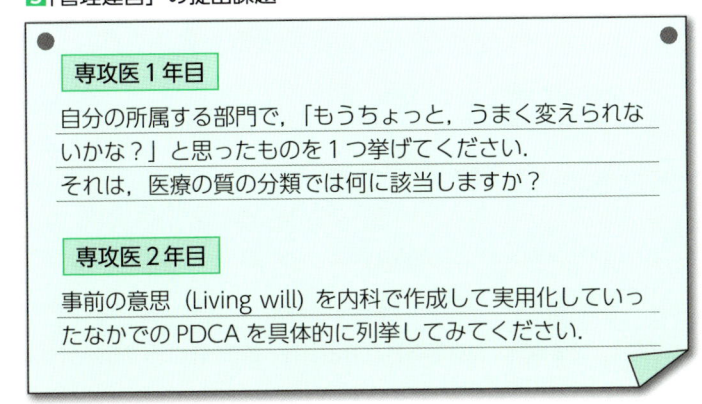

専攻医1年目
自分の所属する部門で，「もうちょっと，うまく変えられないかな？」と思ったものを1つ挙げてください．
それは，医療の質の分類では何に該当しますか？

専攻医2年目
事前の意思（Living will）を内科で作成して実用化していったなかでの PDCA を具体的に列挙してみてください．

指導医養成講座

家庭医療専門医を取得した後に指導医養成講習を受講し，必要書類を申請すると認定指導医の資格を得られる．しかし，新規に資格を得た家庭医療専門医と話をすると，決まって「とても専門医です，指導医です，なんて大きな声で言えません」と恐縮した表情を見せる．その原因の一つが，現場で家庭医療を指導する立場としての指導方法を体系的に学ぶ機会を十分にもってこなかったから，と推測している．そこで，専攻医のうちから指導医になるための知識を涵養できるよう，筆者が2003年2月に岡田唯男先生から学んだ[6]，米国でのFaculty Developmentの内容をもとに，ワークショップを毎月開催している．現在はHANDS-FDFという形で参加許可を得られた全国の精鋭医師たちが1年間を通して学んでいる[*5]が，卒業生の顔ぶれをみると各地各方面でリーダーとして大活躍していることがわかる[7]．

他病院との交流で一緒にレベルアップ

自施設の研修だけでは，専攻医にとって自分の能力がどの程度なのかを知る機会は少ない．年1回の学術大会や地方大会，各季節に開催されるワークショップには専攻医を対象としたセッションはまだ少なく，各地区ブロックで開催されるポートフォリオ発表会が，今のところ最大の交流の場である．さらに機会を増やすため，第1回兵庫家庭医カンファレンスを，日本プライマリ・ケア連合学

[*5] 指導医としての教育方法，カリキュラム開発，管理運営方法，プロフェッショナリズムなど，多数の領域にわたって持続した能力を育成できるようになる．詳しくは文献[7]のURLを参照．

6 Ver.1.0でのカリキュラム

	4月	5月	6月	7月	8月	9月	10月	11月	12月	1月	2月	3月
1年目	赤穂市民病院											
	内科								小児科			
	赤穂市民病院　在宅医療部　週半日×2											
2年目	赤穂市民病院											
	選択											
	赤穂市民病院　在宅医療部　週半日×2											
3年目	赤穂市民病院											
	選択											
	赤穂市民病院　在宅医療部　週半日×2											

選択：一般外科，産婦人科，救急医学，皮膚科，泌尿器科，耳鼻咽喉科，消化器科，循環器科より2か月ずつ，整形外科より3か月（各科とも延長可能）

会近畿支部の支援を受け，2015年10月31日に明石医療センターで開催することができた．これを機に，兵庫県内の専攻医同士で定期的に学ぶ場を，継続して設けていきたいと考えている．

ローテーションの組み方

今のところ各学年1～2人での運営のため，ローテーションの組み方には特別な工夫は要していない（6）．Ver.2.0の場合も同様だが，専攻医3人に対して指導医1人以上を配置する条件があるため，人数が多くなった場合は1年目と2年目に履修する科を入れ替える必要性が出てくるだろう．

オフタイムの過ごしかた，あれこれ

豊かな自然（海，山，川）と瀬戸内という安定した気候のよさ，住みやすさ，子育て環境が整っている点などから，指導医も専攻医もそれぞれオフタイムには趣味やスポーツを楽しんでいる．筆者は，短い通勤時間により確保できた時間に，犬の散歩を兼ねて妻とおしゃべりしながら町内を歩いている．加えて，趣味の園芸のほか，マラソンや駅伝など年間4～5回のレースに出場している．買い物などの生活環境，学校などの教育環境，公園や図書館などの文化環境がそれぞれ利用しやすいことも，専攻医たちが安心して暮らしながら学習していくために必要と考えている．

文献

1) 髙橋　泰，江口成美，石川雅俊．28 兵庫県．地域の医療提供体制の現状 都道府県別・二次医療圏別データ集（2015年度版）．日医総研ワーキングペーパー 2015；352. http://www.jmari.med.or.jp/download/wp352_data/28.pdf［2016年5月最終アクセス］
2) 赤穂市．第6期赤穂市高齢者保健福祉計画及び介護保険事業計画．http://www.city.ako.lg.jp/kenkou/kaigo/documents/plan6.pdf［2016年5月最終アクセス］
3) 赤穂市．定住自立圏構想とは．http://www.city.ako.lg.jp/koushitsu/kikaku/teijyu_jiritsu/teijyujiritukenkyougikai.html［2016年5月最終アクセス］
4) 赤穂市民病院．家庭医療後期研修医募集案内．http://www.amh.ako.hyogo.jp/recruit/detail/?id=4［2016年5月最終アクセス］
5) 日本プライマリ・ケア連合学会（編）．日本プライマリ・ケア連合学会基本研修ハンドブック．東京：南山堂；2012.
6) 一瀬直日．家庭医療学指導者養成研修の経験．家庭医学 2004；11（1）：36-45.
7) HANDS-FDF. 紹介（HANDS-FDFについて）．https://handsfdf.wordpress.com/about/［2016年5月最終アクセス］

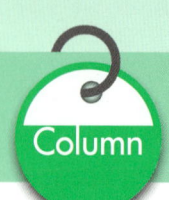

Column 他施設での研修を依頼するには

　総合診療専門研修は，単一施設では研修を完結させにくいプログラム内容になっています．一般的にいって，診療所などの小規模施設ほど内科・小児科・救急科などの他科研修を，大学病院などの大規模施設ほど総合診療専門研修Ⅰなどの専門研修を，他施設に依頼することになりやすいでしょう．私は，診療所中心のプログラムの責任者として，さまざまな研修を他施設に依頼しています．その立場から，他施設へ研修を依頼する場合の留意点をまとめてみたいと思います．

＊　＊　＊

病院での各科研修を依頼するとき

　病院に各科研修を依頼するとき，総合診療専門医として必要な各科研修の内容の周知は，研修を受け入れてもらううえで最初の関門になります．先方はどうしてもその科の立場から研修内容を考えるので，総合診療専門医のように各分野の知識やスキルを幅広く学びたいというニーズとアンマッチを起こしやすいのです．典型的なのは，外科系の診療科に依頼したときなど，手術など専門性の高い内容に比重がおかれてしまって，総合診療専門医として必要な外来での診療・処置のスキル，病棟でのコモンディジーズの経過などの研修が不十分になってしまう場合です．対策として，研修開始前に責任者同士でしっかり話し合いをもち，こちらの研修の意図をできるだけ伝えておくことが重要です．依頼状に研修内容を記載するなど，書面の形で明確化しておくことが望ましいでしょう．とはいえ，こちらがやりたいことだけをやらせてくれる各科研修というのは，実際のところそう出会えるものではありません．医師になりたての初期臨床研修と違い，受け入れる側にしても労働力として期待する向きもあるでしょうから，お互いにとって得るものがある研修になるような調整をするのが，責任者の役割です．

診療所での研修を依頼するとき

　逆に，病院などのプログラムが診療所に研修を依頼する場合についてです．診療所の場合，基本的には診療内容イコール研修内容であるはずなので，病院での他科研修ほど内容の調整が必要なわけではありません．むしろ重要なのは，専攻医の到達度やニーズを踏まえた細かい調整や，ポートフォリオ作成に向けた準備に関する意見交換でしょう．特に後者は，気づいたらもう事例を探すのも大変，ということになりかねないので，十分に注意する必要があります．

＊　＊　＊

　労働条件については完全にケースバイケースです．私の経験した範囲で問題になるのは，給与・社会保険，研修日，賠償保険の3点です．

給与・社会保険

　給与は受け入れ先の姿勢によってさまざまですが，基本的に研修期間に比例して身分が安定します．1年であれば常勤採用してもらえることが多く，6か月はまちまち，3か月だと無給も珍しくありません．CFMD家庭医療学レジデンシー・東京では3か月無給の場合，所属を残したまま研修に出し，給与も所属診療所で負担しています．以上のことから他科研修を依頼する場合，できるだけ複数科を1つの医療機関にセットするのがよいと思います．典型的なのは，内科6か月＋小児科3か月＋救急科3か月の合計1年で，これを常勤で依頼するというやり方です．

研修日

　研修日については，受け入れ先と送り元，双方の立場が影響します．たとえばCFMD家庭医療学レジデンシー・東京でのプログラムでは，ワンデイバック制度という週1日の診療所研修を継続して行っているので，他科研修を依頼する場合にも必ずこの点について了承を得ています．あるいは，大学に研修を依頼する場合は，もともと研修日が設定されていることが多いようです．研修日は給与調整には意外と便利なシステムで，ここでいわゆるパート医としての給与を支給して総額を調整する，というテクニックが使えることもあります．

賠償保険

　賠償保険は盲点になりやすいものです．送り元，受け入れ先，いずれかがカバーしているかどうかを事前に確認します．

　　　　　　　　　　　＊　　＊　　＊

　そして，専攻医にも心構えが必要です．研修内容や給与のことなど，慣れない他施設での研修に不安を伴うことは事実ですが，他施設に研修に出る以上は我がプログラムの代表です．受け入れてくれた研修先に少しでも貢献できるように，受け入れてよかったと思ってもらえるように，という意気込みで研修してもらうようにしています．（これは専攻医に話すことではありませんが）逆にいうと，もし仮に研修中にトラブルが発生するようなことがあると，それ以降のその病院での研修は続けられない，という事態も起こりうるのです．

　　　　　　　　　　　＊　　＊　　＊

　どちらにせよ，他施設に研修を依頼するというのは簡単なことではありません．システム上のことをいろいろ書き連ねましたが，もっとも重要なのはお互いの関係性です．それが壊れては元も子もありません．ビジネス風にいえばWin-Winの関係を築くことが，研修における連携をスムーズにするうえで欠かせません．ローテーション前に挨拶に行く，研修内容のフィードバックをもらう，専攻医の成果について報告する，などの日頃のやり取りによって，良好な研修環境を醸成するのが責任者としての役割でしょう．

〈喜瀬守人（家庭医療学開発センター（CFMD）/久地診療所）〉

付 録

📚 総合診療専門医 専門研修カリキュラム
　到達目標：総合診療専門医の6つのコアコンピテンシー
　経験目標

　　📖 http://www.japan-senmon-i.jp/comprehensive/doc/comprehensive_doc12.pdf
　　　　　　　　　　　　　　　　　　　　　　　　　［2016年5月最終アクセス］

📚 総合診療専門研修プログラム 研修目標及び研修の場

　　📖 http://www.japan-senmon-i.jp/comprehensive/doc/comprehensive_doc10.pdf
　　　　　　　　　　　　　　　　　　　　　　　　　［2016年5月最終アクセス］

総合診療専門医 専門研修カリキュラム

【到達目標：総合診療専門医の6つのコアコンピテンシー】

1. 人間中心の医療・ケア
   1) 患者中心の医療
   2) 家族志向型医療・ケア
   3) 患者・家族との協働を促すコミュニケーション

2. 包括的統合アプローチ
   1) 未分化で多様かつ複雑な健康問題への対応
   2) 効率よく的確な臨床推論
   3) 健康増進と疾病予防
   4) 継続的な医療・ケア

3. 連携重視のマネジメント
   1) 多職種協働のチーム医療
   2) 医療機関連携および医療・介護連携
   3) 組織運営マネジメント

4. 地域志向アプローチ
   1) 保健・医療・介護・福祉事業への参画
   2) 地域ニーズの把握とアプローチ

5. 公益に資する職業規範
   1) 倫理観と説明責任
   2) 自己研鑽とワークライフバランス
   3) 研究と教育

6. 診療の場の多様性
   1) 外来医療
   2) 救急医療
   3) 病棟医療
   4) 在宅医療

【経験目標】

1. 身体診察及び検査・治療手技
2. 一般的な症候への適切な対応と問題解決
3. 一般的な疾患・病態に対する適切なマネジメント
4. 医療・介護の連携活動
5. 保健事業・予防医療

【到達目標：総合診療専門医の6つのコアコンピテンシー】

＊Aを必須目標，Bを努力目標とする

1．人間中心の医療・ケア

　地域住民が抱える健康問題には単に生物医学的問題のみではなく，患者自身の健康観や病いの経験が絡み合い，患者を取り巻く家族，地域社会，文化などのコンテクスト（※）が関与していることを全人的に理解し，患者，家族が豊かな人生を送れるように，家族志向でコミュニケーションを重視した診療・ケアを提供する．

（※コンテクスト：患者を取り巻く背景・脈絡を意味し，家族，家計，教育，職業，余暇，社会サポートのような身近なものから，地域社会，文化，経済情勢，ヘルスケアシステム，社会的歴史的経緯など遠景にあるものまで幅広い位置づけを持つ概念）

　一般目標：1）患者中心の医療の方法を修得する．

　　個別目標：
　　（1）患者の健康観を把握し，健康問題に対する患者の解釈，感情，医療者や予後に対する期待，問題による影響を明らかにして医療・ケアに反映することができる．[知識] A
　　（2）患者を取り巻く家族，社会，文化的なコンテクストを含めて，健康問題を理解・評価することができる．[知識] A
　　（3）健康問題に対するマネジメントの方針に関して，豊かな人生を送ることにつながるように，患者と共通の理解基盤を見出し，患者・医療者，それぞれの役割について計画することができる．[知識] A

　一般目標：2）家族志向型の医療・ケアを提供するための体系化された方法を修得する．

　　個別目標：
　　（1）家族とのコミュニケーションを通じて家族図の作成と家族内の関係性の評価を実施することができる．[技能] A
　　（2）健康問題に家族が与える影響，健康問題によって家族が受ける影響，健康問題の解決に対して家族が果たす役割を評価することができる．[知識] A
　　（3）健康問題の解決の際に，家族の果たす役割を活用することができるとともに，家族の関係性に対して家族カンファレンスも含めた介入ができる．[知識] A
　　（4）家族が抱える健康問題を同定・評価し，家族もケアの対象として家族ぐるみの医療・ケアが実践できる．[知識] A

　一般目標：3）患者との円滑な対話と医師・患者の信頼関係の構築を土台として，患者中心の医療面接を行い，複雑な家族や環境の問題に対応するためのコミュニケーション技法とその応用方法を修得する．

　　個別目標：
　　（1）診療上の指示や約束を守れないケースも含め，患者や家族と信頼関係を形成し，共感的な態度を示すことができる．[態度] A
　　（2）言語的・非言語的なコミュニケーションの技術（あいづち，繰り返し，要約，明確化，指示，質問等）を適切に利用することができる．[技能] A
　　（3）健康問題に対する患者の解釈，感情，医療者や予後に対する期待，問題による影響を適切に聴取することができる．[技能] A
　　（4）患者を取り巻く家族，社会，文化的なコンテクストを聴取することができる．[技能] A

（5）健康問題に対するマネジメントの方針に関して，医療の適応と限界などを踏まえ，患者・家族と共通の理解基盤を見出し，患者・家族・医療者，それぞれの役割について合意することができる．[技能] A
（6）複雑な家族内の関係性の問題がある際に，家族との面談あるいは家族カンファレンスを実施することができる．[技能] A

2．包括的統合アプローチ

プライマリ・ケアの現場では，疾患のごく初期の未分化で多様な訴えに対する適切な臨床推論に基づく診断・治療から，複数の慢性疾患の管理や複雑な健康問題に対する対処，さらには健康増進や予防医療まで，多様な健康問題に対する包括的なアプローチが求められる．そうした包括的なアプローチは断片的に提供されるのではなく，地域に対する医療機関としての継続性，さらには診療の継続性に基づく医師・患者の信頼関係を通じて，一貫性をもった統合的な形で提供される．

一般目標：1）疾患のごく初期の診断を確定するのが困難である未分化で多様な訴えの初期診療に対応し，また複数の問題を抱える患者に対しても，安全で費用対効果に優れ，不確実性や自己の限界を踏まえた医療・ケアを提供する能力を身につける．

個別目標：
（1）患者の年齢，性別にかかわらず，早期で未分化な問題を含む大部分の健康問題の相談にのることができる．[知識] A
（2）患者のライフコース（小児，思春期，成人，老年期）に沿って，予防・健康増進を含めた医療・ケアを提供することができる．[知識] A
（3）複数の健康問題を抱える患者に対し，診断・治療において統一感のある医療・ケアを提供できる．[知識] A
（4）複雑な健康問題に取り組む際に遭遇する"医療の不確実性"に耐え，医療・ケアを提供し続けることができる．[態度] A
（5）自身の能力と限界を踏まえた上で，地域の医療資源を活用するための妥当かつ時宜を得た判断をすることができる．[知識] A

一般目標：2）地域住民が最初に受診する場において，見逃しがなく安全で効率的な医療・ケアを提供するために，適切な臨床推論の能力を身につける．

個別目標：
（1）患者の抱える問題に対して適切な病歴と身体所見及び精神心理状態の評価を行うことができる．[技能] A
（2）地域での有病率や発生率を考慮した適切な鑑別診断を挙げることができる．[知識] A
（3）実施可能な検査の中で，行うべき検査を適切に選択し，結果を解釈し，鑑別診断を絞り込むことができる．[知識] A
（4）科学的根拠や診療ガイドラインを踏まえ，他施設の医師や他領域の専門医からのアドバイスも含めた様々な資源から得た情報を吟味し，臨床決断に用いることができる．[知識] A
（5）安全性が高く効率的な診断・治療プランについて，患者とともに意思決定し，優先順位を決めて柔軟に実施することができる．[知識] A

一般目標：3）日常診療を通じて，恒常的に健康増進や予防医療，リハビリテーションを提供することができる．

個別目標：
(1) 患者のストレス対処能力，自己効力感を高め，良好な環境や食生活，体力を維持するために，適切なカウンセリングや情報を提供することができる．[知識] A
(2) 感染症や外傷，生活習慣病，職業関連疾患等を未然に防ぐために，予防接種やカウンセリング，健康教育などの予防的ケアを適切に提供することができる．[技能] A
(3) 科学的根拠に基づく健康診断等のスクリーニング評価を通じて，疾患あるいはその前兆を早期に把握して回復不能な状態になる前に，医療・ケアを提供することができる．[知識] A
(4) すでに発症した障がいによる悪影響を最小限にし，生活機能の維持を図るために，疾患マネジメントに加えて，専門職と連携したリハビリテーション等を適切に提供することができる．[態度] A

一般目標：4) 医師・患者関係の継続性，地域の医療機関としての地域住民や他の医療機関との継続性，診療情報の継続性などを踏まえた医療・ケアを提供する能力を身につける．

個別目標：
(1) 患者の抱える健康問題について継続的に関わり，そこで得られた患者のコンテクストや医師・患者間の信頼関係を診療に活かすことができる．[知識] A
(2) 患者・家族の抱える解決困難な苦悩に対しても，身近な存在として傾聴し支え続けることができる．[態度] A
(3) 地域における自施設の役割を十分に理解し，長期的な地域との関係性を踏まえた医療・ケアを提供することができる．[知識] A
(4) 診療情報の継続性を保ち，自己省察や学術的利用に耐えうるように，過不足なく適切な診療記録を記載することができる．[技能] A

3．連携重視のマネジメント

多様な健康問題に的確に対応するためには，地域の多職種との良好な連携体制の中での適切なリーダーシップの発揮に加えて，医療機関同士あるいは医療・介護サービス間での円滑な切れ目ない連携も欠かせない．さらに，所属する医療機関内の良好な連携のとれた運営体制は質の高い診療の基盤となり，そのマネジメントは不断に行う必要がある．

一般目標：1) 患者や家族，地域にケアを提供する際に多職種チーム全体で臨むために，様々な職種の人と良好な人間関係を構築し，リーダーシップを発揮しつつコーディネートする能力を身につける．

個別目標：
(1) ともに働く多職種に対して尊敬の念を払い，共感的であり，誠実である．[態度] A
(2) 施設内に勤務する全ての職種の職員と協働することができる．[態度] A
(3) 地域の保健・福祉職と協働することができる．[態度] A
(4) 地域の医療機関・福祉機関・行政機関と協働することができる．[態度] A
(5) 様々なスタッフや組織との協働において適切なリーダーシップを発揮し，個々の患者の診療やケアにおいてチームの力を最大限に発揮することに貢献できる．[技能] A

一般目標：2) 切れ目のない医療及び介護サービスを提供するために，医療機関内のみならず他の医療機関，介護サービス事業者等との連携が円滑にできる能力を身につける．

個別目標：

（1）他科や他の医療機関へ患者を紹介するタイミングを理解して，専門医または2次・3次医療機関に適切にコンサルテーションまたは紹介できる．[知識] A
（2）患者の転送や緊急時の患者搬送を安全かつ適切に実施することができる．[技能] A
（3）他の医療・介護施設から自施設に紹介される患者について，適切な情報を収集し，診療の連続性を保つことができる．[知識] A
（4）退院し自宅での在宅ケアを受ける患者の退院前計画を，病診連携しながら立案し，実行することができる．[知識] A
（5）自院から他の医療・介護施設へ退院させる場合，適切な医療・介護施設（回復期リハビリテーション施設，介護老人保健施設，グループホーム等）を選択し，紹介先の機関と連携しながら適切に紹介できる．[知識] A
（6）他の医療・介護・福祉関連施設に紹介するときには，患者の診療情報を適切に診療情報提供書へ記載し，速やかに情報提供することができる．[技能] A

一般目標：3）所属する医療機関の良好な運営に寄与するために，組織全体に対するマネジメント能力を身につける．

個別目標：
（1）患者が多様な健康問題を気軽に相談できるよう，受診の利便性に配慮できる．[態度] A
（2）安全管理（医療事故，感染症，廃棄物，放射線など）を行うことができる．[知識] A
（3）基本的な医療機器の管理ができる．[技能] B
（4）主な診療行為にかかる費用や診療報酬，さらに保険医療の適応範囲を理解し，診療に反映できる．[知識] A
（5）施設内に勤務するスタッフとともに，医療サービスの計画・実施・評価ができる．[知識] B
（6）スタッフの管理・教育を実施できる．[技能] B

4．地域志向アプローチ

医療機関を受診していない方も含む全住民を対象とした保健・医療・介護・福祉事業への積極的な参画と同時に，地域ニーズに応じた優先度の高い健康関連問題の積極的な把握と体系的なアプローチを通じて，地域全体の健康向上に寄与する．

一般目標：1）わが国の医療制度や地域の医療文化と保健・医療・介護・福祉の現状を把握した上で，地域の保健・医療・介護・福祉事業に対して，積極的に参画する能力を身につける．

個別目標：
（1）わが国の保健・医療・介護・福祉に関連する制度や背景（政治・経済・文化）を理解できる．[知識] A
（2）地域特有の健康に関する文化や価値観について把握できる．[知識] A
（3）地域の保健・医療・介護・福祉に関する事業や社会資源・サービスの実態と特徴（長所・問題点）を理解し，評価できる．[知識] A
（4）地域医師会あるいは行政の一員として，地域の保健・医療・介護・福祉に関する事業（学校保健，産業保健，介護保険等）に積極的に参画し，地域の健康向上に貢献することができる．[態度] A
（5）特定の健康問題をもった人口集団（高齢者，要介護者，障がい者，障がい児等）へのアプローチに貢献できる．[態度] B

一般目標：2）地域の現状から見出される優先度の高い健康関連問題を把握し，その解決に対して各種会議への参加や住民組織との協働，あるいは地域ニーズに応じた自らの診療の継続や変容を通じて貢献できる．

個別目標：
(1) 医療機関等を利用していない地域住民を含む地域の優先度の高い健康関連問題を把握できる．[知識] A
(2) 行政や地域医師会が主催する地域の健康づくりや介護・福祉の会議，地域の医療提供体制や地域包括ケアシステム等に関する会議に参加し，各種の計画立案に際して参画できる．[態度] B
(3) 保健・医療・介護・福祉に関わる住民組織（NPO，民生委員，児童委員，ボランティア団体，自治会等）に協力できる．[態度] B
(4) 地域のニーズや医療資源の変化に応じて自身の診療範囲や診療内容を変容させることができる．[態度] A

5．公益に資する職業規範

医師としての倫理観や説明責任はもちろんのこと，プライマリ・ケアの専門家である総合診療医としての専門性を自覚しながら日々の診療にあたると同時に，ワークライフバランスを保ちつつも自己研鑽を欠かさず，日本の医療や総合診療領域の発展に資するべく教育や学術活動に積極的に携わることが求められる．

一般目標：1）医師としての倫理性，総合診療の専門性を意識して日々の診療に反映するために，必要な知識・態度を身につける．

個別目標：
(1) 医師として求められる多様な倫理的側面に従い行動することができる．[態度] A
(2) 患者・家族や社会に対して尊敬の念を払い，共感的であり，誠実である．[態度] A
(3) 患者・家族や社会に対する説明責任を果たすことができる．[態度] A
(4) 患者と家族の文化，年齢，性別，障がいに対して配慮することができる．[態度] A
(5) 患者に最も身近な代弁者としての役割や責任を理解し，行動することができる．[態度] A
(6) 医療制度における総合診療専門医の果たす役割や責任を理解し，行動することができる．[態度] A
(7) へき地・離島，被災地，都市部にあっても医療資源に乏しい地域，あるいは医療アクセスが困難な地域でも，可能な限りの医療・ケアを率先して提供できる．[態度] B

一般目標：2）常に標準以上の診療能力を維持し，さらに向上させるために，ワークライフバランスを保ちつつも，生涯にわたり自己研鑽を積む習慣を身につける．

個別目標：
(1) 自身の行動を振り返り，自己評価あるいは第三者からの評価を受ける習慣を身につけ，自身の行動と組織のシステムをよりよい方向に改善する省察的実践を行うことができる．[態度] A
(2) 診療で生じる予想外の出来事を振り返り，教訓を引き出し，次の学びや実践の課題を設定することができる．[知識] A
(3) 自らの成長や学びに関する目標を整理し，優先順位をつけることができる．[知識] A
(4) 自らの成長や学びへのサポートを得られる職業上の人的ネットワーク・学習の資源を自ら働く施設や地域で自己開発し，診療の質を維持・向上することができる．[態度] A

（5）生涯学習に必要な情報技術（information technology；IT）を適切に用いることができる. [技能] A
（6）質の高い診療を行うために，心身の自己管理を行い，ワークライフバランスを保つことができる. [態度] A

一般目標：3）総合診療の発展に貢献するために，教育者あるいは研究者として啓発活動や学術活動を継続する習慣を身につける.

個別目標：
（1）学生・研修医に対して1対1の教育を行うことができる.
　①成人学習理論を理解し，教育の基盤とすることができる. [知識] A
　②フィードバックの技法を理解し，自身の教育に適用することができる. [技能] A
（2）学生・研修医向けにテーマ別の教育目的のセッションを企画・実施・評価・改善することができる. [知識] B
（3）専門職連携教育を提供することができる. [技能] B
（4）日々の臨床の中から研究課題を見つけ出すという，プライマリ・ケアや地域医療における研究の意義を理解し，症例報告や臨床研究を様々な形で実践できる. [態度] A
（5）量的研究，質的研究双方の方法と特長について理解し，批判的に吟味でき，各種研究成果を自らの診療に活かすことができる. [知識] A

6．診療の場の多様性

総合診療専門医は日本のプライマリ・ケアの現場が外来・救急・病棟・在宅と多様であることを踏まえて，その能力を場に応じて柔軟に適用することが求められ，その際には各現場に応じた多様な対応能力が求められる.

一般目標：1）外来医療で，幅広い疾患や傷害に対して適切なマネジメントを行うために，必要な知識・技術・態度を身につける.

個別目標：
（1）外来で遭遇する頻度の高い健康問題に対応し，相談にのり，適切な問題解決や安定化をはかることができ，必要な専門家に紹介することができる. [知識] A
（2）行動医学に基づき，患者を意識変容，行動変容に導くように対応できる. [技能] A
（3）外来で提供可能なリハビリテーションを多職種と共同しながら提供することができる. [態度] A
（4）軽症にみえる重症疾患，重症外傷を見逃さず対応できる. [知識] A
（5）診断困難事例への対応ができる. [知識] A
（6）心理社会的問題の解決が困難な事例への対応ができる. [知識] A
（7）大きな社会問題である認知症について，患者，家族，地域社会に対して適切に対応できる. [知識] A

一般目標：2）救急医療で，緊急性を要する疾患や傷害に対する初期診療に関して適切なマネジメントを行うために必要な知識・技能・態度を身につける.

個別目標：
（1）救急外来において，重大な疾患を見逃さず，軽症救急全般及び中等症救急の一部を担当できる. [知識] A

（2）災害時には，地域の資源に応じた適切な救急医療を担い，正常な診療体制構築までの外来・病棟・在宅医療の提供に資することができる．[態度] A

一般目標：3）病棟医療で，入院頻度の高い疾患や傷害に対応し，適切にマネジメントを行うために必要な知識・技能・態度を身につける．

個別目標：
（1）当該地域医療機関において入院頻度の高い疾患あるいは健康問題の診断と治療ができる．[知識] A
（2）外来・在宅など他のセッティングとの切れ目のない連携の下で，リハビリテーション，長期入院患者の診療，術前術後の病棟患者管理を含む必要な入院ケアが提供できる．[知識] A
（3）併存疾患の多い患者の主治医機能を果たすことができる．[知識] A
（4）心理社会的複雑事例への対応とマネジメントができる．[知識] A
（5）地域連携を活かして退院支援ができる．[態度] A
（6）終末期患者への病棟医療を適切に提供できる．[態度] A

一般目標：4）在宅医療で，頻度の高い健康問題に対応し，適切にマネジメントを行うために必要な知識・技能・態度を身につける．

個別目標：
（1）在宅療養を行う高齢患者に対して，高齢者総合機能評価を実施し，老年医学的諸問題に対応できる．[知識] A
（2）在宅療養する障がい者，障がい児に対して，障がいのレベルや生活内容を評価し，諸問題に対応できる．[知識] A
（3）在宅急性期医療において，在宅医療の限界を踏まえて，必要なアセスメント，往診の適切な提供，入院適応の判断，予期せぬ臨死期の対応ができる．[技能] A
（4）在宅緩和ケアに必要な患者・家族の健康観・人生観・死生観・宗教観への理解，患者・家族への適切な情報提供，疼痛管理，疼痛以外の症状管理，悲嘆ケア，臨死期の対応ができる．[態度] A
（5）在宅医療に関連する制度を理解した上で，各種連携やチーム医療に必要な書類の記載，多職種連携会議への出席，多職種協働の実践，困難事例への取り組みができる．[技能] A
（6）在宅医療に関連した倫理的判断ができる．[態度] A

【経験目標】

1. **総合診療の現場で遭遇する一般的な症候及び疾患への評価及び治療に必要な身体診察及び検査・治療手技を経験する.**

    ※印の検査・治療手技については，それら全体の90％以上の経験が必須である．しかしそれ以外についても，できる限り経験することが望ましい．

    (1) 以下の身体診察領域の技術を安全かつ適確に実施できる．
    - ※①小児の一般的身体診察及び乳幼児の発達スクリーニング診察を実施できる．
    - ※②成人患者への身体診察（直腸，前立腺，陰茎，精巣，鼠径，乳房，筋骨格系，神経系，皮膚を含む）を実施できる．
    - ※③高齢患者への高齢者機能評価を目的とした身体診察（歩行機能，転倒・骨折リスク評価など）や認知機能検査（HDS-R, MMSE など）を実施できる．
    - ※④耳鏡・鼻鏡・眼底鏡による診察を実施できる．
    - ⑤婦人科的診察（腟鏡診による内診や外陰部の視診など）を実施できる．
    - ※⑥死亡診断を実施し，死亡診断書を作成できる．
    - ⑦死体検案を警察担当者とともに実施し，死体検案書を作成できる．

    (2) 以下の検査・治療手技領域の技術を安全かつ適確に実施できる．

    （ア）臨床検査または治療のために以下の手技を実施できる．
    - ※①各種採血法（静脈血・動脈血）：簡易機器による血液検査・簡易血糖測定・簡易凝固能検査
    - ※②採尿法（導尿法を含む）
    - ※③注射法（皮内・皮下・筋肉・静脈注射・点滴，成人及び小児静脈確保法，中心静脈確保法）
    - ※④穿刺法（腰椎・膝関節・肩関節・胸腔・腹腔・骨髄を含む）

    （イ）次の検査の適応を判断して実施し，結果の解釈ができる．
    - ※①単純X線検査（胸部・腹部・KUB・骨格系を中心に）
    - ※②心電図検査・ホルター心電図検査・負荷心電図検査
    - ※③超音波検査（腹部・表在・心臓）
    - ※④生体標本（喀痰，尿，腟分泌物，皮膚等）に対する顕微鏡的診断
    - ※⑤呼吸機能検査
    - ※⑥オージオメトリーによる聴力評価及び視力検査表による視力評価
    - ⑦子宮頸部細胞診
    - ⑧消化管内視鏡（上部）
    - ⑨消化管内視鏡（下部）
    - ⑩造影検査（胃透視，注腸透視，DIP）

    （ウ）次の救急処置を実施できる．
    - ※①新生児，幼児，小児の心肺蘇生法（PALS）
    - ※②成人心肺蘇生法（ICLS または ACLS）
    - ※③病院前外傷救護法（PTLS）

    （エ）適切な薬物治療を実施することができる．
    - ①使用頻度の多い薬剤の副作用・相互作用・形状・薬価・保険適応を理解して処方することができる．
    - ②適切な処方箋を記載し発行できる．

③処方，調剤方法の工夫ができる．
　　　④調剤薬局との連携ができる．
　　　⑤麻薬管理ができる．
　（オ）次の治療法を実施できる．
　※①簡単な切開・異物摘出・ドレナージ
　※②止血・縫合法及び閉鎖療法
　※③簡単な脱臼の整復，包帯・副木・ギプス法
　※④局所麻酔（手指のブロック注射を含む）
　※⑤トリガーポイント注射
　※⑥関節注射（膝関節・肩関節等）
　※⑦静脈ルート確保及び輸液管理（IVHを含む）
　※⑧経鼻胃管及び胃瘻カテーテルの挿入と管理
　※⑨導尿及び尿道留置カテーテル・膀胱瘻カテーテルの留置及び交換
　※⑩褥瘡に対する被覆治療及びデブリードマン
　※⑪在宅酸素療法の導入と管理
　※⑫人工呼吸器の導入と管理
　　　⑬輸血法（血液型・交差適合試験の判定を含む）
　　　⑭各種ブロック注射（仙骨硬膜外ブロック・正中神経ブロック等）
　　　⑮小手術（局所麻酔下での簡単な切開・摘出・止血・縫合法，滅菌・消毒法）
　※⑯包帯・テーピング・副木・ギプス等による固定法
　　　⑰穿刺法（胸腔穿刺・腹腔穿刺・骨髄穿刺等）
　（カ）次の耳鼻咽喉科及び眼科，皮膚科領域の治療手技を実施できる．
　※①鼻出血の一時的止血
　※②耳垢除去，外耳道異物除去
　　　③咽喉頭異物の除去（間接喉頭鏡，上部消化管内視鏡などを使用）
　　　④睫毛抜去

2．以下に示す一般的な症候に対し，臨床推論に基づく鑑別診断及び，他の専門医へのコンサルテーションを含む初期対応を適切に実施し，問題解決に結びつける経験をする．
　ショック　急性中毒　意識障害　疲労・全身倦怠感　心肺停止　呼吸困難　身体機能の低下　不眠　食欲不振　体重減少・るいそう　体重増加・肥満　浮腫　リンパ節腫脹　発疹　黄疸　発熱　認知能の障害　頭痛　めまい　失神　言語障害　けいれん発作　視力障害・視野狭窄　目の充血　聴力障害・耳痛　鼻漏・鼻閉　鼻出血　さ声　胸痛　動悸　咳・痰　咽頭痛　誤嚥　誤飲　嚥下困難　吐血・下血　嘔気・嘔吐　胸やけ　腹痛　便通異常　肛門・会陰部痛　熱傷　外傷　褥瘡　背部痛　腰痛　関節痛　歩行障害　四肢のしびれ　肉眼的血尿　排尿障害（尿失禁・排尿困難）　乏尿・尿閉　多尿　不安　気分の障害（うつ）　精神科領域の救急　流・早産及び満期産　女性特有の訴え・症状　成長・発達の障害

3．以下に示す一般的な疾患・病態について，必要に応じて他の専門医・医療職と連携をとりながら，適切なマネジメントを経験する．また，（　）内は主たる疾患であるが，例示である．
　※印の疾患・病態群については，それら全体の90％以上の経験が必須である．しかしそれ以外につい

ても，できる限り経験することが望ましい．
(1) 血液・造血器・リンパ網内系疾患
　　※[1]貧血（鉄欠乏貧血，二次性貧血）
　　　[2]白血病
　　　[3]悪性リンパ腫
　　　[4]出血傾向・紫斑病
(2) 神経系疾患
　　※[1]脳・脊髄血管障害（脳梗塞，脳内出血，くも膜下出血）
　　※[2]脳・脊髄外傷（頭部外傷，急性硬膜外・硬膜下血腫）
　　※[3]変性疾患（パーキンソン病）
　　※[4]脳炎・髄膜炎
　　※[5]一次性頭痛（偏頭痛，緊張性頭痛，群発頭痛）
(3) 皮膚系疾患
　　※[1]湿疹・皮膚炎群（接触皮膚炎，アトピー性皮膚炎，皮脂欠乏性皮膚炎）
　　※[2]蕁麻疹
　　※[3]薬疹
　　※[4]皮膚感染症（伝染性膿痂疹，蜂窩織炎，白癬症，カンジダ症，尋常性ざ瘡，感染性粉瘤，伝染性軟属腫，疥癬）
(4) 運動器（筋骨格）系疾患
　　※[1]骨折（脊椎圧迫骨折，大腿骨頸部骨折，橈骨骨折）
　　※[2]関節・靱帯の損傷及び障害（変形性関節症，捻挫，肘内障，腱板炎）
　　※[3]骨粗鬆症
　　※[4]脊柱障害（腰痛症，腰椎椎間板ヘルニア，腰部脊柱管狭窄症）
(5) 循環器系疾患
　　※[1]心不全
　　※[2]狭心症，心筋梗塞
　　　[3]心筋症
　　※[4]不整脈（心房細動，房室ブロック）
　　　[5]弁膜症（僧帽弁膜症，大動脈弁膜症）
　　※[6]動脈疾患（動脈硬化症，大動脈瘤）
　　※[7]静脈・リンパ管疾患（深部静脈血栓症，下肢静脈瘤，リンパ浮腫）
　　※[8]高血圧症（本態性，二次性高血圧症）
(6) 呼吸器系疾患
　　※[1]呼吸不全（在宅酸素療法含む）
　　※[2]呼吸器感染症（急性上気道炎，気管支炎，肺炎）
　　※[3]閉塞性・拘束性肺疾患（気管支喘息，気管支拡張症，慢性閉塞性肺疾患，塵肺）
　　　[4]肺循環障害（肺塞栓・肺梗塞）
　　※[5]異常呼吸（過換気症候群，睡眠時無呼吸症候群）
　　※[6]胸膜，縦隔，横隔膜疾患（自然気胸，胸膜炎）
　　　[7]肺癌

(7) 消化器系疾患
　　※[1]食道・胃・十二指腸疾患（食道静脈瘤，胃癌，消化性潰瘍，胃・十二指腸炎，逆流性食道炎）
　　※[2]小腸・大腸疾患（イレウス，急性虫垂炎，痔核・痔瘻，過敏性腸症候群，憩室炎）
　　※[3]胆嚢・胆管疾患（胆石，胆嚢炎，胆管炎）
　　※[4]肝疾患（ウイルス性肝炎，急性・慢性肝炎，肝硬変，肝癌，アルコール性肝障害，薬物性肝障害）
　　※[5]膵臓疾患（急性・慢性膵炎）
　　※[6]横隔膜・腹壁・腹膜（腹膜炎，急性腹症，ヘルニア）
(8) 腎・尿路系（体液・電解質バランスを含む）疾患
　　※[1]腎不全（急性・慢性腎不全，透析）
　　　[2]原発性糸球体疾患（急性・慢性糸球体腎炎症候群，ネフローゼ症候群）
　　※[3]全身性疾患による腎障害（糖尿病性腎症）
　　※[4]泌尿器科的腎・尿路疾患（尿路結石，尿路感染症，過活動膀胱）
(9) 妊娠分娩と生殖器疾患
　　　[1]妊娠分娩（正常妊娠，流産，早産，正常分娩，産科出血，産褥）
　　※[2]妊婦・授乳婦・褥婦のケア（妊婦・授乳婦への投薬，乳腺炎）
　　※[3]女性生殖器及びその関連疾患（月経異常〔無月経を含む〕，不正性器出血，更年期障害，外陰・腟・骨盤内感染症，骨盤内腫瘍，乳腺腫瘍）
　　※[4]男性生殖器疾患（前立腺疾患，勃起障害，精巣腫瘍）
(10) 内分泌・栄養・代謝系疾患
　　　[1]視床下部・下垂体疾患（下垂体機能障害）
　　※[2]甲状腺疾患（甲状腺機能亢進症，甲状腺機能低下症）
　　　[3]副腎不全
　　※[4]糖代謝異常（糖尿病，糖尿病の合併症，低血糖）
　　※[5]脂質異常症
　　※[6]蛋白及び核酸代謝異常（高尿酸血症）
(11) 眼・視覚系疾患
　　　[1]屈折異常（近視，遠視，乱視）
　　※[2]角結膜炎（アレルギー性結膜炎）
　　　[3]白内障
　　　[4]緑内障
　　　[5]糖尿病，高血圧・動脈硬化による眼底変化
　　　[6]ドライアイ
　　　[7]加齢黄斑変性症
(12) 耳鼻・咽喉・口腔系疾患
　　※[1]中耳炎
　　※[2]急性・慢性副鼻腔炎
　　※[3]アレルギー性鼻炎
　　　[4]扁桃の急性・慢性炎症性疾患
　　　[5]外耳道・鼻腔・咽頭・喉頭・食道の代表的な異物

(13) 精神・神経系疾患
　　　[1] 症状精神病
　　※[2] 認知症（アルツハイマー型，血管型）
　　※[3] 依存症（アルコール嗜癖，ニコチン依存）
　　※[4] 気分障害（うつ病，躁うつ病）
　　　[5] 統合失調症
　　※[6] 不安障害（パニック症候群）
　　※[7] 身体表現性障害，ストレス関連障害
　　※[8] 不眠症
(14) 感染症
　　※[1] ウイルス感染症（インフルエンザ，麻疹，風疹，水痘，ヘルペス，流行性耳下腺炎，HIV）
　　※[2] 細菌感染症（ブドウ球菌，MRSA，A群レンサ球菌，クラミジア）
　　　[3] 結核
　　　[4] 真菌感染症
　　　[5] 性感染症
　　　[6] 寄生虫疾患
(15) 免疫・アレルギー疾患
　　※[1] 膠原病，その合併症（関節リウマチ，SLE，リウマチ性多発筋痛症，シェーグレン症候群）
　　　[2] アレルギー疾患
(16) 物理・化学的因子による疾患
　　※[1] 中毒（アルコール，薬物）
　　※[2] アナフィラキシー
　　　[3] 環境要因による疾患（熱中症，寒冷による障害）
　　※[4] 熱傷
(17) 小児疾患
　　　[1] 小児けいれん性疾患
　　※[2] 小児ウイルス感染症（麻疹，流行性耳下腺炎，水痘，突発性発疹，インフルエンザ，RS，ロタ）
　　※[3] 小児細菌感染症
　　※[4] 小児喘息
　　　[5] 先天性心疾患
　　　[6] 発達障害（自閉症スペクトラム，学習障害，ダウン症，精神遅滞）
　　※[7] 小児虐待の評価
(18) 加齢と老化
　　※[1] 高齢者総合機能評価
　　※[2] 老年症候群（誤嚥，転倒，失禁，褥瘡）
(19) 悪性腫瘍
　　※[1] 維持治療期の悪性腫瘍
　　※[2] 緩和ケア（疼痛管理，疼痛以外の症状管理，悲嘆と喪失に対するカウンセリング，グリーフケア等を含む）

4．適切な医療・介護連携を行うために，介護保険制度の仕組みやケアプランに則した各種サービスの実際，さらには，介護保険制度における医師の役割及び医療・介護連携の重要性を理解して下記の活動を地域で経験する．
　　（1）介護認定審査に必要な主治医意見書の作成
　　（2）各種の居宅介護サービス及び施設介護サービスについて，患者・家族に説明し，その適応を判断
　　（3）ケアカンファレンスにおいて，必要な場合には進行役を担い，医師の立場から適切にアドバイスを提供
　　（4）グループホーム，老健施設，特別養護老人ホームなどの施設入居者の日常的な健康管理を実施
　　（5）施設入居者の急性期の対応と入院適応の判断を，医療機関と連携して実施

5．地域の医師会や行政と協力し，地域での保健・予防活動に寄与するために，以下の活動を経験する．
　　（1）特定健康診査の事後指導
　　（2）特定保健指導への協力
　　（3）各種がん検診での要精査者に対する説明と指導
　　（4）保育所，幼稚園，小学校，中学校において，健診や教育などの保健活動に協力
　　（5）産業保健活動に協力
　　（6）健康教室（高血圧教室・糖尿病教室など）の企画・運営に協力

総合診療専門研修プログラム 研修目標及び研修の場

I. 一般的な症状及び疾患への評価及び治療に必要な診察及び検査・治療手技
以下に示す検査・治療手技のうち、※印の項目は90％以上の経験が必須だが、それ以外についてもできる限り経験することが望ましい。

研修目標	総合診療専門研修Ⅰ	総合診療専門研修Ⅱ	内科	小児科	救急科	他の領域別研修
(1) 身体診察						
※小児の一般的な身体診察及び乳幼児の発達スクリーニング診察を実施できる。	◎			◎		
※成人患者への身体診察（直腸、前立腺、陰嚢、精巣、膣、乳房、筋骨格系、神経系、皮膚を含む）を実施できる。	◎	◎	◎		◎	
※高齢患者への高齢者機能評価を目的とした身体診察（歩行機能・転倒・骨折リスク評価など）や認知機能検査（HDS-R、MMSEなど）を実施できる。	◎	◎	○			◎
※耳鏡・鼻鏡・眼底鏡による診察を実施できる。	◎	◎	○	○		
婦人科的診察（膣鏡診による内診や外陰部の視診など）を実施できる。	◎	○				◎
※死亡診断を実施し、死亡診断書を作成できる。	◎	○	○			
死体検案を警察担当者とともに実施し、死体検案書を作成できる。	◎				◎	
(2) 実施すべき手技						
※各種採血法（静脈血・動脈血）、簡易機器による血液検査・簡易血糖測定・簡易凝固能検査	◎	◎	◎	◎	◎	
※採尿法（導尿法を含む）	◎	◎	◎	◎	◎	
※注射法（皮内・皮下・筋肉・静脈注射・点滴・成人及び小児静脈確保法、中心静脈確保法）	◎	◎	◎	◎	◎	
※穿刺法（腰椎・腰関節・肩関節・胸腔・腹腔・骨髄を含む）	○	◎	◎	○	◎	
(3) 検査の適応の判断と結果の解釈が必要な検査						
※単純X線検査（胸部・腹部・KUB・骨格系を中心に）	◎	◎	○	○		
※心電図検査・ホルター心電図検査・負荷心電図検査	◎	○	◎		◎	
※超音波検査（腹部・表在・心臓）	◎	◎	◎		◎	
※生体標本（喀痰、尿、膣分泌物、皮膚等）に対する顕微鏡的診断	○	○	○		◎	
※呼吸機能検査	○	◎	◎			
※オージオメトリーによる聴力評価及び視力検査表による視力評価	○	○				◎
子宮頚部細胞診	○					◎
※消化管内視鏡（上部）	○	○	○			
※消化管内視鏡（下部）	○	○	○			
造影検査（胃透視、注腸透視、DIP）	○	○	○			
(4) 救急処置						
※新生児、幼児、小児の心肺蘇生法（PALS）	○	○		◎	◎	
※成人心肺蘇生法（ICLSまたはACLS）	◎	◎	○		◎	
※病院前外傷救護法（PTLS）	◎				◎	

(5) 薬物治療

使用頻度の多い薬剤の副作用・相互作用・形状・薬価・保険適応を理解して処方することができる。

適切な処方箋を記載し発行できる。

処方、調剤方法の工夫ができる。

調剤薬局との連携ができる。

麻薬管理ができる。

(6) 治療法

※簡単な切開・異物摘出・ドレナージ

※止血・縫合法及び閉鎖療法

※簡単な脱臼の整復、包帯・副木・ギプス法

※局所麻酔（手指のブロック注射を含む）

※トリガーポイント注射

※関節注射（膝関節・肩関節等）

※静脈ルート確保及び輸液管理（IVHを含む）

※経鼻胃管及び胃瘻カテーテルの挿入と管理

※導尿及び尿道留置カテーテル・膀胱瘻カテーテルの留置及び交換

※褥瘡に対する被覆治療及びデブリードマン

※在宅酸素療法の導入と管理

※人工呼吸器の導入と管理

輸血法（血液型・交差適合試験の判定を含む）

各種ブロック注射（仙骨硬膜外ブロック・正中神経ブロック等）

小手術（局所麻酔下での簡単な切開・摘出・止血・縫合法・消毒法）

※包帯・テーピング・副木・ギプス等による固定法

穿刺法（胸腔穿刺・腹腔穿刺・骨髄穿刺等）

(7) 耳鼻咽喉科・眼科・皮膚科の治療手技

鼻出血の一時的止血

※耳垢除去、外耳道異物除去

咽喉頭異物の除去（間接喉頭鏡、上部消化管内視鏡などを使用）

睫毛抜去

日本専門医機構が推奨する研修の場　◎：主たる研修の場、○：研修可能な場

II. 一般的な症候への適切な対応と問題解決

以下に示す症候すべてにおいて、臨床推論に基づく鑑別診断及び、初期対応（他の専門医へのコンサルテーションを含む）を適切に実施できる。

研修目標	総合診療専門研修 I	総合診療専門研修 II	内科	小児科	救急科	他の領域別研修
ショック	○	○	○		◎	
急性中毒	○	○	○		◎	
意識障害	○	◎	○		◎	
全身倦怠感	○	○	○		◎	
心肺停止	○	○			◎	
呼吸困難	○	○	○			
身体機能の低下	○	○				
不眠	○	○				
食欲不振	○	○	○			
体重減少・るいそう	○	○				
体重増加・肥満	○	○				
浮腫	○	○	○			
リンパ節腫脹	○	○		○		
発疹	○	○		○		○
黄疸	○	○	◎		◎	
発熱	○	◎	○	○	◎	
認知機能の障害	○	○	○		◎	
頭痛	○	○	○		◎	
めまい	○	○	○		◎	
失神	○	○			◎	
言語障害	○	◎				
けいれん発作	○	○		◎	◎	
視力障害・視野狭窄	○	○				○
目の充血	○	○		○		○
聴力障害・耳痛	○	○		○		○
鼻漏・鼻閉	○	○				○
鼻出血	○	○				○
さ声	○	○				○
胸痛	○	◎	○		◎	
動悸	○	◎	○		◎	

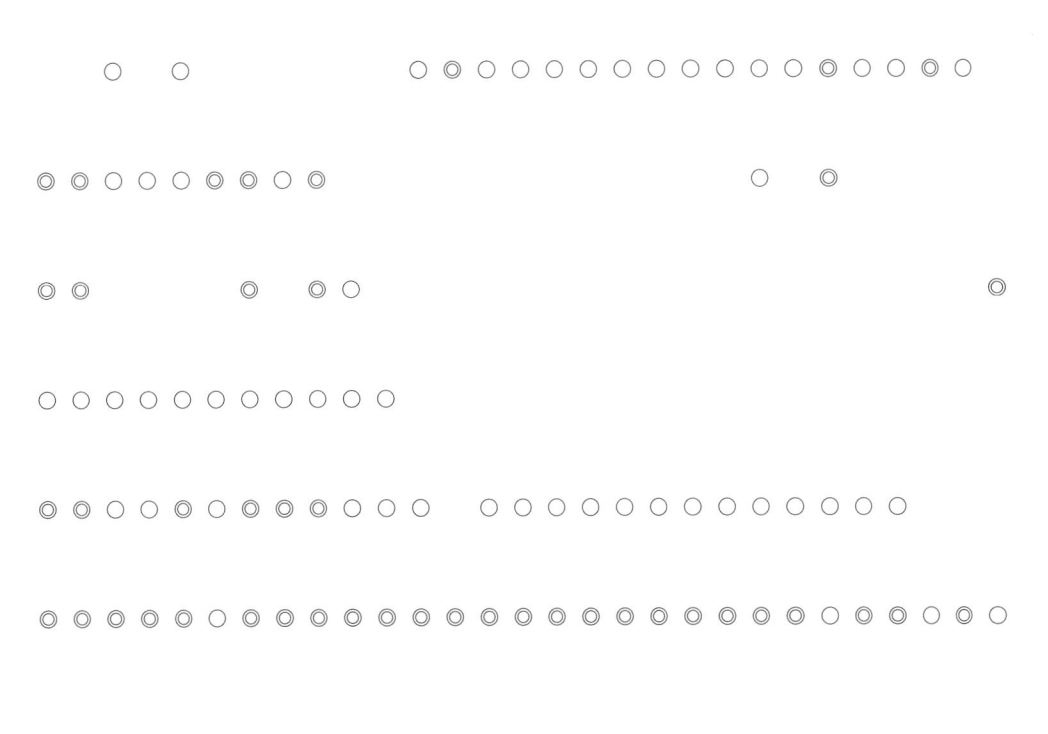

症状	主たる研修の場	研修可能な場
咳・痰		
咽頭痛		
誤嚥		
誤飲		
嚥下困難		
吐血・下血		
嘔気・嘔吐		
胸やけ		
腹痛		
便通異常		
肛門・会陰部痛		
熱傷		
外傷		
褥瘡		
背部痛		
腰痛		
関節痛		
歩行障害		
四肢のしびれ		
肉眼的血尿		
排尿障害（尿失禁・排尿困難）		
乏尿・尿閉		
多尿		
精神科領域の救急		
不安		
気分の障害（うつ）		
流・早産及び満期産		
女性特有の訴え・症状		
成長・発達の障害		

日本専門医機構が推奨する研修の場　◎：主たる研修の場，○：研修可能な場

付録

III. 一般的な疾患・病態に対する適切なマネジメント

研修目標	総合診療専門研修I	総合診療専門研修II	内科	小児科	救急科	他の領域別研修
(1) 血液・造血器・リンパ網内系疾患						
※貧血（鉄欠乏貧血、二次性貧血）	◎	◎	◎	○	○	
白血病			◎			
悪性リンパ腫			◎			
出血傾向・紫斑病		○	◎		○	
(2) 神経系疾患						
※脳・脊髄血管障害（脳梗塞、脳内出血、くも膜下出血）	◎	◎	◎		◎	◎
※脳・脊髄外傷（頭部外傷、急性硬膜外・硬膜下血腫）	○				◎	◎
※変性疾患（パーキンソン病）		○	○			
※脳炎・髄膜炎		○	○	○		
※一次性頭痛（偏頭痛、緊張性頭痛、群発頭痛）	◎	◎	○	◎		
(3) 皮膚系疾患						
※湿疹・皮膚炎群（接触皮膚炎、アトピー性皮膚炎、皮脂欠乏性皮膚炎）	◎	◎		◎		
※蕁麻疹	◎	◎		◎	○	
※薬疹	○	○		◎	○	
※皮膚感染症（伝染性膿痂疹、蜂窩織炎、白癬症、カンジダ症、尋常性疣贅、伝染性軟属腫、疥癬）	◎	◎		◎		
(4) 運動器（筋骨格）系疾患						
※骨折（脊椎圧迫骨折、大腿骨頸部骨折、橈骨骨折）	○	○			◎	◎
※関節・軟骨の損傷及び障害（変形性関節症、捻挫、肘内障、腱板炎）	○	○	○		◎	◎
※骨粗鬆症	○	○				○
※脊柱障害（腰痛症、腰椎椎間板ヘルニア、腰部脊柱管狭窄症）	◎	◎				◎
(5) 循環器系疾患						
※心不全	○	◎	◎		◎	◎
※狭心症、心筋梗塞	○	○	◎		◎	◎
心筋症					○	○
※不整脈（心房細動、房室ブロック）	○	○		○	◎	○
弁膜症（僧帽弁膜症、大動脈弁膜症）		○	○	○		
動脈疾患（動脈硬化症、大動脈瘤）	◎	○	◎			
静脈・リンパ管疾患（深部静脈血栓症、下肢静脈瘤、リンパ浮腫）	◎	○	○			
※高血圧症（本態性、二次性高血圧症）	◎	◎	◎			

394

(6) 呼吸器系疾患
※呼吸不全（在宅酸素療法含む）
※呼吸器感染症（急性上気道炎、気管支炎、肺炎）
※閉塞性・拘束性肺疾患（気管支喘息、気管支拡張症、慢性閉塞性肺疾患、塵肺）
肺循環障害（肺塞栓・肺梗塞）
※異常呼吸（過換気症候群、睡眠時無呼吸症候群）
※胸膜、縦隔、横隔膜疾患（自然気胸、胸膜炎）
肺癌

(7) 消化器系疾患
※食道、胃・十二指腸疾患（食道静脈瘤、胃癌、消化性潰瘍、胃・十二指腸炎、逆流性食道炎）
※小腸、大腸疾患（イレウス、急性虫垂炎、痔核・痔瘻、過敏性腸症候群、憩室炎）
※胆嚢、胆管疾患（胆石、胆嚢炎、胆管炎）
※肝疾患（ウイルス性肝炎、急・慢性肝炎、肝硬変、肝癌、アルコール性肝障害、薬物性肝障害）
※膵臓疾患（急性・慢性膵炎）
※横隔膜・腹壁・腹膜（腹膜炎、急性腹症、ヘルニア）

(8) 腎・尿路系（体液・電解質バランスを含む）疾患
※腎不全（急性・慢性腎不全、透析）
原発性系球体疾患（急性・慢性系球体腎炎症候群、ネフローゼ症候群）
※全身性疾患による腎障害（糖尿病性腎症）
※泌尿器科的疾患（尿路結石、尿路感染症、過活動膀胱）

(9) 妊娠分娩と生殖器疾患
妊娠分娩（正常妊娠、流産、早産、正常分娩、産科出血、産褥）
※妊婦・授乳婦、褥婦のケア（妊婦・授乳婦への投薬、乳腺炎）
※女性生殖器及びその関連疾患（月経異常《無月経を含む》、不正性器出血、更年期障害、外陰・膣、骨盤内感染症、乳腺腫瘍）
※男性生殖器疾患（前立腺疾患、勃起障害、精巣腫瘍）

(10) 内分泌・栄養・代謝系疾患
視床下部・下垂体疾患（下垂体機能障害）
※甲状腺疾患（甲状腺機能亢進症、甲状腺機能低下症）
副腎不全
※糖代謝異常（糖尿病、糖尿病の合併症、低血糖）
※脂質異常症
※窒白及び核酸代謝異常（高尿酸血症）

日本専門医機構が推奨する研修の場 ◎：主たる研修の場、〇：研修可能な場

付録

研修目標	総合診療専門研修Ⅰ	総合診療専門研修Ⅱ	内科	小児科	救急科	他の領域別研修
(11) 眼・視覚系疾患						
屈折異常（近視，遠視，乱視）						◯
※角結膜炎（アレルギー性結膜炎）	◯					◯
白内障	◯					◯
緑内障						◯
糖尿病，高血圧・動脈硬化による眼底変化	◯					◯
(12) 耳鼻・咽喉・口腔系疾患						
※中耳炎	◯			◯		◯
※急性・慢性副鼻腔炎	◯	◯	◯			◯
※アレルギー性鼻炎	◯	◯		◯		◯
扁桃の急性・慢性炎症性疾患				◯		◯
外耳道・鼻腔・咽頭・喉頭・食道の代表的な異物	◯				◯	
(13) 精神・神経系疾患						
症状精神病					◯	
※認知症（アルツハイマー型，血管型）	◯	◯				◯
※依存症（アルコール依存，ニコチン依存）	◯					◯
※気分障害（うつ病，躁うつ病）	◯					◯
統合失調症						
※不安障害（パニック症候群）						
※身体表現性障害，ストレス関連障害		◯				
※不眠症						
(14) 感染症						
※ウイルス感染症（インフルエンザ，麻疹，風疹，水痘，ヘルペス，流行性耳下腺炎，HIV）	◯	◯	◯	◯		
※細菌感染症（ブドウ球菌，MRSA，A群レンサ球菌，クラミジア）	◯	◯	◯	◯		
結核	◯					
真菌感染症	◯					
性感染症			◯	◯		◯
寄生虫疾患						◯
(15) 免疫・アレルギー疾患						
※膠原病とその合併症（関節リウマチ，SLE，リウマチ性多発筋痛症，シェーグレン症候群）	◯	◯	◯			
アレルギー疾患	◯	◯	◯	◯		

(16) 物理・化学的因子による疾患
　※中毒（アルコール、薬物）
　※アナフィラキシー
　　環境要因による疾患（熱中症、寒冷による障害）
　※熱傷
(17) 小児疾患
　　小児けいれん性疾患
　※小児ウイルス感染症（麻疹、流行性耳下腺炎、水痘、突発性発疹、インフルエンザ、RS、ロタ）
　※小児細菌感染症
　※小児喘息
　　先天性心疾患
　　発達障害（自閉症スペクトラム、学習障害、ダウン症、精神遅滞）
(18) 加齢と老化
　※高齢者総合機能評価
　※老年症候群（誤嚥、転倒、失禁、褥瘡）
(19) 悪性腫瘍
　※維持治療期の悪性腫瘍
　※緩和ケア

IV. 医療・介護・予防医療　以下に示すケアや活動を適切に実践することができる。
(1) 介護認定審査に必要な主治医意見書の作成
(2) 各種の居宅介護サービス及び施設介護サービスについて、患者・家族に説明し、その適応を判断
(3) ケアカンファレンスにおいて、必要な場合には運行役を担い、医師の立場から適切にアドバイスを提供
(4) グループホーム、老健施設、特別養護老人ホームなどの施設入居者の日常的な健康管理を実施
(5) 施設入居者の急性期の対応と入院適応の判断を、医療機関と連携して実施

V. 保健事業・予防医療　以下に示すケアや活動を適切に提供・実践することができる。
(1) 特定健康診査の事後指導
(2) 特定保健指導への協力
(3) 各種がん検診での要精査者に対する説明と指導
(4) 保育所、幼稚園、小学校、中学校において、健診や教育などの保健活動に協力
(5) 産業保健活動に協力
(6) 健康教室（高血圧教室・糖尿病教室など）の企画・運営に協力

日本専門医機構が推奨する研修の場　◎：主たる研修の場、○：研修可能な場

（日本専門医機構発表内容より、一部、表記の修正あり）

索引

■あ

赤穂市民病院 363
飯塚・頴田家庭医療プログラム 348
医学教育と総合診療専門医 27
医師会 114
意識変容学習 185
医療面接 189
咽頭痛 93
ウィメンズヘルス研修 322
英国専門職連携教育推進センター 50
嘔吐 95
岡山家庭医療センター 338
沖縄県立中部病院 354
お薬カレンダー 110
悪心 95

■か

咳嗽 92
外来研修 212
かかりつけ医 7
　　── 研修 116
格差社会 5
学習者中心の教育 37
家族カンファレンス 40
家族志向型ケア 38
家族図 38
家族ライフサイクル 34
家庭医療学開発センター 292
カーネット徴候 94
亀田ファミリークリニック館山 282
加齢 103
感覚障害 96
患者中心の医療の方法 30
技能教育 186
救急科研修 252
胸痛 95
共同意思決定 36
クネビンフレームワーク 294
クリニカルジャズ 165
郡部・へき地の診療所 23
経験目標 384
継続外来での管理 103
血液培養採取手順 85

検査手技 85
研修
　　── アドバイザー制度 326
　　ウィメンズヘルス── 322
　　外来── 212
　　かかりつけ医── 116
　　救急科── 252
　　在宅・老年医学── 324
　　産婦人科── 272
　　小児科── 243
　　診療所── 212
　　総合診療専門── 99, 132
　　総合診療専門── プログラム 98
　　総合診療専門── を行う施設 132
　　内科── 236
　　日医かかりつけ医機能── 制度 116
　　ノンテクニカルスキル── 305
　　パートタイム── 267
　　必須領域別── 99
　　ブロック── 260
　　離島診療所での── 357
現場での学習 239
コアコンピテンシー 376
公益に資する職業規範 14, 68, 381
国民皆保険制度 3
コンテクスト 33

■さ

最近接発達領域 140
在宅・老年医学研修 324
サイトビジット 155
産婦人科研修 272
静岡家庭医養成プログラム 319
疾病構造の変化 5
指導医
　　── の役割 152
　　── を集める方略 347
　　メンターとしての── 157
　　ロールモデルとしての── 156
しびれ 96
社会保障財源 5
シャドウイング 194
主治医意見書 105, 108

399

省察 139, 145
　　── のサイクル 148
　　　定期的な ── の場 150
小児科研修 243
症例カンファレンス 165
人口構造の変化 4
身体診察項目 84
診療所
　　── 研修 212
　　── ・小病院基幹型 127
　　── における学び 212
　　　郡部・へき地の ── 23
　　　都市部の ── 23
　　　離島 ── での研修 357
診療の場の多様性 14, 77, 382
垂直連携 14
水平連携 14
スキルスラボ 186
頭痛 93
生活習慣病 102
省察（→「しょうさつ」)
世界的潮流 6
全身倦怠感 94
専門職連携教育 50
専門職連携実践 50
総合診療専門医
　　── 制度 11
　　── の医師像 12
　　── の確立 6
　　── の果たす役割 20
　　　医学教育と ── 27
　　　地域医療構想と ── 24
　　　地域包括ケアシステムと ── 25
　　　臨床研究と ── 26
総合診療専門研修 99, 132
　　── プログラム 98
　　── プログラム研修目標 390
　　── を行う施設 132
総合病院 21

■た
大学病院基幹型 125
大病院や大学病院における学び 228

多職種ケアカンファレンス 110
地域医療構想と総合診療専門医 24
地域医療振興協会 310
地域志向アプローチ 13, 63, 380
地域包括ケアシステムと総合診療専門医 ... 25
地域包括ケア病棟 22
地方センター病院基幹型 126
中小病院 21
　　── における学び 221
治療手技 89
筑波総合診療グループ 299
定期的な省察の場 150
動機づけ面接 36
都市部の診療所 23

■な
内科研修 236
日医かかりつけ医機能研修制度 116
日本医師会 114
入院医療 221
入院中の管理 102
人間中心の医療・ケア 13, 30, 377
のりしろ 58
ノンテクニカルスキル 54
　　── 研修 305

■は
パートタイム研修 267
引き算診断 91
必須領域別研修 99
ビデオアレルギー 174
ビデオレビュー 171
ファシリテーター 147
腹痛 93
振り返り 72, 99, 178
　　── 学習 178
プリセプティング 160
プログラム構築 124
ブロック研修 260
ヘルス・メンテナンスの4要素 45
包括的統合アプローチ 13, 42, 378
訪問診療 217
保健所との連携 120
北海道家庭医療学センター 274

400

ポートフォリオ 137
■ま
学び
　──のポイント 99
　診療所における── 212
　大病院や大学病院における── 228
　中小病院における── 221
三重大学総合診療科 330
めまい 94
メンター 74, 83
　──としての指導医 157
■や
腰痛 96

■ら
離島診療所での研修 357
リフレクション 72, 178
臨床研究と総合診療専門医 26
臨床倫理4分割法 227
ルーブリック 139
レジリエンス 72
連携重視のマネジメント 13, 53, 379
老化 103
ロールモデル 74
　──としての指導医 156

■欧字・数字
CAIPE（centre for the advancement of interprofessional education） 50
CFMD（centre for family medicine development） 292
CFMD家庭医療学レジデンシー・東京 292
chaoticな問題 49
Clinical Jazz 165
community-oriented primary careモデル 66
comorbidity 47
complexな問題 49
complicatedな問題 49
context 33
DR FAMILYのアプローチ 38
FM（family medicine）カンファレンス 166
GPOPS 232
IPE（interprofessional education） 50
IPW（interprofessional work） 50
JADECOM（Japan association for development of community medicine） 310
learner-centered teaching 37
MAPSO 232
mini-CEX（mini-clinical evaluation exercise） 205
motivational interviewing 36
multimorbidity 47

NOTS（non-technical skills） 54
NTS（non-technical skills） 54
on-the-job training 239
patient-centered case presentation 168
PCCM（centered clinical method） 30
PIPC（psychiatry in primary care） 229
portfolio 137
precepting 160
reflection 145, 178
reflective learning 178
SEA（significant event analysis） 178
See one, Do one, Teach one 188
shared decision-making 36
simpleな問題 49
six microskills 161
SNAPPS 161
TEAMS（training for effective & efficient action in medical service） 306
transformative learning 185
ZPD（zone of proximal development） 140

360°評価 199
6つのコアコンピテンシー 376

401

中山書店の出版物に関する情報は，小社サポートページを御覧ください．
https://www.nakayamashoten.jp/support.html

総合診療専門医シリーズ

④総合診療専門研修の手引き
何をどう教え学ぶか　工夫と実例

2016年7月5日　初版第1刷発行ⓒ　　〔検印省略〕

編集主幹 ── 草場　鉄周

発行者 ──── 平田　　直

発行所 ──── 株式会社 中山書店
　　　　　　〒112-0006　東京都文京区小日向4-2-6
　　　　　　TEL 03-3813-1100（代表）　振替 00130-5-196565
　　　　　　http://www.nakayamashoten.jp/

本文デザイン ── 株式会社 Sun Fuerza
装丁 ───── ビーコム
印刷・製本 ── 三報社印刷株式会社

Published by Nakayama Shoten Co., Ltd.　　　　　　Printed in Japan
ISBN 978-4-521-74191-8
落丁・乱丁の場合はお取り替え致します

本書の複製権・上映権・譲渡権・公衆送信権（送信可能化権を含む）は
株式会社中山書店が保有します．

|JCOPY|〈㈳出版者著作権管理機構 委託出版物〉
本書の無断複写は著作権法上での例外を除き禁じられています．
複写される場合は，そのつど事前に，㈳出版者著作権管理機構
（電話 03-3513-6969，FAX 03-3513-6979，info@jcopy.or.jp）の許諾を
得てください．

本書をスキャン・デジタルデータ化するなどの複製を無許諾で行う行為は，著
作権法上での限られた例外（「私的使用のための複製」など）を除き著作権法
違反となります．なお，大学・病院・企業などにおいて，内部的に業務上使用
する目的で上記の行為を行うことは，私的使用には該当せず違法です．また私
的使用のためであっても，代行業者等の第三者に依頼して使用する本人以外の
者が上記の行為を行うことは違法です．

研修医に一番最初に読んで欲しい
「マンガでわかる」学会発表のためのテキスト

はじめての 学会発表症例報告

レジデントがはじめて
学会で症例報告をするための❽scene

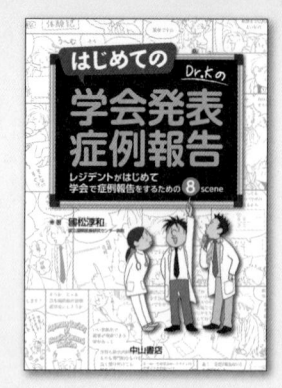

A5判／並製／2色刷／192頁
定価（本体3,200円＋税）
ISBN978-4-521-74368-4

著●國松淳和
（国立国際医療研究センター病院 総合診療科）

実際の現場に即して，指導医に学会発表を勧められてから実際に発表を行うまでを，ストーリー仕立てで解説．抄録の書き方は実際の例をもとに赤ペン添削で説明．スライドやポスターの実際的な作り方も紹介．

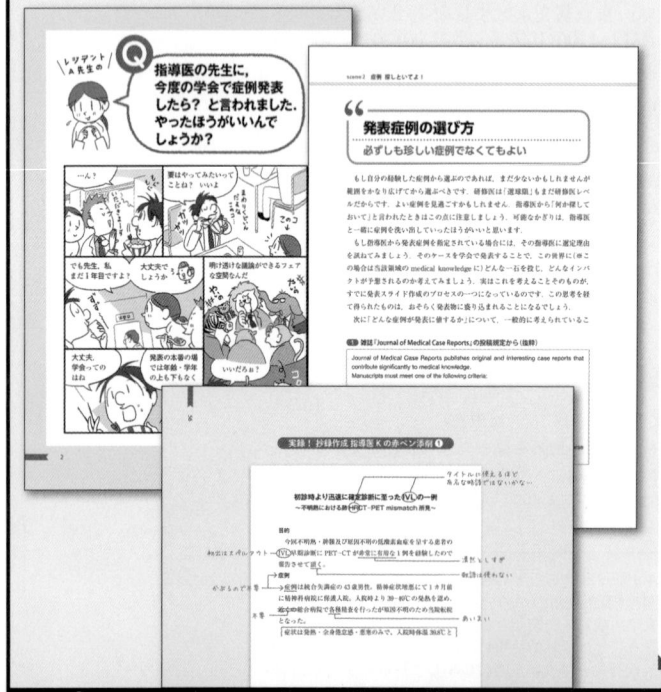

CONTENTS

scene 1 先生，学会で症例発表してみない？
　学会で症例発表する意味とは―レジデントにとって大きなチャンス！
scene 2 症例　探しといてよ！
　発表症例の選び方―必ずしも珍しい症例でなくてもよい
scene 3 どの学会に出す？ 締め切りも確認しといてね
　どの学会に出すか？―狙う学会を決めるプロセスとタイムスケジュールについて
scene 4 じゃあまずは抄録のたたき台書いてきて！
　抄録の作り方―書き上げるまでのプロセス
　付録　実録！抄録作成　指導医Kの赤ペン添削
scene 5 演題通ったみたいだね．まずはたたき台を作ってみよう
　5-1 スライド作成の手順―少ない枚数でまとめるポイント
　5-2 ポスター作成の手順―口演との違いは「盛り込む」作業
scene 6 いよいよ本番が近づいてきたね！
　予演会をしよう！―ぬかりない最終調整
scene 7 今日は頑張ってね，先生！〜学会当日〜
　7-1 口演の場合―発表当日の動き
　7-2 ポスター発表の場合―ルール確認を忘れずに
scene8 学会終わったけど？
　学会発表を思い出にしない！―学会で発表した症例報告は，必ず論文にする　できれば英文で
　付録　ジャーナル紹介

中山書店　〒112-0006　東京都文京区小日向4-2-6　TEL 03-3813-1100　FAX 03-3816-1015
http://www.nakayamashoten.co.jp/

シリーズ スーパー総合医

SGD Super General Doctors

● 監修
垂井清一郎（大阪大学名誉教授）

● 総編集
長尾 和宏（長尾クリニック）

● 編集委員
太田秀樹（アスムス）
名郷直樹（武蔵国分寺公園クリニック）
和田忠志（いらはら診療所）

臨床判断に直接役立つ情報を厳選．
診療の合間にちらりと読んで，その都度疑問を確認できる

コモンディジーズ診療指針

研修医に最適

専門編集 ● 草場鉄周（北海道家庭医療学センター）
編集協力 ● 中村琢弥（弓削メディカルクリニック）

B5判／上製／4色刷／270頁／定価（本体9,500円＋税）
ISBN978-4-521-73905-2

フローチャートを中心に構成．診断・治療のプロセスを図解

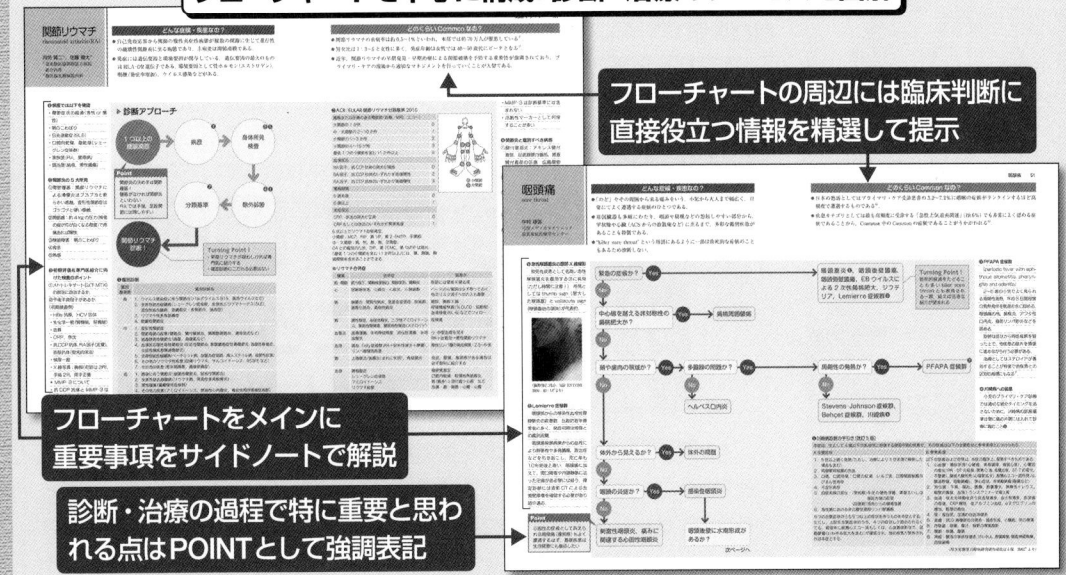

- フローチャートの周辺には臨床判断に直接役立つ情報を精選して提示
- フローチャートをメインに重要事項をサイドノートで解説
- 診断・治療の過程で特に重要と思われる点はPOINTとして強調表記

● 全10冊の構成
● B5判，上製，オールカラー，各巻250〜350ページ ● 各本体予価9,500円

■ 在宅医療のすべて	定価（本体9,500円＋税）
■ 認知症医療	定価（本体9,500円＋税）
■ 高齢者外来診療	定価（本体9,500円＋税）
■ 地域医療連携・多職種連携	定価（本体9,500円＋税）
■ 大規模災害時医療	定価（本体9,500円＋税）
■ コモンディジーズ診療指針	定価（本体9,500円＋税）
■ 地域包括ケアシステム	
■ 緩和医療・終末期ケア	
■ 予防医学	
■ スーパー総合医の果たす役割	

※配本順，タイトルなど諸事情により変更する場合がございます．※■は既刊．

お得なセット価格のご案内

全10冊予価合計
~~95,000円＋税~~

↓

セット価格
90,000円＋税

5,000円おトク!!

※お支払は前金制です．
※送料サービスです．
※お申し込みはお出入りの書店または直接中山書店までお願いします．

中山書店 〒112-0006 東京都文京区小日向4-2-6　TEL 03-3813-1100　FAX 03-3816-1015
http://www.nakayamashoten.co.jp/

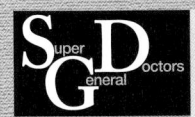

総合診療専門医シリーズ

GENERAL PRACTITIONER

編集主幹●草場鉄周（北海道家庭医療学センター理事長）　B5判／並製／2色刷

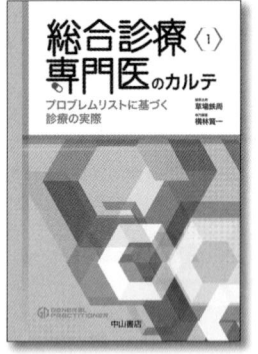

〈1〉総合診療専門医のカルテ
プロブレムリストに基づく診療の実際

専門編集●横林賢一（広島大学病院）

専門医制度改革によって，総合診療医（かかりつけ医，家庭医，プライマリケア医，病院総合医等）が今後さらに重要な役割を担うことが予想される．本書は総合診療の現場で問題になるプロブレムリストに，医師がどのように対応し，カルテに何を記載すれば良いかについて解説している初めての実践的な書籍．

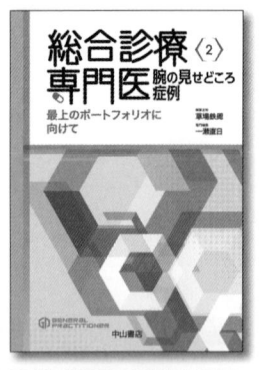

B5判／2色刷／並製／192頁
定価（本体5,800円+税）
ISBN978-4-521-74188-8

〈2〉総合診療専門医 腕の見せどころ症例
最上のポートフォリオに向けて

専門編集●一瀬直日（赤穂市民病院）

日常診療をどうポートフォリオに結びつけるかを，専攻医と指導医のやりとりから学ぶ「ポートフォリオ作成支援」の書．「ポートフォリオになりそうな患者が来た」というのを嗅ぎつける力だけでなく，総合診療専門医が習慣するべき知識，態度，技術も身につけることができる．

B5判／2色刷／並製／244頁
定価（本体6,000円+税）
ISBN978-4-521-74189-5

■シリーズの構成と専門編集

〈1〉総合診療専門医のカルテ―プロブレムリストに基づく診療の実際	専門編集●横林賢一	定価（本体5,800円+税）
〈2〉総合診療専門医 腕の見せどころ症例―最上のポートフォリオに向けて	専門編集●一瀬直日	定価（本体6,000円+税）
〈3〉総合診療専門医のためのワークブック―専門医試験へ向けて	専門編集●金井伸行	
〈4〉総合診療専門研修の手引き―何をどう教え学ぶか　工夫と実例	専門編集●草場鉄周	定価（本体6,800円+税）

※配本順，タイトルなど諸事情により変更する場合がございます．※価格表示がないものは近刊．

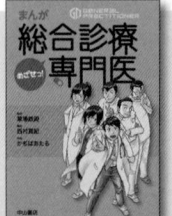

まんが めざせっ！ 総合診療専門医

監修●草場鉄周（北海道家庭医療学センター理事長）
編集●西村真紀（あさお診療所）

A5判／160頁／1色刷／定価（本体1,500円+税）ISBN978-4-521-74187-1

よくわかる！絶対興味が湧く！きっとなりたくなる！

中山書店　〒112-0006　東京都文京区小日向4-2-6　TEL 03-3813-1100　FAX 03-3816-1015
http://www.nakayamashoten.co.jp/